Dr.ssa Ilaria Iannetti

DISPENSE DI EMOZIONI

RICETTE, CONSIGLI

E TECNICHE DI COTTURA

PER UN'ALIMENTAZIONE

GUSTOSA, APPAGANTE,

SENZA STRESS E SENSI DI COLPA.

Autore: Ilaria Iannetti

DISPENSE DI EMOZIONI

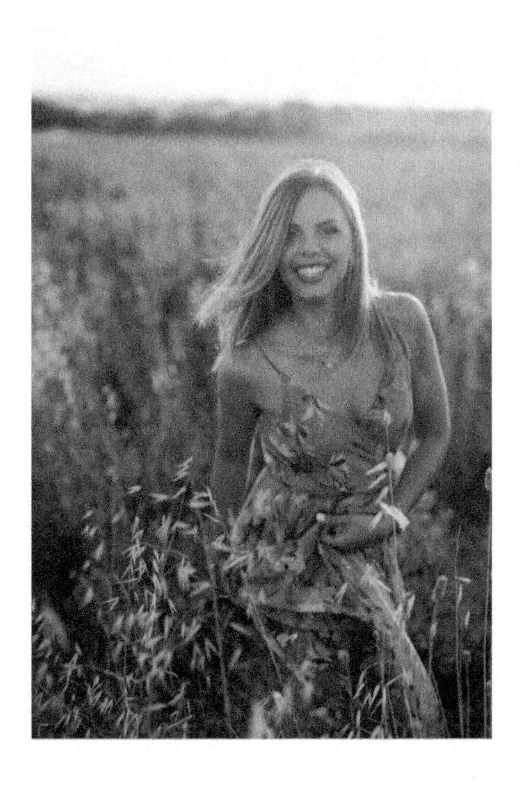

"Prepararti un pasto buono e sano
in fin dei conti è un gesto di amore verso di te."

Ilaria

Indice

Introduzione

Prima di scrivere questo libro mi sono chiesta per *chi* fosse questo libro, si, la verità è che mi sono domandata:

"Per chi lo sto scrivendo? Chi potrà trarne beneficio?"

Allora dopo attente riflessioni ho concluso che questo libro è stato scritto per essere uno **strumento di consapevolezza** per tutte quelle persone che hanno bisogno di risolvere un problema di sovrappeso, ma anche di disturbi intestinali, per ritrovare il benessere perduto, per avere la speranza e di tornare a sorridere alla vita.

Uno strumento che potrà essere utilizzato anche da tutte quelle persone come *te*, e come *me*, che sono stanche di fare la dieta monotona e triste, mangiando solo petto di pollo e insalata, gallette di riso e tutti quei cibi "compatibili" con la *dieta ipocalorica*.

Cioè il nulla assoluto per sapore e quantità.

In questi tempi che corrono veloci, costituiti da giornate frenetiche e senza sosta che ci riducono a essere solo stanchi, stressati e senza energie, finiamo per **mangiare le nostre emozioni**, che mettiamo direttamente nel nostro piatto come a condire i nostri cibi.

Quindi la sera, quando ti accoccoli sul divano, dopo aver terminato la tua estenuante marcia quotidiana ti ritrovi a spazzare via un pacchetto di patatine aromatizzate alla paura, qualche biscotto che sa di delusione e a bere frustrazione al cioccolato.

Proprio quelle cose che compri al supermercato e metti nella tua dispensa, una **dispensa** inevitabilmente piena di **emozioni**.

"*Almeno qualcosa di buono per me c'è!*"

Lo avrai sicuramente pensato, ma siamo sicuri che quel boccone sa di buono?

Oppure ha il sapore (appunto) della **delusione**, **paura**, **rabbia**... E del **senso di colpa**?

Perché dopotutto tu *sai* che devi perdere peso, devi mangiare sano!

Anche il tuo stomaco non ne può più di tutta quelle schifezze incartate che gli stai propinando già da un po', il bruciore di stomaco e il gonfiore intestinale non ti mollano. Ma il palato in quei momenti ragiona per conto suo, vuole essere soddisfatto, ma la verità è che viene costantemente ingannato. Ingannato dagli *additivi alimentari*, oggi pesantemente usati dall'industria alimentare con lo scopo di modificare i sapori, il colore e la consistenza dei cibi.

Buoni si, ma tossici per il tuo corpo e la tua mente.

Questo libro quindi è un manuale di consapevolezza alimentare dove troverai tutta una serie di preziose informazioni, che ti aiuteranno a scegliere ciò che mangi con un occhio attento e una mente critica.

Troverai consigli sulla spesa e su come leggere attentamente le etichette, soprattutto su come interpretarle, dato che spesso sono scritte in modo molto tecnico e di difficile comprensione, in questo modo non cadrai nella rete delle truffe propinate dalle industrie alimentari, ed eviterai soprattutto di assumere una quantità enorme di zucchero, sale e questi additivi.

Non solo, troverai anche consigli su come rendere più efficaci (in termini di nutrizione) le tecniche di cottura conosciute e ne scoprirai qualcuna meno nota ma divertente e, allo stesso tempo, buona e sana, parlo della *vasocottura*; e tante, tantissime, ricette elaborate proprio da me: la Dottoressa Ilaria Iannetti, una **Biologa Nutrizionista**.

Si, sono una nutrizionista, ma non troverai piatti tristi qui!

Lo dico perché già ti leggo nella mente, lo so che stai pensando:

"Si certo, ecco le solite ricette fit, light, diet! Ma chi ci crede che sono buone, saranno insapori come tutto quello che si mangia nella dieta!"

E invece no, vedrai che man mano che le sfoglierai infrangerò il *muro della tua diffidenza* e vedrai che alla fine scoprirai un mondo nuovo ed esclamerai:

"Ma davvero questa è una ricetta adatta alla dieta?"

La risposta è si.

Ed è si perché è ora di smettere di pensare alla dieta come il solito "petto di pollo e insalata" e a te stessa come una sorta di bruciatore di calorie.

Si può mangiare sano e anche buono e ignorare le calorie.

Però in fondo capisco che, nell'immaginario comune, il seguire una dieta equivale a mangiare cibo insapore, cotto alla piastra o al vapore, senza olio (magari giusto un goccio), poco sale e nient'altro.

Ed equivale anche a contare il dispendio calorico giornaliero e ossessionarsi con numeri e calcoli che hanno come scopo solo quello di stressarti e farti vivere l'esperienza della dieta come qualcosa di malsano ed estenuante.

Il controllo ossessivo delle calorie aggiunge tantissimo stress a una condizione già di per sé molto stressante: lo stato di sovrappeso e la prospettiva di seguire la dieta ipocalorica monotona e triste.

Incentivare questo malessere emotivo per me è assurdo ed è soprattutto un messaggio sbagliato! Porterà solo al fallimento e a continui sensi di colpa da parte di chi dovrebbe ricevere un aiuto concreto che va al di là della semplice dieta.

Essere in sovrappeso infatti non è mai una condizione riconducibile solo ed esclusivamente al "mangiare troppo" o a "mangiare solo schifezze", c'è molto di più.

Questo di più va considerato, ma e te lo spiegherò meglio in seguito.

Comunque non temere non dovrai più contare le calorie, e infatti, proprio per questo, ho scelto di non inserire il contenuto calorico delle ricette.

Se pensi che tutto ciò sia *strano* o in qualche modo *atipico* da parte mia ti dico che era inevitabile (o quasi) che tu lo pensassi.

Questo perché dopo anni di manipolazione e continui messaggi diseducativi da parte del mondo della "dietetica" stessa, è normale che tu finisca per associare la parola *dieta* a sensazioni di paura e smarrimento, a stress e sensi di colpa.

Alla fine la dieta è privazione, è sentire fame costante, è pura sofferenza... se ci pensi solo, già stai male.

In realtà il problema dietro tutto ciò è che, chi si occupa di dietetica e nutrizione, e che teoricamente dovrebbe aiutare una persona a risolvere un problema importante che, come ho detto, va *al di là* del semplice sovrappeso, molto spesso si limita a soddisfare i parametri matematici appresi durante i corsi universitari e di specializzazione, propinando diete che da una parte sono *tecnicamente perfette*, ma dall'altra sono restrittive e monotone.

Della serie:

"Queste sono le quantità, queste le calorie, ora veditela tu e portami anche risultati altrimenti ti prendi una bella strigliata!"

Ma se si continua a lavorare così, le persone continueranno ad avere poco aiuto, perché diciamoci la verità, la dieta monotona viene abbandonata presto, così come il percorso, trovando tutto insopportabile e inapplicabile nel lungo termine.

Dopo tanti anni di attività sul campo (e con la mia esperienza personale) lo so molto bene qual è la motivazione che porta una persona a voler **perdere peso**.

Non è solo una questione di dimagrimento, nel profondo ciò che si desidera davvero è sentirsi a posto con sé stesse, è accettarsi ed essere accettate; tutto ciò va di pari passo a quanto si detesta la condizione in cui ci si trova, sperimentando sensazioni di **tristezza**, **rabbia** e **vergogna**.

Si cerca un aiuto sapendo già di soffrire, sai che subirai un'imposizione e che dovrai fare rinunce e sacrifici, e il più delle volte, dopo mesi di sacrificio, si abbandona a causa dell'eccessiva restrizione alla quale si è stati sottoposti.

Si abbandona ma ci si sente molto in colpa, certo! Sei tu che hai fallito!

Così pian piano inizia a farsi spazio dentro di la sensazione di avere qualcosa che non va', qualcosa *fuori posto*.

"Per un po' la faccio la dieta, perdo peso, ma poi mi stanco e riprendo i chili, anche con gli interessi! Sono io che non sono costante."

Non c'è costanza, è che si stufano, che sono un *problema*.

Se ti senti in colpa per aver abbandonato una dieta molto restrittiva sappi che in realtà è la dieta ad averti fatto fallire, non tu.

E questo per me è un fallimento del sistema, non è aiutare.

Io mi sono rifiutata categoricamente di somministrare ai miei pazienti diete del genere, e ho creato un metodo che ti aiuterà a vivere la tua vita senza stress e senza chili di troppo... soprattutto senza sensi di colpa!

Se vuoi sapere come funziona il mio metodo puoi andare qui:

www.nutrizionistailariaiannetti.com

e puoi anche iscriverti al mio Gruppo Facebook cercandolo sulla barra di ricerca del social network. Il gruppo si chiama:

Riconosci, combatti e vinci la fame emotiva – Dr.ssa Ilaria Iannetti

Vedrai quante belle ricette e consigli sono pubblicati ogni giorno!

E vedrai che i miei pazienti arrivano ai loro obiettivi non solo con l'alimentazione, ma anche con un supporto costante di natura emotiva, partendo da una condizione importante, cioè capire perché spesso si mangia anche senza avere una vera fame.

Perché no, non è vero che sei solo una golosa, una che mangia troppo anche quando non ha fame perché ha qualcosa che non va, io capisco benissimo come ti senti ora e so come posso aiutarti.

Chi sono io?

Ah, scusami, ho dimenticato di presentarmi!

Sono **Ilaria Iannetti,** una Biologa Nutrizionista, e se oggi faccio questo lavoro è perché anche io in passato ho dovuto combattere la mia battaglia contro il sovrappeso, contro i dolori e il gonfiore addominale perché mangiavo veramente male, schifezze, merendine, tutto ciò entrava nel mio stomaco perché sentivo di *averne bisogno*.

Perché delle volte è così, si sente il bisogno di mangiare qualcosa di buono, per passare un momento di noia, perché siamo arrabbiati o stanchi, oppure ancora feriti.

È stata proprio questa mia esperienza diretta che mi ha fatto comprendere che il cibo può avere un impatto negativo sulla nostra vita, quando viene usato nella maniera sbagliata.

Ho imparato tutto ciò in una serata di giugno da diciassettenne, quando la mia vita cambiò a causa di un cibo troppo condito e dello stress cronico. Il mio intestino mi fece pagare lo scotto per anni di cattiva alimentazione, con un dolore atroce addominale che mi squarciò l'anima.

Da quel giorno iniziò la mia battaglia con il cibo, battaglia che inizialmente combattevo con i farmaci antidolorifici, purtroppo non avevo le conoscenze per migliorare la mia alimentazione a quei tempi.

I farmaci, anche se non mi facevano sentire dolore, non migliorarono il problema sottostante, perché avevo la **Sindrome dell'Intestino Irritabile**, una condizione che si presenta quando si è sottoposti a periodi di forti stress e non si presta molta attenzione al cibo e alla sua qualità.

Questo problema con il tempo diventò così cronico da arrivare a privarmi di molte esperienze, vivevo in un limbo di ansia, vergogna e isolamento.

Il cibo diventò il mio carceriere, se da una parte mi causava dolore fisico, dall'altra mi coccolava, mi rilassava, ma così facendo aumentavo di peso, perché mangiavo non per **vera fame**, ma per un bisogno diverso, quello di consolazione e compensazione emotiva attraverso il cibo... o anche detto **fame emotiva**.

Più tardi, dopo i miei studi, ho capito il funzionamento di questo comportamento, un comportamento che conduce inevitabilmente verso l'autodistruzione, un processo del tutto inconsapevole ma allo stesso tempo micidiale:

Mangiare cose buone fa produrre al nostro cervello gli **ormoni del benessere** che si chiamano **serotonina** e **dopamina**.

Questi vanno a contrastare l'effetto dello stress sul nostro corpo, stress che è mediato dal **cortisolo**, l'ormone che quando viene prodotto in eccesso causa tutte quelle sensazioni di ansia e preoccupazione che immagino conosciamo un po' tutti.

Noi mangiamo quindi per cercare di contrastare lo stress, ma così facendo causiamo al nostro corpo altro stress stando male e aumentando di peso.

Ma anche io prima di arrivare a capire tutto questo, cioè che il cibo in realtà era l'artefice di tutti i miei dolori, ho trascorso tanti anni dove tentavo di trovare una cura al mio problema.

Feci il giro di tutti i medici di zona, che mi sottoposero a tante di quelle analisi che nemmeno immagini, fino ad arrivare al medico che, molto candidamente, mi disse di smettere di cercare una soluzione *esterna* perché il mio problema era dentro di me per ciò che mangiavo e per lo stress che vivevo all'*interno*.

In quel momento realizzai che dovevo iniziare a prendermi cura della mia persona, che avevo fatto tanti errori sull'alimentazione e che il cibo spazzatura mi stava avvelenando.

Mangiavo male e oltretutto inserivo anche tanti snack confezionati e merendine a non finire mentre studiavo o guardavo un film.

Ma che cosa ne sapevo io di come erano fatte quelle merendine! La pubblicità diceva che davano energia, che erano buone e che mi facevano partire alla grande!

Ma io stavo malissimo... anche se mi ero fidata del loro messaggio.

Le industrie alimentari (e i loro reparti pubblicitari) sanno benissimo come funziona il cervello umano, per questo ci propongono cibo ricco di zuccheri, sale e additivi, creato appositamente per darci dipendenza e stimolare il **centro del piacere cerebrale** che produce gli ormoni del benessere.

Leggendo le etichette infatti puoi constatare la presenza di sale *nascosto* negli snack dolci e dello zucchero *nascosto* negli snack salati, perfetti per scoccare frecce dirette ai nostri centri del piacere e inondarci di serotonina e dopamina.

Dandoci purtroppo assuefazione, dipendenza e quindi chili in eccesso... e in alcuni anche dolori intestinali.

Per i miei dolori ho dovuto imparare a leggere le etichette alimentari con lo scopo di evitare tutti quei prodotti pieni di additivi e conservanti... sapevi ad esempio che in molti snack sono presenti una categoria di molecole chiamata **polioli** che fanno gonfiare la pancia?

Ecco con questo libro voglio insegnarlo anche a te, in questo modo non sarai più alla mercé di tutte queste sostanze inserite dall'industria e che a lungo andare possono scatenare disturbi intestinali e non solo.

Sulla mia stessa pelle ho compreso che mangiando sano ed eliminando le schifezze industriali si può guarire da anni di avvelenamento con cibo spazzatura, si perde peso e il gonfiore e il dolore scompaiono.

Ho capito anche che è importante gestire lo stress perché i momenti critici sono inevitabili nella vita, io ho deciso di fare di tutto per migliorarla partendo dalle piccole cose che si possono fare ogni giorno, come passeggiare all'aria aperta, fare yoga e prendersi cura di sé.

Queste attività aiutano a sostituire il cibo, perché aumentano la produzione **serotonina** e la **dopamina**, che circolano più a lungo nel corpo, fornendo benessere prolungato, grazie a questo non andavo più a cercare "coccole e relax" negli snack confezionati e nelle merendine.

Ho scelto di fare della Nutrizione il mio lavoro, per aiutare le persone a risolvere i loro problemi con il cibo e migliorare la loro vita.

Se vuoi saperne di più su di me e la mia storia puoi leggere il mio libro, si chiama:

"Distese di Emozioni – Riconoscere, combattere e vincere il bisogno di consolazione e compensazione attraverso il cibo",

in cui troverai tutto ciò che devi sapere e i miei consigli su come combattere la fame emotiva, partendo dal dialogo con te stessa per rispondere a tutte le domande che ti sei sempre posta, al quale però non fino ad ora magari non hai mai trovato risposta.

Se lo vuoi puoi acquistarlo qui:

https://nutrizionistailariaiannetti.com/il-mio-libro/

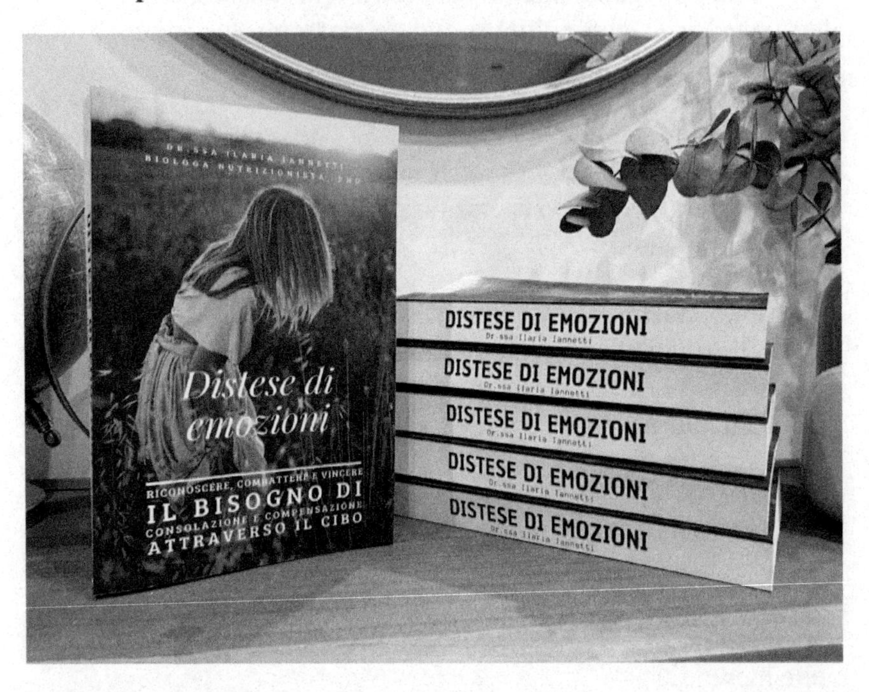

Il libro è diventato un Best Sellers di Amazon, ha ricevuto tantissime recensioni a cinque stelle.

Farai un viaggio dentro di te, per capire da dove è nato questo tuo bisogno, comprenderai quali sono i meccanismi che si nascondono dietro alla fame emotiva e imparerai a combatterli.

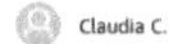 Claudia C.

Emozioni da leggere e da vivere

Recensito in Italia il 20 dicembre 2022

Libro da non leggere una volta nella vita! Semplicemente perché questo libro va letto più e più volte, direi ogni volta che la nostra anima ha bisogno di una carezza. Io stessa, ho appena finito di leggerlo per la prima volta e sono in procinto di iniziare una nuova lettura, con un altro spirito perché ormai a conoscenza della narrazione ma focalizzando su nuovi spunti.

Per il lavoro che svolgo, ero già a conoscenza di molte delle nozioni scientifiche riportate nel libro; la doc ha avuto però il dono di trasformare delle semplici parole in qualcosa di emotivo e profondo, perché in fondo, dietro dietro gli ormoni, i nutrienti, lo stress, etc. ci sono delle anime e, per la maggioranza, in sofferenza. Durante la lettura ho empatizzato con la doc ed alcune delle sue pazienti la cui storia è narrata nel libro ma anche gioito con loro quando sono riuscite finalmente a perdonare la vita ed il prossimo, che è spesso anche inconsapevolmente causa del malessere, ma sopratturro loro stesse. Ascoltare (si perché era come se sentissi la voce della doc ad ogni riga) le loro storie ed imparare come tutti questi guerrieri e guerriere si siano liberate della fame emotiva, è stato per me inno di speranza!

Quando ho deciso di intraprendere questo percorso, non ho avuto dubbi sulla scelta del mentore e posso solo dire che la realtà ha di gran lunga superato le aspettative, derivate dalle cose propositive e positive sul conto della doc. Questo libero mi ha lasciato molto, ma sopra ogni cosa mi ha migliorato come essere umano. Ho visto nero su bianco raccontate le sofferenze di ognuno e non importa se i kg di troppo sono 1, 10 o 100, ognuno ha diritto alla propria sofferenza. Questo libro fa proprio questo, insegnare ed aiutare a guardare oltre il proprio dolore e disagio. Grazie doc Ilaria, perché mi stai migliorando, e non soltanto esteriormente ma soprattutto interiormente!

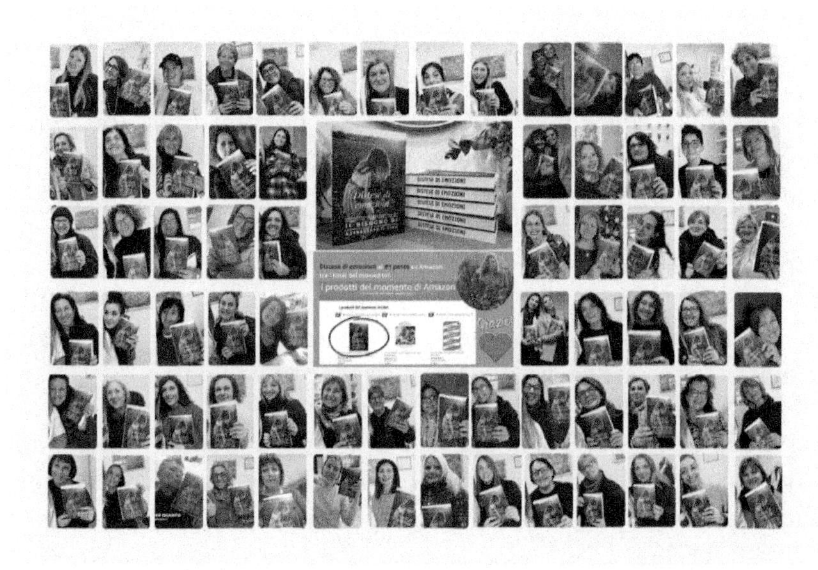

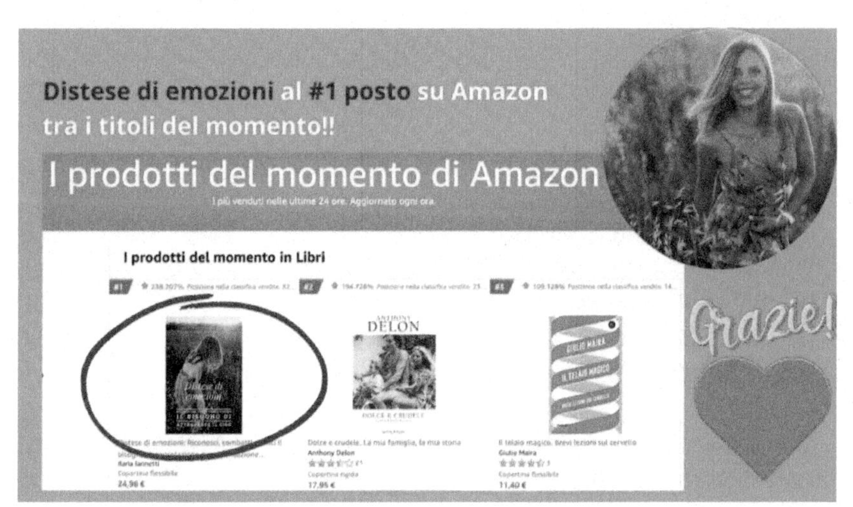

Trovi altre recensioni e la descrizione completa del libro qui:

https://nutrizionistailariaiannetti.com/il-mio-libro/

La mia storia mi ha portata a voler creare un metodo lontano dall'idea della dieta monotona e triste, potrà sembrare strano per te ma non è vero che basta "non mangiare" per dimagrire, si deve mangiare per dimagrire!

Il non mangiare, oppure mangiare sempre cose insapori, innesca una bomba che prima o poi esploderà nelle mani di chi intraprende un percorso del genere… questo perché presto si tornerà a desiderare in maniera spasmodica un piatto di pasta tradizionale e ben condito, oppure una pizza super farcita.

Per questo motivo, ho deciso di trascrivere le mie ricette in questo libro, per dimostrare che è possibile mangiare gustoso e sano allo stesso tempo. Le mie ricette sono pensate per chiunque voglia mangiare bene senza rinunciare al gusto e alla varietà.

Perché la verità è che la mancanza di gusto è pericolosissima! Non si può portare una dieta drastica e senza sapore come abitudine alimentare a lungo termine.

La abbandonerai tornando alle tue abitudini, che sicuramente sono più saporite, ma sono proprio quelle che ti hanno fatto ingrassare, e ahimè lo faranno di nuovo.

Matematico, non trovi?

Questo perché fare la dieta non si tratta solo di rispettare il quantitativo di calorie, ma di curare l'equilibrio nutrizionale di ogni piatto, utilizzando ingredienti freschi, buoni, sani e di qualità. Solo così potrai mantenere stabile nel tempo il risultato ottenuto e rendere la tua dieta uno stile di vita sano e gustoso.

Le mie ricette sono non solo deliziose ma anche **bilanciate** e con un elevato **indice di sazietà**. Le ho create in primis per me stessa, per garantire che le emozioni che porto in tavola siano sempre positive e che i pasti che offro siano in grado di promuovere l'equilibrio emotivo.

Non ci saranno solo ricette eh, come ti ho detto partiremo dalla spesa consapevole, perché devi imparare anche a scegliere con cura cosa deve entrare nel tuo stomaco, perché la tua salute parte proprio da lì.

“Siamo ciò che mangiamo” diceva il filosofo Ludwig Feuerbach.

Quindi io, te e il resto del mondo siamo il risultato di quanti zuccheri, sale, olii vegetali, additivi, conservanti e altri **xenobiotici** (sostanza estranea al normale metabolismo di un organismo vivente) che introduciamo con la nostra alimentazione.

Se sembra difficile non ti preoccupare, ti aiuterò io a comprendere tutto e meglio in queste pagine.

In questo libro ti spiegherò anche come conservare in maniera corretta gli alimenti, anche una errata conservazione può influire negativamente sul contenuto di vitamine e fa deteriorare prima un alimento sotto l’attacco di muffe e batteri.

Ma anche come cucinare in maniera sana!

Sapevi che il soffritto fatto in un certo modo può fare bene?

E che esistono delle tecniche di cottura per non uccidere il contenuto di vitamine degli alimenti, per renderli buoni e saporiti anche se sei a dieta? Perché basta davvero con tutto quello che è cotto alla piastra o al vapore, oppure ancora con la bollitura!

Sai ad esempio che se fai cuocere eccessivamente al vapore puoi distruggere tutte le vitamine delle verdure, dato che si tratta di un calore molto penetrante?

Per non parlare che tutto poi ha lo stesso sapore… sapore di niente!

La dieta non deve generare sofferenza, sensi di colpa e frustrazione, piuttosto rappresentare un passaggio verso una vita migliore, ricca di soddisfazione e realizzazione.

Il mio metodo non aggiunge stress e ansia alla tua vita, al contrario ti aiuta a superare questi problemi.

Una volta capito questo, sarai finalmente libera di vivere la tua vita al meglio, senza dover sopportare inutili privazioni.

Tieni presente che le mie ricette contengono ingredienti meno comuni rispetto a quelli che solitamente usi in cucina al giorno d'oggi, come ad esempio il farro, l'avena, la segale e l'orzo, magari l'olio di cocco o il burro chiarificato, ma niente paura sono tutti alimenti sani e facilmente reperibili.

Se oggi usi solo pasta e pane tradizionali (quelli fatti con la farina 00 per intenderci) cerca di aprirti al cambiamento, i cereali "cugini" del grano per molti sono considerati "atipici", ma in realtà sono stati utilizzati sin dai tempi antichi dai Romani e dagli Etruschi, e sono originari del bacino del Mediterraneo.

Il farro è il primo cereale coltivato dall'uomo.

Oggi però, il grano è il cereale più diffuso nella nostra dieta.

Sai perché? Perché la coltivazione di cereali alternativi come il farro e l'orzo è stata accantonata fino a qualche tempo fa perché non si prestano ai metodi intensivi di coltura che l'industria alimentare cerca di garantire, date l'enorme richiesta sul mercato occidentale.

Infatti, in Canada esistono grandi aziende agricole che coltivano enormi quantità di grano utilizzando agenti chimici come il **glifosato** per accelerare il processo di maturazione delle spighe, poiché la stagione estiva non è secca e torrida come in Italia, quindi le spighe non arrivano a maturazione naturale.

Cosa che viene fatta appunto con gli agenti chimici.

Ad oggi, il glifosato è sotto indagine per i suoi presunti effetti tossici, ma viene comunque utilizzato dalle maggiori industrie agricole che forniscono grano alle più importanti (e più famose) industrie alimentari italiane che producono pasta e prodotti da forno.

Per questo motivo, ti consiglio di valutare l'utilizzo di farine derivate da altri cereali, che sono più salutari e facilmente reperibili nei supermercati. Cambiando il tuo punto di vista, scoprirai nuovi sapori e gusti deliziosi!

Se non sei convinta mi basta dirti solo che la parola *farina* deriva dalla parola *farro,* hanno la stessa radice linguistica. Non a caso il farro è stato il primo cerale coltivato dall'uomo.

Bene, con tutto ciò hai capito cosa voglio fare per te con questo libro, voglio incoraggiare a cucinare per te e per i tuoi cari, a provare nuove ricette, a trarre vantaggio dagli errori e soprattutto a divertirti sperimentando ciò che è nuovo godendo anche di tutto quello è tradizionale ma magari leggermente rivisitato in chiave del mio metodo.

Senza stress, senza chili di troppo e soprattutto senza sensi di colpa!

Segui il mio metodo e scoprirai che non devi sacrificare il gusto per raggiungere i tuoi obiettivi di benessere.

Buon appetito!

Doc Ilaria

PARTE 1

TUTTO INIZIA DAL CARRELLO DELLA SPESA

Per mangiare sano e realizzare una buona ricetta, la cosa più importante è partire con ingredienti di ottima qualità.

Quando dico "ottima qualità", mi riferisco alla loro **provenienza** e alla loro **composizione**. Infatti, è fondamentale avere un occhio attento alla qualità degli alimenti che mangiamo, poiché le sostanze che compongono i cibi entrano a far parte dei nostri processi metabolici e, se queste sostanze sono tossiche, possono causare malattie e malfunzionamenti degli organi.

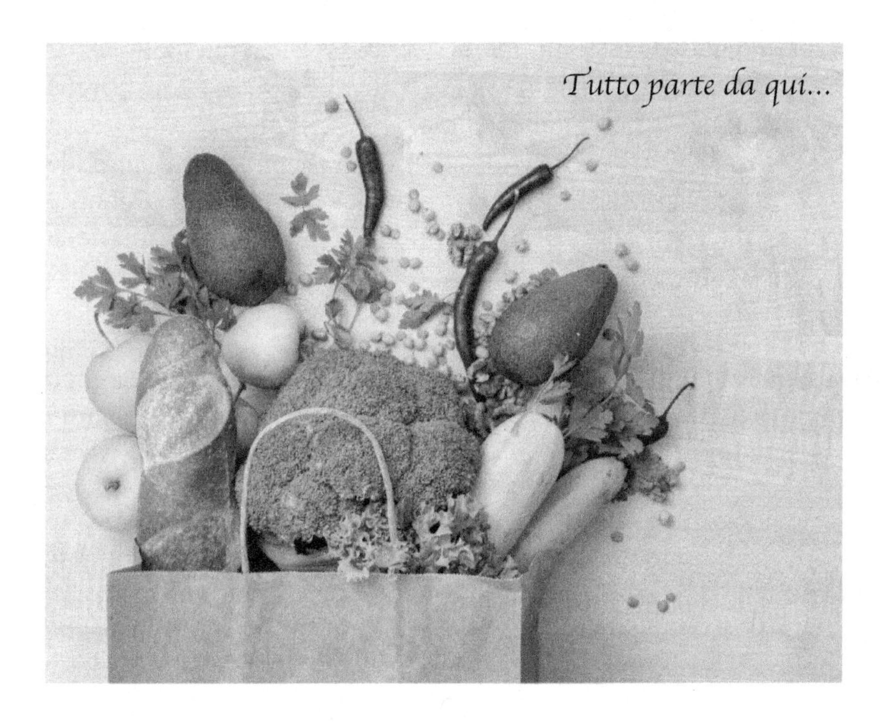

Ormai è un dato di fatto che il mondo in cui viviamo è inquinato dalle attività umane. Per decenni, abbiamo riversato nell'ambiente composti tossici generati dai mezzi di trasporto, dalle centrali ecc.

Senza dimenticare le sostanze di scarto delle industrie chimiche, come i pesticidi, i diserbanti e tutta una serie di molecole utilizzate nei cosmetici, nell'igiene personale e domestica, e così via.

Questi composti, definiti *xenobiotici*, si diffondono nell'ambiente e diventano parte dei cicli biologici della natura, divenendo così una componente dei cibi che mangiamo, come la verdura, la frutta, i legumi, i cereali, la carne e il pesce.

Hai presente le microplastiche e le nanoplastiche ormai onnipresenti nei mari e negli oceani? Ecco purtroppo oggi le sostanze inquinanti sono ovunque.

Quando questi composti entrano nel nostro corpo, possono avere effetti dannosi perché svolgono vari ruoli:

- **pro-ossidanti**, che causano ossidazione delle nostre cellule e quindi accelerano il processo di invecchiamento;
- **cancerogeni**, che possono provocare il cancro perché mutano il DNA delle cellule;
- **interferenti endocrini**, che interferiscono con il normale funzionamento ormonale e possono causare anche obesità e altre tipologie di disfunzioni nella persona stessa o nella progenie.

Per evitare di comperare alimenti che probabilmente contengono composti tossici, è importante essere consapevoli di ciò che stiamo acquistando.

Ciò non significa che tu sia una persona ingenua, assolutamente no, ma è importante per te sapere che oggi la **manipolazione mediatica** è costantemente attiva e anche nei supermercati vengono fatti dei condizionamenti diretti e indiretti dalle pubblicità, che inesorabilmente poi influenzano le nostre scelte e le nostre credenze, suggestionando così i nostri acquisti (per approfondire il discorso dei condizionamenti pubblicitari puoi leggere il mio libro Distese di Emozioni).

Per una spesa intelligente la cosa più importante è **imparare a leggere le etichette**, lo strumento più immediato a nostra disposizione per avere consapevolezza di ciò che stiamo mangiando.

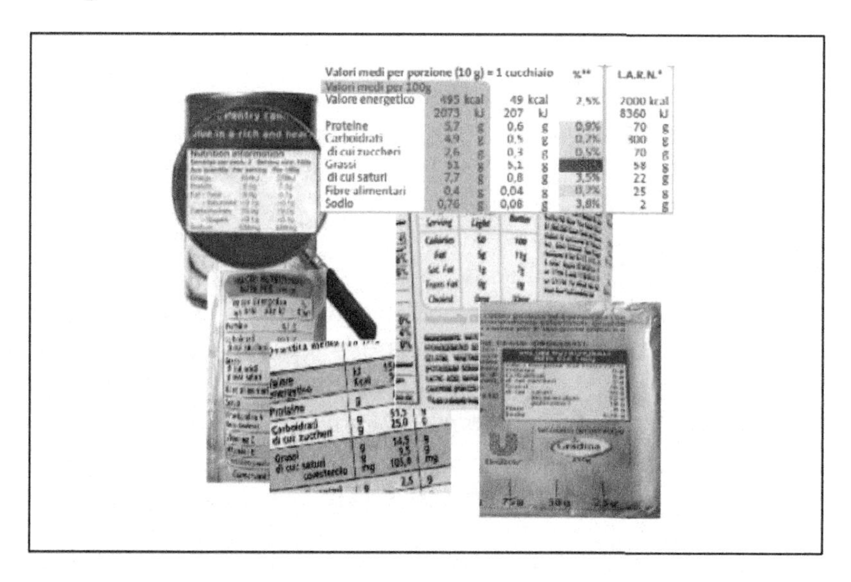

Leggere le etichette non è sempre facile, poiché contengono molte informazioni, spesso difficilmente comprensibili, ma io ti aiuterò a farlo.

La legge prevede che in etichetta siano riportati obbligatoriamente:

1. la **denominazione** dell'alimento,
2. gli **ingredienti** contenuti e quelli che possono provocare allergie o intolleranze,
3. la **quantità** degli ingredienti e il peso netto,
4. il termine minimo di conservazione o la **data di scadenza**,
5. le condizioni di **conservazione** e le istruzioni d'uso,
6. i **riferimenti del produttore** e distributore,
7. il **paese d'origine** quando previsto,

8. il **grado alcolico** se presente,
9. la **dichiarazione nutrizionale (con le chilo calorie)**.

L'etichetta di un alimento è la sua **carta d'identità** e se sai leggerla, ti permetterà di fare scelte sane e consapevoli, in queste pagine ti spiego i punti salienti.

Per iniziare devi sapere che la denominazione dell'alimento chiarisce la sua natura, e la legge prevede che sia utilizzata la denominazione legale, ad esempio "biscotti" è una denominazione legale. In mancanza di questa, deve essere utilizzata la sua denominazione usuale, ovvero il nome comune tradizionale noto al consumatore in quel territorio.

Per "ingrediente" si intende ogni sostanza utilizzata nella preparazione di un prodotto alimentare e ancora presente nel prodotto finito, anche se in forma modificata. Gli ingredienti sono indicati in ordine di peso decrescente al momento della preparazione. Questo è un esempio di etichetta.

Ingredienti: farina di **frumento**, zucchero, **burro**,
grasso vegetale di palma, **uova** fresche, cacao 2,4%
panna fresca pastorizzata 1,7%, **latte** scremato
polvere, miele, sale, agenti lievitanti (carbonato acid
sodio, tartrato monopotassico, carbonato acido
d'ammonio), aroma vanillina.
ò contenere tracce di: arachidi, frutta a gusci
sesamo e soia.

Comparando l'elenco degli ingredienti di due prodotti simili, possiamo sapere in cosa si differenziano, a partire dalle quantità utilizzate fino al tipo di lavorazione.

Tutti gli ingredienti devono essere indicati in etichetta, compresi gli ingredienti composti. Ad esempio, i biscotti farciti con crema di cioccolato devono riportare anche gli ingredienti che compongono la crema di cioccolato.

Gli ingredienti che possono provocare **allergie** e **intolleranze** devono essere evidenziati nell'elenco degli ingredienti.

Questo è un punto fondamentale delle etichette, in questo modo si salvaguarda la salute di una persona che presenta un'allergia alimentare, che talvolta può avere esiti gravissimi.

Un'**allergia alimentare** è una reazione avversa del sistema immunitario a determinati alimenti. Quando una persona allergica consuma un cibo specifico, il sistema immunitario reagisce erroneamente considerando l'alimento come una "minaccia" e produce una serie di sostanze chimiche, tra cui l'*istamina*, che causano sintomi variabili.

Questi sintomi possono includere eruzioni cutanee, prurito, gonfiore, difficoltà respiratorie, nausea, vomito o diarrea. Le allergie alimentari possono variare in gravità, con alcune persone che manifestano sintomi lievi e altre che possono avere reazioni più gravi, note come **reazioni anafilattiche**, che richiedono immediata attenzione medica.

Ad esempio una persona fortemente allergica alle arachidi dovrebbe evitare i biscotti che contengono anche tracce di arachidi, come riportato nell'etichetta.

A differenza delle allergie alimentari, dove il sistema immunitario è coinvolto, le **intolleranze alimentari** riguardano principalmente la capacità del corpo di digerire determinati alimenti.

Le intolleranze non comportano reazioni immunitarie gravi come le allergie, ma possono comunque causare disagio e sintomi digestivi sgradevoli.

Prendendo ad esempio l'intolleranza al **lattosio**, lo zucchero presente nel latte e nei prodotti lattiero-caseari, in questo caso l'organismo non produce una quantità sufficiente di un enzima prodotto dall'intestino chiamato **lattasi**, che è necessario per digerire il lattosio. Questo può causare sintomi come gonfiore, gas, crampi addominali e diarrea dopo aver consumato latticini o altri alimenti contenenti lattosio, perché il lattosio non digerito viene fermentato dalla flora intestinale batterica.

Per questo è importante segnalare in etichetta anche la presenza di lattosio, o la sua assenza se il prodotto non lo contiene.

Un'altra importante intolleranza alimentare è la celiachia, in realtà non è una vera e propria intolleranza, ma una malattia autoimmune.

La **celiachia** è una malattia autoimmune cronica in cui il consumo di glutine provoca danni alle pareti dell'intestino tenue.

Il glutine è una proteina presente in alcuni cereali come il grano, l'orzo, il farro e la segale. Quando una persona affetta da celiachia consuma glutine, il suo sistema immunitario reagisce attaccando erroneamente le cellule dell'intestino tenue, causando infiammazione e danni alla superficie delle pareti intestinali.

I danni alle pareti intestinali riducono l'assorbimento dei nutrienti, il che può portare a carenze nutrizionali e una serie di sintomi variabili.

Molte persone presentano una certa "sensibilità al glutine", ma il termine medico più accurato è "sensibilità non celiaca al glutine".

Questa condizione si verifica quando una persona manifesta sintomi digestivi o altri disturbi dopo aver consumato alimenti contenenti glutine, ma non presenta la malattia celiaca vera e propria.

Anche in questo caso è importante ridurre il consumo di glutine se non eliminarlo del tutto.

Esistono tutta una serie di normative a oggi che segnalano la presenza o l'assenza di glutine negli alimenti confezionati.

Tra gli ingredienti sono presenti anche gli additivi, in genere, si trovano in fondo alla lista.

Cosa sono gli additivi?

E perché è importante saperli riconoscere per la nostra salute?

Te lo spiego nel prossimo paragrafo, dove imparerai a dare la giusta importanza alla presenza di queste sostanze che inevitabilmente introduciamo nella nostra alimentazione giorno dopo giorno, anche in maniera massiccia attraverso gli alimenti che mettiamo nel nostro carrello.

1.1 GLI ADDITIVI ALIMENTARI

Gli **additivi alimentari** sono sostanze chimiche che vengono aggiunte agli alimenti per migliorare la loro consistenza, sapore, colore, durata, stabilità e per prevenire la crescita batterica, quindi che l'alimento non scada precocemente.

La definizione di additivo alimentare secondo la legge italiana ed europea D.M. del 04/08/1997 (Direttiva CEE 89/107) ci dice che:

> *"Per additivo alimentare si intende qualsiasi sostanza normalmente non consumata come alimento in quanto tale, e non utilizzata come ingrediente tipico degli alimenti, indipendentemente dal fatto di avere un valore nutritivo, che aggiunta intenzionalmente ai prodotti alimentari per un fine tecnologico, nelle fasi di produzione, trasformazione, preparazione, trattamento, imballaggio, trasporto o immagazzinamento degli alimenti, si possa ragionevolmente presumere diventi, essa stessa o i suoi derivati, un componente di tali alimenti, direttamente o indirettamente".*

Vengono utilizzati in molti cibi confezionati, compresi i prodotti da forno, i succhi di frutta, i prodotti lattiero-caseari, le bevande analcoliche, le carni conservate e molti altri alimenti.

Gli additivi alimentari possono essere costituiti da sostanze naturali o artificiali e vengono regolamentati dalle autorità sanitarie dei singoli paesi per garantirne la sicurezza per il consumo umano.

L'uso di additivi alimentari è ampiamente accettato e ha permesso di migliorare la qualità degli alimenti, garantendone la sicurezza e la durata.

Tuttavia, è importante leggere attentamente le etichette degli alimenti e monitorare la quantità di additivi alimentari nella propria dieta, poiché l'assunzione eccessiva di alcuni di essi può avere effetti negativi sulla salute.

Sebbene la maggior parte degli additivi alimentari sia stata approvata dalle autorità sanitarie come *sicura* per il consumo umano, l'assunzione eccessiva di alcuni di essi può avere effetti negativi sulla salute.

Alcuni degli effetti negativi potenziali degli additivi alimentari includono:

- **Reazioni allergiche:** alcune persone possono essere allergiche a determinati additivi alimentari, come i *solfiti* (usati ad esempio nella produzione di vino), i coloranti alimentari o il *glutammato monosodico*, e sviluppare sintomi come eruzioni cutanee, difficoltà respiratorie o problemi digestivi.
- **Problemi comportamentali:** alcuni coloranti alimentari, come il *rosso 40* e il *giallo 6*, sono stati associati a problemi comportamentali nei bambini, come ad esempio l'iperattività.
- **Effetti sul sistema nervoso:** alcune sostanze come l'*aspartame* e la *caffeina* possono avere effetti stimolanti sul sistema nervoso, causando mal di testa, ansia, irritabilità e insonnia.
- **Effetti sul sistema cardiovascolare:** l'assunzione di *grassi idrogenati* eccessivi può aumentare il rischio di malattie cardiovascolari.
- **Effetti sul sistema renale:** alcuni conservanti, come il *benzoato di sodio*, possono aumentare l'escrezione di acido urico nelle urine e causare problemi renali, soprattutto nelle persone affette da diabete.

Gli additivi sono classificati in base alla loro funzione. In generale, si possono individuare tre grandi gruppi di additivi:

1. **coloranti,** che danno un particolare colore al prodotto;
2. **conservanti,** che impediscono il deterioramento da parte di batteri e muffe;
3. **correttori di acidità e antiossidanti,** correggono il sapore e impediscono il deterioramento del prodotto.

Additivi per preservare la freschezza alimentare.	**Conservanti:** rallentano la crescita dei microbi.
	Antiossidanti: prevengono l'irrancidimento
Additivi che migliorano le caratteristiche sensoriali, quindi agiscono sul sapore, sul colore, sulla consistenza.	**Coloranti:** danno colore o lo esaltano.
	Addensanti: conferiscono maggiore densità.
	Emulsionanti: legano più sostanze che in natura non sono miscibili.
	Dolcificanti: danno sapore dolce.
	Esaltatori di sapidità.
Additivi tecnologici, usati per facilitare la lavorazione degli alimenti.	**Agenti anti schiuma:** ostacolano la formazione della schiuma.
	Anti agglomeranti: prevengono la formazione di grumi.

Per leggere gli additivi in etichetta, è importante sapere che tutti quelli che iniziano con la lettera **E** seguita da 3 o 4 numeri (es. E420) sono additivi.

La numerazione è organizzata in modo da dividere gli additivi a seconda di quello che fanno all'interno dell'alimento.

Ad esempio, da 100 a 199 sono **coloranti**, da 200 a 299 sono **conservanti**, da 300 a 399 sono **correttori di acidità** e **antiossidanti**, da 400 a 499 sono **emulsionanti**, **addensanti** e **stabilizzanti**.

Tuttavia, molti di questi additivi sono **polioli**, capaci di scatenare problemi intestinali come il gonfiore, diarrea o stitichezza. Ad esempio, la sigla E420 indica la presenza del poliolo chiamato **sorbitolo**, mentre E421 significa che c'è il **mannitolo**.

Questi due ingredienti vengono spesso aggiunti ai prodotti alimentari come emulsionanti, addensanti e dolcificanti.

Si trovano comunemente anche nelle caramelle e nelle gomme da masticare.

I polioli sono riconoscibili dalle sigle E967 (xilitolo), E965 (maltitolo) ed E953 (isomalto), poiché i loro nomi finiscono tutti con la terminazione "-OLO".

Se hai un intestino delicato, soggetto a gonfiore, spasmi dolorosi ed evacuazione improvvisa o stitichezza è meglio evitarli.

Ci sono diversi additivi alimentari che sono stati oggetto di dibattito per i loro potenziali effetti sulla salute.

Alcuni degli additivi alimentari potenzialmente pericolosi includono:

1) **Aspartame:** è un dolcificante artificiale che è stato associato ad alcuni problemi di salute come mal di testa, vertigini, depressione e altri sintomi neurologici oltre ad essere stata dimostrata la sua cancerogenicità sui ratti.
2) **Nitriti e nitrati:** sono usati come conservanti nei prodotti alimentari come la carne e il pesce. L'assunzione eccessiva di nitriti e nitrati può aumentare il rischio di cancro all'intestino.
3) **Glutammato monosodico (MSG):** è un additivo alimentare comunemente utilizzato per migliorare il gusto degli alimenti. Tuttavia, alcune persone possono essere sensibili all'MSG e sviluppare sintomi come mal di testa, palpitazioni e nausea.
4) **Coloranti alimentari artificiali:** alcuni coloranti alimentari artificiali, come il rosso 40 e il giallo 6, sono stati associati a problemi comportamentali nei bambini, come iperattività e disturbo dell'attenzione.
5) **Grassi idrogenati:** sono grassi artificiali utilizzati per migliorare la consistenza e la durata degli alimenti.

L'assunzione di grassi idrogenati può aumentare il rischio di malattie cardiovascolari.

6) **Conservanti come il BHA e il BHT:** sono utilizzati per prevenire l'ossidazione dei grassi negli alimenti. Tuttavia, alcuni studi suggeriscono che questi conservanti possono essere cancerogeni.
7) **Solfiti:** un gruppo di additivi alimentari che vengono utilizzati per preservare gli alimenti e migliorarne la durata. Sono spesso utilizzati nella produzione di vino, succhi di frutta, frutta secca e alcuni cibi pronti. Sebbene i solfiti siano considerati sicuri per la maggior parte delle persone, alcune persone possono sviluppare una sensibilità o un'allergia ai solfiti. In questi casi, l'assunzione di solfiti può causare sintomi come reazioni cutanee, difficoltà respiratorie, dolori addominali, nausea e diarrea.
   Inoltre, l'assunzione eccessiva di solfiti può causare effetti collaterali come mal di testa, vertigini, rossore della pelle e reazioni allergiche.

Tra gli additivi sicuramente più utilizzati ci sono i coloranti alimentari. Molti di essi sono pressoché innocui, mentre alcuni possono essere nocivi per la salute, ed è meglio prestare attenzione, evitando cibi e bevande che ne contengono, di seguito ti elenco alcuni di quelli che sono stati riconosciuti come dannosi per la salute, nelle etichette troverai il codice identificativo che inizia per E.

E102 - Tartrazina: un colorante sintetico giallo che può causare eruzioni cutanee allergiche, problemi di respirazione, gonfiori, insonnia e visione offuscata, soprattutto nei soggetti asmatici. Puoi trovarlo nella mostarda, nelle bevande gassate, in gelati, dolciumi e minestre confezionate.

E104 - Giallo di chinolina: è un colorante sintetico che può causare allergie e dermatiti e può danneggiare reni e fegato. Si trova in bibite analcoliche, gassate, liquori e gelati.

E107 - Giallo 2G: può causare asma, iperacidità e allergie. L'uso è già abbastanza limitato e presto potrebbero vietarlo anche in Europa.

E110 - Giallo arancio 5 o tramonto FCF: è un colorante sintetico che si trova in bibite, succhi d'arancia, dolci, zuppe pronte e marzapane. Può causare allergie, reazioni asmatiche e eruzioni cutanee.

E120 - Cocciniglia: colorante naturale rosso, estratto da corpi essiccati di femmine di cocciniglia, un parassita delle piante. Potrebbe causare allergie, soprattutto ai bambini.

E122 - Azorubina, Carmoisina: colorante sintetico che si trova nelle bevande, negli sciroppi e nelle gelatine. Può causare eruzioni cutanee ed è sconsigliato agli asmatici e agli allergici all'aspirina per reazioni incrociate.

E123 - Amaranto: può causare allergie ed è potenzialmente cancerogeno.

E124 - Rosso cocciniglia A: una variante del E120 si può trovare in caramelle, biscotti e bibite ed è potenzialmente pericoloso per i bambini, può causare reazioni allergiche.

E127 - Eritrosina: è un colorante sintetico rosso e contiene iodio, quindi può causare problemi alla tiroide. Si trova in caramelle, gelati, sciroppi e dolci alla ciliegia.

E129 - Rosso allura AC: è un colorante sintetico rosso che si trova principalmente nel vino e nei bitter soda, negli insaccati e nei succhi d'arancia. Può causare allergie, irritazioni della pelle e iperattività nei bambini.

E131 - Blu patentato V: presente nelle caramelle e nei gelati, può causare orticaria e tremori.

E133 - Blu brillante FCF: è un mutageno sospetto ed è stato proibito in molti Paesi dell'UE, anche se dopo alcuni studi è stato dichiarato non dannoso.

E142 - Verde S: è un colorante sintetico che potrebbe causare anemie e allergie, si trova nella menta, nelle caramelle, nei gelati e nei piselli.

E150c - Caramello ammoniacale: è un colorante sconsigliato ai bambini e si trova nei gelati, nella cola, liquori, ghiaccioli, birra, biscotti e conserve.

E151 - Nero Brillante BN: può causare allergie e si trova in caramelle, creme, gelati e ghiaccioli.

E153 - Carbone medicinale vegetale: deriva dalla combustione dei vegetali ed è un colorante naturale, può avere effetti cancerogeni.

E154 - Marrone FK: può causare asma, problemi ai reni e iperattività.

E155 - Bruno HT: è un colorante sintetico che potrebbe causare allergie e asma. Si trova in prodotti da forno.

E161g - Cantaxantina: è un colorante naturale che non ha effetti nocivi, ma spesso per il commercio viene utilizzata una forma sintetica che può essere dannosa per il fegato se consumata in grandi quantità.

E173 - Alluminio: è un colorante metallico grigio presente in natura ma che può essere tossico.

E174 - Argento: è un colorante metallico utilizzato come superficie di alcuni dolciumi o caramelle, non viene facilmente eliminato dall'organismo e può essere pericoloso.

E175 - Oro: come sopra.

E180 - Litolrubina BK: si trova nella crosta dei formaggi e può causare reazioni allergiche.

E181 - Tannino: può causare allergie ed è utilizzato come schiarente in alcune bevande alcoliche.

Ora, non è che tu debba imparare tutto a memoria, ti mostro una foto di un'etichetta, così capirai come evitare tutte queste molecole. L'etichetta in questione è quella di una marca di marshmallow, ossia le caramelle gommose che molto spesso sono destinate ai bambini, ma anche qualche appassionato adulto non li disdegna affatto.

Vediamola insieme.

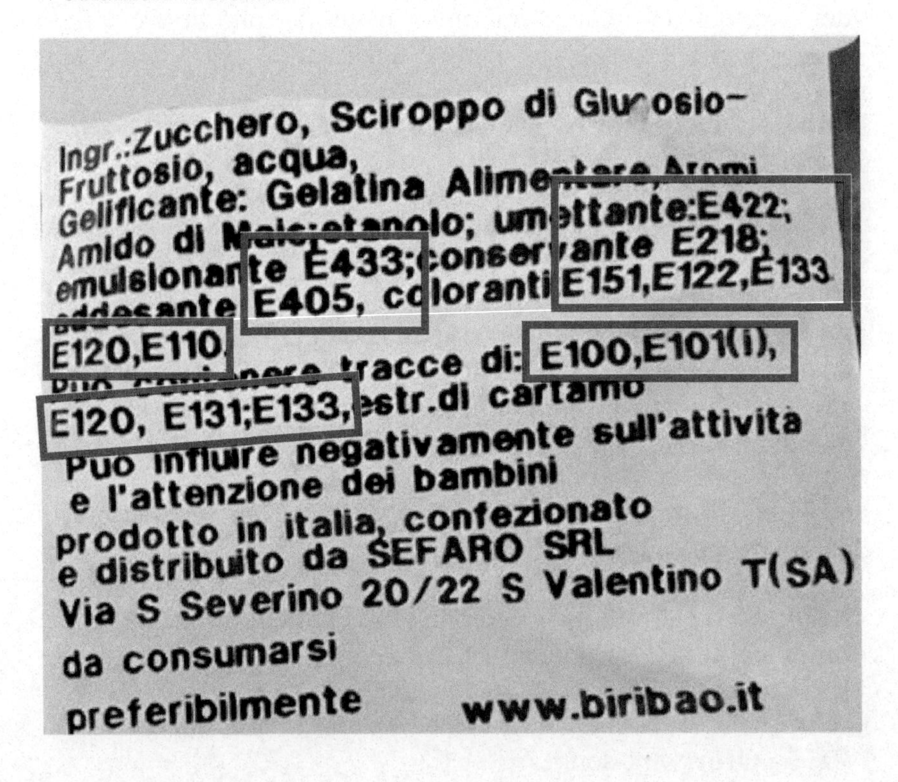

Come puoi notare dopo gli ingredienti principali (zucchero in varie forme) ci sono tantissimi additivi alimentari tra gli ingredienti presenti in etichetta, come abbiamo già detto sono quelli che iniziano con la lettera E (E405, E122, E151).

Li trovi spesso anche nelle caramelle gommose e nei cioccolatini, quelli che hanno l'esterno colorato.

Presta attenzione anche ai prodotti esteri, come puoi vedere in questa etichetta qui sotto le sigle sono riportate nella lingua tedesca, mentre per la traduzione italiana è riportato solo la dicitura *coloranti*.

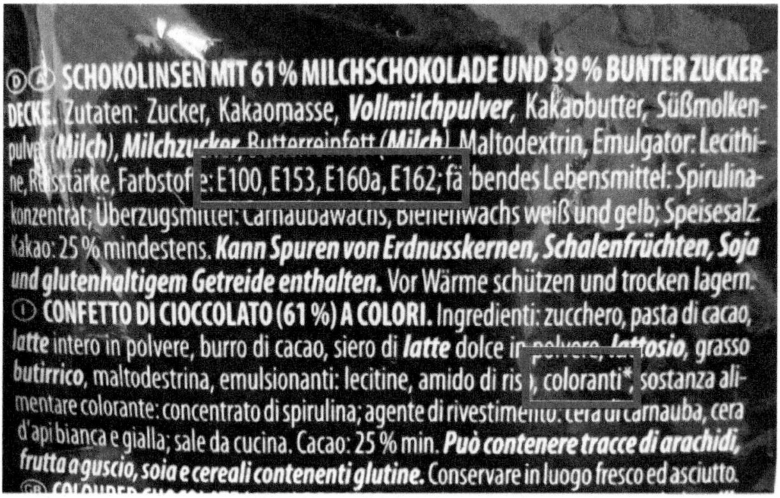

Per alcuni di essi è stato appurato che possono essere potenzialmente nocivi, per altri no, ma la verità è che noi non possiamo in alcun modo conoscere l'*effetto sinergico*, ossia l'attività simultanea più o meno tossica di queste sostanze, sul nostro organismo.

A oggi infatti non possiamo conoscere gli effetti combinati degli additivi sugli esseri umani, è ovviamente vietato fare test specifici per questioni etiche, ciò che sappiamo è dovuto all'osservazione clinica nel lungo termine.

Devi sapere inoltre che ogni additivo messo in commercio viene autorizzato dall'organo istituzionale **EFSA** (Autorità europea per la sicurezza alimentare) che si occupa di vigilare su tutto ciò che mangiamo e che ne consiglia una **dose massima giornaliera** consentita, dose che noi ignoriamo totalmente.

La ignoriamo perché in primo luogo non la conosciamo, e poi perché non sappiamo se tramite i prodotti che introduciamo ogni giorno nella nostra alimentazione superiamo questa dose massima consentita, appunto perché non leggiamo le etichette.

Per evitare l'eccessiva assunzione di additivi alimentari è possibile **scegliere alimenti biologici o minimamente lavorati**, evitare alimenti altamente trasformati e leggere le etichette degli alimenti per conoscere gli ingredienti utilizzati.

In linea di massima, un'etichetta come quella dei marshmallow sta a indicare che quel prodotto è pieno zeppo di additivi, per cui sarebbe meglio lasciarlo dove si trova, cioè sullo scaffale del supermercato.

1.2 LA DICHIARAZIONE NUTRIZIONALE

La dichiarazione nutrizionale è uno strumento fondamentale per conoscere il contenuto nutrizionale degli alimenti e fare scelte consapevoli per la propria alimentazione.

Per legge è obbligatoria e indica la quantità di grassi (da cui si può estrapolare il contenuto di acidi grassi saturi), di carboidrati (con la dicitura "di cui zuccheri"), proteine, sale e il valore energetico dell'alimento.

Il valore energetico viene espresso in kilojoules (kJ) e kilocalorie (kcal) per 100 g o 100 ml di alimento, o per porzione.

È sicuramente importante leggere attentamente la dichiarazione nutrizionale per evitare errori di valutazione, ma non è tra le cose fondamentali per vivere bene.

INFORMAZIONI NUTRIZIONALI: TEGOLINO

VALORI MEDI	per 100g	per Pezzo (35g)	%AR* per Pezzo
ENERGIA	1708 kJ 408 kcal	598 kJ 143 kcal	7% 7%
GRASSI di cui: acidi grassi saturi	18 g 12,8 g	6,3 g 4,5 g	9% 23%
CARBOIDRATI di cui: zuccheri	54,6 g 40,0 g	19,1 g 14 g	7% 16%
FIBRE**	3,0 g	1,1 g	-
PROTEINE	5,3 g	1,9 g	4%
SALE	0,313 g	0,109 g	2%

*AR = assunzione di riferimento di un adulto medio (8400 kJ / 2000kcal)
** Determinate con metodo AOAC 2009.01.

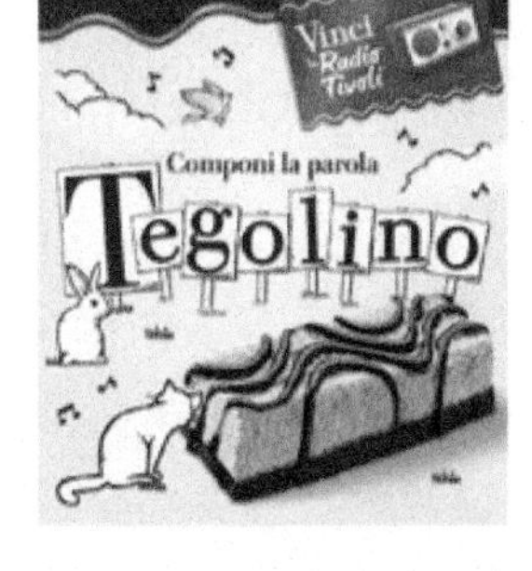

Ingredienti

Zucchero, crema al cacao magro 21% [**zucchero**, burro di cacao, latte intero fresco pastorizzato, **sciroppo di glucosio,** cacao magro 7,3% corrispondente all'1,5% sul prodotto finito, latte scremato in polvere, acqua, latticello (latte) in polvere, cioccolato (pasta di cacao, **zucchero**, emulsionante: lecitina di soia), emulsionanti: **mono e digliceridi degli acidi grassi, aroma**], farina di frumento, oli vegetali (cocco, burro di cacao) uova fresche, **sciroppo di glucosio-fruttosio,** cacao magro 4,7%, **olio di semi di girasole**, **aromi, lattosio**, emulsionanti (**mono e digliceridi degli acidi grassi,** lecitina di soia), agenti lievitanti (carbonato d'ammonio, difosfato disodico, carbonato acido di sodio), sale.

Questo perché non si dovrebbe dare troppa importanza alle calorie indicate, ma alla tipologia e alla qualità degli alimenti indicati.

Per questo voglio spiegarti bene cosa sono **le calorie** e quanto sono davvero importanti per il nostro benessere.

Devi sapere innanzitutto che le calorie degli alimenti vengono calcolate con la **bomba calorimetrica**, anche nota come *calorimetro a combustione*, uno strumento utilizzato per misurare il contenuto calorico di un determinato campione di sostanza o di un alimento.

La bomba calorimetrica misura la quantità di energia termica (calore) rilasciata da un alimento durante la sua combustione totale.

È uno strumento molto efficacie per questi aspetti tecnici, ma *non* rappresenta ciò che accade realmente nel corpo umano.

Il corpo umano infatti ha delle variabili importanti del quale tenere conto, che sono la capacità di digestione e assorbimento dei nutrienti correlati al nostro stato di salute, sesso, età e altri aspetti genetici che rendono le cose sostanzialmente diverse.

Il nostro corpo non è mai in grado di assimilare tutte le calorie scritte in etichetta.

Inoltre questo parametro non discrimina la qualità o la funzione dell'alimento carbonizzato.

Intendo dire che **alimenti diversi hanno effetti diversi sul nostro corpo** e questo significa che a parità di calorie due alimenti possono avere impatto enormemente diverso sulla nostra salute.

La differenza si osserva chiaramente tra carboidrati integrali e raffinati e tra grassi "buoni" e grassi "cattivi", le calorie tra le componenti dei due rispettivi gruppi solo le stesse.

Dal conteggio calorico sono esclusi anche gli additivi alimentari e il sale, perché non forniscono calorie, ma ciò non significa che non abbiano un impatto importante sulla nostra salute.

Quindi, ricorda che ciò che conta è la qualità dei prodotti, ma te lo spiego meglio.

Ad esempio un menu maxi di un famoso fast food apporta circa 1400 Kcal, praticamente tutto il fabbisogno medio giornaliero di una donna abbastanza attiva.

Ma in quelle Kcal ci sono una quantità di grassi saturi (quelli cattivi che fanno alzare il colesterolo e venire le malattie) pari al 241% del fabbisogno giornaliero di un adulto.

Per non parlare del contenuto di sale! Solo nel panino ce ne sono circa 3,5g.

La raccomandazione è di assumere massimo 5g al giorno.

Il panino conta solo 450 Kcal in media, che potrebbero essere distribuite in un pasto completo sano, come un piatto di pasta al pomodoro accompagnato da un secondo di pesce con verdure.

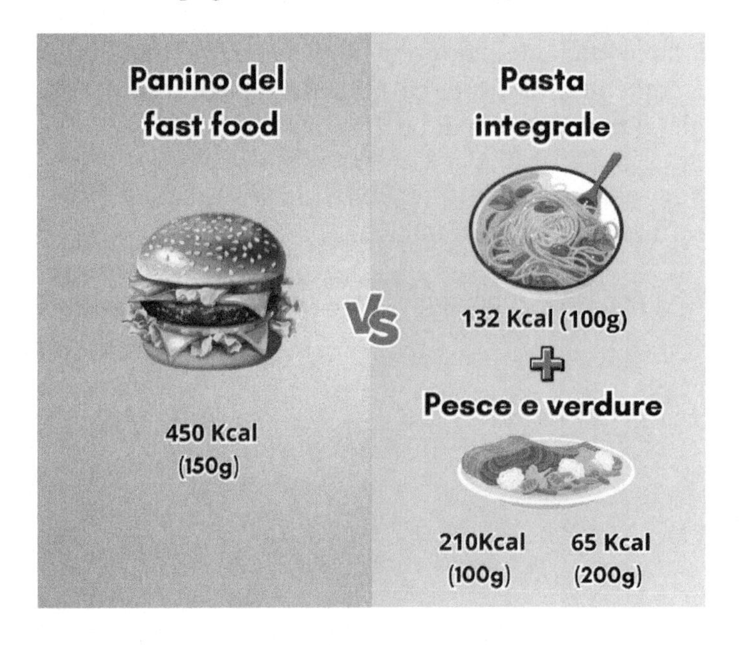

Ci sono tanti carboidrati raffinati, zucchero aggiunto al pane, coloranti e stabilizzanti.

150g di un panino contro 100g di pasta + 100g di salmone + 200g di verdure.

Stesse calorie, ma maggiore quantità e qualità.

Che cosa scegli tu?

Considera anche che quelle 1400 Kcal del menù potrebbero essere tranquillamente distribuite in 5 pasti sani, con frutta secca, il dolcetto a colazione, il piatto unico, la frutta.

Non sono le calorie, ma ciò che decidiamo di mangiare che fa la differenza

Prendiamo però un altro esempio importante per noi Italiani, la pasta.

Confrontiamo due tipologie tra di loro, cioè la pasta bianca e quella integrale, leggendo la dichiarazione nutrizionale scoprirai che sono pressoché identiche in termini di calorie.

Leggendo le etichette poi, potrai constatare che tra le due cambia solo il contenuto di fibre, ce ne sono un po' di più nella pasta integrale, il resto cambia di poco.

Queste immagini qui sotto rendono meglio l'idea, la prima è una pasta raffinata, la seconda integrale.

Le calorie per 100g sono abbastanza simili tra loro, come abbiamo detto.

Ma la differenza lo fa altro…

VALORI NUTRIZIONALI MEDI		100g	85g[1]	%AR[2]/85g
ENERGIA	kJ/kcal	1521/359	1293/305	15%
GRASSI	g	2,0	1,7	2%
di cui ACIDI GRASSI SATURI	g	0,5	0,4	2%
CARBOIDRATI	g	71,2	60,5	23%
di cui ZUCCHERI	g	3,5	3,0	3%
FIBRE	g	3,0	2,6	
PROTEINE	g	12,5	10,6	21%
SALE	g	0,013	0,011	0%

[1]85g = esempio di una porzione. La confezione contiene 6 porzioni circa.
[2]AR = assunzioni di riferimento di un adulto medio (8400 kJ/2000 kcal).

PASTA DI SEMOLA DI GRANO DURO - Ingredienti: semola di **grano** duro, acqua. Paese di coltivazione del grano: Italia. Paese di molitura: Italia. **Può contenere tracce di soia.**

500g℮

PASTA DI SEMOLA INTEGRALE

DI GRANO DURO VARIETÀ CAPPELLI
DA AGRICOLTURA BIOLOGICA | TOSCANA - ITALIA

Valori Nutrizionali Medi per 100g	
Energia	kJ 1472/kcal 347
Grassi	g 2.5
di cui acidi grassi saturi	g 0,58
Carboidrati	g 66.2
di cui zuccheri	g 3.7
Fibre	g 11.5
Proteine	g 13.4
Sale	g 0.3

PRODOTTO BIOLOGICO
Organismo di controllo autorizzato dal MIPAAF
IT BIO 009
AGRICOLTURA ITALIA
Operatore controllato n. 0701

INGREDIENTI:100% semola integrale di **grano** duro cappelli biologica
Paese di coltivazione del grano: ITALIA
Paese di molitura: ITALIA

Lotto / Da consumarsi preferibilmente entro il: VEDI RETRO

CONTIENE GLUTINE

Ciò che cambia davvero, grazie alla quantità di fibre presenti nel prodotto integrale, sono gli **effetti** che questi alimenti hanno dentro il nostro corpo.

Ma voglio fare il focus sui **carboidrati**, perché dopo anni di largo consumo di pasta, pane e prodotti da forno **raffinati** la scienza ha rivelato il potenziale effetto dannoso di questi ultimi quando sono consumanti in eccesso, oggi sappiamo che sono alla base del sovrappeso e l'obesità della società occidentale.

Oggi però, quando si parla di pasta, ci riferiamo a "pasta normale" per quella bianca (o raffinata) di uso comune, e "pasta integrale" per quella della *dieta*.

Ma vorrei spiegarti che di *normale* la pasta bianca non ha niente, perché il processo che ha portato alla creazione delle *farine bianche* con le quali viene prodotta la pasta e il pane bianco è stato introdotto circa 50-60 anni fa (in America).

Quindi è qualcosa di abbastanza recente, la raffinazione è stata concepita per aumentare la *conservabilità* degli alimenti, perché la presenza della parte più esterna del grano (ricca di proteine ed enzimi) fa deteriorare, cioè scadere, prima la farina.

La consumazione iniziale di questi prodotti poi aveva del tutto entusiasmato, perché si percepiva una maggiore *digeribilità*, era stato osservato che in breve tempo lo stomaco si svuotava e tornava la fame.

Questa apparente "leggerezza" è stata poi chiarito dalla scienza, si è scoperto infatti che questa sensazione di elevata digeribilità è data dal fatto che i carboidrati raffinati vengono assimilati rapidamente dal nostro intestino grazie all'azione degli enzimi chiamati **amilasi**, così "passano" nel nostro sangue con altrettanta rapidità.

L'accorciamento dei tempi di digestione è dovuto alla mancanza di fibre, le fibre infatti fanno da "scudo" alle amilasi, che in loro presenza impiegano più tempo a "smantellare" i carboidrati.

Al contrario se non ci sono abbastanza fibre esse agiscono rapidamente e tutti i carboidrati vengono assorbiti rapidamente facendo aumentare improvvisamente la *glicemia sanguigna* (cioè il contenuto di zucchero nel sangue).

L'aumento eccessivo dei livelli di zuccheri nel sangue non è innocuo, anzi è molto dannoso. È **la principale causa dell'aumento di peso**, dell'accumulo di grasso addominale e del gonfiore… e della continua fame!

Noi non possiamo utilizzare tutti questi zuccheri in eccesso, in realtà troppo zucchero in circolo è proprio tossico, quindi il nostro corpo cerca di toglierlo dal circolo sanguigno costringendo le cellule ad utilizzarlo come fonte energetica (non utilizzando i grassi accumulati, quindi contrastando il dimagrimento) e inoltre una parte viene trasportata nelle cellule adipose (che accumulano il grasso) per essere convertita in trigliceridi che sono grassi.

Questo è il motivo per il quale aumenti di peso oppure non riesci più a dimagrire.

Inoltre, quando il sangue è privo di carboidrati a causa di questi meccanismi, il cervello invia un segnale di "falsa fame" che ci spinge a cercare cibo ad alto contenuto di zuccheri, come i biscotti o la pizza.

Questo comportamento può creare un circolo vizioso che si ripete continuamente, causando un aumento del consumo di zuccheri e quindi di peso.

La farina bianca è sempre utilizzata negli alimenti confezionati, ed essi saziano poco e favorisce l'aumento del consumo di zuccheri.

Quante volte hai mangiato una merendina e poi ne hai voluta un'altra poco dopo?

Quante volte dopo due fette biscottate con la marmellata ti sei ritrovata con un buco allo stomaco dopo 30 minuti?

Questo è per l'elevato consumo di zuccheri e carboidrati raffinati, quindi anche in questo caso è importante prestare attenzione alle etichette degli alimenti e notare la presenza di "farina 00", "zucchero" o "sciroppo di glucosio" o ancora "zucchero d'uva" tra gli ingredienti.

Attenzione anche ai prodotti integrali, perché non tutti lo sono al 100%, la legislazione prevede infatti che un produttore possa scrivere integrale anche su un prodotto che ne contiene una percentuale minima. Ad esempio questi frollini che ti mostro contengono solo il 29% di farina integrale, il resto è farina 00, zucchero e tutto il resto di ingredienti che puoi leggere.

fonte di fibre
FROLLINI CON FA INA INTEGRALE E CIOC OLATO. Prodotto dolciario da forno.
Ingredienti: farina di F UMENTO integrale 29%, far na di FRUMENTO, zucchero, BURRO, olio di palma, UOVA fresche pastorizzate da allevamento a terra, cioc lato in polvere (cacao: 4 ,2% min.) 3,4% (zucchero, pasta di cacao', cacao magro in polvere', aroma naturale di vaniglia), cacao in polvere' 2,2%, LATTE scremato in polvere, sale, agenti lievitanti: carbonati di ammonio, carbonati di sodio; emulsionante: lecitine (girasole), aromi. Può contenere tracce di FRUTTA A GUSCIO, SOIA e SENAPE. 'Certificato Rainforest Alliance. ra.org.
Conservare in luogo fresco ed asciutto. Lotto e da consumarsi preferibilmente entro il: vedi fianco della confezione.

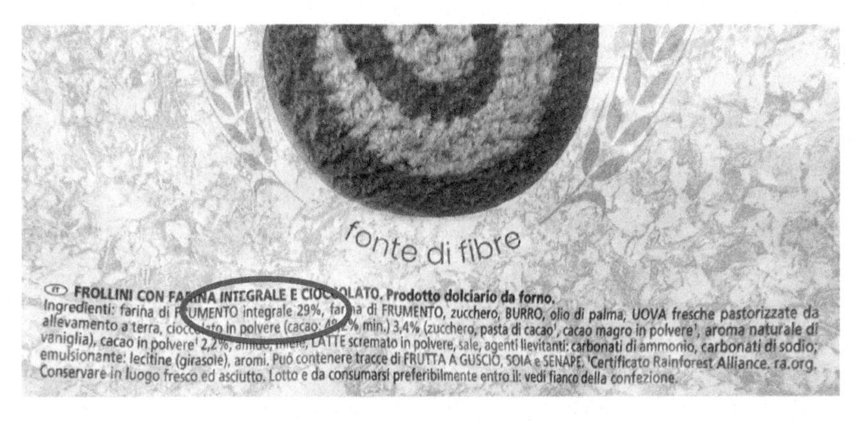

La parola integrale in questi casi è fuorviante, siamo convinti di mangiare un prodotto integrale quando in realtà non lo è affatto.

Sappi di queste trappole ce ne sono tantissime e che lo zucchero oggi è ovunque.

Il consumo di zucchero è cresciuto esponenzialmente negli ultimi tre secoli, con un introito pro capite annuo passato da 1,8 Kg nel 1700 a 80 Kg nel 2019.

Cioè oggi ognuno di noi mediamente consuma 80 Kg di zucchero all'anno.

Come mai così tanto zucchero?

Questo aumento del consumo potrebbe essere dovuto anche al fatto che nella dietetica del passato si dava molta importanza alle calorie e al quantitativo dei grassi negli alimenti, non ai carboidrati raffinati. I grassi sono stati oggetto di una vera e propria demonizzazione durante gli anni '70.

Ciò ha portato alla creazione di prodotti "light" senza grassi che però spesso contengono quantità eccessive di zuccheri.

Tutto ciò è dovuto a due scienziati americani che in quel periodo con le loro ricerche hanno dimostrato che le persone che consumavano più prodotti contenenti grassi saturi, come latte, uova, formaggi e insaccati, avevano alti livelli di colesterolo "cattivo" (LDL) nel sangue e quindi maggiori probabilità di ammalarsi di malattie cardiache e vascolari, come infarti e ictus.

Sebbene queste informazioni siano corrette e non si dovrebbe abusare di questi prodotti, per mantenersi in salute è bene sapere che non sono solo i grassi a fare male alla salute, anzi, alcuni alimenti ricchi di grassi di omega 3 fanno bene! Come il pesce, l'avocado, la frutta secca a guscio…

Questi concetti sono stati fraintesi dall'informazione pubblica, portando alla comparsa di prodotti "sgrassati" nei nostri supermercati, come ad esempio i formaggi freschi (come quelli spalmabili) e gli yogurt.

Ciò ha influenzato molto le scelte alimentari degli anni successivi, facendo credere che un prodotto a basso contenuto di grassi sia sempre migliore di uno con livelli maggiori, o meglio, livelli naturali di grassi.

Con questo, intendo che ad esempio le mucche non producono latte parzialmente scremato dalle loro mammelle.

La presunta pericolosità assoluta dei grassi ha portato a un errore di valutazione.

Spesso, infatti, si tende ad acquistare **prodotti light**, a basso contenuto di grassi, ignorando il contenuto di zuccheri semplici, che invece per tutto quello che ti ho detto prima va controllato attentamente.

Ma facciamo un esempio pratico: la maggior parte degli yogurt che portano la dicitura “magri alla frutta” contengono meno grassi ma sono addizionati di sciroppi di frutta, non vera frutta, e quindi presentano un concentrato di zucchero non del tutto trascurabile.

Ad esempio, nella tabella sottostante, nella dicitura "carboidrati", si può vedere che il primo yogurt ha 7,8 grammi di carboidrati per vasetto, con la specifica "di cui zuccheri 7,1g".

I grassi sono solo 0,1 grammi per vasetto e le proteine 4,2 grammi.

Questi zuccheri sono nascosti sotto la dicitura "zucchero d'uva" o "sciroppo di glucosio", quindi si tratta di un prodotto senza grassi, ma allo stesso tempo ricco di zuccheri.

Vitasnella Zero Grassi Fragola In Pezzi 5,6	Yogurt magro, Preparato di fragole in pezzi 13% (fragole 56%, fruttosio, addensanti: amido modificato, carragenina; aromi, correttori di acidità: citrato di sodio, acido citrico; edulcoranti: xilitolo, acesulfame K, sucralosio); gomma di xantano, colorante: coccinìglia. NUTRI-SCORE A B C D E Nova 4	Energia (kcal) Grassi di cui saturi Carboidrati di cui zuccheri Fibre Proteine Sale	49 0,1 0,0 7,8 7,1 0,2 4,2 0,15
Fage Fruyo 0% Grassi con pezzi di Fragola (170g) 8,5	Yogurt colato (latte scremato, fermenti lattici vivi), fragola (9%), zucchero, succo concentrato di ciliegia, amido di mais, aroma naturale. NUTRI-SCORE A B C D E Nova 3	Energia (kcal) Grassi di cui saturi Carboidrati di cui zuccheri Fibre Proteine Sale	67 0 0 8,4 7,6 – 8,3 0,08

Gli zuccheri semplici aggiunti in questi prodotti vengono comunque assorbiti rapidamente, anche perché il prodotto è a ridotto contenuto di grassi (che funzionano in questo caso come le fibre).

Quindi, è come se si stesse mangiando un prodotto ad alto contenuto di carboidrati, con gli stessi identici effetti, ma pensando erroneamente di mangiare un prodotto “magro” che aiuta a dimagrire.

Se i grassi e le proteine fossero presenti in quantità apprezzabili, rallenterebbero l'assorbimento dei carboidrati stessi, garantendo un maggior equilibrio glicemico che impedisce alla fame di tornare presto.

Ma lo zucchero oggi è anche un conservante, spesso viene utilizzato nei prodotti inscatolati, come i legumi.

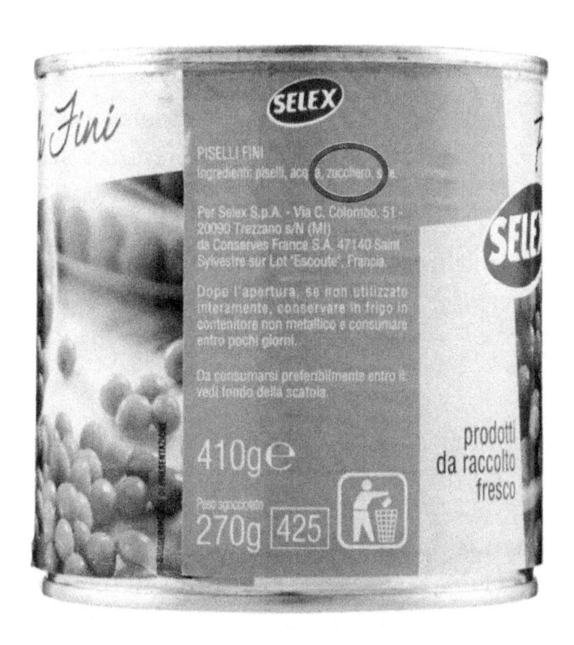

Ebbene si, i piselli in scatola sono addizionati di zucchero, ma non solo loro. Questa cosa è stata una vera e propria prassi per le industrie, tant'è che a un certo punto sono comparsi i piselli in scatola che riportano la dicitura "SENZA ZUCCHERO".

Quindi da oggi cerca di avere un occhio più critico quando scegli i prodotti da mettere sulla tua tavola e che finiscono quindi nel tuo corpo.

Perché non sono le calorie a fare la differenza, ma la qualità degli alimenti che scegli da mettere sulla tua tavola.

Le certificazioni

Molto spesso sulle confezioni degli alimenti puoi trovare dei particolari loghi che permettono di comprendere se il prodotto è certificato.

Le **certificazioni alimentari** sono delle attestazioni rilasciate da enti certificatori dopo una valutazione di conformità rispetto a particolari norme o standard alimentari riconosciuti a livello internazionale.

Ad esempio, un logo verde a forma di foglia identifica i prodotti derivati da **agricoltura biologica**.

Il prodotto certificato con questo logo è stato interamente prodotto con una tipologia di agricoltura e lavorazione dove non è permesso l'utilizzo di qualsiasi tipo di molecola *xenobiotica*, cioè estranea al normale metabolismo di un organismo vivente, come ad esempio i fitofarmaci, gli antiparassitari, i diserbanti e altre sostanze chimiche potenzialmente dannose secondo la legislazione europea.

Apro questo capitolo perché una recente ricerca di Legambiente chiamata "Stop pesticidi" ha portato alla luce che solo il 52% dei campioni di prodotti agroalimentari esaminati è privo di residui di pesticidi.

Il resto purtroppo sembra essere ancora abbastanza inquinato da questi agenti chimici che alla lunga incidono sulla nostra salute.

Quindi dobbiamo fare attenzione anche a questo aspetto, oltre che agli additivi alimentari introdotti durante la lavorazione e la produzione dei prodotti.

I pesticidi più diffusi negli alimenti in Italia sono:

- Boscalid,
- Dimethomorph,
- Fludioxonil,

- Acetamiprid,
- Pyraclostrobin,
- Tebuconazole,
- Azoxystrobin,
- Metalaxyl,
- Methoxyfenozide,
- Chlorpyrifos,
- Imidacloprid,
- Pirimiphos-methyl,
- Metrafenone

Di questo elenco per la maggior sono fungicidi e insetticidi utilizzati in agricoltura che arrivano sulle nostre tavole e che, giorno dopo giorno, mettono a repentaglio la nostra salute.

È stato dimostrato infatti che anche loro possono avere un effetto *sinergico* a discapito della nostra salute, anche in questo caso se un solo pesticida non ha grandi effetti nocivi, l'effetto combinato con altri, o con altre sostanze additivate agli alimenti può avere effetti dannosi sul nostro organismo.

Motivo per il quale, se puoi, prendi prodotti derivati da agricoltura biologica.

COS'È L'AGRICOLTURA BIOLOGICA?
La produzione biologica è un sistema di gestione delle fattorie e della produzione del cibo che mette insieme le migliori pratiche ambientali, un alto livello di biodiversità, la conservazione delle risorse naturali e l'applicazione dei più alti standard del benessere animale
PRINCIPI CHIAVE
L'uso di pesticidi chimici e di fertilizzanti sintetici è vietato
L'uso degli antibiotici è severamente limitato
No a organismi geneticamente modificati
Rotazione delle colture
Il logo biologico UE garantisce il rispetto delle regole UE sull'agricoltura biologica
europarl.eu
Fonti:
EPRS, Commissione europea

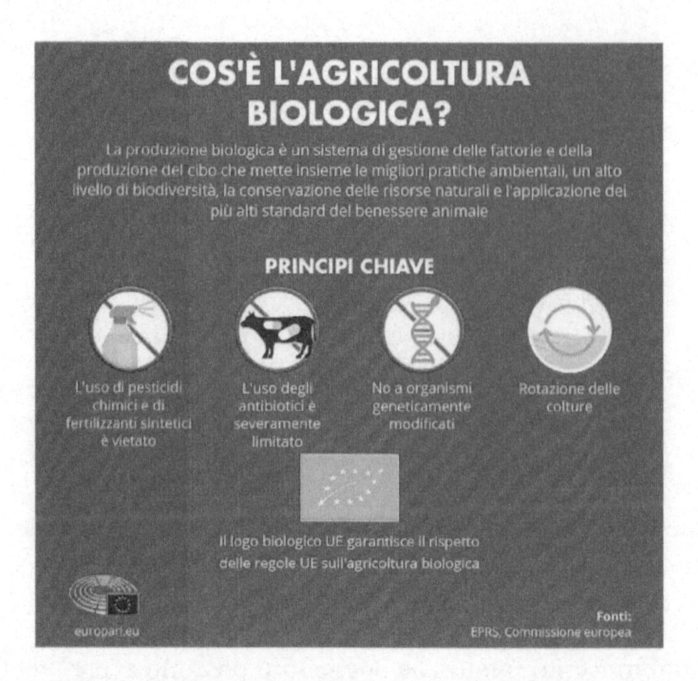

Sicuramente avrai sulla tua tavola un prodotto privo di pesticidi e altri fitofarmaci utilizzati dall'agricoltura intensiva.

Le ricerche confermano che i residui sono di gran lunga inferiori nei prodotti BIO, e quelli che sono presenti purtroppo derivano dalla contaminazione ambientale, cioè dagli xenobiotici già presenti in natura a causa dello sversamento umano.

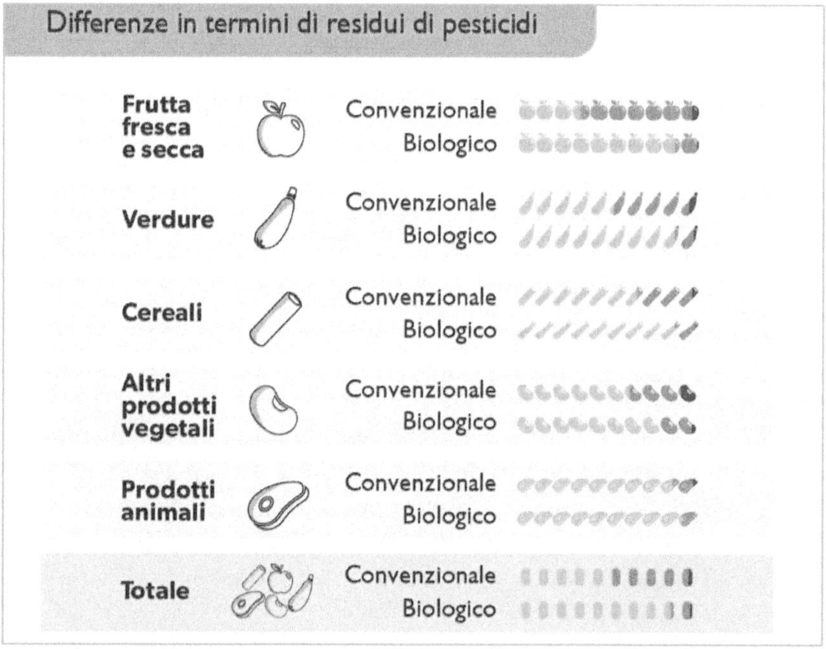

Differenze in termini di residui di pesticidi

Frutta fresca e secca	Convenzionale	
	Biologico	
Verdure	Convenzionale	
	Biologico	
Cereali	Convenzionale	
	Biologico	
Altri prodotti vegetali	Convenzionale	
	Biologico	
Prodotti animali	Convenzionale	
	Biologico	
Totale	Convenzionale	
	Biologico	

Questo grafico sopra mostra la presenza dei fitofarmaci e pesticidi confrontando il prodotto convenzionale con quello biologico.

Ma esistono anche altri tipi di certificazioni, ad esempio per i prodotti che seguono produzioni legate alle tradizioni e al territorio, ci sono i marchi:

- **DOP** (Denominazione di Origine Protetta), indica un prodotto originario di una regione e di un paese le cui qualità e caratteristiche sono essenzialmente, o esclusivamente, dovute all'ambiente geografico. Tutta la produzione, la trasformazione e l'elaborazione del prodotto devono avvenire nell'area delimitata.
- **IGP/IGT** (Indicazione Geografica Protetta/Tipica), questa certificazione indica un livello di tutela qualitativa che si focalizza più sulle tecniche di produzione che sul vincolo territoriale. La sigla identifica un prodotto originario di una regione e di un paese le cui qualità, reputazione e caratteristiche si possono ricondurre all'origine geografica

e di cui almeno una fase della produzione, trasformazione ed elaborazione avvenga nell'area delimitata.

- **STG** (Specialità Tradizionale Garantita), è un marchio di origine introdotto dalla Unione Europea per la tutela prodotti che utilizzano metodi di produzione tradizionali. Questa certificazione si rivolge a prodotti agricoli e alimentari che abbiano una "specificità" legata al metodo di produzione o alla composizione legata alla tradizione di una zona, ma che non vengano prodotti necessariamente solo in tale zona.

Esempi ne sono i formaggi italiani stagionati oppure il prosciutto, o ancora alcune tipologie di latte, queste certificazioni sono nate per proteggere la tipicità di alcuni prodotti agroalimentari.

Questi prodotti riportano questi loghi qui sotto.

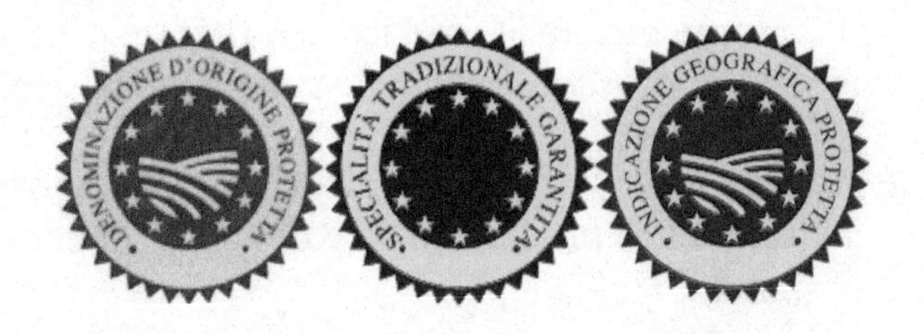

Nelle etichette deve essere presente l'indicazione del paese d'origine o del luogo di provenienza del prodotto, ciò consente al consumatore di conoscere da dove viene l'alimento.

Anche se però troviamo il codice ISO del paese, non il nome stesso, per i prodotti italiani abbiamo la sigla IT BIO seguita da tre numeri che rappresentano la regione di produzione.

Sulle etichette trovi anche il codice dell'operatore che ha certificato e autorizzato alla vendita il prodotto, e se proviene da agricoltura UE/non UE, cioè se tutto il prodotto o parti di esso sono di origine europea.

Il grafico qui sotto mostra ciò che ti ho appena descritto.

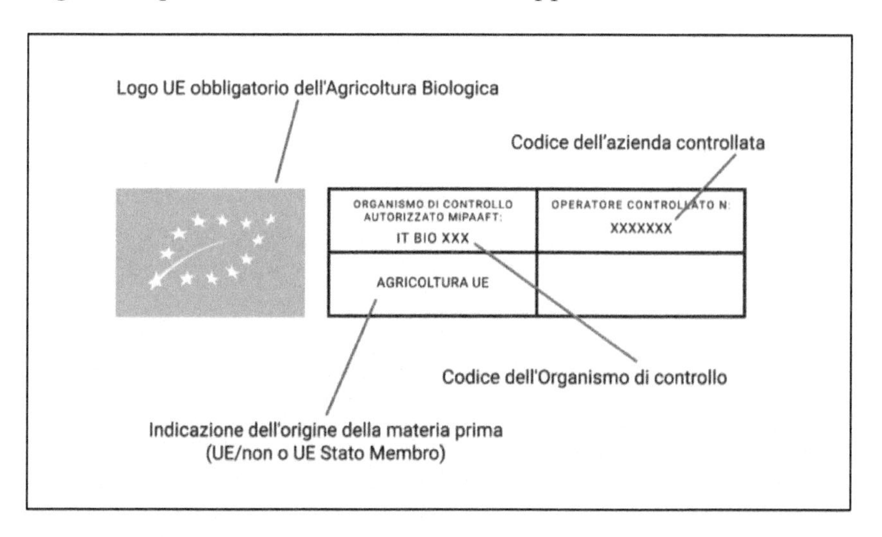

Per una provenienza 100% made in Italy invece i prodotti si fregiano di queste certificazioni qui sotto.

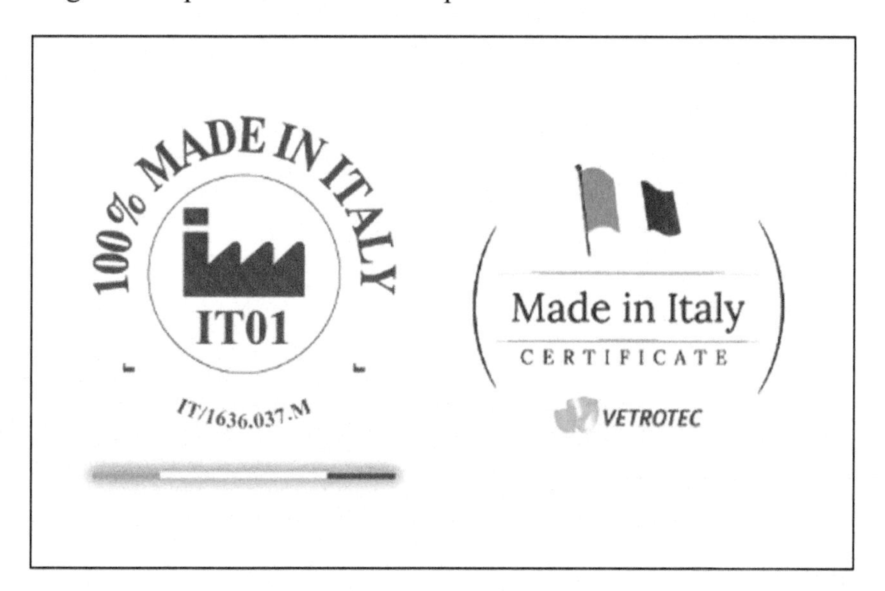

Il discorso quindi è molto complesso e non l'ho fatto per spaventarti, volevo darti una panoramica per la lettura delle etichette, una consapevolezza importante per aiutarti a scegliere ciò che mangi con un occhio critico e sicuramente più accurato.

Con questo capitolo infatti hai finalmente compreso che la lettura delle etichette è fondamentale per avere tutte le informazioni dettagliate sul contenuto nutrizionale del prodotto, le quantità di grassi, proteine, carboidrati, fibre, zuccheri e altre sostanze nutrienti.

Leggendo le etichette, è possibile identificare facilmente gli allergeni comuni (come il glutine, il latte, le uova, le noci, il nichel, ecc.) e gli ingredienti a cui si è intolleranti, consentendo di evitare prodotti che potrebbero causare reazioni avverse.

Capire il contenuto di additivi nei prodotti alimentari ti permette di evitare quelli che potrebbero causare reazioni avverse o che desideri limitare nella tua dieta. Puoi anche fare scelte consapevoli per evitare additivi artificiali o coloranti se lo desideri.

Conoscere le etichette e le certificazioni può aiutare a valutare la qualità e la sicurezza dei prodotti alimentari. Ad esempio, un prodotto con una certificazione biologica può garantire che gli ingredienti siano stati coltivati senza l'uso di pesticidi sintetici o fertilizzanti chimici.

Vuoi sapere che ne penso io?

Penso che la conoscenza delle etichette dei prodotti alimentari, delle certificazioni e del contenuto di additivi è fondamentale per prendere decisioni alimentari informate e per adattare la tua dieta alle tue esigenze personali.

Il mio consiglio è di fare attenzione alla presenza, sempre massiccia, degli additivi e alla provenienza dell'alimento, in quanto un prodotto biologico di provenienza italiana è la scelta più saggia e per fortuna a oggi il mercato ne offre davvero tanti.

Ora, detto questo, cerchiamo di capire insieme quali prodotti scegliere per fare una spesa sana per la tua salute e per la preparazione delle nostre ricette.

1.3 I PRODOTTI PROTEICI

Ormai sono entrati a gamba tesa nei supermercati riempiendo interi scaffali e quindi ovviamente anche nella mente delle persone, e hanno già iniziato così ad azionare le **leve emotive** di tutte quelle persone che vogliono perdere peso e che devono rimettersi in forma, inducendo a credere che questi prodotti siano ottimi e validi per questa finalità.

Ma se leggiamo le etichette scopriremo che non è affatto così, anzi, sono talmente ricchi di additivi e conservanti che alla fine ti viene da chiederti come mai cadiamo in queste trappole pubblicitarie senza nemmeno chiederci che cosa stiamo mangiando.

Purtroppo si tratta di una enorme presa in giro, presa in giro che poi ha un costo *non indifferente.*

Sia di prezzo che in termini di salute.

Sto parlando di tutti quei prodotti che oggi riportano sulla loro confezione la parola magica:

"PROTEICO/PROTEICA"

Ma anche la dicitura anglofona:

"HIGH PRO"

A indicare che quel prodotto è ricco di proteine!

Sono magicamente comparsi yogurt, dessert, snack, mozzarelle, formaggi di vario genere, biscotti, pane, acqua, vedrai che tra un po' uscirà il vino proteico, anche l'aria...

Ma in realtà è uscita l'acqua proteica!

Si hai letto bene, l'acqua!

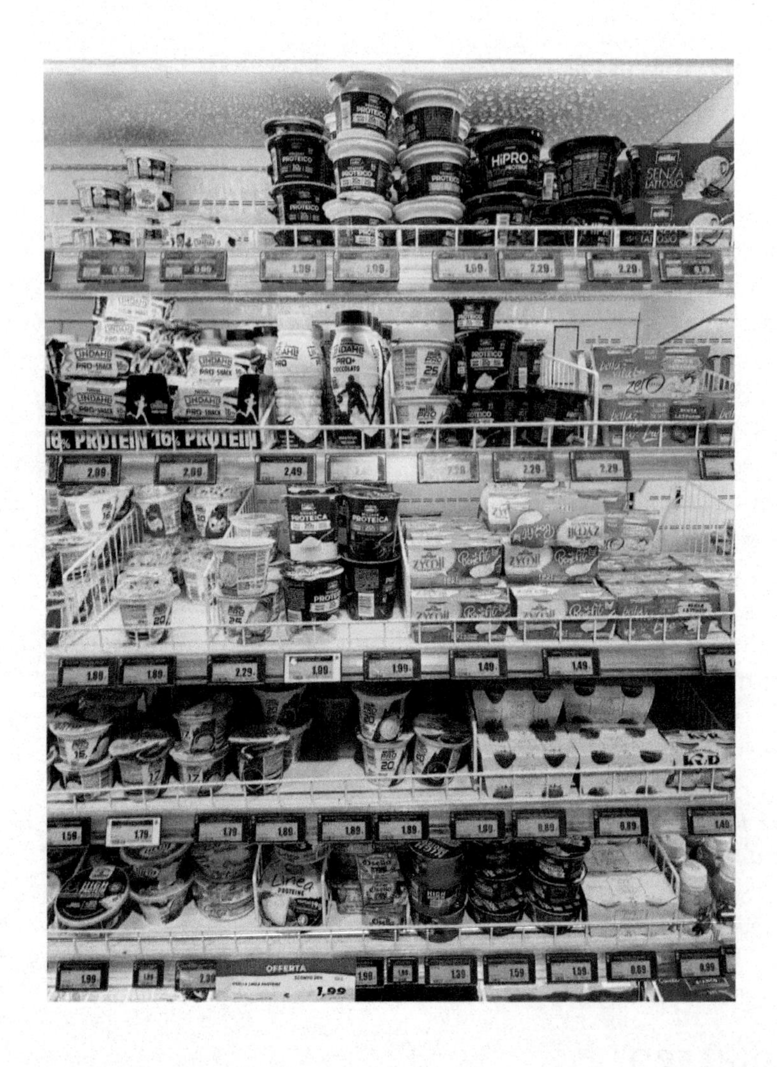

Ormai la parola PROTEICO nella mente significa “dimagrante” o “sano” oppure ancora “adatto alla dieta”.

Ma non è così, o meglio, tali prodotti non rappresentano la svolta o la soluzione in tema di dieta quando bisogna fare uno spuntino, colazione, o qualsiasi altro pasto.

Nemmeno quando stai compensando emotivamente qualcosa.Ma voglio spiegarlo bene, non dirlo a bruciapelo così senza alcun senso, perché voglio che tu eviti queste truffe.

Partiamo con la prima foto:

DICHIARAZIONE NUTRIZIONALE
Valori medi per 100 g per 250 g
energia 398 kJ · 95 kcal 994 kJ · 238 kcal
grassi 5,0 g 13 g
di cui acidi grassi saturi 3,6 g 9,0 g
carboidrati 4,0 g 10 g
di cui zuccheri 7,2 g
proteine 8,5 g 21 g
sale 0,23 g 0,58 g
8 002670 008838
Paese di trasformazione: Italia
Da consumare entro: vedi fondo confezione
Conservare a temperatura max +4°C
TABELLA NUTRIZIONALE
VALORI MEDI PER 100 g di prodotto
ENERGIA 665 kJ / 160 kcal
GRASSI 12 g
di cui Acidi Grassi Saturi
CARBOIDRATI
di cui Zuccheri 4,0 g
PROTEINE 8,0 g
SALE 0,15 g
CALCIO
FOSFORO
QUANTITÀ NOMINALE
230g
COPERCHIO E VASCHETTA
FILM DI CHIUSURA
RACCOLTA PLASTICA
Verifica le disposizioni del tuo comune
www.galbani.it
800-328468

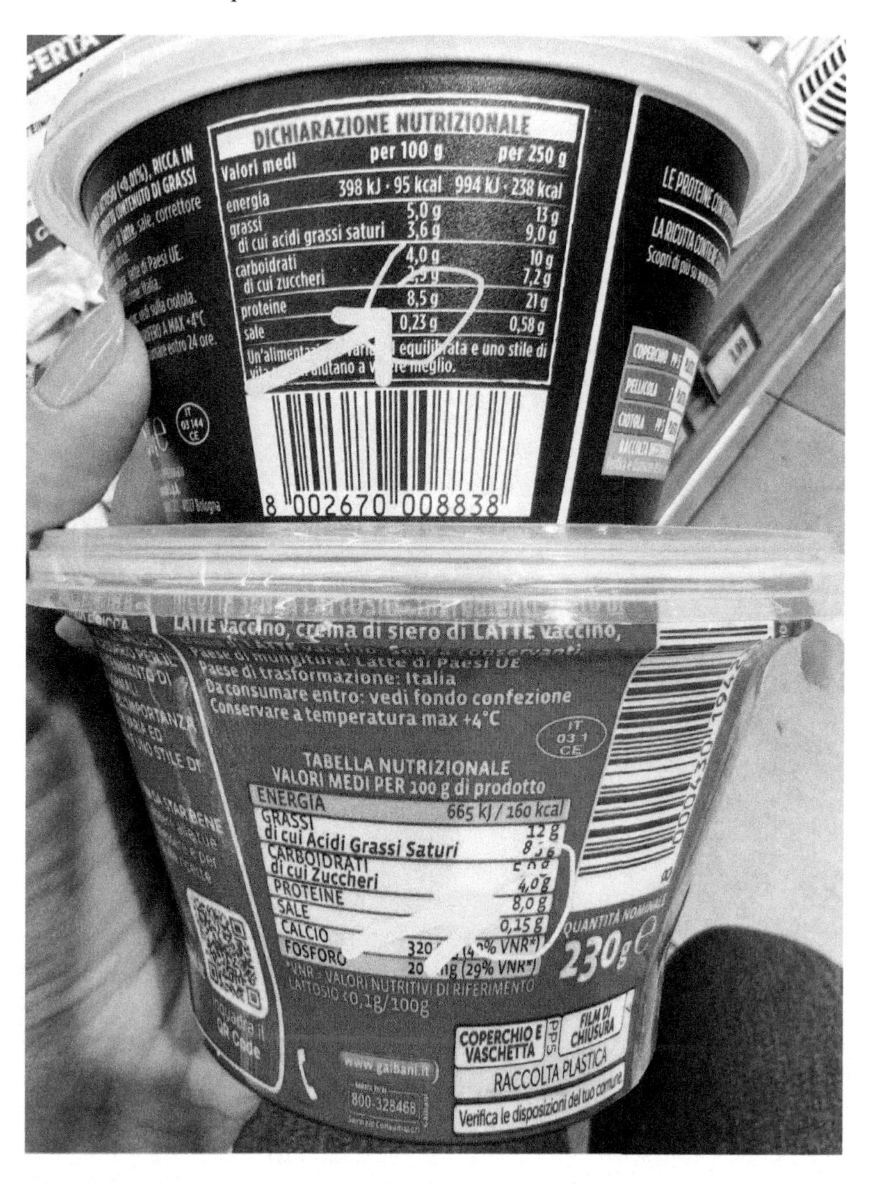

Una ricotta, quella sopra con la scatola nera è quella HIGH PRO, quindi ad alto contenuto proteico, quella sotto è una ricotta classica.

Bene.

La differenza nel contenuto di proteine per 100g di prodotto tra le due è **0,5g**.

La ricotta normale ha 8g di proteine per 100g di prodotto, la ricotta proteica 8,5g di proteine per lo stesso quantitativo di prodotto.

Mezzo grammo.

Dove è la magia proteica?

Cioè io sto comprando un prodotto (come scritto) più proteico, pagandolo di più, circa 30 centesimi, quando in realtà non lo è affatto?

Ma stiamo scherzando?

Ma non è finita, passiamo ai dessert proteici, una giustamente può pensare:

"Mi va un dolcetto, con questo non ingrasso, alla fine è proteico."

Fermati, leggi l'etichetta e vedrai che contengono una quantità eccessiva di additivi e conservanti davvero imbarazzante.

Una lista ingredienti di questi prodotti infatti contiene:

latte parzialmente scremato, sciroppo di caramello 8,8% (caramello: zucchero, acqua, sciroppo di glucosio-fruttosio), addensante: gomma di xanthan, proteine del latte 7,2%, amido modificato, gelatina alimentare, aroma, stabilizzanti: fosfati di sodio, carbonati di sodio; edulcoranti: acesulfame K, sucralosio; aroma naturale, colorante: caroteni; lattasi.

Vogliamo analizzare uno di questi ingredienti?

Partiamo con la **gomma di xanthan** (o xantano), utilizzata tantissimo dall'industria alimentare per la preparazione di numerosi prodotti.

La gomma di xantano, nota anche come xantano e indicata con la sigla **E415** sugli alimenti confezionati, è un polisaccaride utilizzato come additivo alimentare. Questo polisaccaride è prodotto da un batterio chiamato *Xanthomonas campestris*, il quale può causare varie malattie alle piante, tra cui necrosi, cancri, macchie e ruggine nelle foglie, steli e frutti.

Per l'uso alimentare, il batterio Xanthomonas campestris viene coltivato in un liquido contenente glucosio, saccarosio e/o lattosio, che sono generalmente derivati da grano, mais, soia e/o latticini.

Il batterio viene utilizzato per fermentare questo liquido zuccherino e successivamente viene purificato mediante estrazione con etanolo (alcol etilico) o propanolo (un altro alcol). Successivamente, il prodotto subisce processi industriali di essiccamento e macinatura per ottenere una polvere.

Lo xantano è comunemente utilizzato nei prodotti da forno senza glutine perché ha la capacità di conferire collosità alle farine prive di glutine e di conferire elasticità agli impasti.

Questo additivo si trova anche in caramelle, cioccolatini, salatini, chewing-gum, ed è utilizzato come addensante nelle polpe di frutta, nonché in alcuni salumi e formaggi vegan per stabilizzare i composti.

La gomma di xantano è un potente lassativo che può causare gonfiore intestinale e diarrea. In uno studio, i partecipanti hanno riportato un significativo aumento delle evacuazioni intestinali frequenti e flatulenza gastrointestinale.

In vari casi, si è osservato che i neonati alimentati con latte artificiale arricchito con xantano hanno sviluppato una condizione grave chiamata enterocolite necrotizzante, in cui il rivestimento della parete intestinale subisce necrosi e il tessuto si separa.

Questi fattori suggeriscono che il xantano possa avere un forte impatto sulla composizione del microbioma intestinale. Inoltre, è importante notare che il xantano è spesso contaminato con il glutine, in quanto viene prodotto utilizzando liquidi zuccherini derivati dal grano o da alimenti potenzialmente allergenici come mais, soia e latticini.

MOUSSE ALLA VANIGLIA RICCA IN PROTEINE, CON PRTEINE DEL LATTE, CON EDULCORANTI.
Ingredienti: acqua, 7,9% proteine del latte, latte scremato in polvere, panna, amido modificato di mais, emulsionante: mono e digliceridi degli acidi grassi, gelatina alimentare, correttore di acidità: citrati di sodio, edulcoranti: aspartame, acesulfame K; aroma naturale di vaniglia, colorante: caroteni, agente schiumogeno: azoto. Contiene una fonte di fenilalanina.
*Contiene naturalmente zuccheri.
82 kcal
parmalat
ZYMIL
Alta Digeribilità
FIBRE
1,49

glutine, in quanto viene prodotto utilizzando liquidi zuccherini derivati dal grano o da alimenti potenzialmente allergenici come mais, soia e latticini.

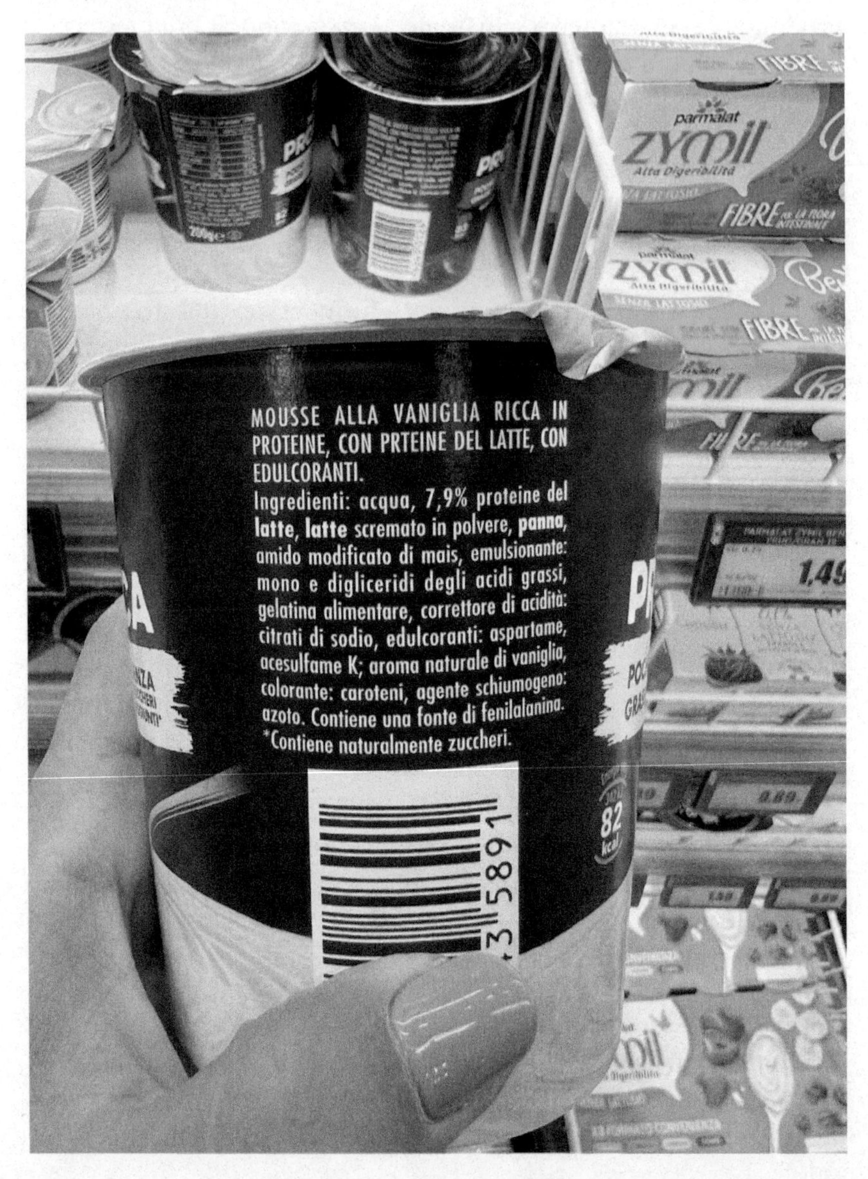

KG 0.25
2,29 €
BUDINO AL GUSTO VANIGLIA CON 20% TOPPING
CON PROTEINE DEL LATTE, CON EDULCORANTI.
Ingredienti: latte scremato, 8,6 % proteine del latte, panna, amido modificato, stabilizzanti: fosfati di sodio, carbonati di sodio; gelatina alimentare, aroma naturale, addensanti: carragenina, gomma di guar; emulsionanti: esteri lattici di mono e digliceridi degli acidi grassi, edulcoranti: acesulfame K, sucralosio; aroma naturale di vaniglia, coloranti: caroteni, lattasi, agenti schiumogeni: azoto.
*Contiene naturalmente zuccheri.
Coperchio: Alluminio (ALU41). Vasetto: Plastica (PP5). Etichetta: Plastica (PS6). Vedi le disposizioni del tuo Comune.
4200003969

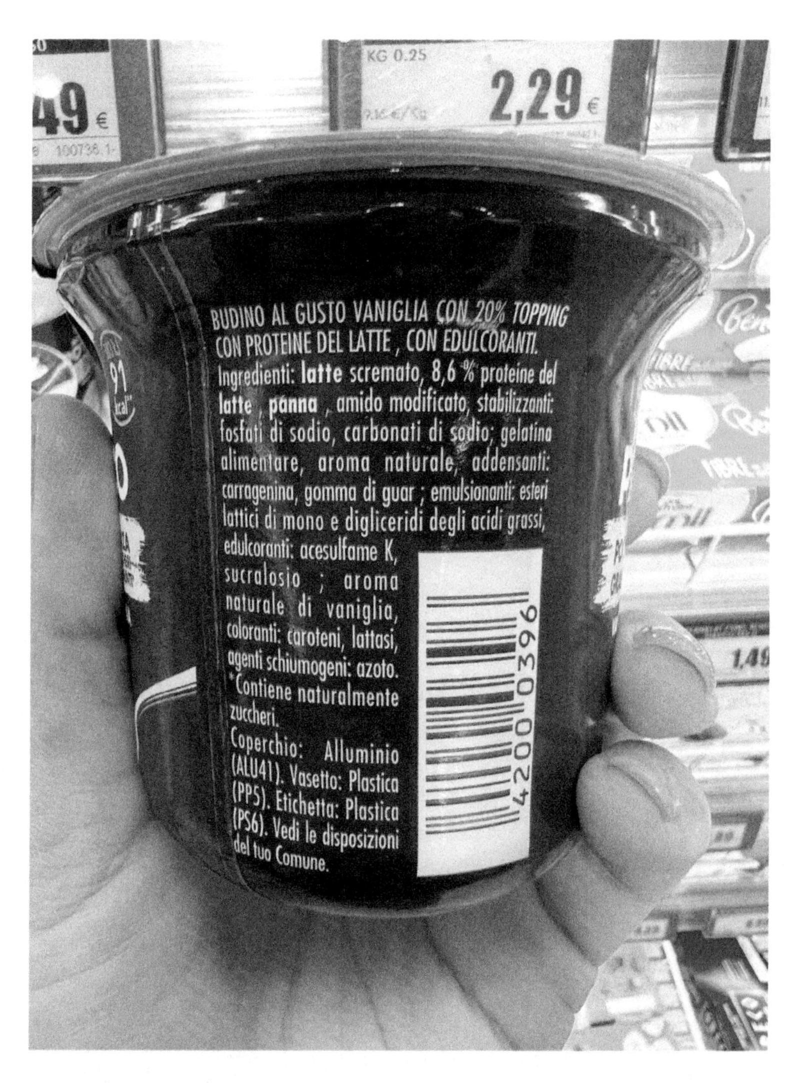

Addensanti, aroma, coloranti, edulcoranti... ma insomma che mi sto mangiando??

Additivi chimici o cibo?

Se almeno una volta hai comprato e mangiato uno di questi prodotti, cadendo nella rete dei condizionamenti pubblicitari, non è perché sei sciocca o ingenua, è perché nessuno ti ha insegnato a leggere, appunto, le etichette.

1.4 CARBOIDRATI & CO: QUALI SCEGLIERE?

Quando si parla di carboidrati ci vengono in mente pane, pasta e derivati, ma anche lo zucchero, il miele, lo sciroppo di agave e di acero e la frutta contengono carboidrati e quindi è bene capire innanzitutto cosa sono e come funzionano, poi come e quando mangiarli.

I carboidrati sono uno dei tre principali nutrienti presenti negli alimenti, insieme alle proteine e ai grassi. Sono una fonte importante di energia per il nostro corpo. Puoi pensarli semplicemente come il carburante per il tuo organismo.

Ci sono due tipi principali di carboidrati:

- carboidrati semplici,
- carboidrati complessi.

Carboidrati Semplici

I carboidrati semplici sono costituiti da molecole di zuccheri semplici chiamati mono e disaccaridi, a seconda se si tratta di una molecola singola o due molecole legate insieme.

I più comuni sono lo zucchero da tavola chiamato anche **saccarosio**, un disaccaride formato dal glucosio unito al fruttosio, lo zucchero presente nel latte chiamato **lattosio**, che è sempre un disaccaride formato dal glucosio unito al galattosio, e poi lo zucchero nei frutti fruttosio, un monosaccaride, e nel miele.

Sono largamente utilizzati dall'industria, si trovano in alimenti come alimenti raffinati, dolci, snack, cibi precotti, bibite gassate e caramelle.

Vengono rapidamente metabolizzati dal nostro sistema digestivo, il loro zucchero entra velocemente nel flusso sanguigno. Questi carboidrati, se assunti in grandi quantità, possono causare picchi di glicemia nel sangue seguiti da cali rapidi, il che può portare a sensazioni di fame e cambiamenti di umore.

Carboidrati Complessi

Sono diversi in struttura e complessità, sono costituiti da unità di monosaccaridi legati insieme in catene lunghe. L'**amido** è un carboidrato complesso, perché è formato da tante unità di glucosio legate insieme a formare una catena.

Anche la cellulosa è un carboidrato complesso, ma non digeribile dall'uomo, questo perché manca degli enzimi digestivi in grado di metabolizzarla.

Si trovano in alimenti come cereali integrali, riso integrale, avena, legumi e verdure.

Vengono assorbiti più lentamente nel corpo, fornendo energia in modo più costante e mantenendo stabile il livello di zucchero nel sangue.

Il mio consiglio se hai compreso bene ciò che ho detto nel paragrafo precedente è quello di abbandonare in linea di massima prodotti raffinati, fatti di farina bianca (o farina 00), dolci, snack e caramelle industriali.

Evita di introdurli quotidianamente e in grandi quantità.

La pasta e il pane quindi devono essere prevalentemente integrali e ricchi di fibre, poiché la presenza delle fibre fatte di cellulosa per noi indigeribile, rende meno assorbibile l'amido (il carboidrato che si trova in pasta e pane) e quindi non si verifica il picco glicemico.

In questo modo c'è maggiore equilibrio e sazietà, ma anche maggiori vitamine e sali minerali.

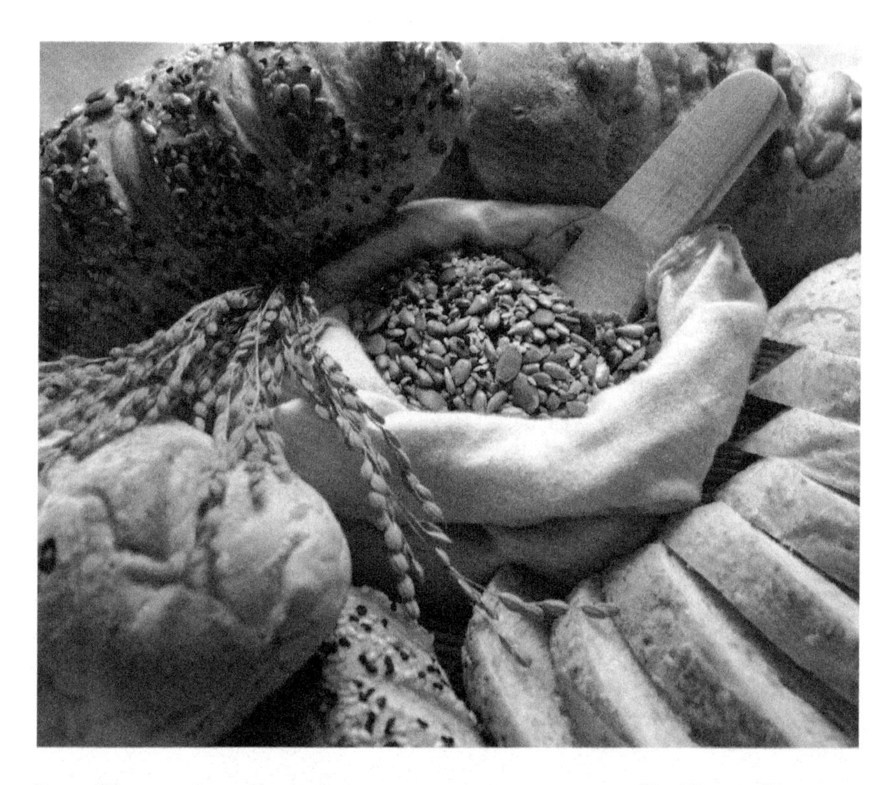

Le fibre, ricordiamolo, creano una sorta di "impedimento meccanico" verso gli enzimi digestivi (le amilasi), cosa che non si verifica con i carboidrati raffinati, che invece vengono assorbiti molto rapidamente e passano nel sangue in maniera rapida.

Questa, come abbiamo detto, è la prima condizione che fa ingrassare.

Quindi, bisogna scegliere pasta o pane fatto con farina integrale, ma anche riso integrale o semi-integrale, orzo, farro, quinoa*, miglio, amaranto, grano saraceno. E anche i prodotti che possono essere fatti con queste farine.

*Piccolo consiglio per la quinoa: è importante risciacquarla abbondantemente per eliminare le *saponine*, sostanze che possono causare gonfiore intestinale e impedire l'assorbimento di nutrienti e vitamine.

Questo è anche un vantaggio per chi è affetto da celiachia, in passato non c'erano molte alternative salubri e naturali al grano tradizionale, al massimo c'era il riso come unica alternativa alla pasta e tutti quei prodotti industriali *deglutinati*.

Il processo industriale di rimozione del glutine è molto macchinoso e richiede una pesante lavorazione della farina, che alla fine inevitabilmente risulterà molto raffinata, causando severi picchi glicemici nelle persone affette da celiachia. Non è raro trovare condizioni di iperglicemia e prediabete in queste persone.

Motivo per il quale io consiglio da sempre di utilizzare tutto ciò che è privo di glutine a livello naturale, e di alternative ce ne sono molte. Questi sono i cereali senza glutine che puoi utilizzare!

GRANO
SARACENO
MAIS
TEFF
RISO
SORGO
100%
FREE
Gluten
QUINOA
AVENA
MIGLIO
AMARANTO

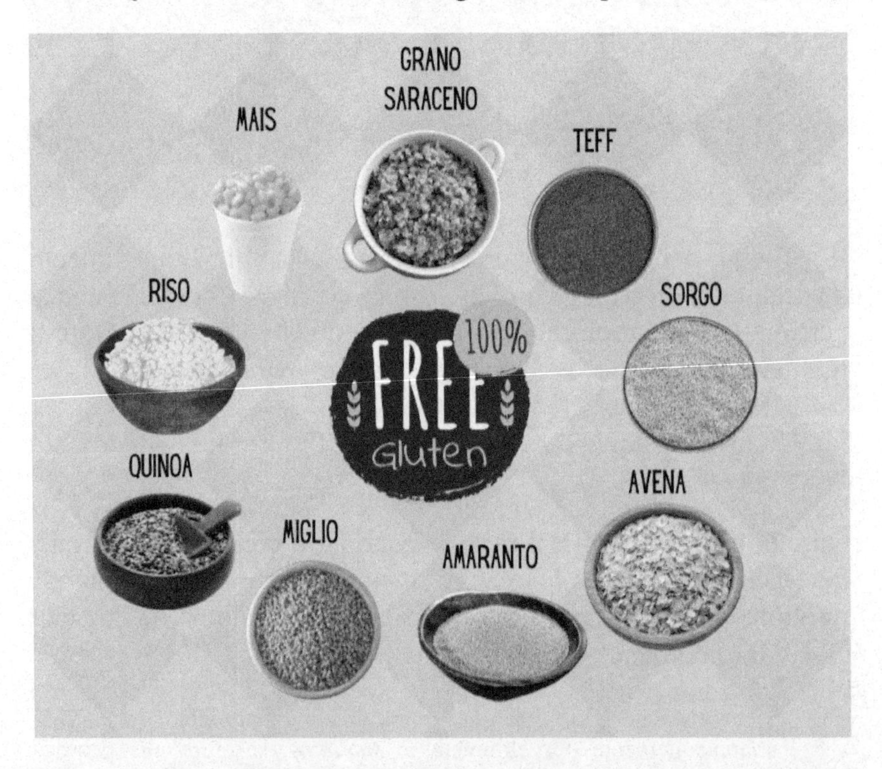

Sono buoni e si trovano ovunque, tra questi c'è anche l'avena, che in realtà può contenere in alcuni casi tracce di glutine, ma oggi trovi la certificazione *Gluten free* su ogni prodotto alimentare senza glutine. Prendine una certificata per non rischiare.

Possibilmente usa pane integrale a lievitazione naturale, va bene anche quello fatto con farina di segale o ai cereali (ma c'è una ricetta proprio qui in questo libro, anche senza glutine per i celiaci).

Per quanto riguarda il **pane confezionato**, anche qui bisogna prestare attenzione alle etichette.

Spesso infatti non è fatto come il "pane vero", sono presenti additivi e oli vegetali (olio di semi, mais, colza, alcol). Gli ingredienti del pane sono pochi e semplici: acqua, farina, lievito e sale (a volte nemmeno il sale).

Se trovi una lunga lista di ingredienti per un semplice pane, allora lascialo dove si trova, cioè sullo scaffale del supermercato, stai attenta al fatto che possa essere prodotto con farina 00 e con poca farina integrale (riportata in percentuale), purtroppo le truffe sono dietro l'angolo.

Ad esempio questa etichetta che ti mostro presenta una percentuale di farina integrale del 15% sul totale, il resto è farina di riso, glutine addizionato, farina di frumento non indicando quale, latte scremato ecc. Ma sulla confezione è indicato pane integrale, anche se non lo è affatto.

Mangiando un prodotto del genere non hai gli effetti sulla glicemia che ci si aspetta da un prodotto veramente integrale.

Potresti avere precocemente fame e credere che con te il principio di maggiore sazietà non funziona, quando invece la confezione del pane ti ha tratto in inganno.

Inoltre la presenza di polioli (maltitolo) in questo prodotto influenzano negativamente la glicemia, è stato dimostrato infatti che, anche se non hanno calorie, possono alzare la glicemia in maniera indiretta, oltre che a causare disturbi intestinali.

QUANTITÁ MEDIA PER 100 g DI PRODOTTO:	
Valore energetico	kJ 1596 - kcal 376
Proteine	g 13,1
Carboidrati	g 76,5
di cui zuccheri	g 13,1
Grassi	g 1,3
di cui saturi	g 0,8
Fibre alimentari	g 3,1
Sodio	g 0,70

Ingredienti: riso (60%), frumento integrale (15%), zucchero, glutine di frumento, malto d'orzo, farina di frumento, latte scremato in polvere, sale, germe di frumento, emulsionanti: mono e digliceridi degli acidi grassi. Può contenere tracce di arachidi, frutta

La stessa cosa vale per i biscotti, cracker, merendine e tutta quella serie di prodotti che vengono trasformati e addizionati da additivi e che alla fine diventano un **prodotto alimentare**, non un alimento.

Focus glutine: il glutine è la parte proteica della farina di frumento e la sua presenza può variare circa dall' 8% al 15% in base al cereale. In particolare sono 2 le proteine che permettono la lievitazione e quindi il risultato finale: GLIADINA, che conferisce plasticità all'impasto e la GLUTENINA, che conferisce stabilità ed è responsabile della consistenza in cottura.

Durante la fase dell'impastamento, il glutine della farina in unità con l'acqua forma la *maglia glutinica*, il reticolo entro cui si sviluppano i gas dei lieviti ed è responsabile della struttura dell'impasto durante il tempo della lievitazione.

Glutine aggiunto: come vedi molte preparazioni industriali prevedono l'aggiunta di glutine, questo è perché il prodotto lievita di più e con più efficacia, aumentando il volume si ha una maggiore resa. Mangiare prodotti che contengono alte percentuali di glutine però può far male alla salute. Gli studi più aggiornati però hanno dimostrato che, anche nei non celiaci, questa proteina del grano, se consumata in eccesso, può avere un'azione pro-infiammatoria sulla mucosa del colon, causando un'alterazione della flora batterica intestinale e quindi una sintomatologia dolorosa e fastidiosa, nausea e gonfiore addominale.

Altro consiglio, evita di abusare di gallette, cracker e simili.

A parità di peso, infatti, contengono molti più carboidrati rispetto al pane classico. Si tratta di prodotti essiccati, quindi privati dell'acqua. Sono più leggeri (pesano meno), ma non più dietetici per questo.

Ma ti spiego meglio: mediamente 100g di pane contengono 49g di carboidrati, mentre 100g di cracker ne contengono 65g.

Nel prodotto essiccato sono più concentrati.

Anche la **frutta** rientra tra gli alimenti ricchi di carboidrati.

Quindi, è consigliabile consumarla lontano dai pasti e sempre e solo di stagione. La frutta, mangiata subito dopo un piatto di pasta, alza la glicemia e quindi l'insulina, facendo ingrassare e tornare la fame.

Il frutto biologico è sempre migliore perché non contiene pesticidi e altre sostanze chimiche tossiche.

La frutta contiene vitamine fondamentali per la nostra salute, le quali sono maggiormente attive quando sono assunte nel frutto intero e fresco, non in succhi o estratti.

Ti consiglio, quindi, di consumare maggiormente frutta intera.

Per il prodotto non biologico ricordati di sbucciarla per la presenza di tutte quelle sostanze xenobiotiche usate in agricoltura e del quale abbiamo parlato prima, il prodotto biologico non necessariamente deve essere sbucciato.

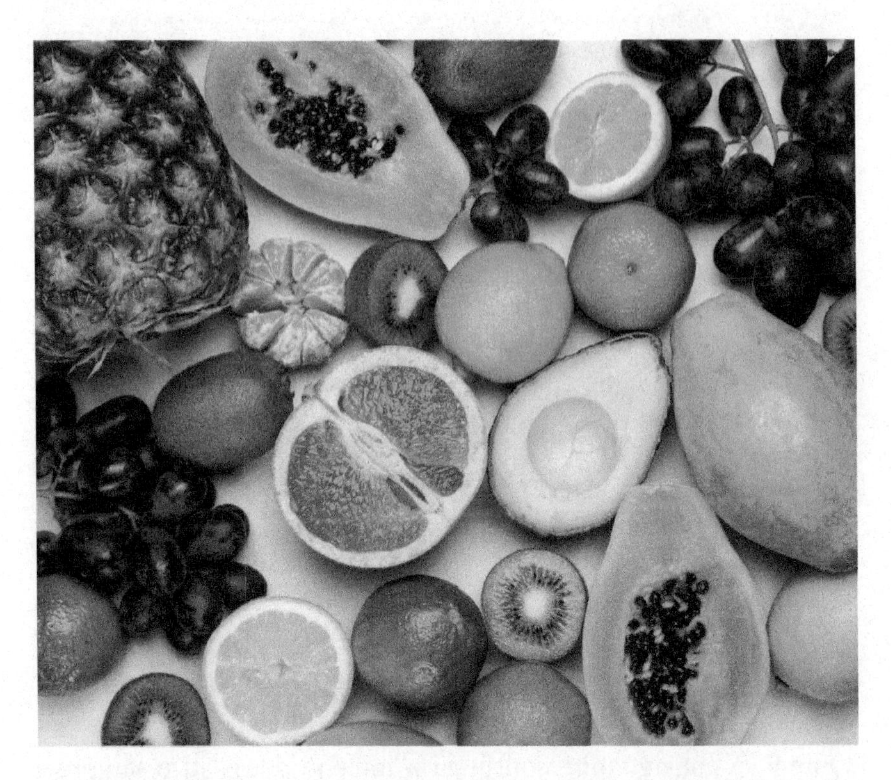

Presta però sempre attenzione alla buccia degli agrumi, sulla retina che li confeziona può esserci scritta una dicitura stampata che dice "BUCCIA NON EDIBILE", quando c'è scritto così significa che non è utilizzabile per la preparazione di pietanze. Ciò perché è ricca di sostanze anti-muffe, tossiche per il nostro fegato.

Anche i tuberi, come le patate, le rape e i topinambur, possono essere consumati in alternativa alla pasta o al pane, poiché contengono carboidrati in forma di amido in quantità diverse.

1.5 FONTI PROTEICHE A CONFRONTO

Le proteine sono come i "costruttori" del nostro corpo. Sono molecole fondamentali che svolgono molte importanti funzioni. In termini semplici, puoi pensare alle proteine come i mattoni di un edificio e come le persone che costruiscono e mantengono quell'edificio.

Le proteine sono costituite da catene di piccole unità chiamate "amminoacidi". Ci sono diversi tipi di amminoacidi e la combinazione di questi amminoacidi nelle proteine determina la loro funzione specifica.

Le funzioni delle proteine sono tantissime nel nostro corpo, ecco perché è importante consumare una varietà di fonti proteiche nella nostra dieta per assicurarsi di ottenere tutti gli amminoacidi di cui il corpo ha bisogno.

Tra le funzioni delle proteine troviamo:

1. **Costruzione e riparazione:** le proteine aiutano a costruire, riparare e mantenere i tessuti del nostro corpo. Questo include i muscoli, la pelle, i capelli, vene, arterie ma anche le unghie e molte altre parti del nostro organismo.
2. **Enzimatica:** le proteine agiscono come enzimi che accelerano le reazioni chimiche nel nostro corpo. Le amilasi che digeriscono l'amido sono enzimi, quindi proteine, senza enzimi, molte reazioni chimiche sarebbero troppo lente per sostenere la vita, sono quindi fondamentali per la sopravvivenza.
3. **Trasporto:** alcune proteine aiutano a trasportare sostanze importanti nel nostro corpo, come l'ossigeno nel sangue (emoglobina) o i grassi attraverso il sangue (lipoproteine).
4. **Difesa:** le proteine fanno parte del nostro sistema immunitario e ci aiutano a difenderci da germi e infezioni. Gli anticorpi ad esempio sono fatti di proteine.

5. **Comunicazione:** alcune proteine agiscono come messaggeri nel corpo, trasmettendo segnali tra le cellule per coordinare le diverse funzioni dell'organismo. I neurotrasmettitori che generano i segnali nervosi sono per la maggiore molecole proteiche.
6. **Regolazione:** le proteine possono regolare i processi nel nostro corpo, come il controllo del metabolismo, la pressione sanguigna e la regolazione dell'acqua nell'organismo.

Ora appurata la fondamentale importanza delle proteine nel nostro corpo scopriamo come sceglierle in modo sapiente per avere il supporto corretto dall'alimentazione.

Dobbiamo consumare maggiormente le **proteine nobili**, che sono quelle ad alto valore biologico come: carne, pesce, uova e legumi come fonte proteica vegetale.

Per questa ragione ti consiglio caldamente di evitare di utilizzare carne lavorata industrialmente come salsicce, würstel, spinacine precotte e similari.

Questi prodotti non sono prodotti con vera carne, ma contengono la **carne separata meccanicamente**, cioè quella derivata da spremitura di carcasse di animali già macellati, di scarto.

Per rendere poi il prodotto appetibile lo riempiono di additivi, di sale, di nitrati e nitriti, e tutti quei conservanti con effetto tossico e potenzialmente cancerogeno per l'intestino.

L'Organizzazione Mondiale della Sanità (OMS) ha pubblicato una valutazione sulla carne lavorata nel 2015 attraverso l'Agenzia Internazionale per la Ricerca sul Cancro (IARC), che fa parte dell'OMS. Nella sua valutazione, l'IARC ha classificato la carne lavorata come "probabilmente cancerogena per l'uomo" (Gruppo 1), basandosi su prove che suggeriscono un legame tra il consumo di carne lavorata e il rischio di cancro.

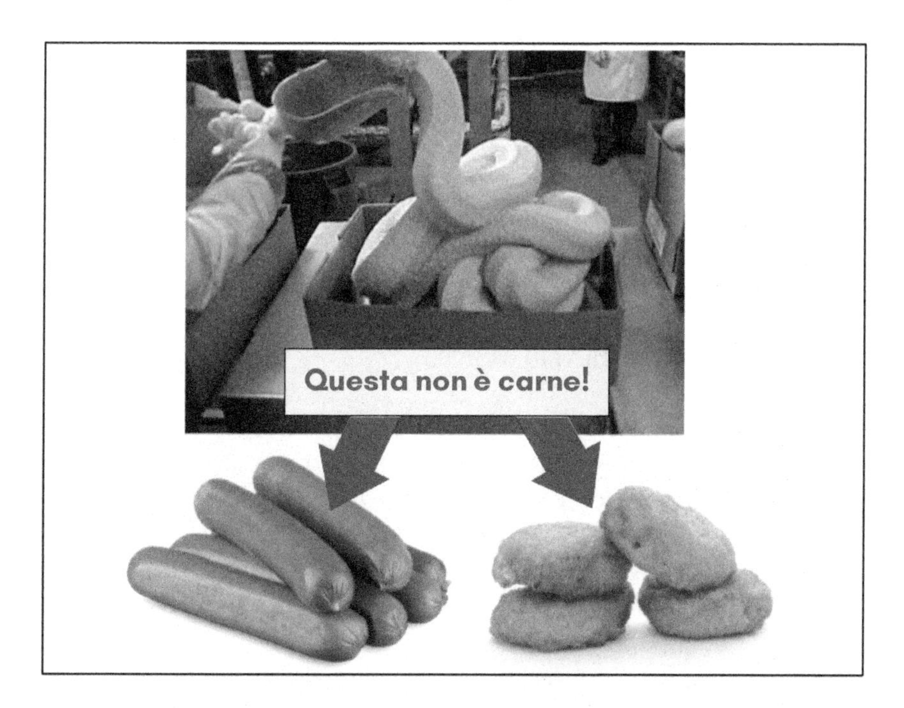

Per scegliere la **carne** giusta, è importante preferire tagli magri e bianchi, come pollo, tacchino, vitella e coniglio.

Tuttavia, è meglio evitare le carni provenienti da **allevamenti intensivi** come quelli delle grandi industrie, poiché gli animali sono sottoposti a trattamenti ormonali per accelerare la crescita e sono allevati in batterie (piccole gabbie stipate), che è un metodo di allevamento crudele e poco salubre per gli animali stessi... e per noi.

In molti casi infatti, i polli da carne destinati all'industria vengono macellati a un'età relativamente giovane, solitamente tra le 5 e le 7 settimane di vita.

L'allevamento intensivo è stato sviluppato per ottenere una crescita rapida e un peso maggiore nel minor tempo possibile. Di conseguenza, i polli vengono alimentati con diete ad alto contenuto proteico, ormoni e mantenuti in condizioni di densità elevate.

È preferibile optare per pollo biologico o da allevamento tradizionale, che non sia stato macellato prima di 75 giorni. È anche possibile trovare prodotti di qualità nei supermercati, ma se si ha un macellaio di fiducia meglio rivolgersi a lui e chiedere le condizioni di allevamento.

Le indicazioni per quanto riguarda il **pesce** sono simili a quelle della carne, è meglio preferire il pesce fresco, preferibilmente pescato invece che allevato.

Si consiglia di scegliere pesci di piccola taglia, poiché contengono meno **metil-mercurio**, una sostanza nociva presente nei mari e negli oceani a causa dell'inquinamento umano.

Invece, come puoi immaginare per il discorso fatto per la carne, è meglio evitare i preparati industriali come **bastoncini** di pesce e simili, in quanto spesso sono di scarsa qualità e fatti con gli scarti di pesce usato per altre preparazioni. Ma puoi anche optare per il pesce surgelato di buona qualità quando non è reperibile quello fresco.

Per il pesce conservato ti consiglio di scegliere tonno di qualità in vetro, invece di quelli in scatole di alluminio, per evitare il rilascio di metalli. Ad ogni modo è importante limitare il consumo di tonno e di pesce spada, poiché sono pesci di grossa taglia che accumulano metalli pesanti e inquinanti nei loro muscoli.

Per quanto riguarda i **molluschi** e i **crostacei**, possono essere consumati con moderazione, evitando di mangiare troppo spesso i molluschi bivalvi come le cozze, in quanto sono animali filtratori che accumulano gli inquinanti.

Il **pesce crudo** (crudi ma anche sushi e sashimi) non ha controindicazioni nutrizionali, ma è importante fare attenzione alle contaminazioni batteriche e da tossine.

Ti raccomando di scegliere *pesce abbattuto* o di stoccarlo in abbattitore prima del consumo, per evitare la presenza di parassiti dannosi, come l'Anisakis, un verme parassita che attacca il sistema nervoso centrale, cioè il cervello. Se non sei sicuro della provenienza del pesce crudo evitalo.

Parliamo di **uova**, perché c'è spesso confusione riguardo alla loro salubrità.

In realtà, le uova sono un alimento sano e nutriente, ma è importante scegliere quelle di qualità, preferibilmente da allevamenti biologici o da animali liberi.

Chiariamo questo: le uova non sono i "mostri del colesterolo alto".

Anzi, sono un alimento nutritivo completo e molto importante per la salute, e recenti studi scientifici hanno dimostrano che non è vero che aumentano sempre e indiscriminatamente i livelli di colesterolo cattivo nel sangue.

Dipende dal quadro clinico della persona e da alcune predisposizioni genetiche e familiari, ma anche dal contesto nel quale vengono mangiate le uova.

Devi sapere infatti che molte persone sono affette da ipercolesterolemia familiare (FH).

L'ipercolesterolemia familiare è una malattia genetica ereditaria che colpisce il metabolismo del colesterolo. È caratterizzata da livelli di colesterolo LDL (lipoproteine a bassa densità, spesso chiamato "colesterolo cattivo") molto elevati fin dalla nascita.

Il colesterolo LDL è una lipoproteina che trasporta il colesterolo dalle cellule al fegato, le persone affette da FH hanno una mutazione genetica che compromette la capacità del loro fegato di rimuovere il colesterolo LDL dal sangue. Di conseguenza, il colesterolo LDL si accumula nel sangue a livelli molto alti, anche se la persona segue una dieta sana e uno stile di vita salutare.

Livelli eccessivamente alti possono causare accumulo di colesterolo nelle arterie, aumentando il rischio di malattie cardiovascolari, come l'aterosclerosi, le malattie cardiache e gli ictus.

Ovviamente è importante sapere se si è affetti da questa mutazione genetica per avere poi più criterio per la scelta della nostra alimentazione.

Questo perché l'aumento dei livelli di colesterolo LDL nel sangue può essere influenzato da diverse cause alimentari e fattori dietetici come:

1. **Dieta ricca di grassi saturi:** il consumo eccessivo di grassi saturi, presenti principalmente in alimenti di origine animale come carni rosse grasse, latticini e prodotti da forno a base di burro, può aumentare i livelli di colesterolo LDL.
2. **Elevato consumo di zuccheri semplici e carboidrati raffinati:** un'eccessiva assunzione di zuccheri semplici e carboidrati raffinati, come quelli presenti in bevande zuccherate, dolci, biscotti e cibi altamente processati, può contribuire all'aumento del colesterolo LDL, soprattutto perché porta all'accumulo di peso e all'accumulo di grasso nel fegato (steatosi epatica) che entra in sofferenza e non aiuta a "smaltire" il colesterolo cattivo".
3. **Poca fibra alimentare:** una dieta povera di fibra alimentare, che si trova principalmente in alimenti come frutta, verdura, legumi e cereali integrali, può influenzare negativamente i livelli di colesterolo LDL. La fibra infatti può aiutare a ridurre l'assorbimento del colesterolo nel tratto digestivo.
4. **Acidi grassi omega-6 in eccesso:** un eccesso di acidi grassi omega-6 rispetto agli acidi grassi omega-3, presenti nel pesce, nella dieta può contribuire all'infiammazione e all'aumento del colesterolo LDL. È importante mantenere un equilibrio tra questi due tipi di acidi grassi.
5. **Alcol:** il consumo eccessivo di alcol può aumentare i livelli di colesterolo LDL. Anche se il consumo moderato di alcol può avere alcuni benefici per la salute cardiovascolare, è importante farlo con moderazione.

Quindi come vedi il tutto non dipende solo dalle uova.

Tuttavia, ci sono alcuni accorgimenti da valutare per quanto riguarda la loro **cottura**.

L'uovo poco cotto, dove il tuorlo resta liquido (ad esempio alla coque, in camicia o occhio di bue), non ha una permanenza eccessiva nel nostro apparato digerente e "aiuta" il fegato, mentre l'uovo molto cotto è difficilmente digeribile e "affatica" tutto il sistema, risultando indigesto.

Domanda: quante uova a settimana?

Se non ci sono problemi, non ci sono limitazioni, ma va considerato che è diverso mangiare le uova insieme a fonti di grassi saturi, come ad esempio salsicce o pancetta, rispetto a delle verdure e grassi insaturi come un avocado.

In ogni caso, ti consiglio di scegliere sempre uova biologiche o del contadino di fiducia, poiché le uova di bassa qualità non sono buone, come anche avviene per la carne.

La tabella qui sotto ti illustra come riconoscere le uova di alta qualità.

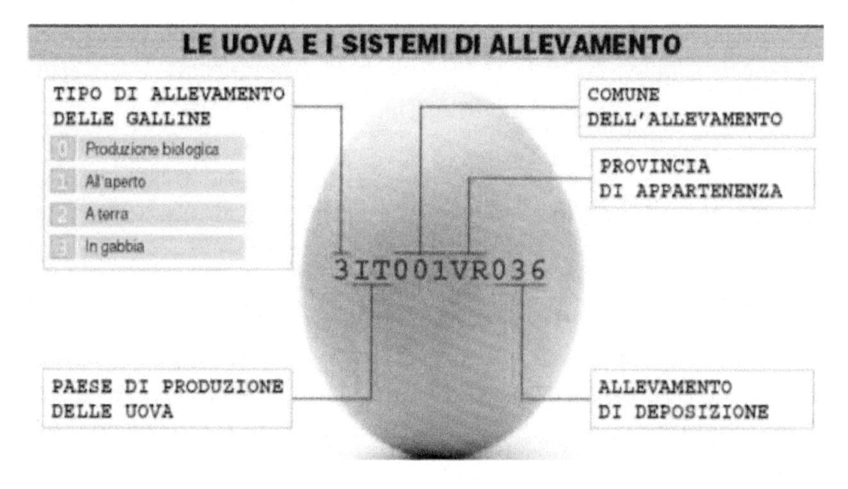

Per quanto riguarda i **salumi**, come il salame, gli affettati in plastica, le salsicce e tutte le carni conservate, andrebbero evitati per il grande contenuto di sale, additivi e conservanti, come **nitriti** e **nitrati**. Come mostrato nella figura qui sotto.

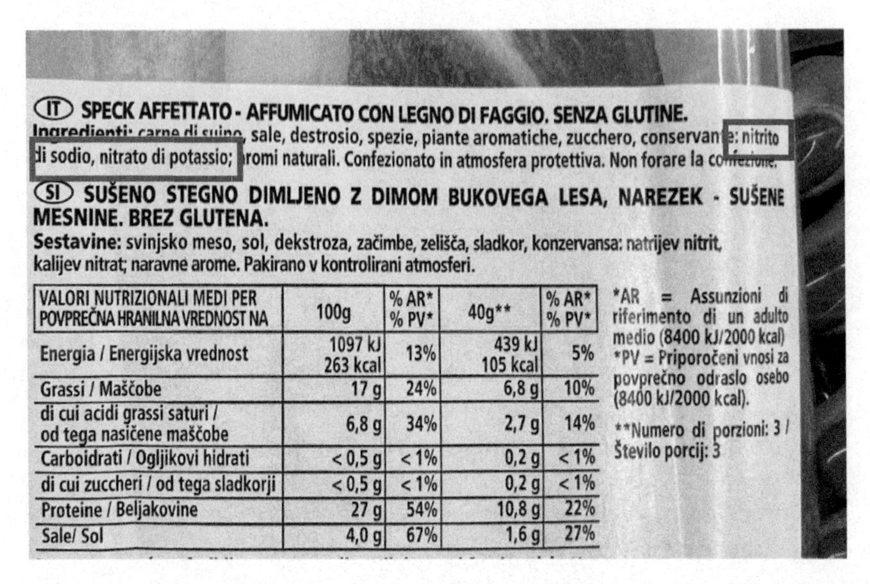

VALORI NUTRIZIONALI MEDI PER POVPREČNA HRANILNA VREDNOST NA	100g	% AR* % PV*	40g**	% AR* % PV*
Energia / Energijska vrednost	1097 kJ 263 kcal	13%	439 kJ 105 kcal	5%
Grassi / Maščobe	17 g	24%	6,8 g	10%
di cui acidi grassi saturi / od tega nasičene maščobe	6,8 g	34%	2,7 g	14%
Carboidrati / Ogljikovi hidrati	< 0,5 g	< 1%	0,2 g	< 1%
di cui zuccheri / od tega sladkorji	< 0,5 g	< 1%	0,2 g	< 1%
Proteine / Beljakovine	27 g	54%	10,8 g	22%
Sale/ Sol	4,0 g	67%	1,6 g	27%

La carne lavorata è stata ormai da tempo associata a una maggior incidenza di cancro al tratto gastrointestinale proprio per il contenuto di queste sostanze. Lo ripeto per fissarlo nella tua mente.

Alcuni **affettati** di buona produzione sono il prosciutto crudo di Parma o San Daniele, che ha la certificazione DOP e accerta la NON presenza di sostanze tossiche.

Anche la bresaola o una buona fesa di tacchino possono essere consumati, ma non in maniera eccessiva e con limitazioni in caso di patologie.

Quindi è meglio non acquistare affettati in plastica, poiché sono pieni di conservanti. È intuibile, dato che hanno una scadenza lunga, mentre un affettato preso al banco gastronomico resiste in frigo per un tempo molto breve, qualche giorno, loro permangono integri per molto di più.

Il loro consumo dovrebbe essere comunque limitato, dato il loro grande contenuto di sale, 100g di prosciutto contengono 5g di sale che sarebbe la dose giornaliera raccomandata secondo le linee guida internazionali.

Latte e **derivati** andrebbero consumati con parsimonia poiché, purtroppo, il latte oggi non è più un alimento nobile, dato che viene prodotto con metodi intensivi. Il lattosio inoltre può scatenare reazioni gastrointestinali in chi è intollerante.

Le proteine del siero del latte, come caseina e lattoalbumina, sono correlate all'aumento dell'infiammazione. Ciò non significa che non devono essere più consumati, ma che devono essere usati con parsimonia.

Diciamo 1 volta massimo 2 a settimana.

Inoltre, i latticini e i formaggi sono prodotti alimentari molto diversi, sia in marchi che in tipologia. Al banco frigo, trovi tanti tipi di ricotta, di primo sale, mozzarelle, yogurt, emmenthal, ecc.

Ma sono tutti uguali?

La risposta è no.

La regola numero uno è sempre questa: leggi le etichette!

Prendiamo come esempio la ricotta di mucca.

Quante ne avrai viste? Un'infinità di marchi e prodotti vari.

Se prendi il vasetto e leggi l'etichetta, troverai scritto tra siero del latte, caglio e sale, che viene inserita PANNA o CREMA DI LATTE.

Questa non è vera ricotta, ma un prodotto diverso.

La vera ricotta è di pecora e la trovi in gastronomia, con gli ingredienti canonici.

Di queste truffe alimentari se ne trovano molte, ma per scovarle basta leggere le etichette, di seguito ti mostro quali contengono panna o crema di latte.

	Ingredienti	Composizione nutrizionale (g/100 g)		Prezzo (€/kg) Nutri-Score
Granarolo	Siero di latte, latte, crema di latte, correttore d'acidità: acido citrico, sale	Energia (kcal) Grassi di cui saturi Carboidrati di cui zuccheri Fibre Proteine Sale	144 11 7,6 3,5 3,5 0 7,7 0,45	4,80-6,50 NUTRI-SCORE C
Vallelata	Siero di latte vaccino, crema di latte e/o di siero di latte vaccino, sale, correttore di acidità: acido lattico, acido citrico	Energia (kcal) Grassi di cui saturi Carboidrati di cui zuccheri Fibre Proteine Sale	164 12 8,3 6,0 4,5 0 8,0 0,4	5,60-6,0 NUTRI-SCORE D
Santa Lucia Galbani	Siero di latte vaccino, correttore di acidità: acido lattico, acido citrico	Energia (kcal) Grassi di cui saturi Carboidrati di cui zuccheri Fibre Proteine Sale	146 10 6,6 6,0 4,3 0 8,0 0,15	4,40-6,10 NUTRI-SCORE C
Coop	Siero di latte, latte, sale, correttore di acidità: acido lattico	Energia (kcal) Grassi di cui saturi Carboidrati di cui zuccheri Fibre Proteine Sale	150 12 8,4 3,0 3,0 0 7,5 0,40	3,60 NUTRI-SCORE C
Esselunga	Siero di latte, crema di latte, sale, correttore di acidità: acido citrico	Energia (kcal) Grassi di cui saturi Carboidrati di cui zuccheri Fibre Proteine Sale	150 12 8,4 3,0 3,0 0 7,5 0,5	3,80 NUTRI-SCORE D

Per quanto riguarda i formaggi, contengono veramente alte percentuali di grassi e colesterolo e vanno per lo più evitati.

Il Parmigiano Reggiano e il Grana Padano, prodotti DOP, controllati e sani possono essere inseriti con il giusto apporto. Contengono enzimi digestivi e possono aiutare con alcuni problemi gastrici.

I **legumi** sono una buona fonte proteica vegetale.

Sapientemente abbinati ai cereali, apportano tutti gli aminoacidi essenziali, ma hanno una *biodisponibilità* diversa.

Ciò significa che le loro proteine vengono assorbite in maniera inferiore rispetto a quelle animali. Contengono anche una buona quota di carboidrati e fibre, per questo sono alimenti nutritivi completi che danno molta sazietà.

La buona regola prevede di comprare dei legumi secchi (ceci, fagioli, lenticchie, ecc.) e prepararli secondo la vecchia maniera, cioè in ammollo con bicarbonato tutta la notte e cottura in pentola.

Le lenticchie non necessitano di ammollo, vanno solo risciacquate e cotte secondo le indicazioni della confezione. Per accelerare i tempi, sarebbe meglio usare una pentola a pressione.

I legumi causano gonfiore in alcuni soggetti particolarmente sensibili a livello intestinale, perché sono ricchi di un particolare gruppo di fibre chiamati *galattani*, quindi vanno contenuti in caso scatenino episodi di gonfiore, evacuazione e irritazione.

Se li acquisti in scatola, prendine di biologici e in vetro, ma risciacquali abbondantemente per eliminare il liquido di governo che contiene le saponine, sostanze contenute anche nella quinoa che non fanno molto bene all'intestino e non permettono di assorbire i nutrienti.

Cosa cambia tra legumi crudi e legumi cotti?

Sappi che la loro cottura li fa crescere di volume circa 2,3 volte.

Generalmente, però, consiglio di preparare uno stock di legumi cotti da tenere in frigo o in congelatore.

1.6 I GRASSI FANNO MALE O FANNO BENE? LA VERITA'!

I **grassi**, o lipidi, sono spesso visti come il nemico numero uno della salute.

In realtà sono nutrienti essenziali per il nostro organismo e svolgono diverse funzioni fondamentali, come:

1. **Fornitura di energia:** i grassi sono una fonte concentrata di energia. Quando il corpo ne ha bisogno, può scomporre i grassi per ottenere energia. Un grammo di grasso fornisce più del doppio delle calorie rispetto a un grammo di carboidrati o proteine.
2. **Membrane cellulari:** i grassi sono componenti cruciali delle membrane cellulari. Contribuiscono a mantenere l'integrità strutturale delle cellule e a regolare cosa può entrare e uscire da loro stesse.
3. **Isolamento e protezione:** il tessuto adiposo, che è composto principalmente da grassi, funge da isolante termico per il corpo, aiutando a mantenere la temperatura corporea stabile. Inoltre, offre protezione agli organi interni.
4. **Assorbimento delle vitamine liposolubili:** Le vitamine liposolubili (A, D, E, K) richiedono grassi per essere assorbite ed essere utilizzate dal corpo. I grassi contribuiscono quindi all'assorbimento di queste vitamine essenziali.
5. **Sintesi di ormoni:** alcuni ormoni, come gli ormoni steroidi (compresi quelli sessuali e alcuni ormoni surrenali), sono derivati dai grassi. Questi ormoni sono coinvolti in una varietà di processi biologici, inclusa la regolazione del metabolismo e della crescita.
6. **Trasporto di nutrienti:** i grassi trasportano sostanze nutrienti insolubili in acqua attraverso il sangue. Ad esempio, le lipoproteine trasportano il colesterolo e i trigliceridi attraverso il sistema circolatorio.
7. **Regolazione dei processi infiammatori**: alcuni acidi grassi, come l'acido linoleico e l'acido alfa-linolenico, sono

precorsi degli acidi grassi omega-6 e omega-3, che svolgono un ruolo nell'infiammazione e nella regolazione delle risposte immunitarie.

È importante notare che non tutti i grassi sono uguali. Ci sono grassi saturi, grassi insaturi (monoinsaturi e polinsaturi), grassi trans e altri tipi di grassi, e ognuno di essi ha effetti diversi sulla salute.

Un eccesso di grassi saturi e grassi trans può aumentare il rischio di malattie cardiovascolari, mentre i grassi insaturi, come quelli presenti negli oli vegetali, nelle noci, nell'olio d'oliva e nell'avocado, sono associati a benefici per la salute cardiovascolare quando consumati con moderazione.

Gli **acidi grassi insaturi** presenti nei derivati animali possono causare problemi di salute se consumati in eccesso, ma solo se accompagnati da una quantità elevata di carboidrati raffinati come pasta e pane bianco.

Al contrario, gli **Omega-3**, presenti soprattutto nel pesce, sono considerati grassi buoni e essenziali per la salute. È importante integrare questi acidi grassi con un buon integratore se non si mangia pesce regolarmente.

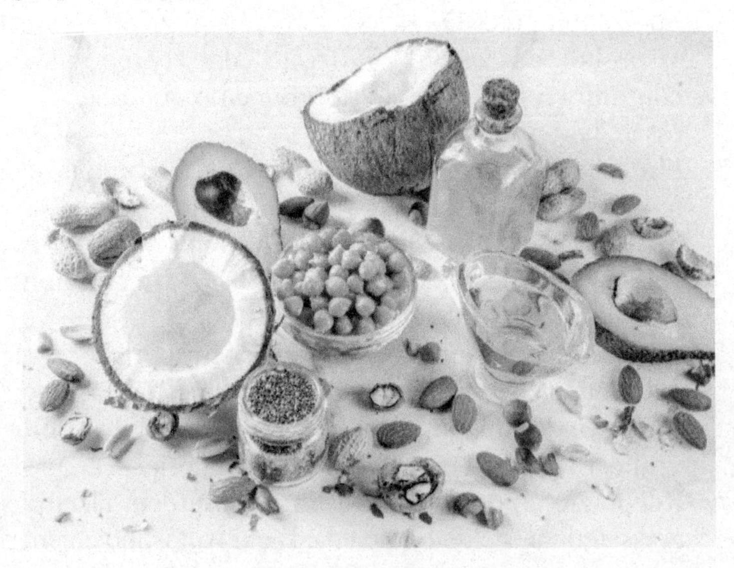

Anche l'olio extra vergine di oliva, la frutta secca oleosa come le noci, le mandorle e le nocciole, il cocco, l'avocado e l'olio di semi di lino sono considerati grassi buoni e utili per la salute.

Al contrario è importante **evitare l'uso di margarina**, di olio di colza, olio di semi e olio di palma perché sono dannosi per la salute e possono causare infiammazioni nel nostro corpo.

Inoltre, è importante prestare attenzione alla modalità di cottura dei cibi, evitando di cuocere i grassi buoni a temperature troppo elevate per non alterarne le proprietà nutritive.

Nella seconda parte di questo ricettario ti spiegherò come utilizzare al meglio i grassi in cottura!

1.7 LE VERDURE SONO AMICHE DELLA SALUTE

La **verdura** è un'altra fonte importante di nutrienti, tra cui fibre, **vitamine** e sali minerali.

È fondamentale consumare almeno due abbondanti porzioni di verdura al giorno, cercando di scegliere verdure di stagione e biologiche, quando possibile.

Le linee guida dell'OMS raccomandano di introdurre almeno 400g (peso da crudo) di verdura al giorno.

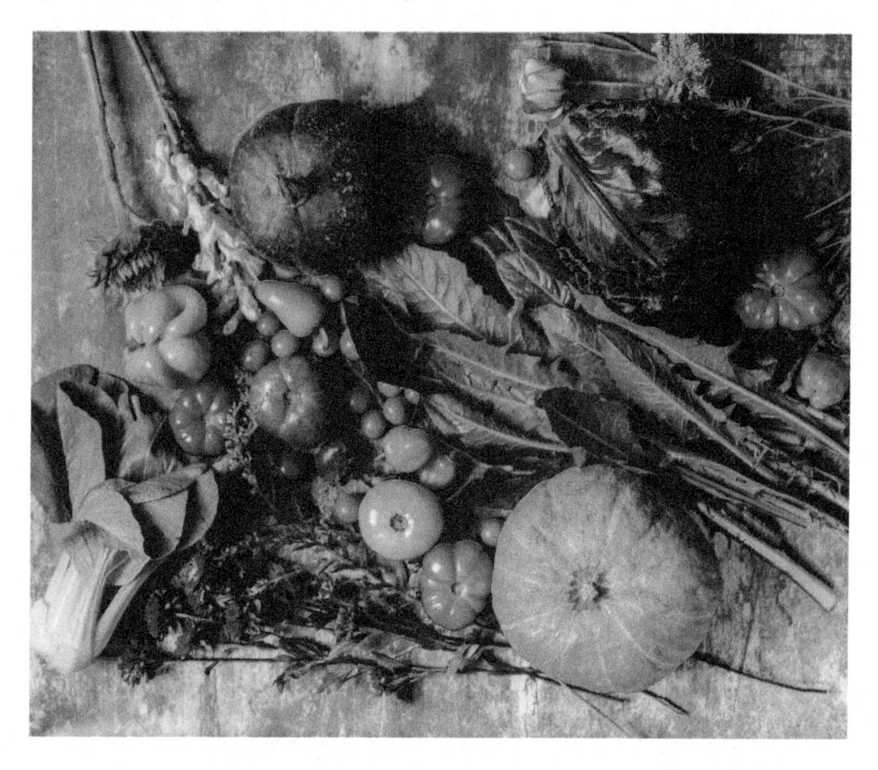

La verdura è importante anche per la salute del nostro **microbiota intestinale** (la flora batterica) perché nutre tutti microrganismi in esso presenti, che ha un ruolo centrale nel nostro equilibrio e nella salute generale del nostro corpo.

A tutti gli effetti è una comunità complessa di microorganismi che vive nel nostro tratto digestivo, principalmente nell'intestino. Questa comunità è costituita principalmente da batteri, ma include anche virus, funghi e altri microorganismi.

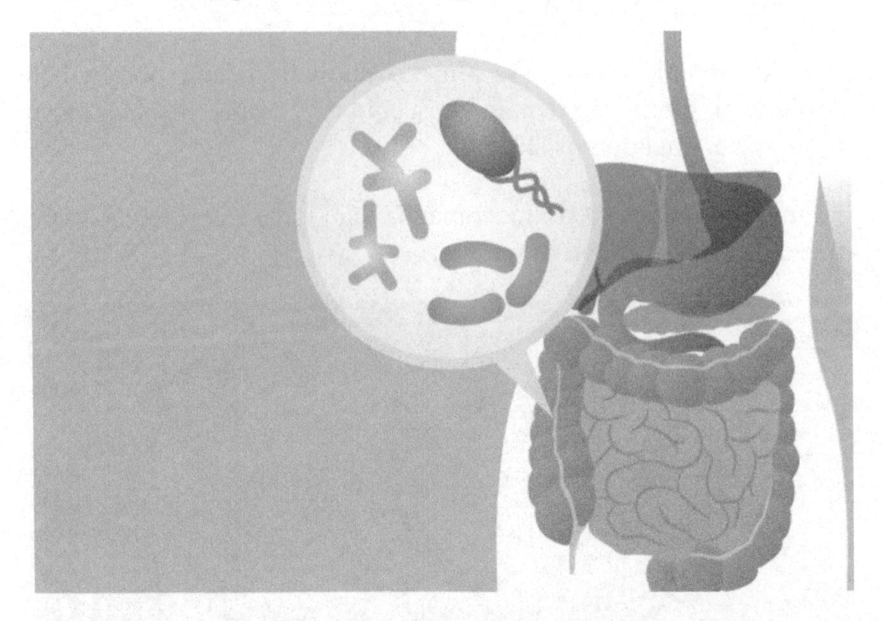

Il microbiota intestinale svolge un ruolo cruciale nella nostra salute e nel funzionamento del nostro corpo. Noi non possiamo sopravvivere senza questi “amici” del nostro intestino, devi sapere che su un uomo di circa 70-75 Kg, i microrganismi della flora batterica sono circa 5 Kg del peso corporeo!

Il microbiota aiuta a digerire alimenti che il nostro corpo non è in grado di digerire da solo, come alcune fibre alimentari. Questi batteri fermentano questi nutrienti e producono composti come **acidi grassi a catena corta**, che sono importanti per la salute intestinale.

Inoltre svolge un ruolo cruciale nella regolazione del sistema immunitario, questo perché aiuta a sviluppare una risposta immunitaria equilibrata e forma una barriera protettiva nel tratto intestinale, impedendo ai patogeni dannosi di colonizzare l'intestino. Questo aiuta a prevenire infezioni e malattie.

Alcuni batteri intestinali producono vitamine essenziali, come la **vitamina K** e alcune vitamine del **gruppo B**, che sono importanti per la salute generale.

Esiste anche un'interessante connessione tra il microbiota intestinale e il cervello, noto come l'**asse intestino-cervello**. Questo asse può influenzare l'umore, il comportamento e la salute mentale.

Per tutti questi motivi il microbiota può influenzare il metabolismo e il controllo del peso corporeo. Alterazioni nella composizione del microbiota possono essere associate all'obesità.

Sono davvero importanti, per cui è meglio nutrirli a dovere, ecco perché ti raccomando di preferire prodotti biologici e di stagione!

Purtroppo l'uso massiccio di pesticidi e diserbanti in agricoltura fa si che invece di fare del bene alla flora batterica finiamo con il farle del male, in quanto queste sostanze possono letteralmente uccidere alcuni gruppi batterici importanti, causando squilibrio in loro e quindi malessere in noi.

Malessere inteso come gonfiore, dolore di pancia, evacuazione improvvisa, ma anche stanchezza e alterazioni della pelle che può presentare acne, screpolature, eczemi, psoriasi ecc.

È importante anche fare attenzione alla modalità di cottura della verdura, poiché molti metodi di cottura possono annullare le proprietà nutrizionali.

Ad esempio, per conservare le vitamine contenute nei broccoli e nelle brassicacee, è preferibile cuocerle al vapore per soli 5 minuti.

Inoltre, è possibile preparare la verdura in diversi modi, dalla grigliatura al vapore, fino alle vellutate e ai minestroni, per portare in tavola sapori e consistenze differenti.

Ti spiegherò meglio nella seconda parte!

1.8 LE SPEZIE DAL POTERE ANTIOSSIDANTE

Devi sapere che è importante utilizzare le spezie in cucina, poiché contengono aromi e antiossidanti che possono aiutare a rendere le pietanze più gustose e a ridurre la quantità di sale utilizzata.

Adoperando questi semplici accorgimenti, è possibile rendere la propria dieta più sana, gustosa e varia.

Le spezie sono ottime per la salute, ma alcune di esse hanno proprietà particolarmente benefiche, come:

- il *peperoncino*, che ha proprietà antibatteriche, antiossidanti e riparatorie per la mucosa gastrointestinale;
- lo *zenzero*, che ha proprietà antitumorali e antiossidanti;
- la *cannella*, che ha proprietà ipoglicemizzanti e antiossidanti e antitumorali.

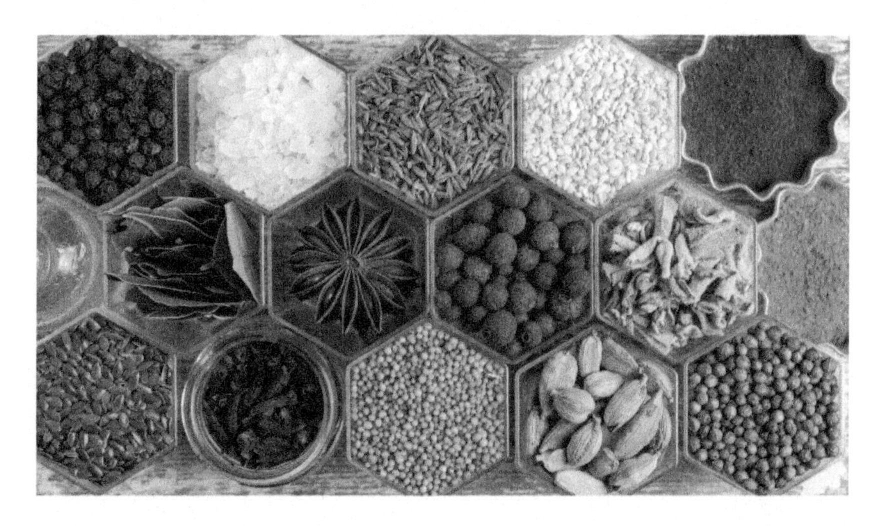

Ricorda però che è importante fare attenzione al pepe, poiché se consumato in eccesso può causare problemi alla mucosa gastrica, causando gastrite e irritazione.

Devi sapere che le spezie in antichità venivano utilizzate per una varietà di scopi medicinali, tra cui il trattamento di malattie, la promozione della guarigione e il miglioramento del benessere generale.

Ad esempio, nella **medicina tradizionale cinese**, molte spezie erano utilizzate per bilanciare l'energia del corpo e trattare specifiche condizioni. La **medicina ayurvedica indiana** impiegava spezie come la curcuma per la sua azione antinfiammatoria.

Nell'Antica Grecia e nell'Antica Roma, le spezie venivano utilizzate per trattare una vasta gamma di disturbi, inclusi disturbi digestivi, dolori muscolari e reumatismi.

Alcune spezie continuano a essere studiate per le loro potenziali proprietà terapeutiche e molti integratori e prodotti naturali oggi contengono estratti di spezie per scopi medicinali.

1.9 ANCHE LE BEVANDE SONO ALIMENTI

Per quanto riguarda le bevande, l'acqua è la scelta migliore.

Per un'ottima idratazione si dovrebbero bere almeno due litri di acqua al giorno, preferibilmente lontano dai pasti, poiché bere durante i pasti può peggiorare la digestione dato che diluisce i succhi gastrici e li rende meno efficaci per smantellare le sostanze nutritive.

Se ti capita di sentire pesantezza di stomaco quando mangi ricorda di bere lontano dai pasti e di evitare brodi e pietanze che contengono tanta acqua, come le verdure bollite, cerca di consumare tutto asciutto, quindi cotto alla piastra, grigliato e ripassato o trifolato in padella.

L'acqua è importante per attivare il metabolismo e mantenere il bilancio idrico e salino.

In estate, quando fa molto caldo, è ancora più importante bere abbastanza acqua per evitare la disidratazione e contrastare il naturale abbassamento della pressione.

Io ti consiglio di scegliere acque minerali in base alle tue condizioni fisiche ma anche cliniche:

- **Acqua con un alto residuo fisso** (sopra i 500 mg/L) se soffri di ipotensione, cioè di pressione bassa, appunto soprattutto in estate, quando le temperature sono molto alte e è necessario mantenere l'equilibrio idrico;
- **acque iposodica con un basso residuo fisso** se soffri di ipertensione, cioè di pressione alta, o calcoli renali/renella (sotto i 500 mg/L).

Il residuo fisso è un parametro mostrato in etichetta, rappresenta la quantità di soluto (sali minerali e altre sostanze) che rimane dopo la totale evaporazione dell'acqua.

Se hai un depuratore in casa puoi cambiare la salinità a seconda della stagione e delle tue esigenze.

Analisi chimico-fisica - Laboratorio di Idrologia e Chimica degli alimenti
Università di Salerno - Dipartimento di Farmacia, 21 ottobre 2014.

ELEMENTI CARATTERIZZANTI			
Bicarbonati [HCO_3^-] 249 mg/L		Silice SiO_2	4.52 mg/L
Calcio [Ca^{++}] 59.80 mg/L		Residuo fisso a 180°C	245 mg/L
Magnesio [Mg^{++}] 12.90 mg/L		Conducibilità elettrica specifica a 20°C	370 µS/cm
Cloruri [Cl^-] 6.00 mg/L		pH	7.6
Nitrati [NO_3^-] 7.10 mg/L		Anidride carbonica libera alla sorgente	28 mg/L
Solfati [$SO_4^{=}$] 3.40 mg/L		Temp. dell'acqua alla sorgente	10.5°C
Sodio [Na^+] 3.16 mg/L			
Potassio [K^+] 1.08 mg/L			
Fluoruri [F^-] 0.076 mg/L			

Classificazione: ACQUA OLIGOMINERALE
Imbottigliata da: SORGENTI S. STEFANO S.p.A.
Via Ponte, 84033 Montesano S/M (Salerno) ITALY

Ovviamente non beviamo solo acqua! Ecco i miei consigli sulle altre bevande.

Puoi preparare in casa the e tisane o acque aromatizzate con verdura o frutta senza alcun problema.

Come anche centrifugati di frutta e verdura o spremute di arancia, usando i prodotti freschi si può usufruire delle vitamine e dei sali minerali fondamentali per la salute.

In questo libro troverai delle proposte interessanti per le bevande!

È meglio però evitare bevande industriali, gassate e zuccherate come i succhi, le aranciate e le famose bevande al gusto di cola.

Contengono veramente grandi quantità di zuccheri semplici che vanno ad alterare il metabolismo dell'insulina e predisporti all'aumento di peso, questa immagine sottostante rende benissimo l'idea, sotto a ogni bevanda è rappresentato il quantitativo di zuccheri contenuti.

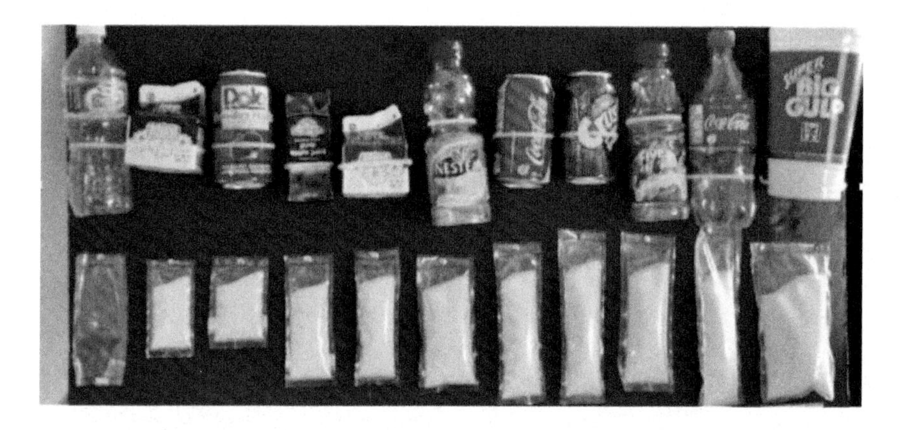

Una lattina di una famosa bevanda al gusto di cola contiene 35 grammi di zucchero!

Equivale a sette zollette di zucchero, ovvero sette cucchiaini di zucchero.

Immagina per un momento di ingurgitare sette cucchiaini di zucchero, uno dietro l'altro… al limite del disgusto.

Attenzione anche alle bevande che diamo ai bambini, questo mostrato nella figura successiva è un latte al cioccolato, di quelli confezionati in tetrapak e forniti di cannuccia.

Come vedi è pieno di stabilizzanti, cioè quelle molecole che mantengono integro il prodotto. Servono a non separare le varie componenti, cioè gli ingredienti.

Sono stati segnalati possibili casi di intolleranze o reazioni allergiche. Chi risulta essere particolarmente sensibile agli allergeni dovrebbe evitare di assumere queste sostanze attraverso prodotti apparentemente innocui.

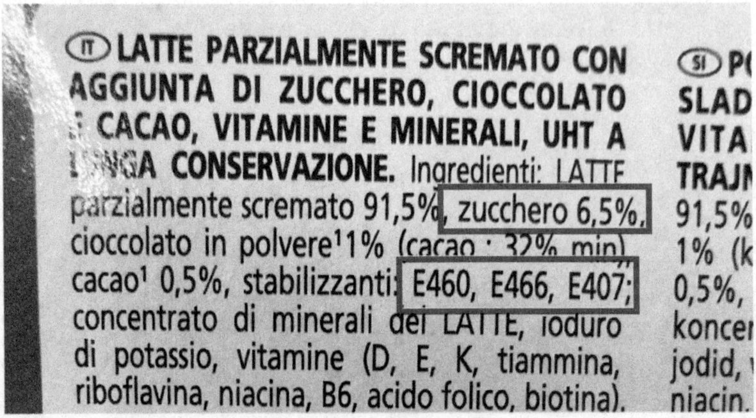

LATTE PARZIALMENTE SCREMATO CON AGGIUNTA DI ZUCCHERO, CIOCCOLATO E CACAO, VITAMINE E MINERALI, UHT A LUNGA CONSERVAZIONE. Ingredienti: LATTE parzialmente scremato 91,5%, zucchero 6,5%, cioccolato in polvere[1] 1% (cacao : 32% min), cacao[1] 0,5%, stabilizzanti: E460, E466, E407; concentrato di minerali del LATTE, ioduro di potassio, vitamine (D, E, K, tiammina, riboflavina, niacina, B6, acido folico, biotina).

Non per questo però dobbiamo dirigere le scelte verso bevande che al posto degli zuccheri hanno i cosiddetti edulcoranti o dolcificanti.

Ma te lo spiego meglio nel prossimo paragrafo.

1.10 DOLCIFICANTI: PERCHE' ABUSARNE NON È MAI CONSIGLIABILE.

Gli **edulcoranti** di sintesi (artificiali) sono stati originariamente creati come dolcificanti per i diabetici, ma grazie al loro basso apporto calorico, si sono presto diffusi in molti alimenti dietetici.

Queste sostanze hanno un potere dolcificante estremamente elevato, tanto che una piccola quantità è sufficiente per conferire un gusto particolarmente dolce all'alimento.

I dolcificanti di sintesi (come l'aspartame e la saccarina, i più diffusi) non sono presenti in natura, ma vengono sintetizzati in laboratorio.

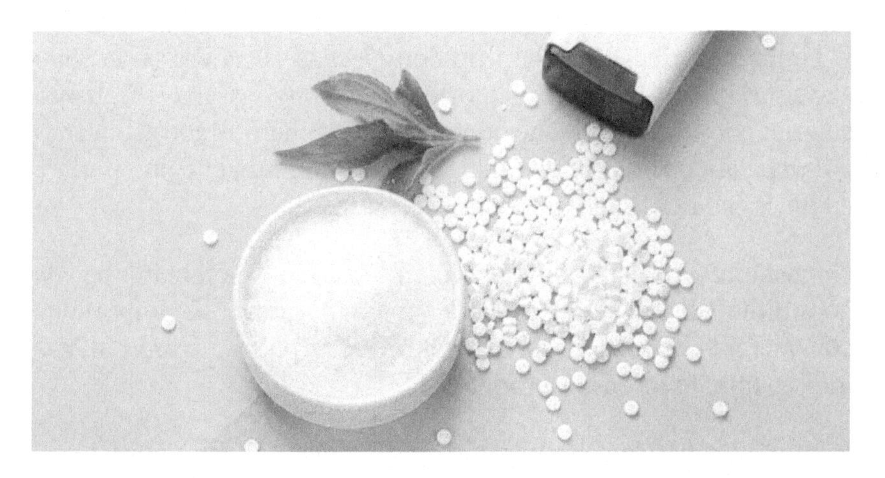

L'aspartame, in particolare, ha un potere dolcificante 200 volte superiore rispetto allo zucchero, mentre quello della **saccarina** è addirittura 450-600 volte superiore.

Pertanto, per ottenere lo stesso potere dolcificante di un grammo di aspartame, sono necessari 200 grammi di zucchero.

Tuttavia, è importante non abusare dei prodotti dietetici che contengono edulcoranti artificiali, poiché, sebbene la loro sicurezza sia ampiamente documentata, non esistono ancora studi sulla loro tossicità a dosaggi elevati e nell'impiego cronico a lungo termine.

Recentemente, è stata pubblicata una ricerca che dimostra la cancerogenicità dell'aspartame sui ratti.

Pertanto, è importante essere cauti e limitare l'uso di dolcificanti di sintesi, specialmente se si desidera mantenere uno stile di vita sano e bilanciato.

Se ci pensiamo attentamente, i dolcificanti artificiali potrebbero avere un effetto negativo sul nostro palato, poiché ci abituano a preferire alimenti dolci. Questa abitudine può rendere più facile il consumo di cibi ipercalorici come dolciumi e bevande zuccherate, e alla fine può contribuire ad un aumento di peso.

È importante ricordare che i prodotti "senza zucchero" non sono necessariamente privi di calorie e possono essere altrettanto calorici come i prodotti che contengono zucchero. Il loro consumo potrebbe anche indurre un falso senso di sicurezza che può portare ad un consumo di essi piuttosto eccessivo.

Nonostante i dolcificanti artificiali possano spaventare per la possibilità di effetti tossici a lungo termine, è importante considerare anche il rischio di obesità che può derivare dall'uso indiscriminato di questi prodotti.

Inoltre recentemente si è visto che i dolcificanti hanno **effetti non trascurabili sulla nostra flora batterica intestinale**, talvolta modificandola profondamente e influendo indirettamente sul quantitativo di zuccheri presenti nel sangue.

Il tutto è stato dimostrato tramite un esperimento dove dei ricercatori hanno reclutato 120 persone che non avevano mai consumato dolcificanti e le hanno suddivise in sei gruppi: quattro gruppi hanno ingerito dolcificanti come aspartame, saccarina, stevia o sucralosio, mentre un gruppo di controllo ha ricevuto glucosio (zucchero) e un altro gruppo di controllo non ha ricevuto un agente dolcificante.

Tutti i dolcificanti sono stati somministrati in bustine contenenti una dose giornaliera inferiore a quella convenzionalmente accettata.

Per 29 giorni, è stato valutato il livello di glucosio nel sangue dei partecipanti, e l'assunzione di cibo e l'attività fisica sono state registrate tramite un'app per smartphone. Tutti i partecipanti sono stati sottoposti a test di tolleranza al glucosio, e sono stati raccolti campioni di feci e microbiota in giorni prestabiliti.

A differenza dei gruppi di controllo, nei soggetti che hanno consumato dolcificanti sono stati rilevati cambiamenti nel microbiota intestinale.

In particolare, la saccarina e il sucralosio hanno avuto un impatto significativo sulla tolleranza al glucosio negli adulti sani.

I cambiamenti nei microbi sono risultati correlati alle alterazioni della risposta glicemica o al picco post-prandiale (dopo il pasto) dei livelli di glucosio nel sangue.

Che cosa ti consiglio quindi?

Non abusarne, non pensare che non abbiano alcun effetto nel tuo corpo. Al massimo puoi utilizzare **eritritolo** con parsimonia, più sicuro per la flora intestinale batterica. Anche se oggi questa molecola è sotto indagine.

La cosa più sensata da fare però è questa: educa il tuo palato a percepire un gusto meno dolce.

Come? Te lo spiego subito!

1.11 TECNICA ELIMINA ZUCCHERO INFALLIBILE!

Questa è una tecnica infallibile, l'ho utilizzata anche io in passato per liberarmi dal sapore eccessivamente dolce.

Ma prima ti spiego un po' come funziona il nostro organo sensoriale del gusto: la **papilla gustativa**.

La lingua è un muscolo la cui parte esterna è disseminata di piccoli organelli che rilevano i sapori che distinguiamo grazie al cervello (c'è una zona del cervello specifica per questo).

Le papille gustative presenti sul palato e sulla lingua sono in grado di rigenerarsi, il loro ciclo vitale si conclude ogni 10-14 giorni, per intenderci le papille gustative di 2 settimane fa sono morte e sono state sostituite da nuove papille gustative.

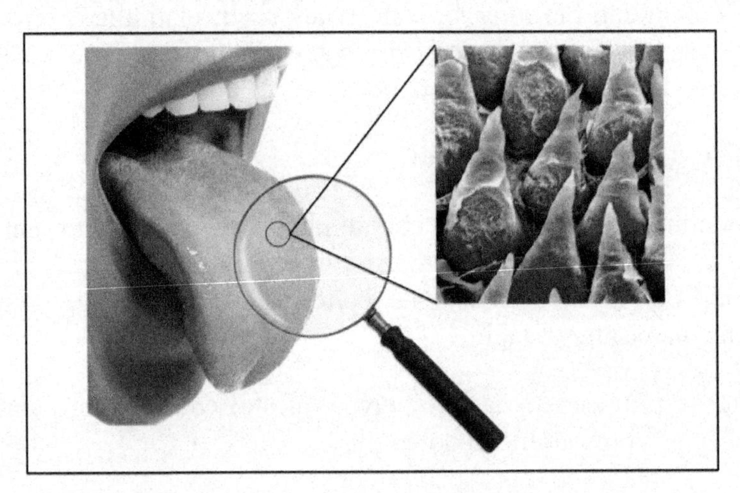

Ovviamente non muoiono e rinascono tutte nello stesso momento, in tempi diversi... e questo è proprio il bello! Perché per questo fenomeno noi siamo in grado di <u>ricalibrare</u> il palato.

Ma facciamo un esempio pratico: se oggi le tue papille gustative accettano 1 cucchiaino di zucchero nel caffè è perché sono state stimolate nel tempo ad avere sempre quell'importo di zucchero standard, e quando si rinnovano succede la stessa cosa, perché tu continui con quel quantitativo di zucchero, anche quelle nuove sono abituate a questo.

Nulla cambia. Ma se da domani inizi a ridurre lo zucchero, ad esempio togli la punta del cucchiaino inizialmente percepisci la differenza, poi gradualmente stabilizzerai questo nuovo sapore, perché avrai nuove papille gustative che sono in grado di accettare il nuovo gusto meno intenso, perché sono "nate" percependo un po' meno sapore dolce.

Questo significa che man mano che le vecchie "papille zuccherose" moriranno ci saranno quelle nuove che percepiranno un importo inferiore di zucchero come normale! Il processo va accompagnato fino alla totale eliminazione, e un giorno come per magia (ma ricorda che è scienza) non ne sentirai più la mancanza, sarà normale non usare più lo zucchero.

Togliendo solo lo zucchero dalle bevande avrai già dei grossi benefici, infatti...

Ipotizzando un consumo medio di quattro bevande nell'arco della giornata:

- un cappuccino a colazione,
- un paio di caffè tra metà mattina e dopo pranzo,
- un tè o una tisana nel pomeriggio.

E che per ciascuna serva un cucchiaino di zucchero (pari a circa 5 grammi), con questo stratagemma si eliminano dalla dieta circa 20 grammi di zucchero al giorno.

Che in un anno fanno oltre 7 chili di zucchero in meno!

Per la tua salute è un netto miglioramento, il consumo di zucchero infatti a lungo andare ti porta a rischio di diabete, obesità e malattie cardiovascolari. Usa questa tecnica e vedrai che avrai benefici.

1.12 QUANTO SALE SI PUO' CONSUMARE?

Anche il **sale** va scelto con cura, ottimo è sale marino integrale, che si trova facilmente nei supermercati.

Il sale è importante per mantenere l'equilibrio elettrolitico e il corretto funzionamento delle nostre cellule.

Quindi non va eliminato, ma nemmeno consumato in eccesso, la dose consigliata come già detto è 5 g al giorno massimo. L'eccesso di sale nella dieta può avere effetti negativi sulla salute. Esistono infatti alcune complicanze legate all'eccesso di sale nella dieta:

1. **Ipertensione:** l'assunzione eccessiva di sale è una delle principali cause dell'ipertensione arteriosa (pressione alta). L'eccesso di sodio nel sangue può causare ritenzione di liquidi e aumentare la pressione sanguigna, aumentando così il rischio di malattie cardiovascolari, ictus e problemi cardiaci.
2. **Malattie cardiovascolari:** l'ipertensione arteriosa è un importante fattore di rischio per le malattie cardiovascolari, tra cui l'infarto miocardico e l'insufficienza cardiaca.
3. **Malattie renali:** l'eccesso di sale può mettere una pressione aggiuntiva sui reni, che devono lavorare più duramente per eliminare il sodio in eccesso dal corpo. Nel tempo, questo può aumentare il rischio di danni renali.
4. **Ritenzione idrica:** il consumo eccessivo di sale può causare ritenzione idrica, che porta a gonfiore e effetti antiestetici, ma anche aumento di peso temporaneo.
5. **Osteoporosi:** l'eccesso di sodio può influire negativamente sull'equilibrio del calcio nel corpo, aumentando il rischio di perdita di calcio dalle ossa e potenzialmente contribuendo all'osteoporosi.

6. **Malattie dello stomaco:** l'eccesso di sale può irritare la mucosa gastrica e contribuire a problemi come gastrite e ulcere gastriche.
7. **Sensibilità al gusto:** l'abitudine a consumare cibi e bevande molto salati può rendere meno sensibili i recettori del gusto, portando a una maggiore preferenza per il cibo salato e potenzialmente a un aumento del consumo di sale.

Ecco i miei consigli per ridurre l'assunzione di sale nella dieta, ti consiglio di leggere le etichette alimentari per controllare il contenuto di sodio nei prodotti confezionati. Di evitare l'aggiunta eccessiva di sale durante la cottura e il consumo dei pasti. Invece, utilizza spezie e erbe aromatiche per insaporire il cibo. Limita il consumo di cibi ad alto contenuto di sale, come alimenti fast food, snack salati, cibi in scatola e alimenti trasformati. Scegli alimenti freschi e non processati, come frutta, verdura, carni magre e pesce.

PARTE 2

CONSERVA BENE I TUOI CIBI

Conservare il cibo correttamente è di estrema importanza per la salute, sostanzialmente per due ragioni:

- prevenire lo spreco alimentare,
- garantire la sicurezza contro l'intossicazione e/o avvelenamento causati dalla contaminazione batterica e fungina (muffe).

In passato era quasi impossibile conservare gli alimenti poiché mancavano le tecniche che abbiamo oggi.

Di conseguenza, si mangiava tutto subito e ciò che avanzava era destinato a marcire. Con il passare del tempo, iniziarono ad essere utilizzati metodi che sfruttavano alcuni processi come l'utilizzo di aria (essiccamento), sale (conservazione sotto sale) o fumo (affumicatura).

Oggi le tecniche di conservazione dei cibi più comuni includono:

1) **Refrigerazione:** la refrigerazione rallenta la crescita batterica e l'alterazione degli alimenti, ma non li conserva indefinitamente. Gli alimenti refrigerati dovrebbero essere consumati entro la data di scadenza stampata sull'etichetta.
2) **Congelamento:** il congelamento è una tecnica di conservazione dei cibi molto efficace che impedisce la crescita batterica e l'alterazione degli alimenti. Gli alimenti congelati possono essere conservati per lunghi periodi di tempo, anche se la qualità può deteriorarsi con il tempo.
3) **Essiccazione:** l'essiccazione rimuove l'acqua dagli alimenti, impedendo così la crescita batterica. Gli alimenti essiccati, come la frutta secca, possono essere conservati per mesi.

4) **Liofilizzazione:** la liofilizzazione è una tecnica di essiccazione avanzata che rimuove l'acqua dagli alimenti attraverso la sublimazione, conservando così la maggior parte dei nutrienti e del sapore dell'alimento. Gli alimenti liofilizzati possono essere conservati per anni.
5) **Cottura:** la cottura uccide i batteri e impedisce la crescita batterica, ma non conserva gli alimenti per lunghi periodi di tempo. Gli alimenti cucinati dovrebbero essere refrigerati o congelati entro due ore dalla cottura per evitare la crescita batterica.

Andiamo a vedere insieme le varie tecniche di conservazione.

2.1 LA REFRIGERAZIONE

In realtà è un processo abbastanza antico, nel Nord Europa esistevano già dal Medioevo dei locali chiamati "nevaie" adibiti allo stoccaggio dei cibi nella neve, un primo esempio di cella frigorifera.

Si era già capito che la refrigerazione è uno dei metodi più efficaci per il mantenimento dei cibi. Oggi infatti nelle nostre case abbiamo i congelatori e i frigoriferi, tecnologie molto avanzate che ci permetto di conservare i nostri cibi, ma che sfruttano comunque le basse temperature.

Le basse temperature infatti permettono al cibo di non deteriorarsi rapidamente, questo perché rallentano la proliferazione dei batteri, batteri che possono essere sia patogeni, come la **listeria** e la **salmonella**, che innocui, come quelli **lattici**, che però a temperatura ambiente, quindi di circa 20°, fanno "scadere" gli alimenti.

È per questo che una volta aperto il cartone del latte fresco devi riporlo nel frigorifero piuttosto che sul bancone della cucina, sai che marcirà in breve tempo.

La caratteristica più importante di un frigorifero è sicuramente la bassa temperatura che mantiene al suo interno, idealmente tra 2°C e 4°C.

Spesso però il modo in cui riponiamo i cibi al suo interno non permette che la temperatura sia sempre in questo "range" ottimale.

Ad esempio accatastare tutto senza regole non permette una corretta refrigerazione e quindi una corretta conservazione. Anche riporre nel frigo un cibo ancora caldo, come una zuppa appena cotta, non permette una corretta refrigerazione.

In ogni caso, la temperatura del frigo non è uniforme: l'aria fredda infatti è più densa e tende a concentrarsi nei ripiani più bassi, mentre nella parte più alta è meno fredda. Per questa ragione, esiste una collocazione ottimale per ogni cibo nel tuo frigo.

Ci sono delle semplici regole che puoi adottare da oggi stesso per garantirti una buona conservazione dei cibi all'interno del frigorifero.

Queste regole ti permettono di preservare i cibi in modo ottimale e di prevenire possibili contaminazioni che possono incidere negativamente sulla tua salute.

Ad esempio, la carne e il pesce devono essere collocati nella parte più fredda del frigorifero (solitamente il comparto più in basso, sopra il cassetto delle verdure) che ha una temperatura di circa 2°C, ottima per impedire la loro degradazione.

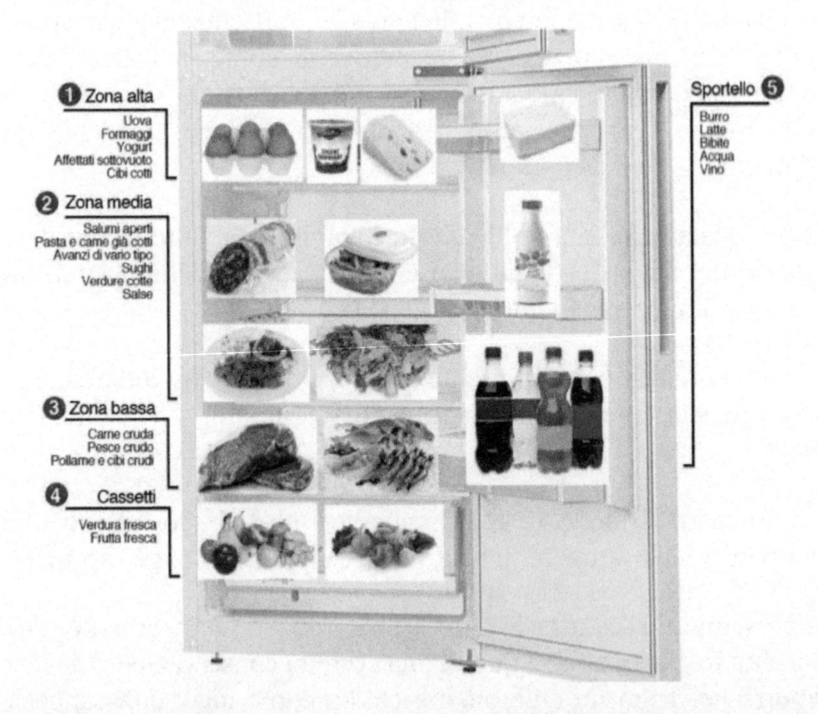

Invece la parte centrale e il ripiano più alto (di solito a una temperatura di 4-5 °C) sono adatti alle uova, ai latticini e agli affettati, ai dolci e a tutti quegli alimenti da conservare in frigorifero dopo l'apertura, come anche le salse e i prodotti in scatola.

I cassetti in basso sono quelli più umidi e sono destinati alle verdure e alla frutta, che potrebbero essere danneggiati da temperature più basse.

Gli scompartimenti o le mensole all'interno della porta sono i punti più caldi del frigorifero (10-15°C) e sono adatti ai prodotti che necessitano solo di una leggera refrigerazione, come le bibite, le salse e il burro.

Una piccola curiosità: le uova non vanno nei ripiani dello sportello!

Anche se spesso troviamo qui l'alloggiamento per le uova, in realtà questo è il modo peggiore di conservarle.

L'apertura e la chiusura frequente dello sportello causano sbalzi di temperatura che possono portare alla rottura del guscio e al deterioramento del prodotto, nonché alla proliferazione di batteri patogeni come la salmonella. Quindi, da oggi, ricorda di conservare le uova nel ripiano alto!

Altre regole che possiamo applicare sono:

- non riempire mai troppo il frigo, poiché la mancanza di spazio impedisce la corretta refrigerazione e la ventilazione;
- non bisogna mai riporre alimenti caldi, questo perché ci sarebbe un innalzamento della temperatura interna che favorisce il deterioramento dei cibi;
- utilizzare confezioni in plastica o di vetro richiudibili per conservare tutti gli avanzi, che vanno consumati velocemente per evitare possibili contaminazioni;
- controllare che la temperatura del frigo sia costante aiuterà a prevenire malfunzionamenti.

Infine, per la pulizia del frigorifero puoi usare acqua, limone e aceto, poiché hanno un forte potere disinfettante e non lasciano all'interno del frigo sostanze chimiche industriali che potrebbero risultare tossiche.

Per preparare una soluzione igienizzante efficace, basta mescolare questi ingredienti e metterli in uno spruzzino:

- 100 ml di aceto bianco,
- 100 ml di succo di limone,
- 200 ml di acqua.

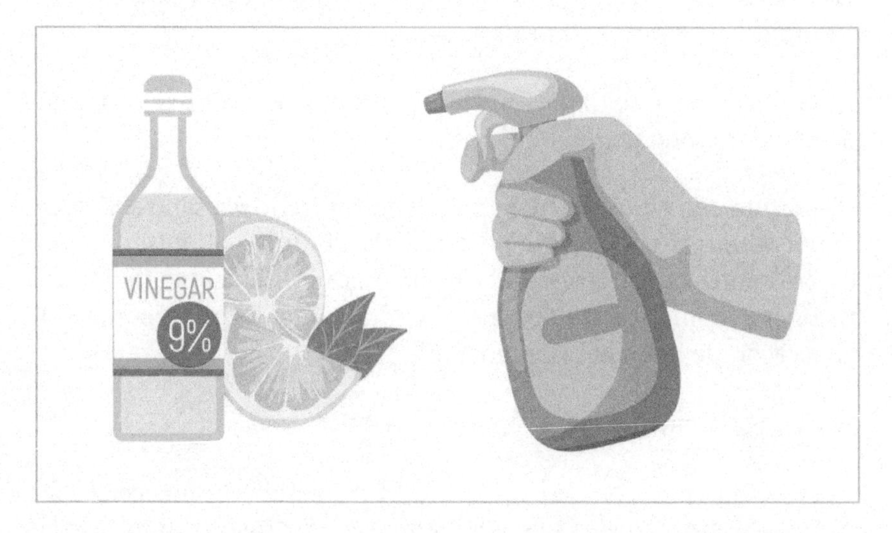

Metti questa soluzione in un contenitore di plastica con vaporizzatore e via di olio di gomito!

Approfondimento: il frigo non va bene per tutti!

Ecco alcuni consigli pratici che possono aiutarti a conservare al meglio gli alimenti. Infatti, ortaggi e frutti non necessitano tutti della stessa temperatura di conservazione e ci sono alcune eccezioni.

Conoscere queste informazioni ti aiuterà anche a risparmiare, evitando di gettare cibi che si rovinano presto per questo.

Ecco alcuni esempi:

- le **patate** non vanno conservate in frigo, poiché a basse temperature l'amido subisce una trasformazione chimica che causa annerimento e cattivo sapore.
- I **pomodori**, se troppo refrigerati, subiscono un processo chimico che degrada le sostanze aromatiche che caratterizzano il loro sapore e odore. Per questo motivo, spesso i pomodori del supermercato non hanno un sapore intenso, in quanto vengono riposti a meno di 10°C per alcuni giorni.
- Anche le **banane** anneriscono facilmente, per cui non vanno mai conservate al di sotto dei 12°C: è meglio lasciarle fuori, dato che si tratta di un frutto tropicale.

Questi cibi indicati nella tabella non vanno in frigo, perché come vedi hanno una temperatura ottimale di conservazione superiore al 4°C.

Frutto o ortaggio	Temperatura minima di conservazione
ananas	7-10°C
avocado	4,5-13°C
banana	11,5-13°C

limone	10-13°C
pompelmo	10°C
cetrioli	7°C
fagiolini	7°C
melanzana	7°C
zucca	10°C
zucchine	8°C
patate	12°C
pomodori	12°C

2.2 CONSERVAZIONE A TEMPERATURE SOTTO LO 0°C: IL CONGELAMENTO

Congelare gli alimenti è molto utile per la loro conservazione a lungo termine, ed è un buon modo per organizzare la settimana alimentare.

Il congelamento impedisce la degradazione degli alimenti perché limita la proliferazione batterica e la degradazione dei nutrienti da parte degli enzimi presenti nel cibo stesso.

Tutti noi in casa abbiamo il congelatore, uno strumento integrato generalmente nel frigorifero che ha una temperatura interna che oscilla tra i -18 e i -20°C. Questa temperatura congela gli alimenti.

Tuttavia, è importante ricordare che gli alimenti non vengono sterilizzati se messi nel congelatore, perciò se sono contaminati dai batteri, ci sarà solo un rallentamento nella loro riproduzione e, una volta rimessi a temperatura ambiente, essi riprendono vita e continuano a svolgere i loro "lavoro", quindi se questi batteri sono patogeni (listeria, salmonella) possono comunque causare malattie.

Diverso è per i parassiti più complessi, ad esempio mettere il pesce appena pescato nel congelatore per almeno 24 ore impedisce che un parassita vermiforme, chiamato Anisakis, sopravviva, e che ci causi enormi problemi come vomito, febbre, diarrea.

Questo è importante soprattutto per il consumo di pesce crudo. Infatti, questa pratica è obbligatoria e si chiama **abbattimento**, e le navi da pesca hanno delle celle frigorifere che appunto "abbattono" il pesce.

Voglio darti qualche consiglio su come congelare gli alimenti: innanzitutto, non tutti gli alimenti possono essere congelati.

Ad esempio, come sai, se provi a mettere una foglia di lattuga nel congelatore e la scongeli successivamente, la ritroverai scura e molliccia, dunque immangiabile.

Questo accade perché il ghiaccio che si forma all'interno delle cellule vegetali le danneggia. È la stessa cosa che accade quando riempi di acqua una bottiglia di vetro e la riponi nel congelatore, dopo qualche ora la ritroverai esplosa e frantumata.

Quando l'acqua congela, le molecole si espandono e formano cristalli di ghiaccio più voluminosi, è una caratteristica delle molecole d'acqua che a basse temperature si dispongono in maniera più ordinata e distanziata.

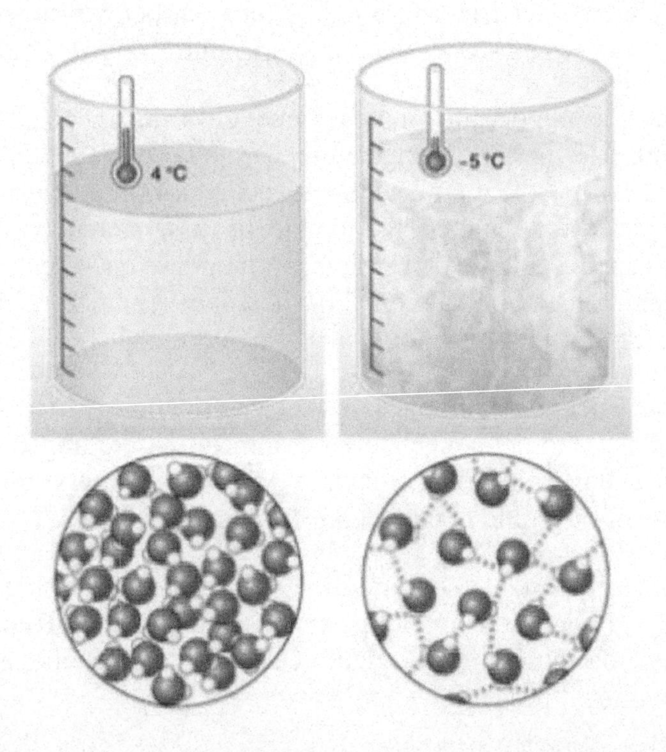

In questo modo l'acqua ghiacciata si espande e occupa uno spazio, o un volume, maggiore. Come mostrato nella figura qui sopra.

È questo fenomeno che provoca la rottura della bottiglia, l'acqua al suo interno espandendosi esercita una maggiore pressione sulle pareti della stessa, facendola esplodere. La stessa cosa accade anche all'interno delle cellule vegetali, come quelle della lattuga.

Ciò accade in tutte le cellule degli alimenti che congeliamo, motivo per il quale durante lo scongelamento esce tanta acqua dal cibo: è l'acqua contenuta nelle cellule che fuoriesce dopo la rottura delle membrane cellulari, che si comportano come il vetro della bottiglia.

Questo purtroppo ha dei problemi, infatti quando i cibi vengono congelati a -18/-20°C, si formano cristalli di ghiaccio molto voluminosi che danneggiano molto le cellule e riducono il contenuto di nutrienti (vitamine), dispersi nel liquido di scongelamento.

Per evitare questo problema, esiste il processo di **surgelamento**, che congelando il cibo a temperature estremamente basse, che si aggirano attorno ai -50°C, in pochissimo tempo, impedisce la formazione di cristalli di ghiaccio grandi e voluminosi, ma cristalli più piccolini che limitano la conseguente perdita di nutrienti, dato che le cellule si danneggiano in misura minore.

Ora voglio darti qualche consiglio pratico per il congelamento ottimale dei cibi.

Per scongelare in modo sicuro e preservare i nutrienti, è consigliabile farlo in frigorifero o immergendo il cibo in acqua fredda.

L'uso dell'acqua calda o del microonde non è consigliato, in quanto può cuocere parzialmente il cibo e ridurre la sua qualità, ma anche la consistenza, la carne già avviata alla cottura nel microonde potrebbe risultare molto più dura e stoppacciosa.

In questo modo, potrai goderti il tuo cibo scongelato in tutta sicurezza e con il massimo dei nutrienti.

Per conservare gli alimenti congelati nel modo migliore, è importante riporli in appositi sacchetti o contenitori adatti al congelamento.

Non congelare gli alimenti senza protezione perché l'aria del congelatore è molto secca e può disidratare la superficie degli alimenti, rendendoli più duri.

Se vuoi congelare gli ortaggi, puoi fare la **sbianchitura**: cioè sbollentarli per 2-3 minuti e poi immergerli velocemente in acqua e ghiaccio per "fermare" la cottura. Puoi preparare una bacinella con acqua e cubetti di ghiaccio.

In questo modo si disattivano alcuni enzimi responsabili della degradazione dei nutrienti e si crea uno strato di protezione che permette di conservare gli alimenti senza alterarne il colore.

Non dimenticare di mettere la data di congelamento sul cibo, perché gli alimenti congelati non durano all'infinito.

Ci sono delle tempistiche da rispettare prima che si verifichino tutti i fenomeni di decadimento delle sostanze nutritive. La tabella qui sotto ti aiuterà a preservare i tuoi cibi.

Alimento	Mesi di conservazione
Carne	10-12
Carne lavorata	4-6
Pesce	5-6
Verdura	10-12
Prodotti cucinati	4-6
Prodotti da forno	5-6
Latticini	2-3

PARTE 3

CUCINARE È ARTE,

CUCINARE SANO È SCIENZA, È AMORE!

L'uomo è l'unico animale che cucina e lo fa da circa 400.000 anni. I primi ritrovamenti fossili risalgono proprio a questo periodo.

Al tempo c'era il **focolare**, un cerchio fatto di pietre nel quale veniva custodito il "sacro fuoco", venerato come un dio con potere mistico.

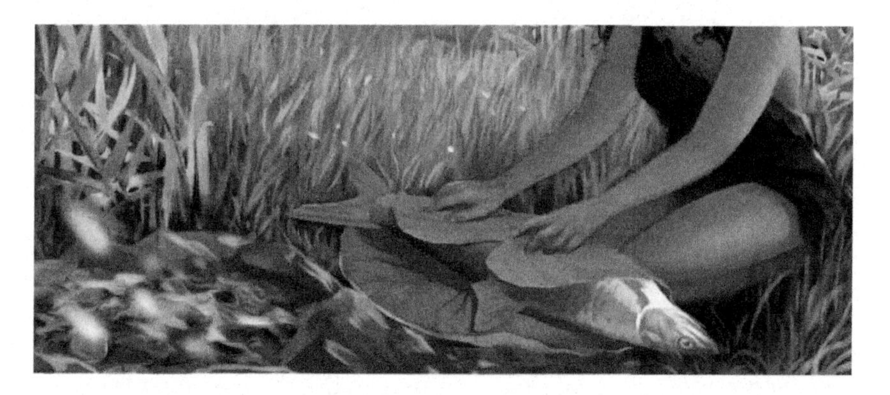

Anche gli umani antichi avevano compreso che la cottura dei cibi rendeva sicuri e più digeribili gli alimenti, questo perché si elimina la carica batterica e si rallenta la decomposizione dei derivati animali, ma loro non lo sapevano, si limitavano a osservare il fenomeno piuttosto che a comprenderne i maccanismi.

Con il passare dei secoli e i millenni la cucina si è evoluta, e la sua evoluzione è stata influenzata da molti fattori, tra cui la disponibilità di cibo, la tecnologia, la cultura e le influenze derivate dalle culture esterne.

In epoca preistorica come dicevamo, gli esseri umani si nutrivano principalmente di caccia e raccolta, e cucinavano il cibo su fuochi aperti. Con l'avvento dell'agricoltura e dell'allevamento, l'uomo ha imparato a coltivare e allevare il proprio cibo, aprendo la strada a tutte le tecniche che si sono affinate fino ad oggi.

In epoca classica, la cucina greca e romana si basava sull'uso di spezie e sull'uso di olio d'oliva come condimento. Mentre durante il Medioevo, la cucina europea si è evoluta ulteriormente, con l'introduzione di nuovi ingredienti come le spezie orientali e il pomodoro dalle Americhe.

Nel Rinascimento, la cucina italiana ha raggiunto nuove vette di raffinatezza, con la creazione di piatti come la pasta e la pizza.

Nel XIX secolo, la rivoluzione industriale ha portato ad un aumento della produzione di cibo e alla diffusione di nuove tecnologie per la conservazione e la preparazione dei prodotti.

Ciò che non cambia però è che cucinare è un po' come lavorare dentro un **laboratorio alchemico**: bisogna seguire delle tempistiche e delle quantità precise e bisogna eseguire manovre ben specifiche, proprio come quando si preparano delle pozioni o delle formule.

La cottura degli alimenti comporta modifiche chimiche che possono rendere le esperienze culinarie diverse e piacevoli.

Il calore infatti modifica la struttura delle molecole, intensificando gli aromi e ammorbidendo le fibre.

In alcuni casi, la cottura può anche migliorare l'assimilazione di alcune vitamine, come il **beta carotene** presente nelle carote o il **licopene** presente nei pomodori, che si estraggono a temperature elevate.

Tuttavia, non dobbiamo sottovalutare il valore dei prodotti crudi, che forniscono sali minerali e altre vitamine che possono decadere e rovinarsi durante la cottura.

3.1 CHE COSA SUCCEDE AGLI ALIMENTI QUANDO LI CUOCIAMO?

Durante la cottura, ogni cibo viene trasformato da una serie di reazioni chimiche, chiamate **reazioni di Maillard** che si verificano a temperature superiori a 120°C e sono responsabili dell'imbrunimento degli alimenti.

Tuttavia, se la cottura viene effettuata in modo sbagliato, gli effetti finali possono essere disastrosi!

Da questo punto di vista la cucina diventa davvero così un vero laboratorio, in cui il cuoco diventa un piccolo scienziato che compie una serie di reazioni chimiche.

Ma vediamo cosa succede a tutte le molecole nutrienti che cosa succede da più vicino...

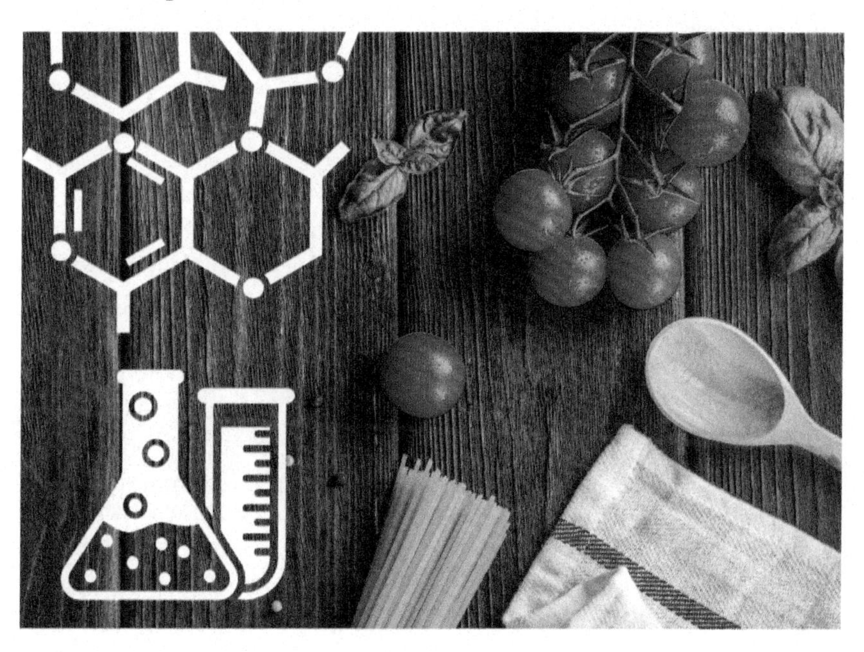

3.1.1 Carboidrati e cottura: come si trasformano?

Nel caso dei carboidrati, la cottura in acqua bollente fa sì che ad esempio i cereali e le patate assorbano i liquidi e diventino commestibili.

Durante la cottura i carboidrati subiscono una serie di reazioni chimiche che possono influenzare il loro sapore, consistenza e valore nutrizionale.

In generale, i carboidrati sono composti da zuccheri semplici come il glucosio, il fruttosio e il galattosio, che possono essere presenti singolarmente o combinati tra loro in molecole più complesse come l'amido e la cellulosa.

Quando si riscalda il cibo che contiene carboidrati, inizia una serie di reazioni chimiche che includono:

- la **caramellizzazione**,
- la **gelatinizzazione**,
- la **retrogradazione** dell'amido.

La *caramellizzazione* è una reazione che avviene quando gli zuccheri presenti nei carboidrati si riscaldano e si decompongono, producendo un sapore dolce e un colore dorato. Questo processo può essere utile per migliorare il sapore dei cibi.

La *gelatinizzazione*, invece, è una reazione che si verifica quando l'amido viene riscaldato in presenza di acqua, causando la separazione delle molecole di amido e la formazione di una pasta gelatinosa. Questo processo è importante nella preparazione di alimenti come la pasta, il riso e il pane.

Infine, la *retrogradazione* dell'amido avviene quando i prodotti dell'amido gelatinizzato si raffreddano e le molecole di amido si ricristallizzano, formando una struttura più rigida. Questo può influire sulla consistenza del cibo e può anche ridurre la disponibilità di amido per la digestione. Le patate ad esempio se vengono cotte e poi raffreddate in frigo subiscono questo processo, rendendo l'amido meno disponibile all'assorbimento, quindi di fatto è come se contenessero una percentuale di carboidrati inferiore, anche se non si tratta di un processo molto significativo.

Bisogna sempre prestare attenzione alle **tempistiche di cottura**, se cuocessimo i carboidrati troppo a lungo, diventerebbero molli e vischiosi, perdendo il loro sapore.

Quando cuoci i carboidrati in forno, si originano delle molecole chiamate **destrine** che emanano un gradevole profumo, per farti capire meglio è quel buon profumo che emanano i biscotti quando li cuociamo.

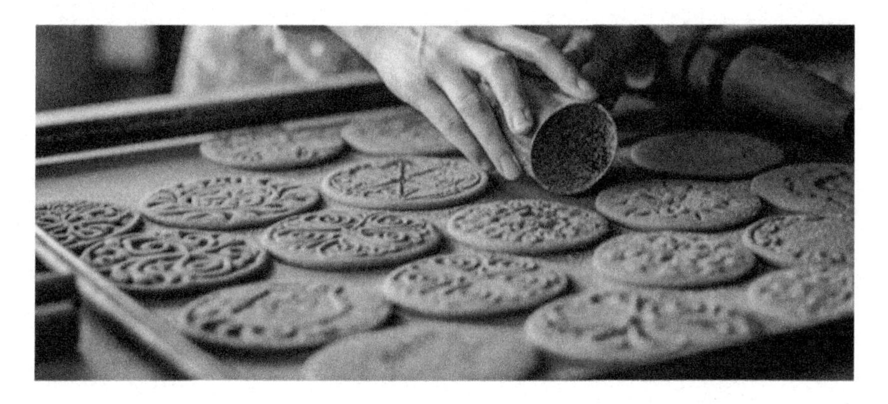

Tuttavia, se la cottura supera i 190°C, i carboidrati possono diventare scuri e formare sostanze tossiche e potenzialmente cancerogene.

Lo stesso vale per la frittura dei carboidrati in olio bollente: se il prodotto diventa troppo scuro, si è formata una sostanza chiamata **acrilammide**, che è potenzialmente cancerogena e molto irritante per lo stomaco.

Bisogna quindi prestare attenzione a questo aspetto, e quando fai le bruschette stai attenta a non bruciare troppo il pane!

Un leggero imbrunimento va bene, ma se diventa nero elimina quelle parti.

3.1.2 Cosa succede ai grassi quando cuciniamo?

Come abbiamo già detto, anche se i grassi sono stati spesso demonizzati negli anni passati, la scienza ha fatto passi da gigante e oggi c'è una netta distinzione tra grassi "buoni" e grassi "cattivi", ma vediamo meglio di che si tratta.

I grassi "buoni", noti anche come **grassi insaturi**, includono acidi grassi monoinsaturi e polinsaturi e possono essere trovati in alimenti come avocado, noci, semi, oli di semi, olio d'oliva e pesce grasso.

Questi grassi possono aiutare a ridurre il colesterolo "cattivo" LDL e aumentare il colesterolo "buono" HDL, il che può ridurre il rischio di malattie cardiovascolari. Inoltre, i grassi insaturi possono contribuire a ridurre l'infiammazione e migliorare la salute delle articolazioni e del sistema nervoso. Sono anche importanti per la salute del sistema riproduttivo nella donna, perché aumentano la qualità ovocitaria e aiutano in patologie come la sindrome dell'ovaio policistico (PCOS) ed endometriosi.

D'altra parte, i grassi "cattivi", noti anche come **grassi saturi** e **grassi trans**, sono presenti in alimenti come carne rossa, formaggi, burro, olio di palma e alimenti fritti.

Questi grassi possono aumentare il colesterolo "cattivo" LDL e il rischio di malattie cardiovascolari. Inoltre, i grassi trans, che sono spesso utilizzati in alimenti processati, possono aumentare il rischio di infiammazione, malattie cardiache e diabete.

In generale, è importante limitare l'assunzione di grassi saturi e grassi trans e aumentare l'assunzione di grassi insaturi per migliorare la salute.

Questo può essere fatto attraverso scelte alimentari consapevoli, come sostituire il burro con l'olio d'oliva, mangiare più pesce, e alimenti a base di piante e limitare l'assunzione di alimenti fritti e trasformati.

In ogni caso, durante la cottura, possono subire una serie di reazioni chimiche che includono:

- **Ossidazione:** l'ossidazione dei grassi avviene a causa della temperatura, luce e ossigeno, essa può portare alla formazione di radicali liberi, che causano invecchiamento del DNA cellulare e composti tossici. Più è alta la temperatura, più è accelerato il processo.
- **Idrogenazione:** l'idrogenazione dei grassi può portare alla formazione di grassi trans, che sono noti per essere dannosi per la salute.
- **Rancidità**: i grassi possono diventare rancidi a causa dell'ossidazione. Questo processo può influire sul sapore e l'odore dei grassi, che è tutt'altro che piacevole.
- **Frittura:** durante la frittura, i grassi possono subire una serie di reazioni chimiche che portano alla formazione di composti aromatici e alla modificazione della loro consistenza.

I grassi che utilizziamo per cucinare sono gli olii (extra vergine di oliva, di mais, di semi ecc.) e il burro.

È importante tenere presente che ogni tipo di olio ha il suo **punto di fumo** che dipende dalla sua composizione fisica, e reagisce diversamente alle temperature, il punto di fumo infatti è la temperatura massima che può raggiungere senza bruciarsi e senza formare sostanze tossiche.

È quindi fondamentale ad esempio cucinare con oli adatti alle alte temperature, in modo da preservare le proprietà nutrizionali degli alimenti.

Quando si cucina, è importante utilizzare oli con un punto di fumo elevato, come **l'olio extravergine di oliva**, quello di **arachidi** e di sesamo.

Se si supera il punto di fumo, si possono formare sostanze tossiche, come l'**acroleina**, che può irritare la mucosa gastrica e aumentare il rischio di cancro.

In questa tabella puoi vedere i diversi punti di fumo degli oli più comuni.

Ricorda di utilizzare gli oli con un punto di fumo basso preferibilmente a crudo o per brevi cotture, come l'olio di mais, di girasole o di soia, mentre per le cotture prolungate è meglio utilizzare l'olio extravergine di oliva, di arachidi o di cocco.

Tipo di olio	Punto di fumo
Olio di semi di girasole	Meno di 130°C
Olio di mais	130-160°C
Olio extra vergine di oliva	180-210°C
Olio di arachidi	180-230°C
Olio di soia	130°C
Burro	120-160°C
Burro chiarificato	230°C

Il burro, a causa del suo basso punto di fumo, è preferibile non utilizzarlo per la cottura.

Ma il **burro chiarificato** è un'altra cosa: si tratta di una tipologia di burro che viene prodotta eliminando le proteine del siero del latte e i grassi a catena lunga attraverso il riscaldamento.

Ciò significa che il burro chiarificato ha un punto di fumo elevato ed è adatto alla cottura, oltre ad avere proprietà benefiche per la mucosa gastrica e intestinale, per questo è usato sin dall'antichità nella cucina e nella medicina ayurvedica indiana.

3.1.3 Come si comportano le proteine in cottura?

Durante la cottura anche le proteine contenute nella carne, nel pesce ecc… subiscono una serie di modifiche che influenzano la loro struttura e proprietà.

Le proteine sono costituite da catene di amminoacidi, e ogni tipo di proteina ha una struttura unica e una serie di proprietà fisiche e chimiche.

In generale, le proteine subiscono tre tipi di modifiche durante la cottura:

- **Denaturazione:** le proteine si denaturano quando vengono sottoposte a calore o a sostanze chimiche come l'acido. La denaturazione comporta la rottura di legami deboli della struttura, provocando la perdita della loro struttura tridimensionale, il che può influire sulla loro solubilità, viscosità e proprietà. Ad esempio, l'uovo crudo ha una consistenza gelatinosa, mentre l'uovo sodo ha una consistenza solida, questo grazie alla modifica strutturale dell'albumina, la proteina presente nell'albume.
- **Coagulazione:** le proteine possono coagulare quando vengono sottoposte a calore o a sostanze chimiche come l'acido. La coagulazione comporta la formazione di legami tra le proteine denaturate, creando una rete tridimensionale che trattiene l'acqua e le sostanze nutritive. Ad esempio, il formaggio è fatto coagulando le proteine del latte.
- **Reazioni di Maillard:** le proteine possono reagire con gli zuccheri durante la cottura, formando composti chiamati prodotti di Maillard. Questi composti conferiscono ai cibi un sapore e un colore distintivi. Ad esempio, la crosta dorata del pane tostato è il risultato delle reazioni di Maillard.

In generale, la cottura delle proteine può influire sulla loro digeribilità e sul loro valore nutrizionale.

In alcuni casi, la cottura può aumentare la disponibilità degli amminoacidi delle proteine, rendendoli più facili da digerire e utilizzare per il corpo.

Tuttavia, in altri casi, la cottura può distruggere alcune vitamine e aminoacidi, riducendo il valore nutrizionale e benefico.

Anche in questo caso va bene l'imbrunimento, evitando però di cuocere troppo.

Nelle prossime pagine parleremo anche di brace, come renderla più sana e meno tossica per la nostra salute.

3.1.4 Vitamine e Sali minerali in cottura

Le vitamine, gli antiossidanti e i sali minerali sono un'altra questione importante quando si cuoce il cibo.

È importante sapere che le vitamine sono contenute principalmente nella frutta e nella verdura, ma la cottura può ridurne significativamente la quantità.

Ad esempio, i broccoli cotti per 2 minuti perdono il 25% della vitamina C e i fagiolini ne perdono circa il 70%.

La cottura rende alcune verdure più digeribili e masticabili, che da crude sarebbero difficili da consumare. Ciò è dovuto al fatto che il calore ammorbidisce la cellulosa, la fibra che costituisce l'impalcatura di questi alimenti.

La cottura degli alimenti può influire sulla quantità di vitamine presenti in essi. Alcune vitamine sono stabili al calore, mentre altre sono sensibili e possono essere danneggiate o distrutte dalla cottura.

Le **vitamine idrosolubili** (che si sciolgono in acqua), come la vitamina C e le vitamine del gruppo B, sono sensibili al calore e alla luce. Ciò significa che possono essere danneggiate o distrutte durante la cottura, specialmente se l'alimento viene cotto a temperature elevate per periodi di tempo prolungati.

Ad esempio, la vitamina C presente negli agrumi può essere persa durante la cottura o la conservazione a lungo termine. Allo stesso modo, le vitamine del gruppo B, presenti nei cereali integrali, possono essere danneggiate dalla cottura prolungata o dall'esposizione alla luce.

Ad esempio, i flavonoidi, che sono una categoria importante di antiossidanti con azione antitumorale e antinvecchiamento, si riducono dell'11% con la cottura al vapore e del 66% con la bollitura. Anche i sali minerali vengono notevolmente persi durante la cottura, soprattutto durante la bollitura.

Le **vitamine liposolubili** (che non si sciolgono in acqua), come la vitamina A, la vitamina D, la vitamina E e la vitamina K, sono più stabili al calore rispetto alle vitamine idrosolubili e possono resistere alla cottura a temperature elevate.

Anche loro però possono essere disperse se il cibo viene cotto troppo a lungo o se viene utilizzato un metodo di cottura in cui le vitamine vengono rimosse, come quando i succhi di cottura vengono scolati o quando le parti esterne degli alimenti vengono rimosse.

È inevitabile perdere una parte delle sostanze nutritive quando cuociamo i cibi, proprio per questo è importante consumare anche gli **alimenti crudi** per integrare le sostanze nutritive perse durante la cottura.

Se sgranocchi un finocchio crudo infatti sappiamo che è sicuramente più ricco di vitamine rispetto a un finocchio cotto in forno.

Adottare alcuni consigli per limitare la perdita delle vitamine e di tutte le altre sostanze importanti durante la cottura può contribuire a migliorare la nostra salute.

3.2 TECNICHE DI COTTURA A CONFRONTO

Le tecniche di cottura che vengono utilizzate maggiormente rappresentano la tradizione culinaria, e quindi tutto ciò che mettiamo in atto nelle nostre cucine da sempre. Anche se oggi abbiamo potenti macchinari moderi, le modalità sono sempre quelle e prevedono l'utilizzo del calore umido, del calore secco e della cottura con il grasso bollente (cioè la frittura). Ricorda anche che esistono altre tecniche di cottura che prevedono l'utilizzo di onde elettromagnetiche, è il caso del microonde.

È importante saper utilizzare al meglio queste tecniche ed è ancor più utile utilizzare degli escamotage per rendere il cibo buono, digeribile e ricco di vitamine e nutrienti indispensabili per la nostra salute.

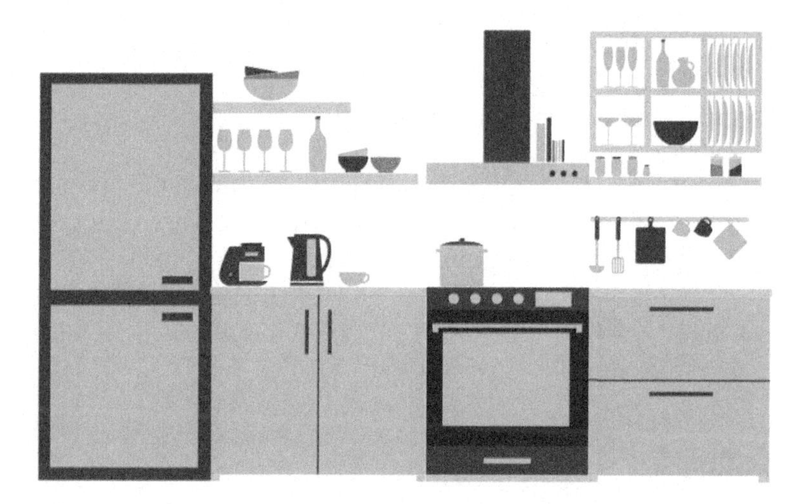

Esploriamo le varie tecniche di cottura e rendiamole quindi efficaci per avere il massimo del potere nutritivo degli alimenti.

3.2.1 Il calore umido: bollitura, vapore, pentola a pressione.

Il calore umido utilizza l’acqua e il vapore, questa tecnica risale a circa 9000 anni fa.

In passato si usavano delle pietre bollenti riscaldate sul fuoco che venivano riposte all'interno di recipienti fatti di canne o altri vegetali per scaldare l'acqua e preparare il cibo.

In questo modo, il cibo diventava più digeribile e appetibile. Con il tempo, si iniziarono a produrre i brodi e le zuppe, che ben presto diventarono il piatto principale di numerose popolazioni.

Le tecniche di cottura a calore umido sono adatte per alimenti delicati che richiedono una cottura uniforme e lenta.

Tuttavia, queste tecniche possono comportare la perdita di nutrienti idrosolubili come le **vitamine del gruppo B e la vitamina C**, poiché le sostanze nutritive possono essere disperse nell'acqua o nel liquido di cottura.

Per minimizzare la perdita di nutrienti, è importante evitare di cucinare gli alimenti per troppo tempo e di utilizzare il liquido di cottura come base per le zuppe o le salse.

Ma vediamo i vari tipi di cotture che sfruttano il calore umido.

La bollitura

La **bollitura** è una tecnica molto versatile che consente di cuocere una vasta gamma di pietanze utilizzando l'acqua bollente. Si possono preparare minestre, zuppe e cuocere legumi secchi, patate, uova, pesce, carne e cereali.

Se desideri cuocere carne o pesce in acqua bollente, per ottenere un piatto nutriente, ti consiglio di immergerli solo quando l'acqua bolle.

Ciò perché l'acqua bollente reagisce con le proteine superficiali della carne o del pesce, creando un sottile strato impermeabile che impedisce all'acqua di penetrare all'interno e portare via le sostanze nutritive, come le vitamine e i sali minerali.

Invece, se mettiamo la carne o il pesce in acqua fredda e poi scaldiamo, otteniamo il brodo. Con questo metodo, il riscaldamento graduale porta alla fuoriuscita delle sostanze nutritive che si riversano nell'acqua, rendendola brodo.

Per quanto riguarda i legumi, essi vengono cotti in acqua, ma devono essere messi in ammollo in acqua fredda prima di essere cotti, fatta eccezione per le lenticchie che non necessitano di questa procedura di ammollo.

La tabella successiva indica le tempistiche di ammollo e cottura dei legumi.

Legume secco	Ammollo	Cottura in pentola	Cottura in pentola a pressione
Fagioli di spagna	8 ore	1h 15’	40’
Fagioli cannellini	8 ore	1h 30’	50’
Ceci	8 ore	1h 30’	50’
Cicerchie	12 ore	2h 30’	1h 30’
Fagioli neri	10 ore	2h	1h
Fave	10 ore	1h 45’	1h
Lenticchie	no	40’	20’

Purtroppo, come detto la verdura bollita perde gran parte delle sue vitamine e dei sali minerali, e il sapore può risultare poco gradevole. Ti consiglio quindi di utilizzare altre tecniche di cottura per la verdura, che vedremo dopo.

La pasta e i cereali vengono generalmente cotti in acqua bollente e si attende il tempo di cottura indicato sulla confezione.

In alcune zone del mondo, i cereali, come il riso, vengono cotti utilizzando la **tecnica di assorbimento dell'acqua**, che viene utilizzata da millenni in Cina e Giappone, grandi consumatori di riso.

Questa tecnica garantisce che non ci siano dispersioni di nutrienti e sali minerali, inoltre si ha un risparmio di acqua e la cottura non richiede un'attenzione costante. In realtà, anche il sapore risulta migliorato!

Per utilizzare questa tecnica, basta mettere i cereali in una pentola con acqua fredda, utilizzando una quantità specifica di acqua per ogni cereale. Aggiungere un po' di sale, accendere la fiamma e portare ad ebollizione, la cottura terminerà quando l'acqua si esaurisce. Alcuni cereali richiedono un ammollo di circa quattro ore prima di essere cotti.

Questa tabella mostra tempi di cottura, acqua necessaria ed eventuale ammollo.

Cereale	Ammollo 4h	ml di acqua per 100g di cereale	Tostatura	Minuti di cottura
Avena		300	-	45-50
Farro		300	-	45-50
Orzo		300	-	45-50
Riso	-	250	-	40

Grano saraceno	-	200		20
Quinoa		200	-	15
Miglio	-	250		20
Amaranto	-	200	-	15
Kamut		200	-	45-50

La cottura a vapore

La cottura a vapore è un metodo di cottura con calore umido che garantisce una minore dispersione dei nutrienti e dei sali minerali degli alimenti.

Per cucinare a vapore, si può utilizzare una pentola con acqua bollente e un cestello dove riporre gli alimenti, oppure una vaporiera elettrica.

È importante inserire gli alimenti nella pentola solo quando l'acqua inizia a bollire e il vapore si alza, in modo da garantire una cottura ottimale. La cottura a vapore è particolarmente indicata per le verdure, in quanto consente di preservare la vitamina C e gli altri nutrienti.

Per ottenere un risultato ottimale, è consigliabile tagliare le verdure in pezzi non troppo piccoli e non ammassarle, in modo da garantire il passaggio del vapore su tutta la superficie.

Inoltre, è importante evitare di tagliare le verdure troppo presto prima della cottura per evitare la dispersione dei nutrienti. A differenza delle altre cotture, la cottura a vapore non provoca la formazione di sostanze tossiche come quelle di cui abbiamo parlato in precedenza.

Un altro vantaggio della cottura a vapore è la possibilità di utilizzare spezie e aromi vari nell'acqua di ebollizione (come peperoncino, aceto, vino bianco, chiodi di garofano, alloro, cannella, pepe nero in grani ecc.), in modo che gli alimenti possano assorbirli attraverso il vapore. **È importante non cuocere troppo a lungo alcune verdure, poiché questo potrebbe causare una perdita di nutrienti.**

Le tempistiche di cottura variano a seconda dell'ortaggio, e rispettarle è fondamentale per garantire un corretto mantenimento delle vitamine. È ideale lasciare le verdure leggermente dure nel loro interno, ossia "bazzotte".

La tabella qui sotto mostra le tempistiche di cottura ottimali per preservare le vitamine.

Alimento	Minuti di cottura	Alimento	Minuti di cottura
Spinaci	3	Zucchine a rondelle	6-7
Piselli freschi	4	Broccoli tagliati	7
Cavolfiore	6	Petto di pollo/tacchino	10
Patate a cubetti	7	Filetto di maiale	16
Asparagi	9	Filetto di pesce	10
Fagiolini	8	Pesce intero	20-25
Finocchi a fette	9	Gamberi con guscio	10

La cottura in pentola a pressione

Anche la pentola pressione sfrutta il calore umido, ma in realtà necessita di pochissima acqua, che si trasforma in vapore grazie al calore e alla chiusura ermetica che genera una pressione all'interno della pentola.

I due parametri (calore e pressione) cuociono gli alimenti in maniera molto più veloce e con il vantaggio che si preservano i nutrienti, ma anche i sapori vengono accentuati.

Questo perché ovviamente la pressione interna imprigiona e fa penetrare dentro i cibi gli aromi che possono essere aggiunti alla cottura.

La pentola pressione si rivela molto vantaggiosa per la cottura dei legumi e dei cereali, alimenti che necessitano lunghe cotture in pentola.

Gli apparecchi odierni sono più sicuri rispetto a quelli che si usavano in passato e sono dotati di varie valvole di sicurezza, ma è fondamentale essere molto attenti e vigili durante la cottura e garantire una perfetta pulizia per le valvole, perché se si intasano, la pentola potrebbe esplodere.

3.2.2 Il calore secco: forno, griglia, padella.

La cottura a calore secco prevede invece l'esposizione del cibo a una fonte di calore senza l'uso di acqua. Questo metodo è molto antico e in passato venivano utilizzate delle pietre piatte roventi. Oggi ci sono tecnologie moderne per la cottura a calore secco, come ad esempio la cottura al forno, la piastra ecc. quindi vediamole più da vicino per ottimizzarle al meglio.

Cottura al forno

Tuttavia, per cuocere in modo sano al forno, è importante mantenere una temperatura intorno ai 180°C per preservare le vitamine e i nutrienti e non andare oltre il punto di fumo degli olii. Anche in questo caso quando i cibi cuociono troppo a lungo, possono formarsi sostanze tossiche sulla superficie degli alimenti.

Per evitare ciò, si possono utilizzare tecniche come il **cartoccio**, che prevede di avvolgere le pietanze in un foglio di carta adatto al forno. Ti raccomando però di non superare tendenzialmente i 180°C.

Ti consiglio di evitare l'uso di fogli di alluminio per la cottura al cartoccio, poiché l'alluminio può disperdersi all'interno del cibo e diventare un composto tossico.

Una raccomandazione importante per gli acidi grassi Omega 3 contenuti nel pesce, essi sono molto sensibili al calore e la cottura scoperta può deteriorarli, quindi è importante evitare di bruciarli usando il cartoccio.

Inoltre, si può spruzzare sulla superficie degli alimenti una soluzione di acqua e succo di limone per preservare le sostanze nutritive e prevenire la formazione di sostanze cancerogene come l'acroleina.

Questo perché il succo di limone contiene sostanze antiossidanti che prevengono la formazione di queste sostanze.

La griglia: è vero che fa male?

Sappiamo tutti che la cottura alla griglia è molto apprezzata e diffusa, soprattutto in occasione di riunioni sociali con amici e parenti.

I cibi cucinati in questo modo hanno un buon sapore, e spesso l'odore della carne alla brace ci fa venire l'acquolina in bocca. Tuttavia, è importante sapere che questa tecnica di cottura può avere risvolti negativi sulla salute se viene utilizzata troppo spesso.

La carne grassa e lavorata infatti, come ad esempio le salsicce, che sono le prime a finire sulla griglia, diventano tossiche quando vengono cotte, questo perché il grasso delle carni con il calore cola sulle braci, si brucia e crea fumi contenenti sostanze tossiche che impregnano la carne che mangiamo.

Inoltre, le parti annerite e bruciate, come già sai, contengono sostanze irritanti per la mucosa gastrica e possono aumentare il rischio di cancro.

Ma cosa possiamo fare per ridurre questi rischi?

Un modo molto efficace è l'utilizzo di bracieri verticali. I locali che vendono kebab adottano questa tecnica di cottura per prevenire la risalita dei gas e dei fumi tossici sulla carne.

Altrimenti, è importante prestare attenzione a non bruciare le carni e girarle spesso durante la cottura.

Il mio consiglio è quello di usare il succo di limone o dello zenzero e altre erbe aromatiche come il rosmarino (che contengono sostanze antiossidanti) per prevenire la formazione di acroleina.

Cottura in padella, la tradizione!

La cottura in padella è una delle tecniche di cottura più versatili e diffuse in cucina.

In questo caso, si sfrutta la fiamma e una superficie di metallo (pentole e padelle) alla quale si aggiungono cibo, spezie, liquidi e grassi. Per noi italiani, la cottura in padella equivale al **soffritto**, composto dal tipico magico trio di sedano, carota e cipolla.

Esistono altre combinazioni di spezie, come l'utilizzo del porro al posto della cipolla, l'aggiunta dell'aglio o il semplice trito di aglio e cipolla, soprattutto se si cucina il pesce.

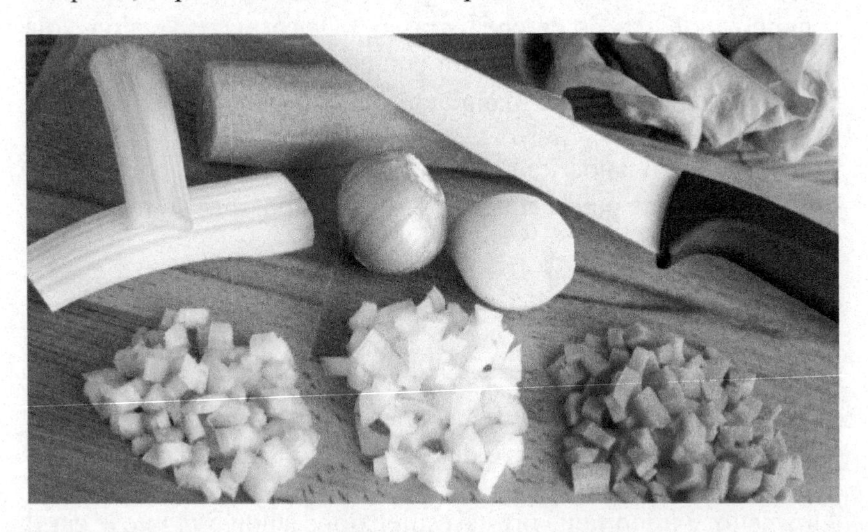

Ora sfatiamo un mito, il soffritto non fa sempre male!

In realtà, il problema sorge quando si usa troppo olio e si cuociono i cibi a temperature troppo elevate e per troppo tempo. I grassi reagiscono al calore e formano sostanze che possono danneggiare la salute, soprattutto quando l'olio supera il punto di fumo.

Inoltre, le vitamine importanti come i Polifenoli e la Vitamina E presenti nell'olio si rovinano e il potere nutrizionale di questo alimento viene compromesso.

E allora… come si fa un soffritto sano?

Per preparare un soffritto sano, è importante usare pochissimo olio e una fiamma piuttosto bassa. Inoltre, si deve aggiungere un po' di acqua all'olio per impedire che i grassi raggiungano il loro punto di fumo, l'acqua infatti "scambia" calore ed evapora limitando il danneggiamento dei grassi presenti nell'olio.

Quindi per andare al sodo, per fare un soffritto sano bisogna:

- Aggiungere **due parti di acqua e una di olio**, ad esempio due cucchiai di acqua e uno di olio.
- Aggiungere sin da subito le verdure tritate.
- Mescolare spesso e velocemente con un **cucchiaio di legno**, il metallo infatti contribuisce all'ossidazione dei grassi dell'olio.

Puoi anche preparare un soffritto usando solo acqua e brodo vegetale. Attendere che si restringa e inizi a profumare, poi aggiungere gli alimenti che devi cucinare.

Forse non tutti sanno che il soffritto può essere utile e benefico per la salute, soprattutto per alcuni disturbi gastrointestinali.

Ad esempio, in caso di stitichezza, stimola la funzione epatica, aiuta il fegato e contribuisce a una normale evacuazione.

Inoltre, in caso di gastrite e dispepsia funzionale, il soffritto può aiutare a digerire meglio le verdure dal momento che elimina una parte di acqua presente al loro interno e favorisce la digestione.

3.3 COTTURA IN SOTTOVUOTO: LA VASOCOTTURA IN MICROONDE

Perché ti consiglio di imparare a usare anche la vasocottura?

Perché risolve contemporaneamente quattro problemi!

In primo luogo, elimina la mancanza di sapori e gusto che spesso si riscontra quando si segue una dieta. Dopo un po', infatti, si rischia di stufarsi di mangiare cibi poco gustosi.

In fondo, la cucina tradizionale italiana è caratterizzata dalla condivisione a tavola e dalla passione per i sapori autentici.

Perché, allora, dovresti rinunciare al gusto quando sei a dieta?

In realtà il problema è sempre nella chimica delle cotture.

Il grosso problema della cottura tradizionale è rappresentato dalle reazioni chimiche che avvengono negli alimenti, le cosiddette reazioni di Maillard.

Reazioni che si verificano in presenza di acqua, calore, ossigeno e cibo e possono compromettere la salute dei nutrienti essenziali, come le vitamine, durante la cottura canonica dei cibi.

Come abbiamo visto infatti la bollitura può causare una perdita dell'80% delle vitamine presenti nelle verdure e l'olio extra vergine di oliva (EVO), composto per il 99% da grassi chiamati trigliceridi, può formare **acrilammide** e **bisacrilammide**, prodotti tossici e cancerogeni, durante la cottura prolungata.

Per queste ragioni, per conservare le proprietà nutritive dell'olio, è consigliabile utilizzarlo sempre a crudo, senza cuocerlo. In questo modo, si possono preservare le sue caratteristiche prodigiose, come i **polifenoli**, le **clorofille** e la **vitamina E**, che sono potenti antiossidanti.

Sebbene il soffritto controllato sia ammesso, ho cercato a lungo un metodo di cottura veloce e non troppo impegnativo per preservare le vitamine dei cibi.

Negli ultimi anni, la scienza ha introdotto in cucina nuovi metodi di cottura per ottimizzare i processi e preservare le molecole presenti nelle reazioni di Maillard dal diventare tossiche e potenzialmente cancerogene e irritanti per la mucosa gastrica.

Uno dei metodi di cottura che preserva tutte le proprietà nutrienti dei cibi è la **cottura in sottovuoto**.

Questa tecnica è ottima perché le reazioni di Maillard si svolgono senza ossigeno e i nutrienti non vengono ossidati.

Inoltre, il sottovuoto è in grado di concentrare ed esaltare i sapori degli alimenti, anche se si utilizzano condimenti come le spezie e gli ortaggi aromatici.

Per provare questa tecnica, sono necessari solo due strumenti:

1. un microonde con una potenza di cottura tra i 700 e gli 800 Watt;
2. vasetti in vetro temprato specifici per questa tecnica.
3.

Probabilmente, ti starai chiedendo:

"Il microonde? Ma non fa male? Ci sono le radiazioni! Aiuto!"

Benissimo, ottima domanda!

Per risponderti ora facciamo un passo indietro e parliamo di questo strumento ingiustamente boicottato, ma utilissimo!

3.4.1 Che cos'è e come lavora il microonde!

Il microonde è stato introdotto sul mercato americano nel 1967, quando un ingegnere scoprì casualmente che le onde elettromagnetiche potevano cuocere il cibo. Oggi, è diffuso in tutto il mondo, ma spesso viene utilizzato "banalmente" solo per scongelare o riscaldare i cibi, senza sfruttare appieno le sue potenzialità.

Nonostante sia stato impropriamente definito "forno", il microonde non è adatto alla cottura di tutti i cibi.

In sostanza quello che è succede agli alimenti è che le onde elettromagnetiche "muovono" le molecole d'acqua presenti in essi, questo movimento genera attrito e quindi sviluppa calore.

Per capire come l'attrito sviluppa calore immagina il gesto di sfregarsi le mani quando fa freddo, lo fai appunto per scaldarle.

Si riscalda così l'acqua e per *trasferimento* anche gli altri componenti come i grassi, le fibre e le proteine. La temperatura dell'acqua nei cibi raggiunge al massimo i 100°C, che corrisponde al punto di ebollizione, senza superare mai questa soglia.

Avrai certamente letto che la cottura con il microonde può alterare la composizione dei cibi, ma questo accade in tutte le cotture, indipendentemente dal metodo utilizzato e lo abbiamo visto in maniera approfondita nei paragrafi precedenti.

Quando gli alimenti cuociono, infatti, cambiano la loro composizione fisica e chimica, e poco importa se a provocare la cottura sia il fuoco, il vapore o le radiazioni delle onde elettromagnetiche.

È vero che il termine "radiazioni" può suscitare paure e timori, associandolo alle bombe nucleari o al disastro di Chernobyl.

Devi sapere che le radiazioni sono come le onde del mare e ne esistono di diverse grandezze, dalle piccole increspature ai potenti cavalloni fino a veri e propri tsunami. Questo le rende più o meno pericolose per l'uomo.

Le radiazioni utilizzate dal microonde non sono nocive come quelle emesse dalla bomba nucleare di Hiroshima o dal reattore nucleare di Chernobyl.

Ricorda che anche il wi-fi, i cellulari e le radio emettono onde elettromagnetiche in modo continuo e che anche la luce è una radiazione, la radiazione luminosa.

Il microonde quindi si emette radiazioni, ma per precauzione ulteriore, il corpo del microonde è costituito da parti metalliche che schermano la fuoriuscita delle onde, che continuano a rimbalzare all'interno dell'apparecchio finché non colpiscono qualcosa che le assorbe, i nostri cibi.

Anche lo sportello, come avrai notato, è dotato di una maglia metallica che impedisce la fuoriuscita delle radiazioni.

Come dicevamo, quando le onde arrivano sul cibo, causano una rapida oscillazione delle molecole d'acqua, generando un aumento di calore che viene poi trasferito al resto del cibo, innescando dei punti di cottura chiamati "hotspot".

Grazie alla rotazione del piatto del microonde, questi hotspot si creano in modo uniforme nel cibo.

Non c'è nulla da temere nell'uso del microonde, e a questo punto possiamo approfondire la tecnica della **vasocottura al microonde**.

3.4.2 Come funziona la tecnica della vasocottura in microonde?

Tutto ciò di cui abbiamo bisogno è un forno a microonde con una potenza tra i 700 e gli 800 Watt e dei vasetti in vetro temperato specifici per questa tipologia di cottura, di questi ne esistono diversi tipi che sono:

- Weck
- Bormioli Fido
- Korken (Ikea)
- La Parfait

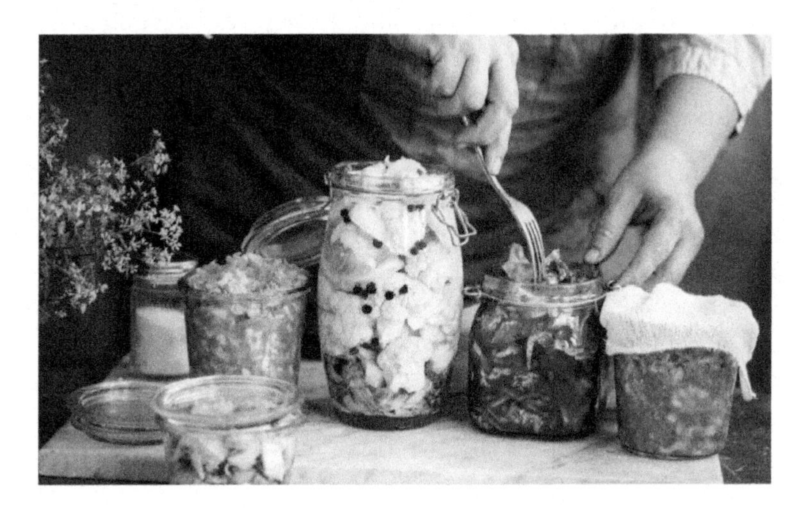

Questi vasetti sono realizzati con tre materiali semplici:

1. vetro temprato,
2. gomma naturale,
3. acciaio inossidabile.

Il vetro è spesso e resistente all'ebollizione, alla sterilizzazione e alla lavorazione. Altri vasetti potrebbero non resistere alla tecnica e rompersi.

N.B. L'acciaio in questo caso può andare tranquillamente nel microonde perché le onde elettromagnetiche verranno assorbite tutte dai cibi.

Facendo un focus si vari marchi…

I **Weck** hanno la guarnizione sottile e **sono adatti per la cottura delle verdure** e di ricette a breve cottura come ad esempio i dolci.

Mentre i **Bormioli Fido** e i **Korken**, come anche **La Parfait** sono adatte per i **cibi a cottura prolungata**, come carne, pesce, verdura fibrosa (come i carciofi).

I vasi consigliati sono i WECK, acquistabili online, e i FIDO, reperibili in tutti i negozi di casalinghi, mentre i Korken sono da Ikea.

Weck e Bormioli Fido sono questi mostrati qui sotto.

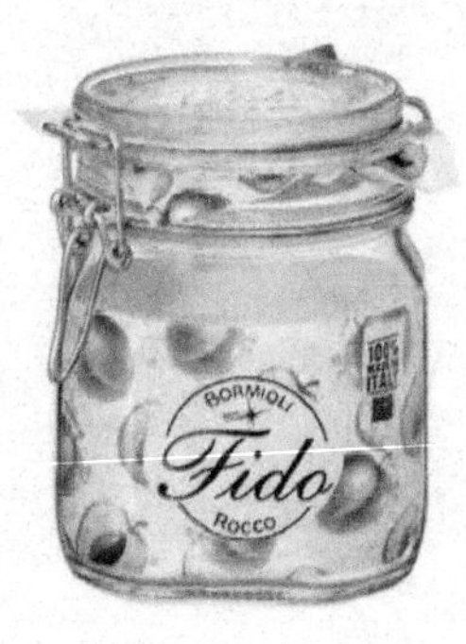

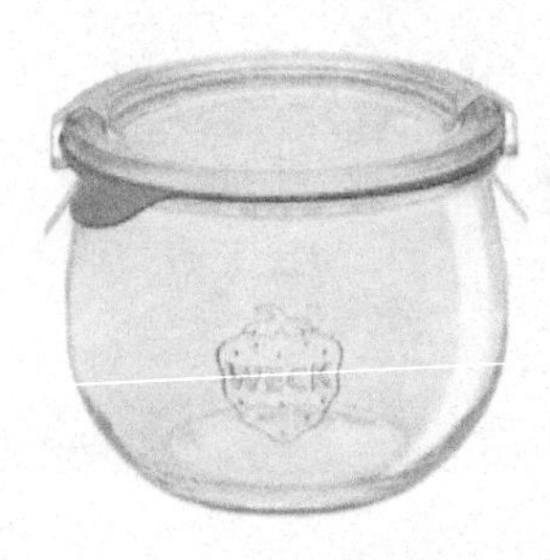

Ma cosa succede agli alimenti quando cuociono nei vasetti?

Come abbiamo detto, l'irraggiamento del forno a microonde a 700-800 Watt inizia a scaldare il contenuto del vasetto, provocando l'ebollizione e la successiva evaporazione dell'acqua presente negli alimenti.

Il vapore inizia a spingere l'aria fuori dal vasetto attraverso la guarnizione, generando un fischio simile a quello di una piccola pentola a pressione.

In questo modo, si crea il vuoto e, in questa particolare condizione di pressione e calore, il cibo inizia a cuocere e si sterilizza.

Il vuoto impedisce inoltre il decadimento delle vitamine, consentendo loro di conservarsi al meglio.

Ecco cosa devi fare per iniziare anche tu a cuocere con la vasocottura al microonde…

Primo step: il test dell'acqua

Per utilizzare al meglio il microonde per la cottura dei tuoi alimenti, la prima cosa da fare è il test dell'acqua.

Questo test ti aiuterà a individuare la potenza con cui dovrai cuocere le tue pietanze, che in genere si aggira sui 700-750 watt, ma dato che ogni microonde è diverso è bene individuare la tua potenza.

Per il test dell'acqua e le specifiche di cottura, ci riferiremo convenzionalmente ai barattoli Weck da 580 ml e ai Bormioli Fido da 500 ml, in quanto sono i più utilizzati, monoporzione e garantiscono una cottura uniforme e standardizzata.

Procedi così: riempi il vasetto con acqua di rubinetto fresca (se è calda o troppo fredda interferirebbe con il test) fino a 3/4 della sua capienza, all'incirca sono 370 ml di acqua, chiudi ermeticamente il vasetto, i Bormioli e i Korken vanno agganciati mentre nei Weck vanno messi 4 ganci a croce, e imposta il microonde alla potenza media per circa 5 minuti. Se non hai modo di impostarla avvia semplicemente il microonde.

Se l'acqua inizia a bollire (quando compaiono le prime bollicine) tra i 3:30 e i 4:30 minuti, la potenza del tuo microonde è di 700-750 Watt e puoi utilizzarla per la cottura dei tuoi alimenti.

In linea di massima, per portare un alimento a cottura e sterilità, deve bollire per almeno 2 minuti.

Quindi, una volta scoperta la tempistica in cui l'acqua inizia a bollire, devi aggiungere altri 2 minuti di cottura. I tempi di cottura variano:

- **vasetti da 370 ml**, la cottura in genere richiede **4 minuti** totali,
- da **500-580 ml** il tempo di cottura è di **6 minuti**,
- da **750 ml** sono necessari **9 minuti.**
- da **1 litro** la cottura richiede **12 minuti**.

A queste tempistiche **va aggiunto sempre il riposo di 20 minuti** che completerà la cottura.

Tutti tempi brevi! Mentre apparecchi la tavola, la tua pietanza è già pronta!

CHIUSURA DEI VASETTI: per assicurare la formazione del vuoto, la guarnizione e i bordi del vasetto devono essere ben puliti e la guarnizione deve essere posizionata correttamente.

Per i vasetti Weck, applicare i 4 ganci equidistanti tra loro, in modo da creare una croce immaginaria come mostrato nella prossima figura.

Una volta che l'alimento è pronto, i ganci possono essere rimossi e utilizzati per altre cotture.

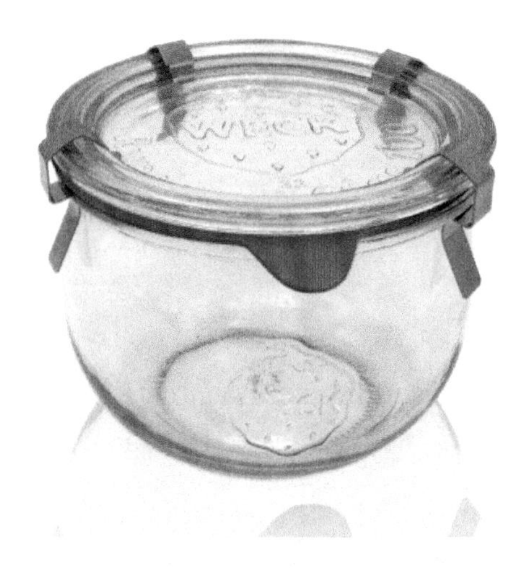

I vasetti, una volta raffreddati, possono essere conservati in frigorifero per 10-15 giorni senza che si verifichi proliferazione batterica, grazie al sottovuoto.

APERTURA DEI VASETTI: dopo la cottura e il riposo di 20 minuti.

1. rimuovi i ganci dei Weck o sgancia il vasetto Bormioli (a seconda se usi Weck o Bormioli).
2. Weck: rimetti i vasetti in micro per qualche minuto, circa 3 minuti, e l'apertura dei vasetti è così facilitata, poi basterà tirare la linguetta della guarnizione dei vasetti Weck e si sente lo sfiato
3. Bormioli: sgancia il tuo vasetto e mandalo al microonde per qualche minuto fino alla sua apertura, si apre da solo, se non si apre subito continua a mandarlo in microonde e vedrai che si aprirà.

Se hai il vasetto **freddo dal frigorifero** sarebbe meglio lasciarlo stemperare per 1 ora, poi basta ripassarlo nel microonde per 3 minuti per aprirlo e riscaldare la pietanza.

Anche i Bormioli possono essere rimessi nel microonde sganciati e mandati alla massima potenza per qualche minuto fino alla loro apertura.

Domanda: i vasetti possono esplodere?

No perché durante la cottura dalla guarnizione esce vapore e aria, in questo modo non si sviluppa troppa pressione interna.

Ma potrebbero rompersi nel caso in cui gli alimenti fossero ancora surgelati oppure troppo caldi, l'escursione termica potrebbe causare la rottura del vetro.

Quindi mai alimenti congelati o precedentemente cotti!

Per la manutenzione ricorda che il vetro può essere lavato in lavastoviglie tranquillamente, stessa cosa per i gancetti in acciaio dei Weck.

Mentre i ganci in lega dei Bormioli Fido vanno lavati a mano e asciugati bene, questo perché se arrugginiscono possono causare scintille durante la cottura.

Le guarnizioni devono essere cambiate quando perdono elasticità, in questo caso non aderirebbero al tappo non garantendoti il sottovuoto, comunque accade dopo parecchie cotture, le sostituzioni si trovano comodamente on line.

Dopo le cotture è bene asciugare il microonde con un panno asciutto, questo per evitare che si rovini la **mica**, una piastrina porosa che si trova nella parete interna del forno, e che venga quindi compromessa la sua funzionalità.

Inoltre per igienizzare il forno puoi pulire con acqua calda e aceto o limone (usa la stessa soluzione che prepari per l'igiene del frigorifero), evita i detersivi.

IMPORTANTE!

Non riempire mai completamente i vasetti, lasciandoli sempre a 3/4 della loro capacità, altrimenti il contenuto potrebbe fuoriuscire durante la cottura.

Tuttavia, per le ricette che prevedono **solo verdure**, si possono riempire fino al massimo della capacità, poiché queste tendono ad appassire durante la cottura.

Dopo la cottura di 6 minuti, carne, pesce, pasta, riso, patate e legumi devono riposare per 20 minuti fuori dal microonde, in modo che la cottura si completi.

Inserire sempre nel microonde un solo vasetto alla volta; due o più vasetti insieme non si cuociono correttamente, poiché si schermano a vicenda.

Non utilizzare prodotti congelati o eccessivamente freddi, poiché l'escursione termica potrebbe rompere il vetro. Tuttavia, le pietanze già calde diminuiscono i tempi di cottura.

Inoltre, fai **attenzione a maneggiare i vasetti appena finita la cottura**, poiché potrebbero essere molto caldi e si rischia di bruciarsi. Non aprirli subito, aspetta sempre i 20 minuti di riposo.

Non forzare l'apertura dei vasetti con coltelli o altri strumenti, si rischia di ferirsi.

Non usare funzioni grill, non servono per questa tipologia di cottura.

Esempi di tempi di cottura per alimenti da cuocere a 700-750 watt in vasetti da 580/500 ml.

Cottura di verdure: 6 minuti nel microonde + 20 minuti di riposo.

Cottura di carne/pesce: 6 minuti nel microonde + 20 minuti di riposo.

Lenticchie decorticate, fave e piselli: 6-7 minuti nel microonde (gli altri legumi non possono essere cotti, ma possono essere utilizzati quelli precotti senza problemi).

Quinoa, bulgur: 6 minuti nel microonde + 20 minuti di riposo.

Pasta, riso: 6 minuti nel microonde, aggiungendo il doppio dell'acqua rispetto al loro peso (ad esempio, per 60 g di riso o pasta, aggiungere 120 g di acqua) + 20 minuti di riposo.

Uova e latticini: massimo 1 minuto e mezzo (altrimenti si rompe).

Conservazione dei vasetti

I pasti cotti in vasocottura si mantengono per 10-12 giorni grazie al meccanismo di sottovuoto che impedisce l'azione di muffe e batteri quindi puoi tranquillamente usare questa tecnica a tuo piacimento per organizzare anche intere settimane.

Puoi anche mettere i vasetti in congelatore, ricorda che poi per aprirli dovrai attendere il completo disgelo prima di rimetterlo in microonde per aprirlo, altrimenti rischi di romperle il vasetto a causa dell'escursione termica.

Le guarnizioni potrebbero rovinarsi a causa del congelamento, motivo per il quale io non congelo mai i vasetti.

Hai poco tempo per cucinare? C'è anche il *Meal Prep*

Guida pratica per un'organizzazione veloce dei tuoi pasti

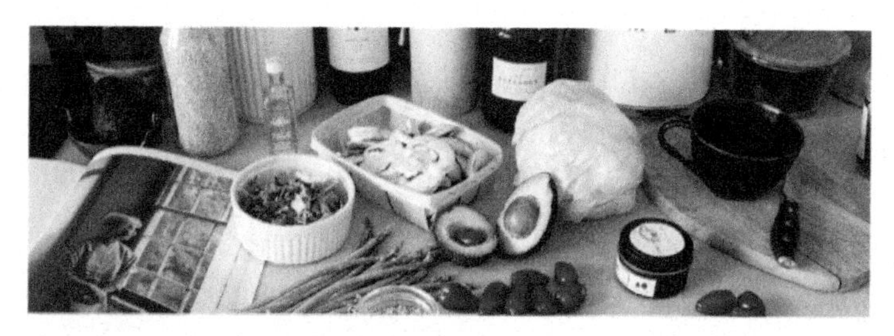

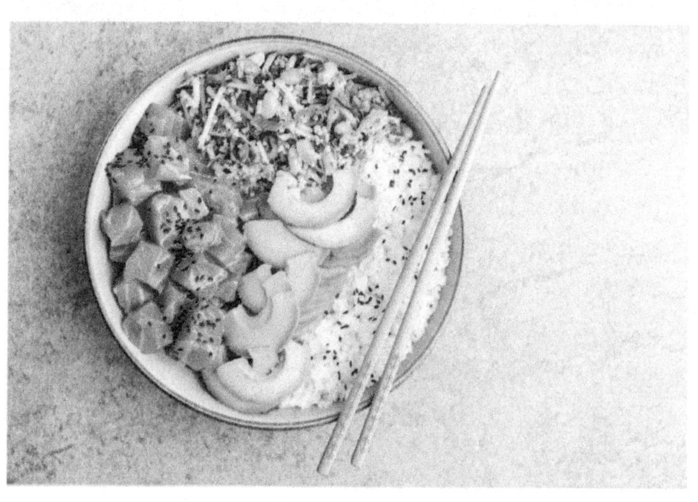

Che cos'è il meal prep?

Meal Prep significa letteralmente "preparazione dei pasti" e prevede di dedicare un paio di ore a pianificare e cucinare le basi dei pasti per tutta la settimana, in genere durante il weekend. L'obiettivo è risparmiare tempo e fatica in cucina nei giorni di lavoro.

È una tecnica che adotto quando ho settimane più complicate ma è stato un modo per non impazzire e soprattutto non stare male quando facevo un lavoro stressante e lontano da casa.

La tecnica è quella di preparare in anticipo ad esempio i legumi e cereali cioè le basi che sono più lunghe e che spesso si finisce per saltare durante le settimane perché troppo lunghe da preparare.

Puoi preparare ad esempio:

- componenti base di un'insalata di riso o altro cereale,
- un dolce della colazione come un ciambellone o dei muffin,
- una teglia di verdure al forno,
- esempio uova sode o una frittata,
- pesto di verdure e frutta secca,
- polpettine di carne,
- polpettine di legumi,
- zucca arrosto,
- carote lavate e tagliate.

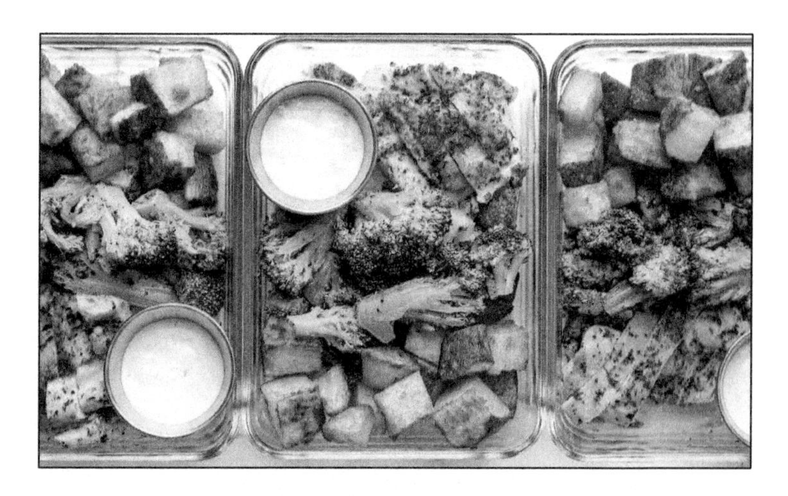

Durante il tuo Meal Prep puoi quindi cucinare:

- uno e due cereali, ad esempio farro e quinoa,
- un legume, ad esempio i ceci oppure le lenticchie,
- due/tre verdure, come la zucca intera al forno in autunno, broccoli a vapore, cavolfiore, cavolo nero,
- un sugo (es. sugo con tonno) o un pesto (hai le mie ricette).

Conservazione: in frigo usando contenitori ermetici puliti e asciutti quello che penso di consumare nei primi 2-3 giorni e poi puoi fare delle porzioni ad esempio i cerali nei restanti 4-5 giorni in contenitori separati.

Altrimenti puoi anche congelare i cereali cotti in bustine avendo cura di mettere i cereali distribuiti sul piano. I cereali cotti li puoi usare direttamente in padella aggiungendo qualche cucchiaio di acqua.

Quando cucinare?

Anche in questo caso, la scelta migliore è quella pensata in base alle proprie specifiche esigenze. In genere è preferibile concentrare il Meal Prep in un unico giorno, ad esempio la domenica.

Con le verdure già cotte e il cereale in porzioni puoi organizzare il pasto assemblando semplicemente i componenti.

Ad esempio:

- riso integrale + salmone + asparagi cotti al vapore + olio EVO
- farro + ceci + zucchine grigliate + olio EVO
- cous cous + pollo grigliato + peperoni + olio EVO

Per facilitare il Meal Prep è efficace adottare la formula "cucina una volta, mangia due volte."

Ad esempio:

- Puoi cuocere 12 muffin e congelarne 6 per la settimana successiva, oppure le fettine di ciambellone.
- Puoi organizzare tutte le colazioni della settimana preparando dei biscotti.
- Puoi cucinare ad esempio del pesce o della carne in doppia porzione. Una per la cena e una per il pranzo da portare a lavoro (che poi unirai a un cereale o a del pane e della verdura),
- Puoi usare le verdure cotte la sera per preparare una frittata da portare nel pane a lavoro.
- Per la colazione puoi preparare la sera prima il porridge da mettere in frigo in overnight, la mattina sarà già pronto.
- Puoi preparare dei pesti per condire la tua pasta in rapidità.

Non dimenticare che **puoi usare anche la vasocottura** per preparare pasti rapidi e veloci, verdure, proteine e piatti unici da riporre in conservazione in frigo e da usare al momento di bisogno.

I pasti cotti in vasocottura si mantengono per 10-12 giorni quindi puoi tranquillamente usare questa tecnica a tuo piacimento.

Un esempio sono le poke bowl

Con il meal prep puoi preparare delle poke bowl!

Unendo cereali + proteine + verdure + spezie e condimento!

Qualche esempio di bowl:

1. riso nero + salmone + asparagi + avocado
2. farro + ceci + zucchine + olio evo
3. quinoa + pollo + peperoni + olio evo
4. orzo + uovo + cavolo + olio evo

Puoi usare spezie come il curry, paprika, curcuma e mettere più tipologie di verdure, ma anche erbe aromatiche come rosmarino, pepe rosa, menta, basilico ecc.

A te la fantasia e la scelta.

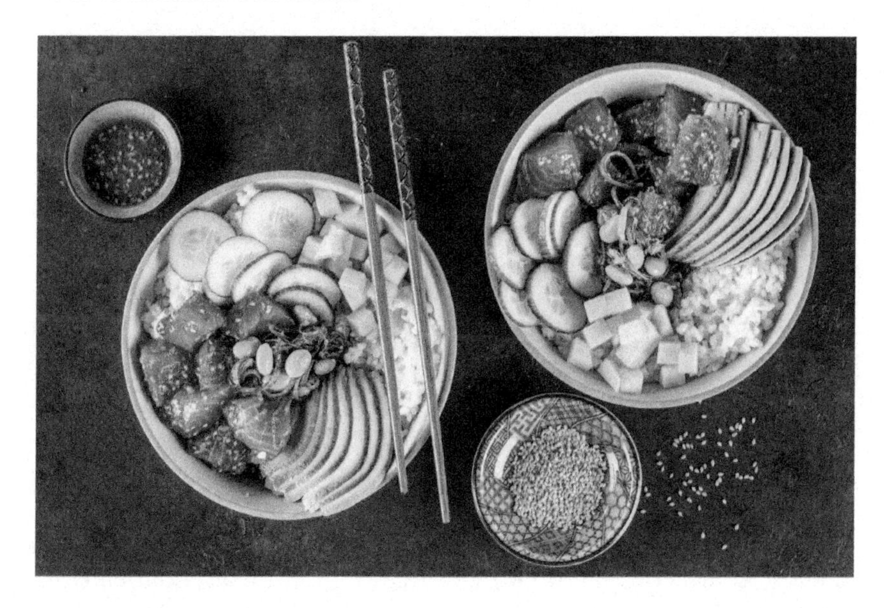

Tecnica veloce, per congelare i cereali in chicco e averli sempre pronti!

Questo potrebbe essere un ottimo suggerimento per te che non hai tempo di preparare quotidianamente le basi.

Devi sapere infatti che puoi prepararti un unico stock di cereali, porzionali e metterli in congelatore.

Basta seguire il procedimento e fornirti di buste in plastica trasparenti adatte al congelamento.

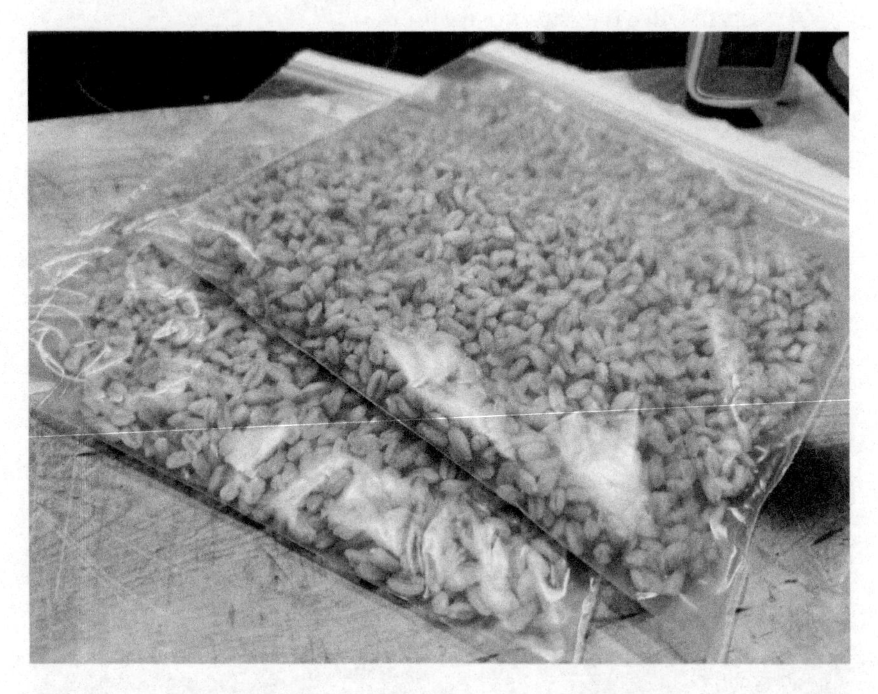

Fai bollire una bella pentola di acqua con del sale.

Quando bolle aggiungi i cereali in chicco (orzo, farro, quinoa o riso) e cuocili seguendo le istruzioni sulla confezione fino a quando sono cotti al punto desiderato. Leggi attentamente le istruzioni poiché i tempi di cottura possono variare a seconda del tipo di cereali.

Una volta cotti, scola i cereali in un colino o setaccio e risciacquali sotto acqua fredda per interrompere la cottura e raffreddarli rapidamente.

Aspetta che i cereali siano completamente freddi prima di procedere al porzionamento.

Prepara i sacchetti di plastica trasparenti per il congelatore. Assicurati che siano puliti e asciutti.

Usa una bilancia da cucina per misurare le porzioni desiderate di cereali cotti, ricorda che peseranno circa il doppio (ma hai la tabella a pagina 175). Puoi scegliere le dimensioni delle porzioni in base alle tue esigenze.

Posiziona le porzioni di cereali cotti all'interno dei sacchetti di plastica trasparenti.

Sigilla bene i sacchetti, cercando di rimuovere l'aria in eccesso per prevenire la formazione di brina, se hai una macchina in sottovuoto e i sacchetti adatti puoi anche mandarli in sottovuoto.

Usa un pennarello permanente per scrivere la data di congelamento su ciascun sacchetto, in modo da tenere traccia della freschezza.

Se lo desideri, puoi anche etichettare i sacchetti con il tipo di cereali (orzo, farro, riso) e le dimensioni delle porzioni.

Posiziona i sacchetti di cereali nel congelatore, assicurandoti che siano disposti in modo ordinato per consentire una congelazione rapida e uniforme.

Quando desideri utilizzare i cereali congelati, puoi prelevarli direttamente dal congelatore senza scongelarli in anticipo.

Puoi aggiungere i cereali direttamente in pentola durante la preparazione di zuppe, stufati, insalate o altri piatti.

SOSTITUIRE LO ZUCCHERO

TABELLA COMPARATIVA

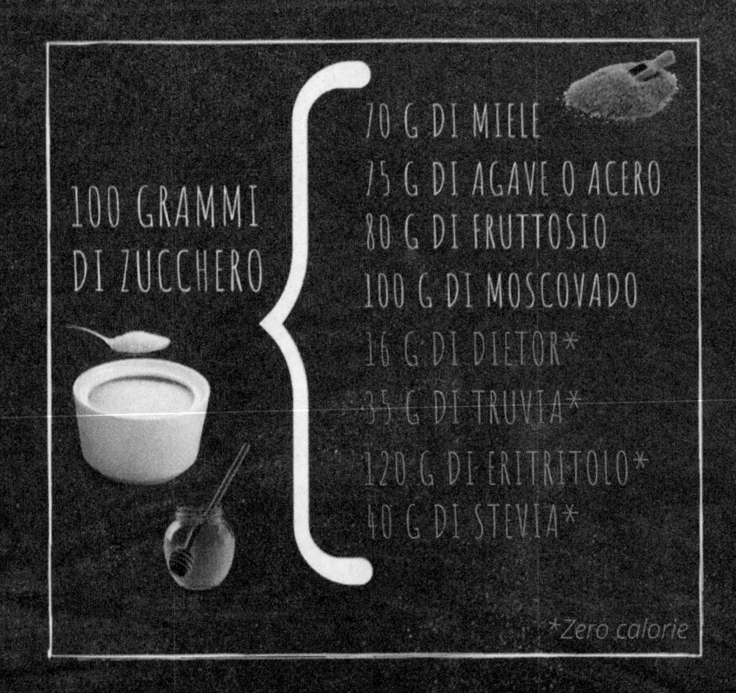

SOSTITUZIONI PRATICHE

TI MANCA UN INGREDIENTE PER IL DOLCE? SOSTITUISCILO!

SE NON HAI:	PUOI SOSTITURLO CON:
FARINA DI MANDORLE	FARINA DI NOCI, NOCCIOLE
FARINA DI FARRO	FARINA INTEGRALE O SEMINTEGRALE
ZUCCHERO DI COCCO	ZUCCHERO DI CANNA
ERITRITOLO	STEVIA
BEVANDA MANDORLE	BEVANDA DI RISO, COCCO, AVENA ECC.
FARINA DI AVENA	FARINA DI GRANO SARACENO, DI CASTAGNE, DI QUINOA

SE NON HAI:	PUOI SOSTITUIRLO CON:
1 UOVO	2 CUCCHIAI DI BEVANDA DI SOIA - 40G DI MELA SCHIACCIATA
SCIROPPO DI AGAVE	MIELE, SCIROPPO DI ACERO
LIEVITO PER DOLCI	1CUCCHIAIO DI BICARBONATO+30 ML ACETO DI MELE OPPURE 1CUCCHIAIO DI BICARBONATO+30 ML SUCCO DI LIMONE
FIOCCHI DI AVENA	FIOCCHI DI FARRO FIOCCHI DI RISO INTEGRALE
OLIO DI COCCO	OLIO EXTRA VERGINE DI OLIVA, BURRO CHIARIFICATO

PESO DEGLI ALIMENTI COTTI

TABELLA COMPARATIVA

100 G FARRO CRUDO	= 230 G DA COTTO
100 G RISO CRUDO	= 230 G DA COTTO
100 G ORZO CRUDO	= 230 G DA COTTO
100 G QUINOA CRUDO	= 250 G DA COTTA
100 G COUS COUS CRUDO	= 300 G DA COTTO
100 G FAGIOLI SECCHI	= 240 G DA COTTI
100 G CECI SECCHI	= 290 G DA COTTI
100 G LENTICCHIE SECCHE	= 250 G DA COTTE
100 G PASTA INTEGRALE	= 200 G DA COTTA

LEGENDA DEL RICETTARIO

Questi simboli saranno utili per individuare quali ricette sono più adatte al tuo percorso.

In questo modo sarà tutto molto più semplice e intuibile, soprattutto sarà senza stress perché ho già pensato a tutto io!

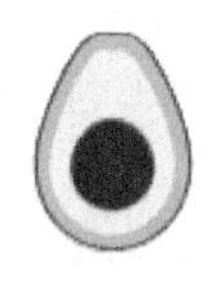

Terapia metabolica

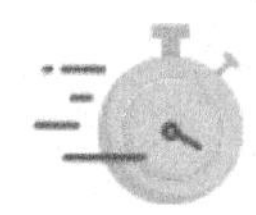

Ricette rapide

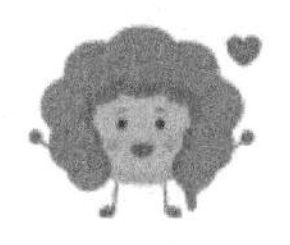

Benessere intestinale

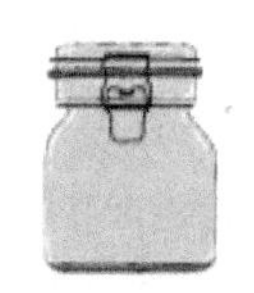

Ricetta in vasocottura

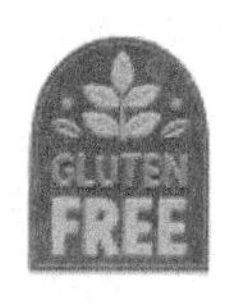

Ricetta senza glutine

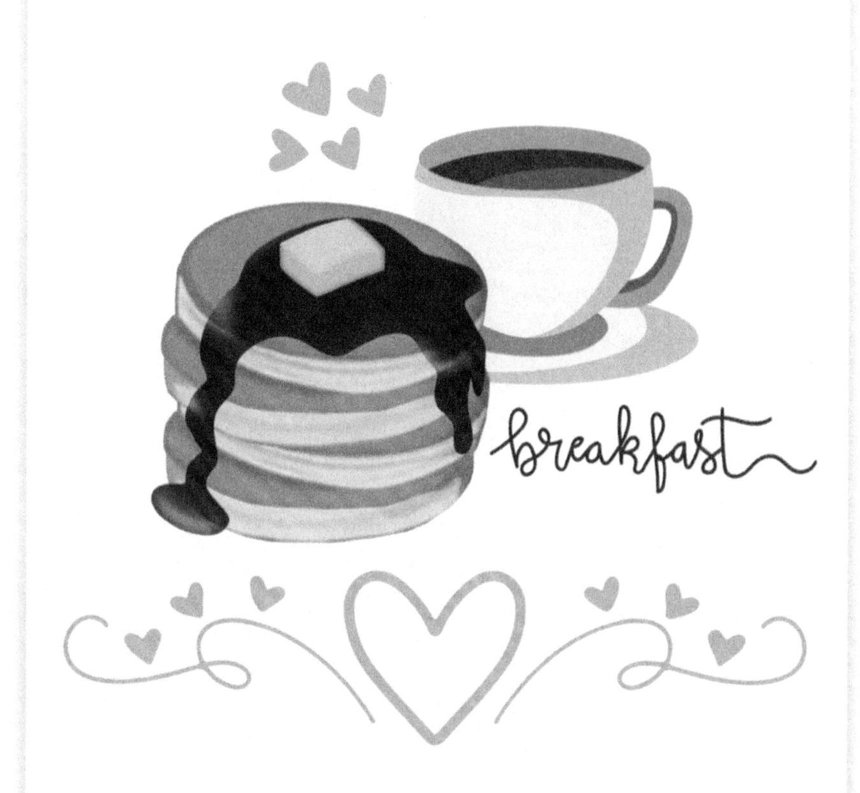

La perfetta

Colazione

è quella che non fa
presto tornare la fame!

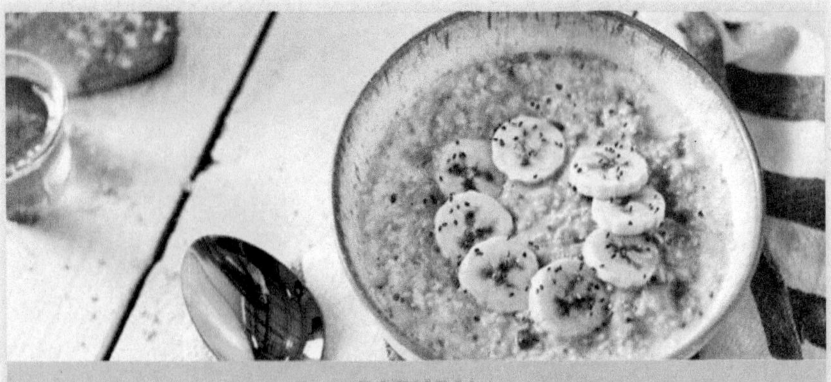

OATMEAL

ingredienti x1

- 30 g di semi di chia
- 30 ml di bevanda vegetale
- 30 ml di acqua
- 1/2 banana
- 1 cucchiaino di burro di arachidi

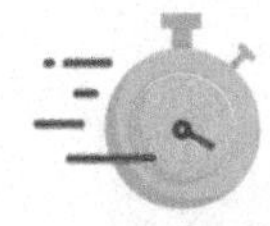

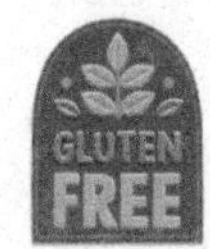

procedimento

Questa colazione, fredda è perfetta per l'estate, può essere preparata anche la sera prima, così da tirarla fuori al momento del bisogno e perdere ancora meno tempo.

Tutto quello che dovrai fare è versare all'interno di una ciotolina i semi di chia, l'acqua e il latte. Mescola poi lascia che il composto si raffreddi nel frigorifero.

Al mattino tiralo fuori e completa la tua colazione con un piccolo strato di burro d'arachidi, così da rendere il tutto ancora più energetico.
Ovviamente puoi usare anche un'altra crema di frutta secca a tuo piacimento!

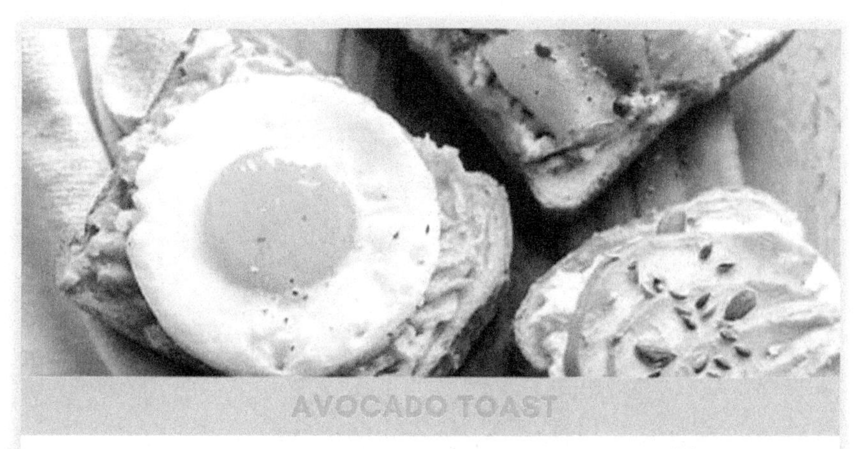

AVOCADO TOAST

ingredienti x1

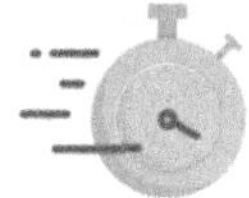

- 50g di pane integrale
- 100g di avocado
- 1 uovo cotto oppure 40g di salmone o 40g di prosciutto o ancora 1 cucchiaio di formaggio caprino.

procedimento

Tosta il pane.

Sciaccia con una forchetta 100g di avocado, puoi usare anche qualche goccia di limone per far si che l'avocado non annerisca, poi spalma il tutto sul pane.

Scegli una proteina e mettila sopra!

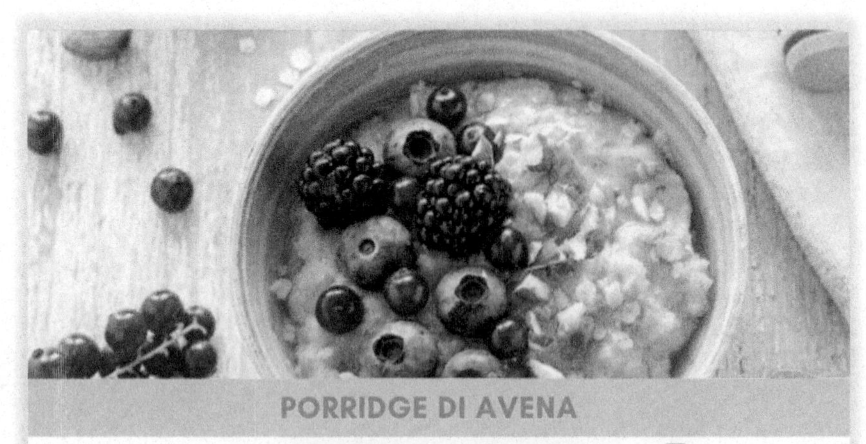

PORRIDGE DI AVENA

ingredienti

- 50 ml di latte vaccino Bio o di bevanda vegetale Bio
- 50 g di fiocchi d'avena
- 4-5 mandorle/nocciole o 2/3 noci
- 50 g di frutta a piacere o 1 cucchiaino di miele o sciroppo di agave
- 1 pizzico di sale
- 1 cucchiaino di polvere di cannella

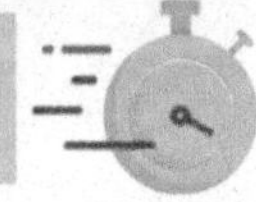

procedimento

Versa il latte in un pentolino e fallo bollire.

Aggiungi un pizzico di sale per esaltare il sapore del porridge.

Non appena il latte inizia a sobbollire, versa i fiocchi d'avena e mescola.

Aggiungi poi gli altri ingredienti, puoi sostituire la cannella con del cacao amaro biologico.

Puoi anche prepararlo in microonde in 30 secondi, metti tutti gli ingredienti e poi aziona, potenza 750 Watt.

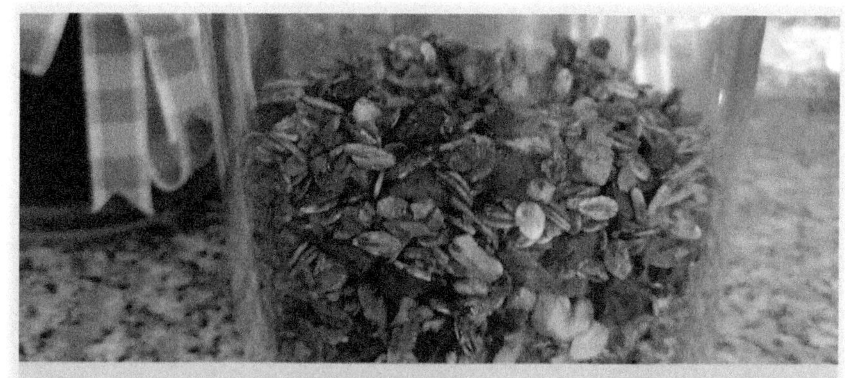

GRANOLA

ingredienti

- 150 gr di fiocchi d'avena
- 50 gr di frutta secca a piacere
- 50g di sciroppo di agave
- 40 ml di acqua
- 35 gr di cioccolata fondente all'85%
- 15 ml di olio EVO o di cocco

procedimento

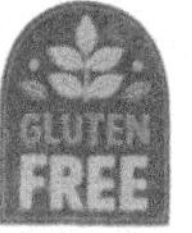

Fai tostare i fiocchi di avena su una teglia per 6-7 minuti in forno a 160°C.

Tirali fuori dal forno e lasciali raffreddare, dopo aggiungi tutti gli ingredienti tranne il cioccolato e rimetti in forno 15 minuti a 160°C e poi altri 10 minuti a 200°C facendo attenzione alla cottura.

Una volta fredda aggiungi il cioccolato fondente al 85/% a pezzetti.

La tua granola è pronta per il latte o lo yogurt della colazione!

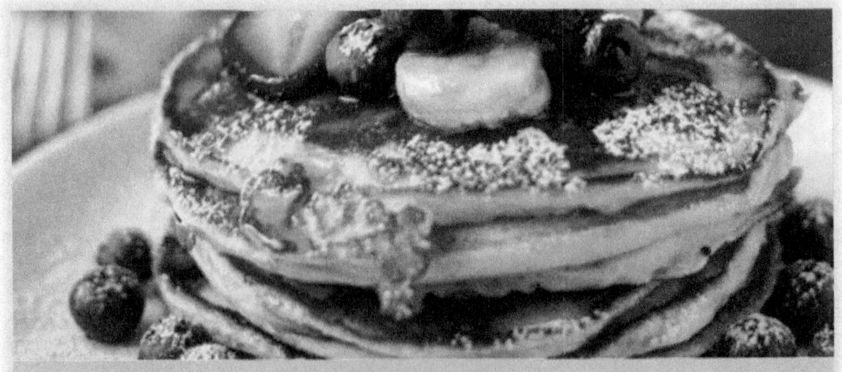

BANANA PANCAKE

ingredienti

- 1 banana matura
- 1 uovo (biologico o del contadino di fiducia)
- 2 cucchiai di farina di cocco
- 1 pizzico di sale
- Olio di cocco o burro chiarificato q.b.

procedimento

Schiaccia la banana con la forchetta fino a ridurla in purea, aggiungi l'uovo intero e continuando ad amalgamare aggiungi la farina di cocco e il pizzico di sale.

In un padellino metti a scaldare un cucchiaino di olio di cocco, una volta caldo aggiungi con un piccolo mestolo un pò di impasto per creare il pancake (le dimensioni sono indifferenti) lascia dorare e poi gira con una spatola.

Possono essere serviti con crema spalmabile di frutta secca.

Provaci la crema di arachidi pura al 100%!

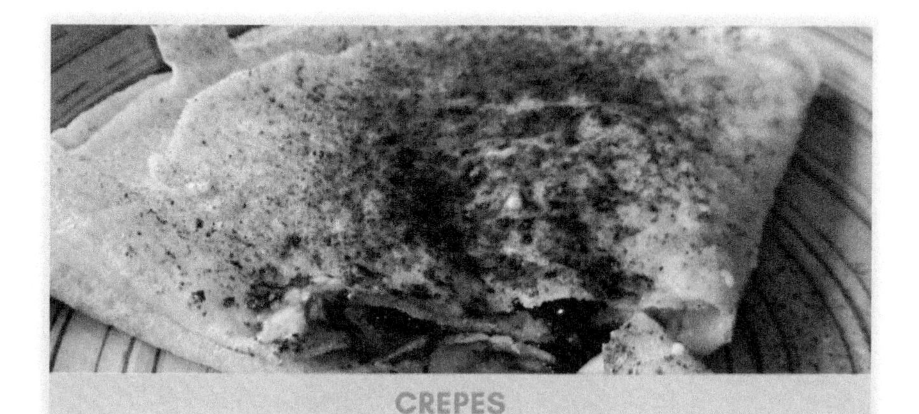

CREPES

ingredienti

- 1 uovo intero Bio
- 100 g di latte (sia vaccino Bio, che vegetale di mandorla, riso, senza zuccheri aggiunti e Bio)
- 30 g di farina di avena integrale
- olio extravergine di cocco o burro chiarificato q.b

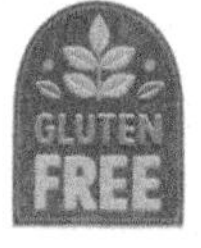

procedimento

Versa l'uovo in una ciotola e aggiungi la farina, inizia a mescolare e aggiungi il latte a filo. Mescola con una frusta fino a ottenere una pastella liscia e senza grumi (regolati versando il latte un poco alla volta).
Ungi con poco olio di cocco o di burro chiarificato una padella antiaderente, togli quello in eccesso con carta assorbente e inizia a formare le crêpes versando un mestolo di impasto e distribuendolo uniformemente facendo roteare la padella.
A metà cottura girale e falle cuocere anche sull'altro lato.
Farcire con:
Crema di mandorla, nocciola o arachidi.
Cioccolato fondente dal 75% in su
Mix dei primi due.

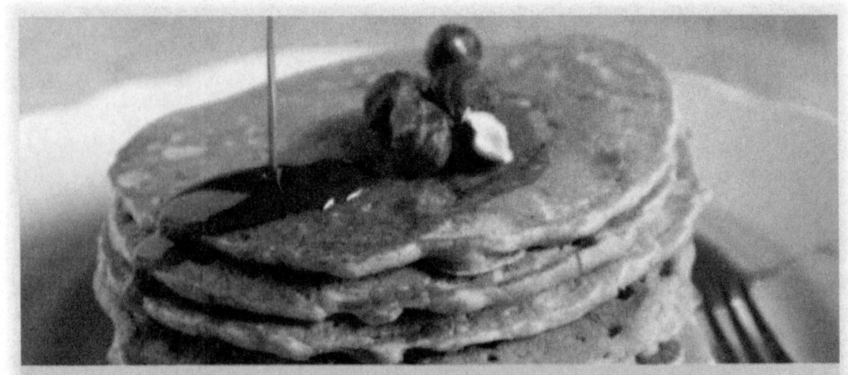

PANCAKE CON FARINA DI CASTAGNE

ingredienti

- 70 gr di farina di castagne
- 150 ml di latte di mandorla (non dolcificato)
- 2 uova piccole bio
- 1 cucchiaio di sciroppo d'acero
- Polvere di vaniglia

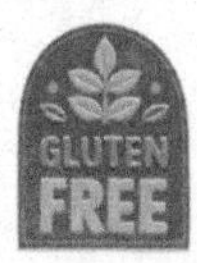

procedimento

In una ciotola mescola farina di castagne e vaniglia in polvere.

In un'altra ciotola capiente sbatti le uova con lo sciroppo d'acero, aggiungi il latte e continua a mescolare con una frusta. A poco a poco aggiungi gl'ingredienti secchi setacciati e continuare a mescolare.

Metti sul fuoco una padella antiaderente e falla scaldare bene (se la padella è di buona qualità, non è neppure necessario aggiungere olio o burro). Versa lentamente un mestolo di pastella al centro della padella, in modo da formare un cerchio. Cuoci a fuoco lento il pancake prima da un lato, poi dall'altro.

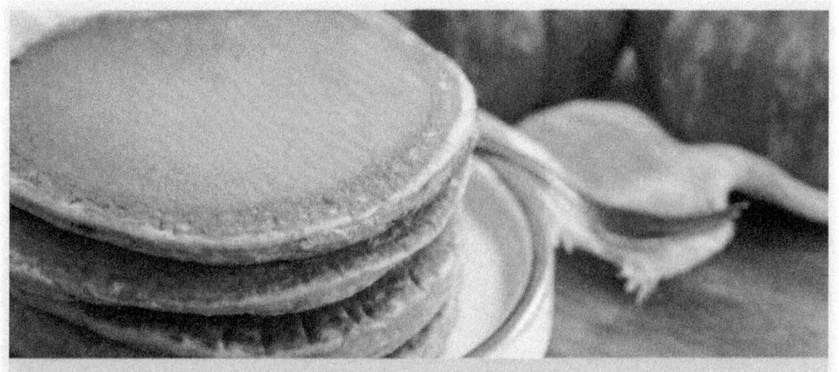

PANCAKE ALLA ZUCCA

ingredienti x 2

- 60 gr di farina di riso integrale
- 2 uova bio
- 100 gr di zucca, cotta e frullata
- 50 ml di latte di mandorla 0 zucchero
- 1 cucchiaio di sciroppo d'agave o acero
- 1/4 di cucchiaino di lievito per dolci
- Olio extravergine di cocco o ghee
- Crema di frutta secca 100% pura

procedimento

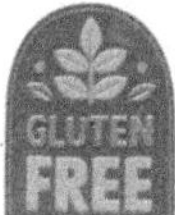

In una ciotola mescola la farina e il lievito. In un'altra ciotola capiente sbatti le uova, con lo sciroppo di agave e la zucca cotta al vapore e frullata, aggiungi il latte di mandorla e continua a mescolare con una frusta (ricorda di aggiungerlo a filo). A poco a poco aggiungi gli ingredienti secchi e continua a mescolare. In una padella antiaderente fai sciogliere un po' di olio extravergine di cocco o burro chiarificato. Quando la padella è ben calda, versa lentamente un poco di pastella in modo da formare un piccolo pancake di forma circolare, fallo cuocere per circa 1-2 minuti. Gira il pancake e cuocilo dall'altro lato.
Prosegui fino a quando hai terminato l'impasto. Aggiungi crema di arachidi o di nocciole, mandorle per guarnire.

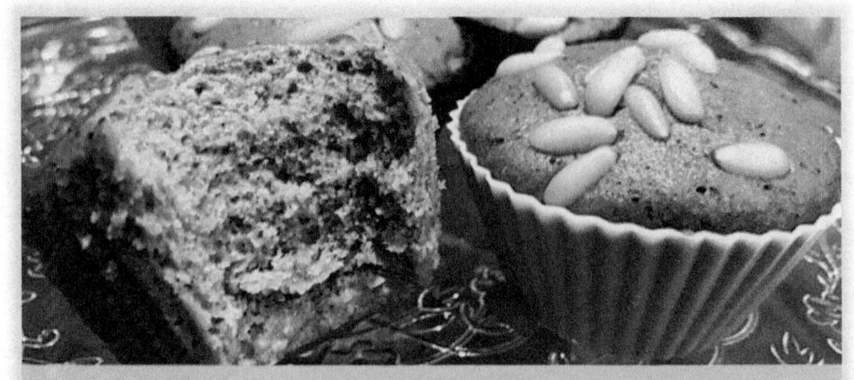

MUFFIN CON FARINA DI CASTAGNE

ingredienti

- 150g di farina di castagne
- 2 cucchiaini di cacao amaro (Bio)
- 60g di zucchero di canna integrale (Bio)
- 2 uova intere (Bio)
- 1 tazzina di caffè di olio EVO
- 100g di acqua a temperatura ambiente
- 8g di lievito per dolci (Bio)

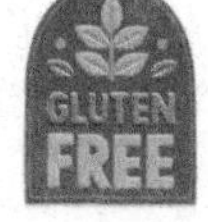

procedimento

Per iniziare setaccia la farina di castagne con il cacao e il lievito, poi aggiungi lo zucchero e mescola con un cucchiaio.

Da una parte sbatti le uova con delle fruste elettriche, poi aggiungi l'olio EVO e l'acqua, ma lentamente, mentre continui a lavorare con le fruste fino a far diventare il composto più chiaro e leggermente spumoso.
Ancora lentamente incorpora il liquido al mix di farine e sbatti con le fruste fino a che non diventa un impasto denso e morbido. Incorpora due cucchiai di pinoli, o di granella di noci, pistacchi ecc.
Riempi i pirottini e metti tutto in forno statico preriscaldato a 170° per circa 25 minuti.

Fai sempre la prova dello stecchino!

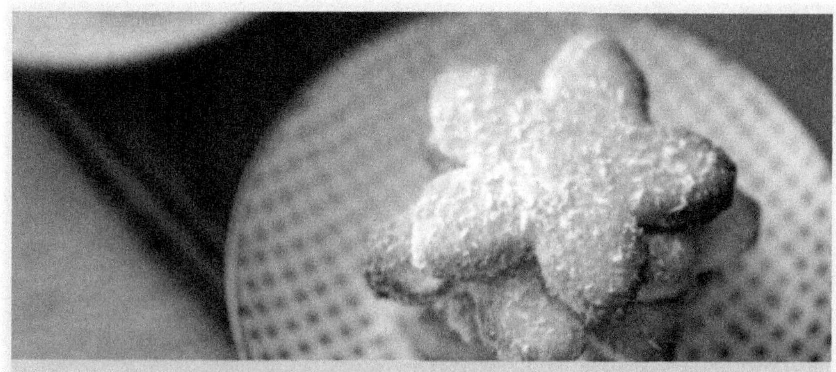

BISCOTTI MANDORLE E COCCO

ingredienti

- 100 g di farina di mandorle
- 100 g di farina di cocco
- 100 g di farina di tipo 1
- 80 g di zucchero di canna
- 1 uovo bio
- 125 g di yogurt bianco
- 1/2 scorza di limone grattugiata

procedimento

In una ciotola unisci lo yogurt con lo zucchero, la buccia del limone grattugiato e l'uovo. Mescola fino ad ottenere un impasto omogeneo. Aggiungi metà delle farine e amalgama con una spatola.

Unisci le farine restanti e impasta con lemani fino a formare una sfera liscia. Riponi il composto in frigo a rassodare per almeno un'ora.

Prendi una parte di impasto e stendilo su una spianatoia leggermente infarinata. Devi ottenere una sfoglia spessa 1 cm. Ritaglia i biscotti con le formine desiderate e distribuiscili su una placca rivestita con carta forno.

Cuoci a 180° per 10-12 minuti.

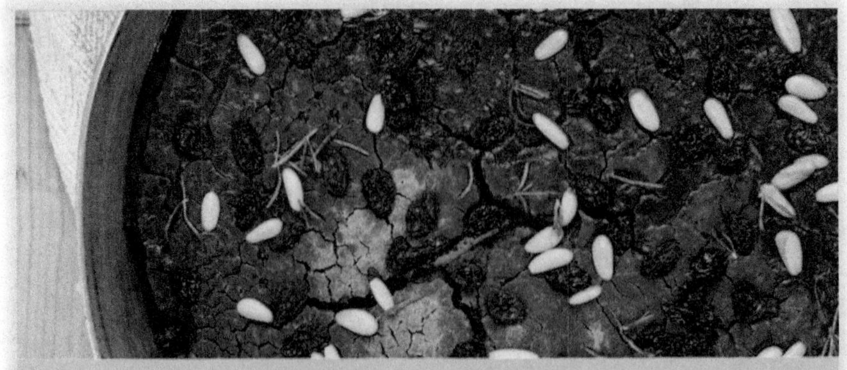

CASTAGNACCIO

ingredienti

- 350 g di farina di castagne
- 150 g di acqua
- 60 g di uva passa
- 40 g di pinoli sminuzzati
- 3 cucchiai di olio extravergine di oliva
- rosmarino per guarnire

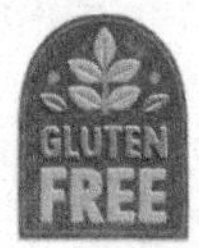

procedimento

Impasta la farina di castagne con acqua fino a raggiungere un composto morbido e denso.

Unisci i pinoli sminuzzati, l'uvetta ammorbidita e i tre cucchiai di olio.

Versa il composto in una teglia antiaderente rivestita da carta da forno.

Cuoci in forno già riscaldato a 180°C per circa 40 minuti.

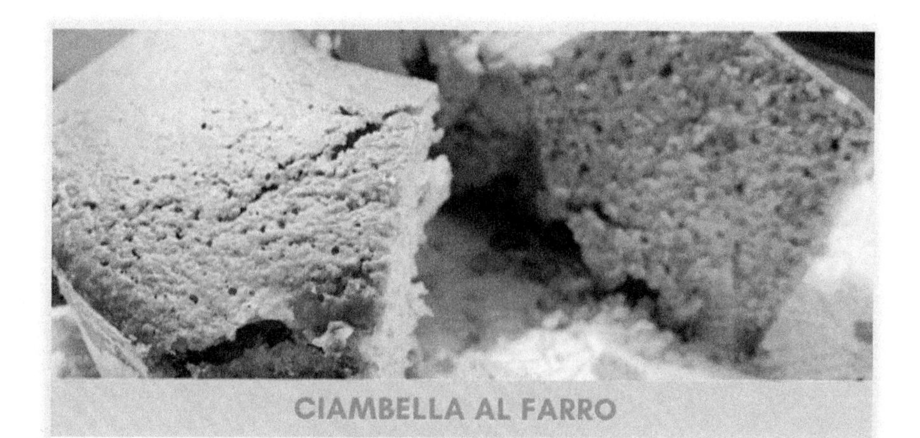

CIAMBELLA AL FARRO

ingredienti

- 180 g di farina di farro
- 50 g di farina di mandorle
- 3 uova Bio
- 80 g di zucchero di canna integrale o di cocco
- 100 g di acqua
- 60 g di olio EVO
- 40 g di succo di limone
- 1 bustina di lievito per dolci

procedimento

Ungi (con olio EVO) e infarina la tortiera oppure usa uno stampo in silicone. In un recipiente mixa le farine e il lievito per dolci.

In un altro recipiente, monta con le fruste elettriche le uova con lo zucchero e la buccia di 1 limone grattugiato, fino ad ottenere un crema morbida. Poi aggiungi il succo di limone, l'acqua e l'olio, continuando a mescolare con le fruste. Infine aggiungi un po' alla volta le farine e il lievito.

Amalgama per bene e trasferisci l'impasto nella tortiera leggermente oliata e infarinata.

Cuoci a forno caldo a 180° per 40-45 minuti.

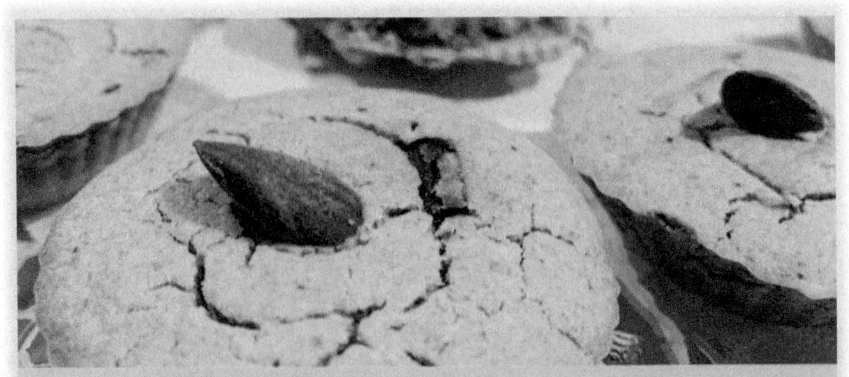

MUFFIN AVENA, MANDORLE E CIOCCOLATO

ingredienti

- 130 g di farina di avena
- 50 g di farina di mandorle
- 250 ml di bevanda di soia Bio
- 50 g di olio extra vergine di oliva
- 2 cucchiai di zucchero integrale
- 1/2 cucchiaino di lievito/cremor tartaro
- 1 pizzico di sale
- 2 cucchiai di cioccolato fondente 75%

procedimento

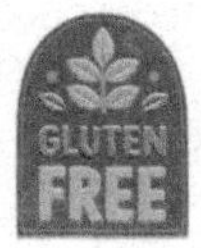

Per prima cosa mescola le due farine con la polvere lievitante.
Puoi frullare i fiocchi di avena e le mandorle per ottenere le farine, aggiungi poi lo zucchero integrale di canna (moscovado).
Aggiungi la bevanda vegetale a filo mentre mescoli delicatamente, poi il sale, l'olio e mescoliamo bene.
A questo punto incorporiamo il cioccolato, decora con una mandorla o della granella di mandorle.

Distribuisci il composto negli appositi pirottini e inforniamo a 180° per 35 minuti.

Con questa ricetta si ottengono 7-8 muffin.

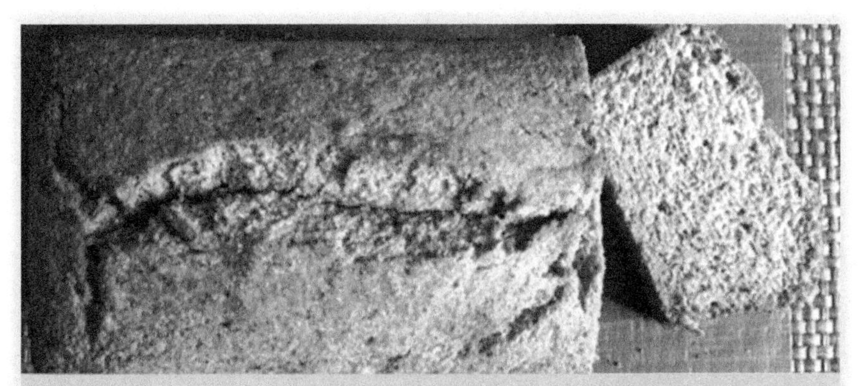

BANANA BREAD

ingredienti

- 3 banane mature grandi
- 3 uova bio
- 50 g di farina di cocco
- 50 g di farina di mandorle
- 3 cucchiai di olio extravergine di cocco
- 4 cucchiai di noci tritate o mandorle
- 1 cucchiaino di lievito bio
- 1 cucchiaino di cannella
- 1 pizzico di sale

procedimento

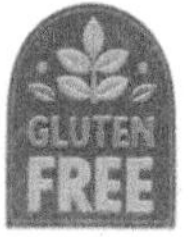

Frulla insieme le banane, le uova e l'olio di cocco. In una ciotola mescola tutti gli ingredienti secchi e le spezie. Amalgama insieme i due composti con una spatola e versa in uno stampo da plumcake foderato di carta forno.

Inserisci nel forno a 180° e cuoci per 35 minuti circa o fino a doratura. Fai la prova dello stecchino prima di estrarlo dal forno e fallo raffreddare su una gratella prima di gustarlo.

E' un dolce molto umido e puoi cuocerlo nello stampo da plumcake o in pirottini da muffin, è senza glutine, quindi non lievita. In estate è meglio conservarlo in frigo.

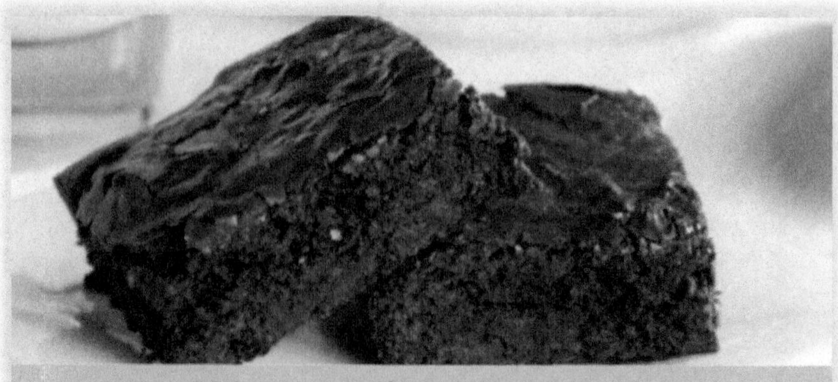

BROWNIE ALL'OLIO DI COCCO

ingredienti

- 100 g di cioccolato fondente all'80%
- 30 g di olio di cocco extravergine
- 100 g di farina di tipo 2
- 8 cucchiai di sciroppo di agave o miele
- 1 cucchiaino di lievito
- 200 g di latte di cocco Bio
- 1 pizzico di sale

procedimento

Sciogli il cioccolato con l'olio di cocco.

Aggiungi la farina un po' per volta, il latte di cocco, lo sciroppo di agave e il lievito.

Mescola bene con una spatola e versa il composto in uno stampo quadrato (24-26 cm) foderato di carta forno.

Cuoci in forno statico a 180° per 20-25 minuti.

Si può servire con una spolverata di cacao amaro e/o scaglie di cocco.

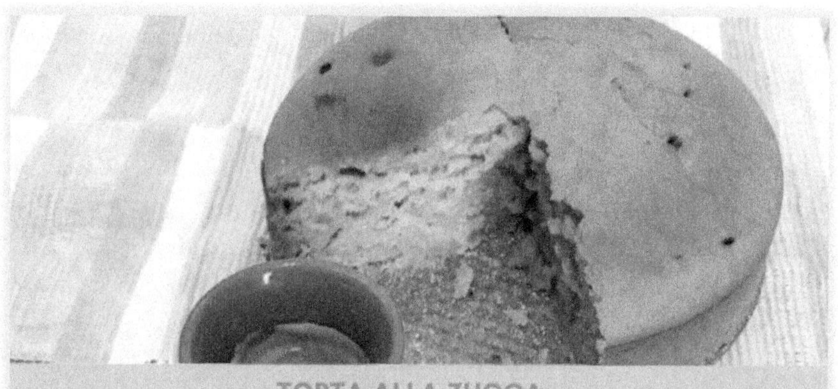

TORTA ALLA ZUCCA

ingredienti

- 300 g di farina di tipo 2
- 70 g di farina di mandorle
- 250 g di zucca cruda
- 40 g di sciroppo di agave
- 2 cucchiai di miele Bio
- 1 tazzina da caffè di olio EVO
- 150 ml di latte parzialmente scremato
- 150 ml di acqua a temperatura ambiente
- 1 bustina di lievito
- 2 cucchiaio di gocce di cioccolato

procedimento

Taglia la zucca cruda a cubetti e tritala in un mixer insieme all'olio EVO, allo sciroppo di agave e al miele. Metti tutto in un contenitore e aggiungi: il latte, l'acqua e il cucchiaino di cannella, mescola bene. Aggiungi poi la farina di mandorle amalgamandola al composto e successivamente aggiungi la farina semintegrale e il lievito. Io uso le fruste per unire la farina e il lievito. Alla fine aggiungi con un cucchiaio le gocce di cioccolato precedentemente infarinate (altrimenti si depositano sul fondo).

Puoi far cuocere l'impasto in una tortiera piccola a cerniera oppure in una classica teglia da ciambellone. Forno statico a 180° per 50 minuti, ma fai sempre la prova dello stecchino, la zucca da più umidità.

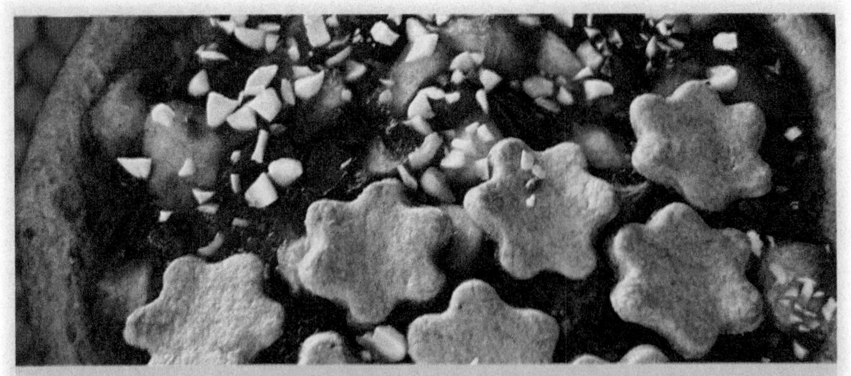

CROSTATA DI FRUTTA

ingredienti

- 300 g di farina di farro
- 70 g di zucchero di cocco o di canna integrale
- 60 g di olio EVO
- 2 uova biologiche
- 1 pizzico di sale
- 8 g di lievito per dolci
- 2 pesche tabacchiere
- 8 prugne stanley
- 1/2 limone solo il succo
- cannella a piacere
- 3-4 cucchiai frutta secca

procedimento

Per fare la pasta frolla disponi la farina nella modalità "a fontana". Inserisci all'interno le uova, lo zucchero (togli e metti da parte 1 cucchiaio), il lievito, il pizzico di sale e l'olio ed inizia ad impastare. Se l'impasto risulta secco aggiungi un paio di cucchiai di acqua, poi una volta amalgamato crea una palla e fallo riposare in frigo per 30 minuti (avvolgendolo con la pellicola). Nel frattempo taglia la frutta a dadini e falla cuocere in un pentolino con il succo del limone, il cucchiaio di zucchero e la cannella.
Trascorso tempo di riposo della frolla stendi la pasta su una teglia in silicone (per non usare burro o altri grassi) e aggiungi la guarnizione di frutta e di frutta secca. Decora come vuoi!
30 minuti in forno statico a 180° ed è pronta!

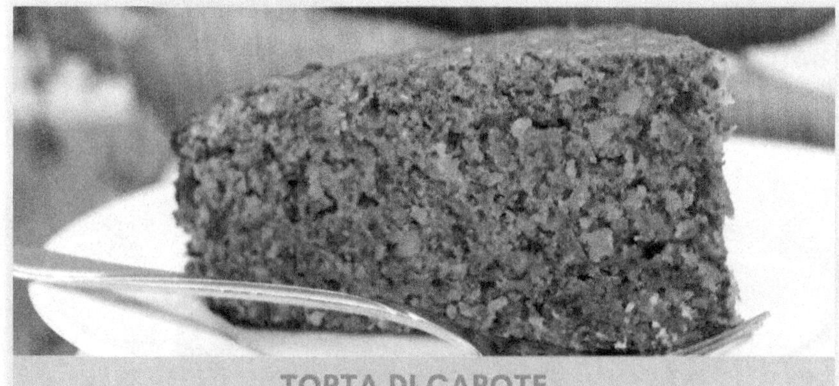

TORTA DI CAROTE

ingredienti

- 50 g di farina di cocco
- 50 g di mandorle bianche tritate o di farina di mandorle
- 100 g di carote grattugiate
- 1 uovo Bio
- 30 g di sciroppo di agave
- 1 pizzico di sale marino integrale
- 1/2 bustina di lievito per dolci
- Cannella q.b.
- Vaniglia q.b

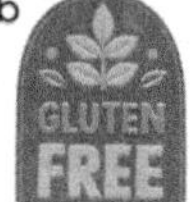

procedimento

Dopo aver grattugiato finemente le carote, ponile in una ciotola insieme alle mandorle tritate e alla farina di cocco.

Aggiungi l'uovo, lo zucchero di cocco (o lo sciroppo di agave), il lievito, il sale e gli aromi (cannella e vaniglia) ed amalgama bene.

Versa in una teglia ricoperta con carta forno (tonda piccola da 12 cm oppure puoi fare dei muffin monoporzione).

Cuoci in forno già caldo ad una temperatura di 200° per 20-25 minuti.

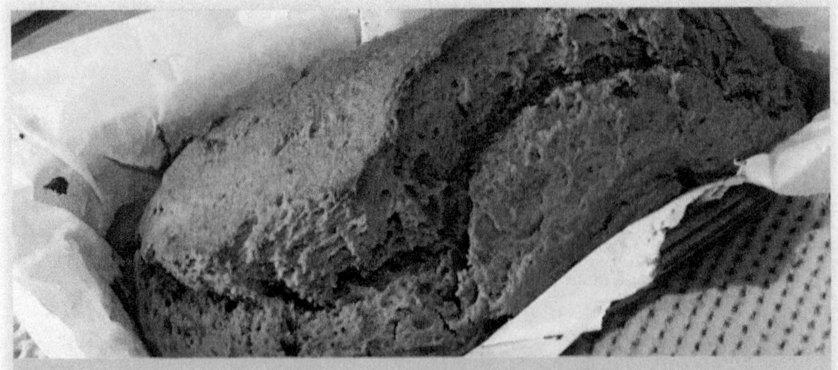

PLUMCAKE RICOTTA E CAFFE

ingredienti

- 150 g di farina di tipo 1
- 100 g di farina integrale
- 200 g di ricotta di mucca
- 2 uova intere Bio
- 80 g di zucchero di cocco
- 50 ml di latte vaccino Bio
- 40 ml di olio EVO
- 1 bustina di lievito
- 1 tazzina di caffè
- 1 pizzico di sale

procedimento

Setaccia farine e lievito e mettile da parte. Frulla i tuorli insieme allo zucchero di cocco, aggiungi la ricotta, il latte, la presa di sale e l'olio.
A parte monta gli albumi poi uniscili al composto mescolando delicatamente dal basso verso l'alto.

Unisci anche il caffè da freddo. Successivamente, inizia ad aggiungere le farine un po' alla volta mescolando bene, fino ad ottenere un composto denso ed appiccicoso. Versa il tutto in uno stampo da plumcake rivestito con carta forno.

Inforna in forno statico a 180° per 45 minuti circa, fai la prova dello stecchino.

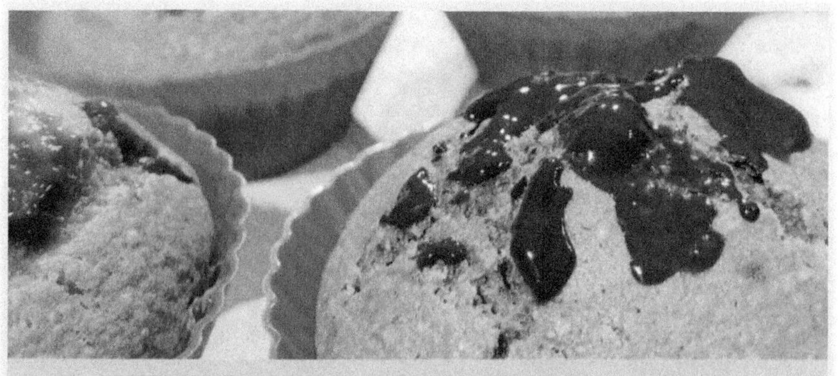

MUFFIN ZUCCA E CIOCCOLATO FONDENTE

ingredienti

- 125g di farina di tipo 2
- 50g di farina di mandorle
- 2 uova intere BIO
- 15g di cacao amaro
- 8g di lievito per dolci
- 125g di zucca
- 60g di zucchero integrale di canna o di cocco
- 1 tazzina da caffè di olio EVO
- 1 pizzico di cannella
- 1 pizzico di noce moscata
- 40g di cioccolata fondente 85%

procedimento

Pesa e taglia la zucca, e cuocila in vasocottura per 6 minuti nel vasetto da 500 ml. Poi frullala.

Unisci tutti gli ingredienti secchi (le farine, il lievito, la cannella ecc.) e mixali.

In una ciotola lavora lo zucchero e le uova con le fruste, dopo incorpora lentamente le farine, la purea di zucca e l'olio e continua a mixare.
Riempi 9 stampi e cuociteli per 15 minuti circa a 180°, forno già caldo e statico.
Fare sempre la prova dello stecchino!
Una volta tirati fuori versaci sopra il cioccolato fondente sciolto in microonde o a bagno maria.

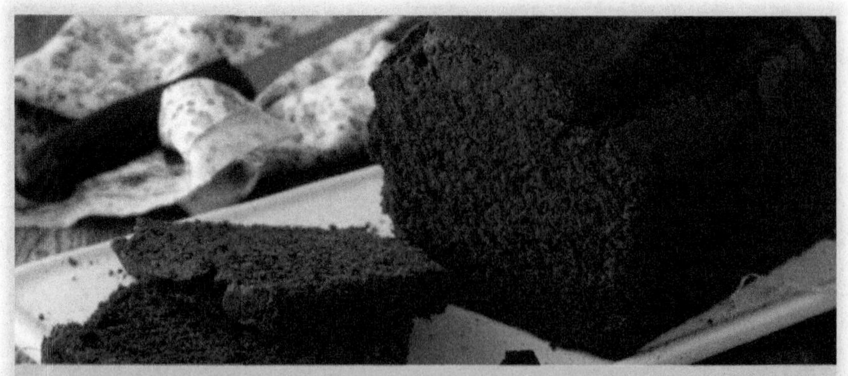

PLUMCAKE AL CIOCCOLATO

ingredienti

- 150g di farina di riso integrale
- 50g di farina di quinoa
- 1 mela
- 30g di olio evo deodorato
- 200g di bevanda vegetale
- 100g di cioccolato fondente (80%)
- mezza bustina di lievito
- cannella qb

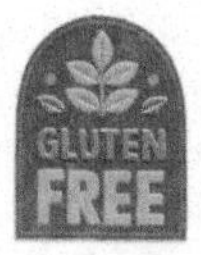

procedimento

Iniziare con il tritare la cioccolata fondente.

Frullare una mela intera ricavandone una polpa. Mescola insieme tutti gli ingredienti secchi e successivamente uniscili a quelli liquidi.

Colare l'impasto in uno stampo da plumcake. Infornare per 50 minuti a 180°.

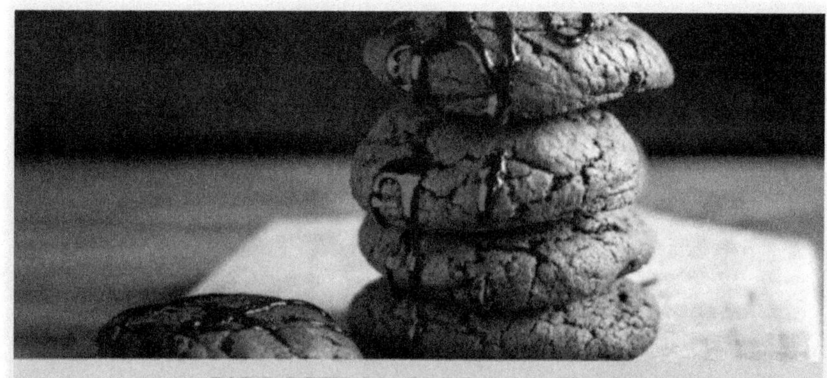

BISCOTTI AL CIOCCOLATO

ingredienti

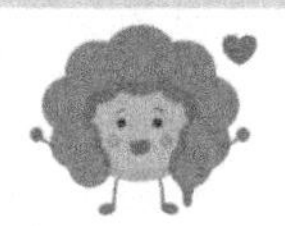

- 100 g di albumi
- 50 g di scaglie di cioccolato all'80%
- 80g di cacao amaro in polvere
- 80g di zucchero di cocco integrale
- 1 pizzico di bicarbonato
- 1 pizzico di sale

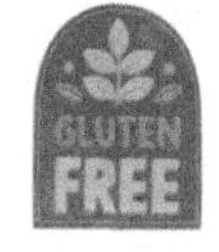

procedimento

Setacciare il cacao amaro in polvere, poi aggiungere il sale e il bicarbonato.
In una ciotola montare l'albume a neve con le fruste elettriche.

Aggiungere gli albumi alle polveri mescolando dal basso verso l'alto per non far smontare il composto.
Aggiungere poi lo zucchero di cocco e le scaglie di cioccolato, impastare bene.
A questo punto adagiare delle palline di composto su una teglia foderata con carta da forno.
In forno per 15 minuti ad una temperatura di 150°.
Da gustare belli caldi!

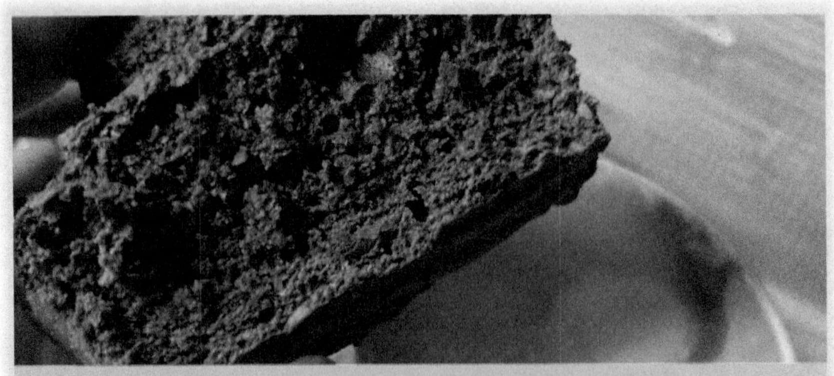

PLUMCAKE CON GRANELLA DI NOCCIOLE

ingredienti

- 200g di farina di tipo 2
- 2 uova intere Bio
- 50 g di cioccolato all'85%
- 40g di cacao amaro in polvere
- 50g di zucchero integrale
- 1 bicchiere di latte bio o vegetale
- 40 g di granella di nocciole
- 20 g di burro chiarificato
- 12 g di lievito per dolci
- 1 pizzico di sale

procedimento

Setacciare il cacao amaro in polvere e il lievito, poi aggiungere farina di tipo 2 e il pizzico di sale.
In una ciotola montare le uova con lo zucchero con le fruste elettriche.
Aggiungere il burro chiarificato precedentemente sciolto.
Aggiungi poi le uova alle farine e lentamente il latte a filo continuando a sbattere con le fruste.
A questo versa il cioccolato ridotto in scaglie e la granella di nocciole, usandone una parte per decorare la superficie.

In forno per 40 minuti ad una temperatura di 180°.

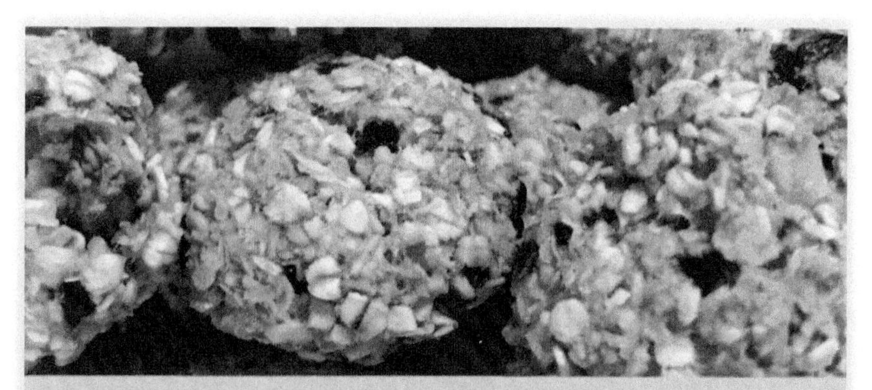

BISCOTTI BANANA E FIOCCHI DI AVENA

ingredienti

- 1 banana grande matura (circa 240 g)
- 140 g di fiocchi di avena
- 2 cucchiai di farina di cocco
- 2 cucchiai di farina di mandorle
- 1 cucchiaio di noci tritate o di altra frutta secca tritata
- 1 cucchiaio di scaglie di cioccolato al 75%

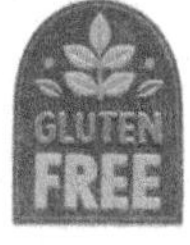

procedimento

Schiaccia con una forchetta le banane, poi aggiungi tutti gli ingredienti come sono riportati nella lista, amalgama bene il tutto fino ad ottenere un composto omogeneo.
Con l'aiuto di un cucchiaio o meglio anche con un dosatore da gelato, forma delle palline con un diametro di 3/4 cm circa e leggermente schiacciate.

Disponi ora i biscotti su una teglia ricoperta da carta da forno e cuoci ad una temperatura di 180° per 15-20 minuti (fino a doratura).

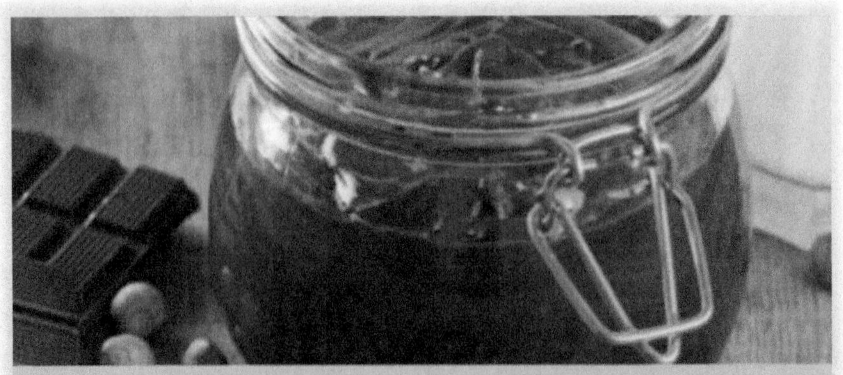

CREMA DI NOCCIOLE HOME MADE

ingredienti

- 500 g di nocciole
- 4-5 quadratini di cioccolata fondente all'80-85%

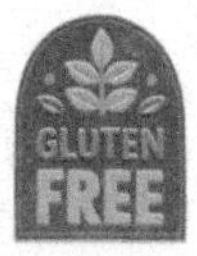

procedimento

Tosta le nocciole e mettile nel Bimby impostando la velocità 1, poi ad ogni secondo aumenta di un valore la velocità (gira la manopola in modo tale da passare da 1 fino a 10 di velocità).

Una volta passati 10 secondi, mantieni la velocità 10 per circa 3 minuti. Alla fine aggiungi i quadratini di cioccolato fondente e lasciali sciogliere impostando la velocità minima.

Per colazione, spalma la crema di nocciole sul pane integrale... É fantastica!

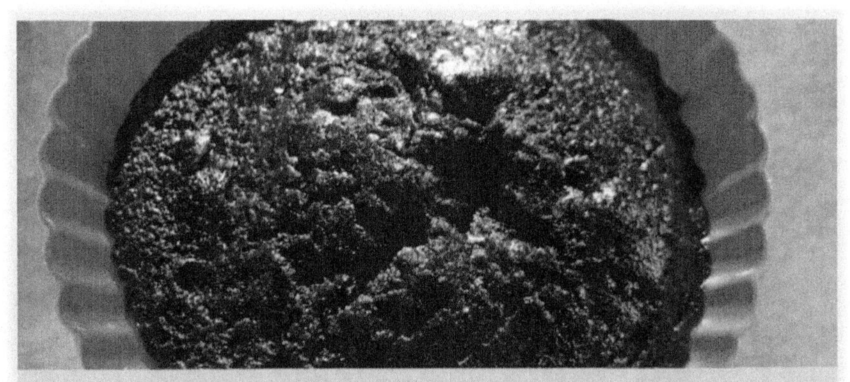

MUFFIN AL CACAO SENZA ZUCCHERO

ingredienti

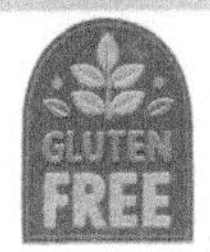

- 100g di farina di mandorle
- 100g di eritritolo
- 50g di cacao amaro in polvere
- 2 uova intere
- 180 g di latte BIO
- 50g di olio di cocco
- 8 g di lievito per dolci

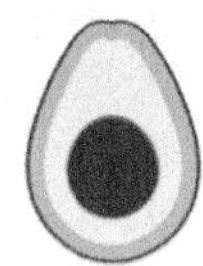

procedimento

Mixare gli ingredienti secchi da una parte e quelli liquidi dall'altra, poi incorpora lentamente i liquidi alle farine e mixa con delle fruste elettriche.

Disponete l'impasto nei pirottini in silicone, me ne sono venuti 8.

I muffins vanno cotti a 175° per 20 minuti in forno statico.

BROWNIE SENZA ZUCCHERO

ingredienti

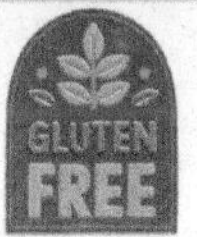

- 150 g di farina di mandorle
- 250 g di cioccolato extra fondente (minimo 85%)
- 100 g di Eritritolo
- 150 g di burro chiarificato o olio di cocco
- 5 uova medie
- 2-3 cucchiai di granella di pistacchi

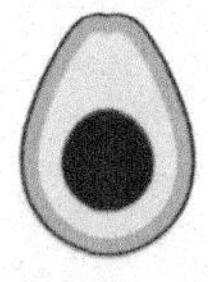

procedimento

Fai sciogliere il cioccolato e il burro e, una volta fusi, falli raffreddare. Nel mentre lavora le uova con l'eritritolo con planetaria o fruste elettriche fino ad ottenere una crema gonfia e spumosa. Unisci poi al composto il resto degli ingredienti: mandorle o nocciole tritate, la granella di pistacchi, cioccolato e burro fusi e raffreddati.

Versa l'impasto in una teglia (24 o 26cm di diametro) in cui hai messo precedentemente la carta da forno.
Inforna a 160° per circa un'ora, porta a temperatura ambiente e poi metti in frigo per almeno un'ora.
Puoi mangiarla così come torta oppure tagliarla a quadratini per avere dei brownie.

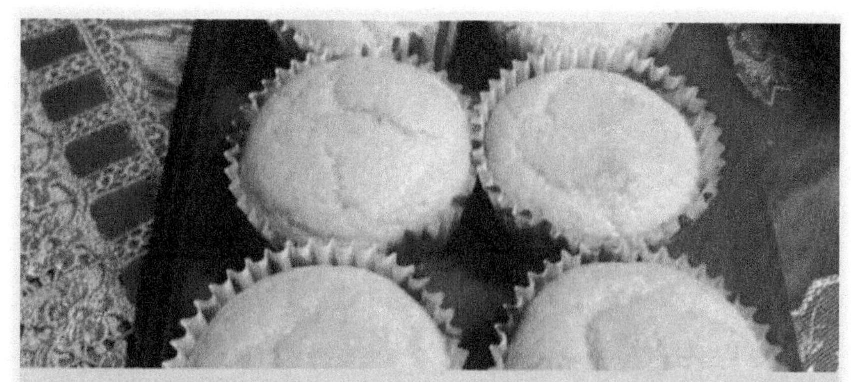

MUFFIN AL LIMONE SENZA ZUCCHERO

ingredienti

- 180 g di farina di mandorle
- 20 g di eritritolo
- 1 cucchiaino Lievito in polvere
- 1/3 cucchiaino sale
- 3 cucchiai succo di limone fresco
- 20 g burro chiarificato fuso
- 3 uova medie
- 1 cucchiaio scorza di limone

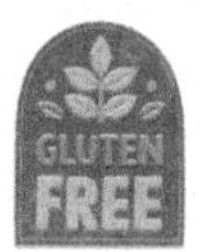

procedimento

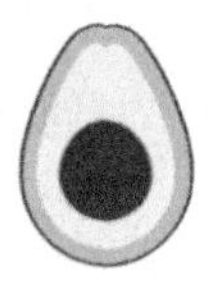

Metti la farina di mandorle, l'eritritolo, il lievito e il sale in una piccola ciotola e mescola bene. Aggiungi il succo di limone, il burro fuso, l'uovo e la scorza di limone e continua a mescolare fino a quando non saranno ben amalgamati. Distribuisci la pastella nei pirottini.

Inforna nel microonde ad alta potenza per circa 1 minuto e mezzo se cucini un pirottino alla volta, oppure per circa 3 minuti se cucini tutti i muffin insieme.
Oppure nel forno a 175° per 20 minuti - statico.

Infila uno stuzzicadenti e se non esce asciutto, inforna ancora fino a cottura ultimata.

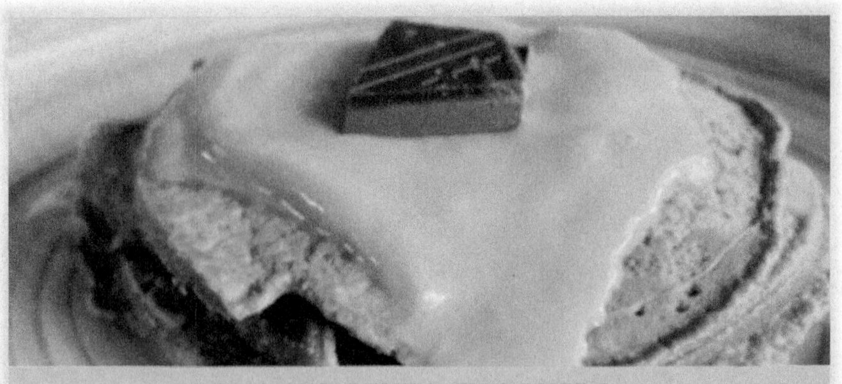

PANCAKE SENZA ZUCCHERO

ingredienti

- 1 albume
- 1 cucchiaio di farina di mandorle
- 10g di cacao amaro in polvere
- 1 cucchiaino di eritritolo o ½ cucchiaino di stevia
- 2 cucchiaini di crema di arachidi 100% pura

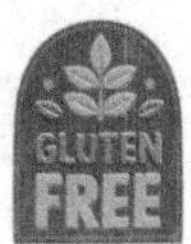

procedimento

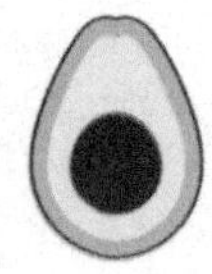

Unire gli ingredienti con un frullatore, poi procedere a cuocere i pancakes in una padella antiaderente con del burro chiarificato.

Farcire con 2 cucchiaini di crema di arachidi 100% pura.

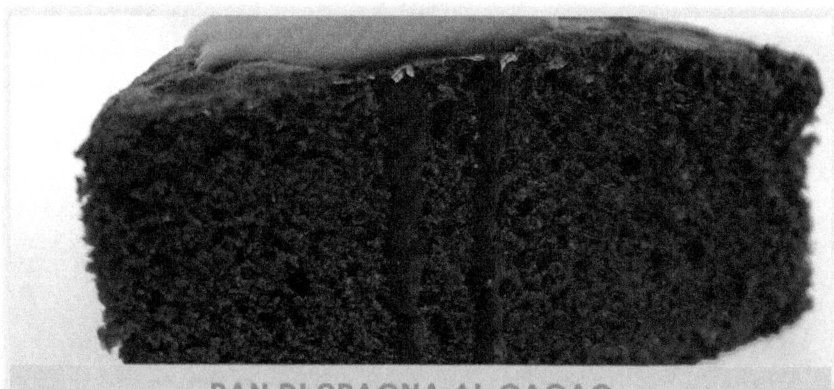

PAN DI SPAGNA AL CACAO

ingredienti

- 150g di farina di farro
- 50g di farina di mandorle
- 70g di zucchero integrale di canna
- 1 uovo
- 200 ml di latte bio
- 60g di olio EVO
- 30g di cacao amaro in polvere
- 1 bustina di lievito per dolci

procedimento

Sbatti le uova con lo zucchero, aggiungi poi il latte e l'olio. Setaccia la farina con il cacao ed il lievito e aggiungi anche questi.

Mescola bene fino ad ottenere un composto liscio. Preparate una teglia da 20 cm di diametro con carta forno e versa il composto.

Va in forno a 180°C per circa 30/35 minuti, fai la prova dello stecchino.

A colazione una fetta con una spalmata di crema di nocciole pura al 100%.

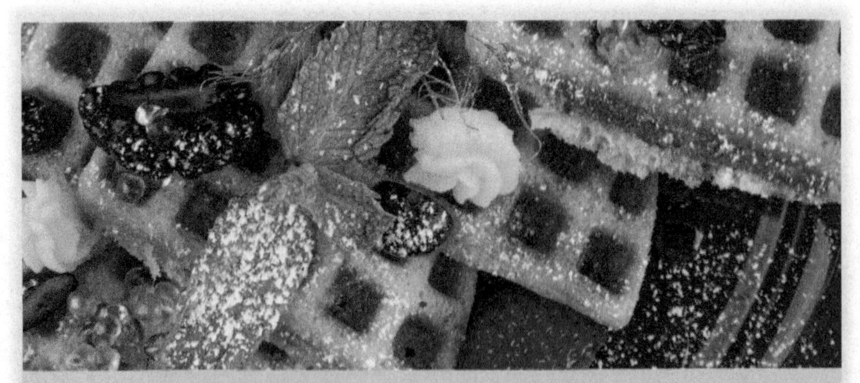

WAFFLE SENZA ZUCCHERO

ingredienti

- 50g di farina di mandorle
- 2 uova
- 5g di farina di cocco
- 12g di olio di coco
- 2 cucchiai di bevanda vegetale
- 2g di lievito per dolci
- 1 cucchiaino di cannella
- 1 cucchiaio di eritritolo

procedimento

Mescola tutti gli ingredienti in una ciotolina usando delle fruste elettriche, nel frattempo scalda la piastra per waffle e ungila con dell'olio di cocco.

Versa l'impasto nella piastra e cuoci fino a doratura, ci vuole qualche minuto.

Gustali con crema di frutta secca, frutta fresca oppure sciroppo d'acero.

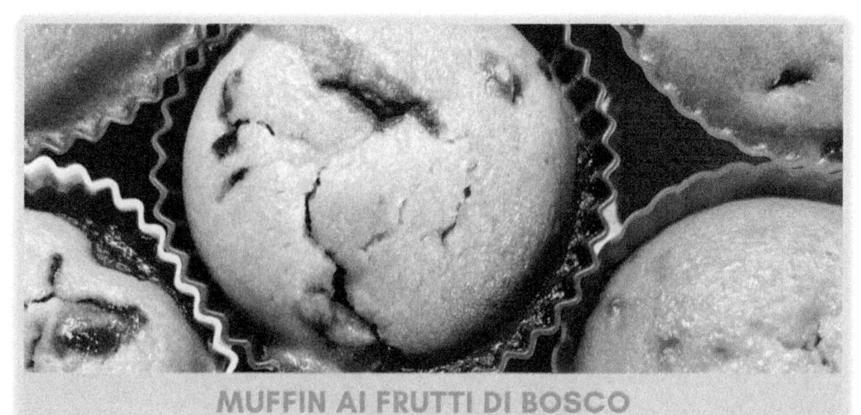

MUFFIN AI FRUTTI DI BOSCO

ingredienti

- 180g di farina di tipo 2
- 50 g di farina di mandorle
- 100g di ricotta vaccina
- 180 ml di bevanda vegetale a piacere senza zuccheri aggiunti
- 50 g di zucchero di canna integrale
- 2 uova BIO
- 150g di frutti di bosco
- 8g di lievito per dolic

procedimento

Metti le farine (tipo 2 e mandorle) e il lievito in una ciotola.

Sbatti le uova con le fruste elettriche con la ricotta, lo zucchero, e la bevanda vegetale in un'altra ciotola e poi pian piano continuando a mixare aggiungi le farine.
Dopo aggiungi i frutti di bosco e mescola bene, riempi i pirottini dei muffin, a me ne sono venuti 11 pezzi.

Cuoci in forno statico per 35 minuti a 180°, fai la prova dello stecchino.

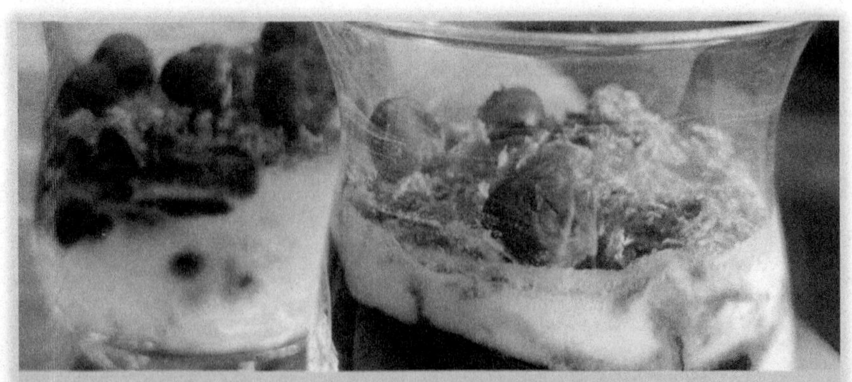

COLAZIONE AL CUCCHIAIO

ingredienti x2

- 200 g di yogurt greco
- 2 biscotti Wetabix
- 90g di composta Natù Rigoni Asiago ai mirtilli
- 2 bicchierini da caffè di bevanda al cocco
- mezzo cucchiaino di agar agar
- qualche mirtillo per decorare

procedimento

Fai bollire lo yogurt con la bevanda al cocco e a fine cottura metti l'agar, mixa bene per togliere tutti i grumi.

Sbriciola mezzo wetabix sul fondo di ogni biccherino, poi aggiungi a strati un pò di yogurt e la composta Rigoni Natù, a me sono venuti 4 strati alternati, ma dipende molto dalla dimensione dei tuoi bicchieri.

Dopo sbriciola l'altra metà del biscotto sulla superficie e aggiungi qualche mirtillo per decorare.
Metti una notte in frigo e gustala la mattina.

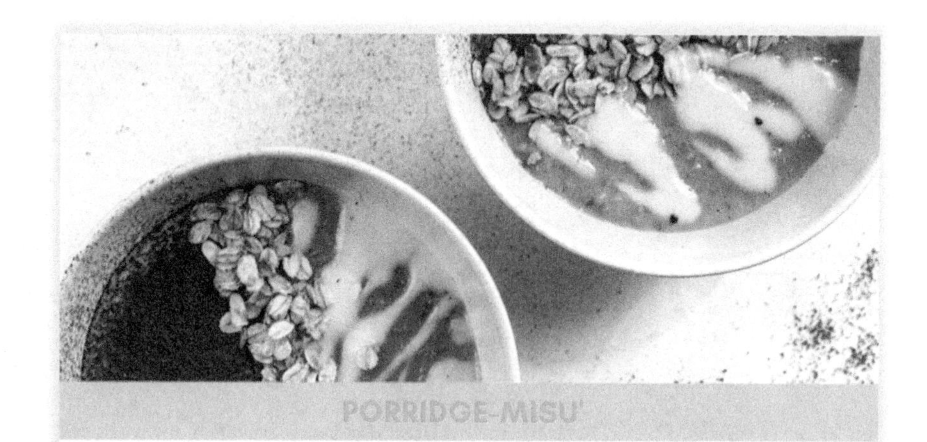

PORRIDGE-MISU'

ingredienti x1

- 40 g di fiocchi di avena
- 150g di yogurt greco
- 1 tazzina di caffè
- 1 cucchiaino di miele BIO
- 100g di latte di cocco BIO
- 10g di cacao amaro

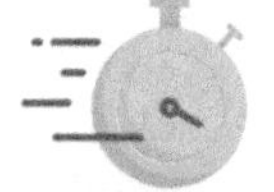

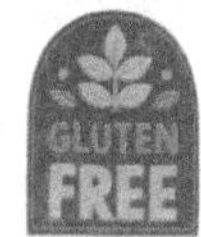

procedimento

Versa in una ciotola i fiocchi d'avena, lo yogurt greco, il miele, una tazzina di caffè e il latte di cocco e amalgama bene tutti gli ingredienti.

Riponi la ciotola in microonde e scalda per circa 2/3 minuti alla massima potenza.

Quando vedi che inizia a ribollire togli la ciotola dal microonde e rimescola bene il porridge per dargli la giusta consistenza.

Guarnisci con una spolverata di cacao in polvere e il cioccolato fondente e servi il tuo porridgemisù.

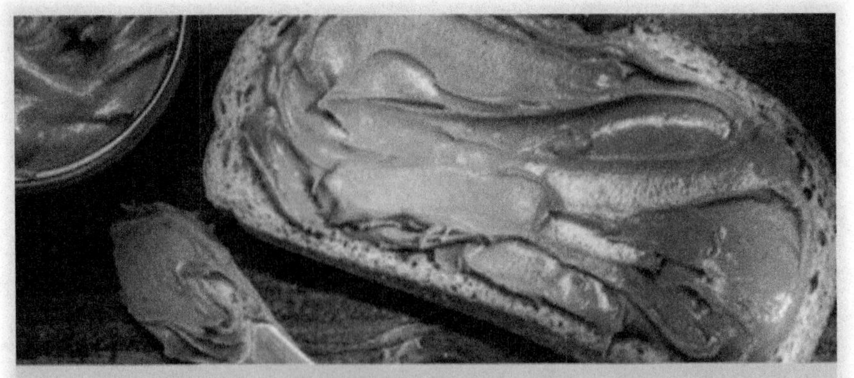

PANE INTEGRALE CON CREMA DI NOCCIOLE

ingredienti x1

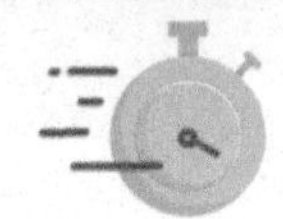

- 50g di pane integrale
- 1 cucchiaino di crema di nocciole o altra crema pura di frutta secca al 100%.

procedimento

Senza troppi giri di parole, tosta il pane e spama sopra un bel cucchiaino di crema di frutta secca pura al 100%.

Mi raccomando scegli sempre il pane integrale, in questo modo potrai apprezzare maggiore sazietà durante la giornata e avere quindi un equilibrio glicemico maggiore!

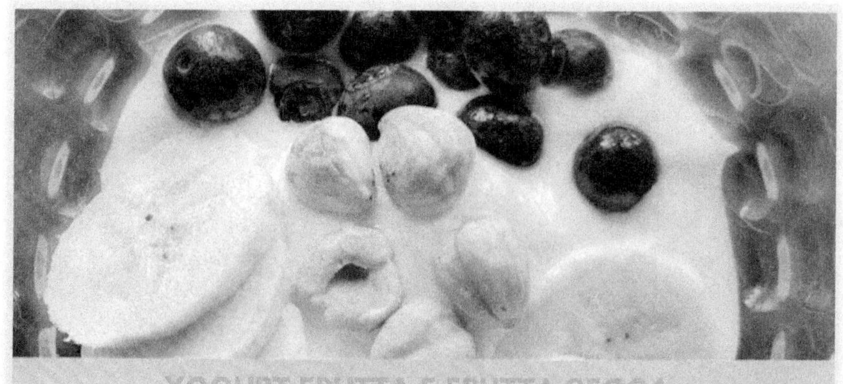

YOGURT FRUTTA E FRUTTA SECCA

ingredienti x1

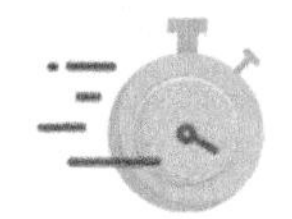

- 150g di yogurt greco
- 100g di frutta a piacere
- 30g di noci, mandorle, nocciole, pinoli ecc oppure 1 cucchiaino di creme di frutta secca o ancora 30g di cioccolato fondente sopra il 75%.

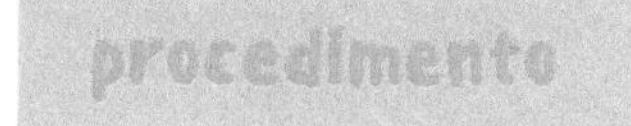

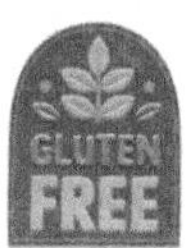

Questa colazione, fredda e perfetta per l'estate!

Tutto quello che dovrai fare è versare all'interno di una ciotolina lo yogurt la frutta in pezzi e la frutta secca.

Puoi variare come vuoi, usando la frutta che preferisci e la frutta secca che ami di più.

Puoi anche usare i burri di frutta secca, quelli con un solo ingrediente e 100% puri!

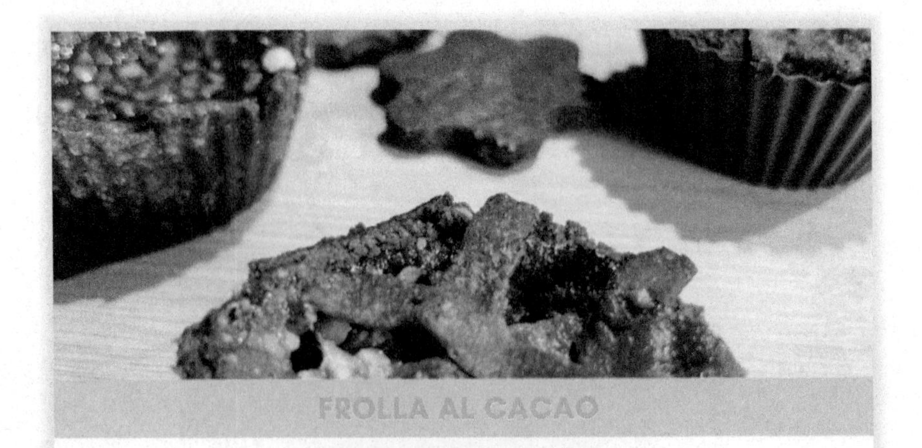

FROLLA AL CACAO

ingredienti:

- 220g di farina di farro
- 60g di zucchero integrale di canna
- 50g di farina di mandorle
- 45g di cacao in polvere
- 2 uova
- 50g di brurro chiarificato o 60g di olio EVO

procedimento

Per fare la pasta frolla disponi la farina di farro mixata a quella di mandorle nella modalità "a fontana". Inserisci all'interno le uova, lo zucchero, il cacao, il pizzico di sale e il burro ancora freddo (o l'olio) ed inizia ad impastare. Se l'impasto risulta secco aggiungi un paio di cucchiai di acqua, poi una volta amalgamato crea una palla e fallo riposare in frigo per 30 minuti (avvolgendolo con la pellicola).

Con questa frolla puoi creare dei biscotti, cuocendoli in forno statico preriscaldato a 180° per 20 minuti.
Oppure puoi fuare una crostata o delle crostatite con della composta (ti consiglio Rigoni Asiago Natù) ai frutti di bosco.
Io ho usato lamponi, cuoci alla stessa temperatura dei biscotti ma per 30 minuti.

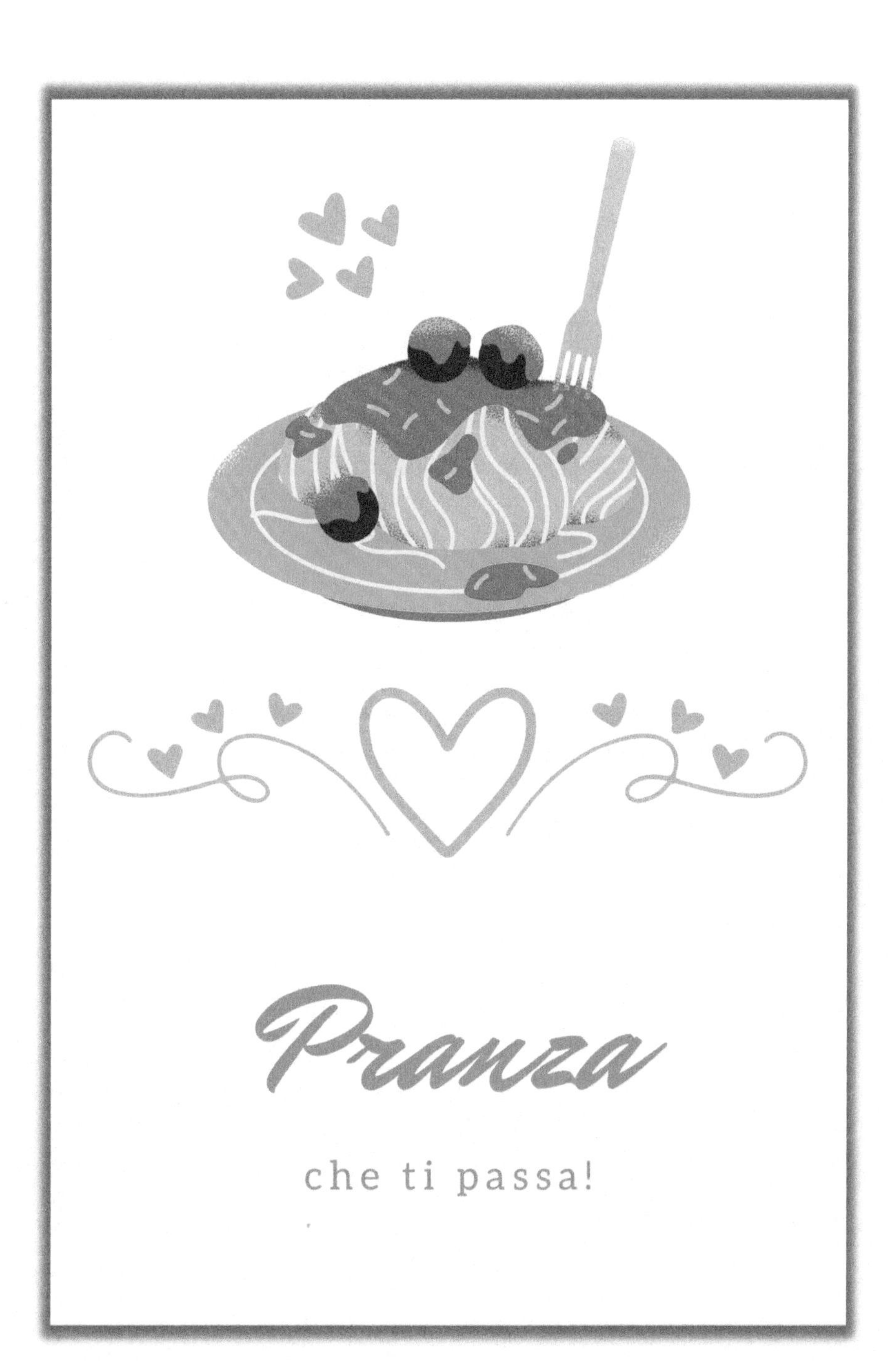
Pranza
che ti passa!

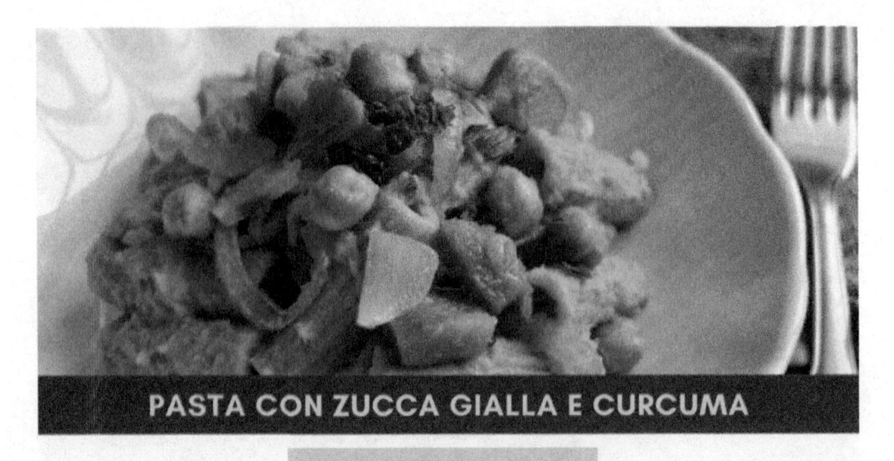

PASTA CON ZUCCA GIALLA E CURCUMA

ingredienti x2

- 250 g zucca gialla
- 150g circa di ceci già lessati
- 1 cipollina fresca
- 1 cucchiaino di curcuma in polvere
- 3 cucchiai di olio aromatizzato alla curcuma
- Sale e pepe q.b.
- Prezzemolo fresco q.b.

procedimento

Taglia la zucca a pezzettini e falla cuocere insieme alla cipolla, ripassandola in padella con acqua e un po' di sale. Una volta cotta frulla parte della crema. Dopo aggiungi i ceci già cotti e saltali qualche minuto. Spegni il fuoco.

Al termine della cottura della pasta, scola e mescola gli ingredienti a fuoco spento, aggiungi un po' di pepe macinato, il cucchiaino di curcuma e l'olio di curcuma a crudo. Spolvera con del prezzemolo fresco.

Questo piatto è da provare anche in vasocottura!

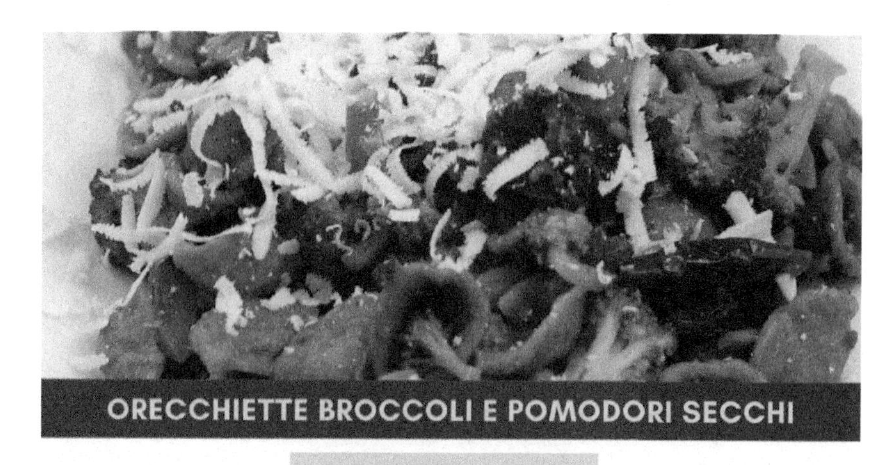

ORECCHIETTE BROCCOLI E POMODORI SECCHI

ingredienti x2

- 200 g di broccoli
- Qualche pomodoro secco (non sott'olio)
- Peperoncino piccante fresco (se si gradisce)
- 1 spicchio di aglio
- Grana Padano o Parmigiano Reggiano DOP q.b.

procedimento

Pulisci e taglia a pezzi il broccolo eliminando le foglie esterne più dure e il torsolo. Lascia cuocere in acqua bollente per 10 minuti, poi versa nella stessa pentola anche la pasta. In un pentolino d'acqua a parte, sciogli un po' di sale e immergi per un paio di minuti i pomodori secchi per ammorbidirli.

Scolali bene e tagliali a pezzetti. In una capiente padella antiaderente metti l'aglio sminuzzato, i pomodori secchi e se si vuole il peperoncino. Fai soffriggere per un paio di minuti utilizzando l'acqua di cottura. Scola la pasta al dente con il cavolfiore e saltala in padella con il condimento per mezzo minuto. Aggiungi olio d'oliva a crudo e grana.

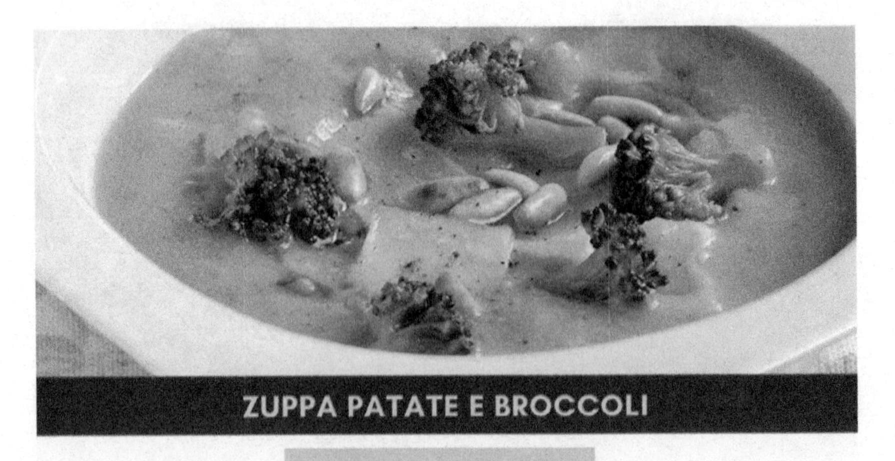

ZUPPA PATATE E BROCCOLI

ingredienti x2

- 400 g di broccoli
- 400 g di patate (tua porzione)
- 1 carota
- 1/2 cipolla
- 500 ml di brodo vegetale
- 1/2 mazzetto di prezzemolo
- 1 spicchio di aglio Peperoncino in polvere
- 2 cucchiai di pinoli

procedimento

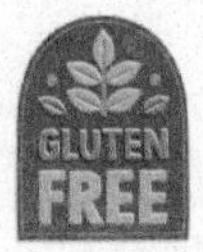

Taglia a dadini le patate sbucciate e la carota. Falle rosolare per 5 minuti con un po' di brodo vegetale insieme alla cipolla e all'aglio tritati.

Sala e versa il restante brodo vegetale.

Prosegui la cottura per 10 minuti. Unisci i broccoli tagliati e continua a cuocere finché le verdure non saranno pronte. Se vuoi rendere la zuppa più cremosa, frullane una parte con l'aiuto di un minipimer. Togli dal fuoco, cospargi con un cucchiaio di prezzemolo precedentemente tritato, peperoncino, olio EVO a crudo e qualche pinolo per guarnire.
La zuppa è pronta per essere servita.

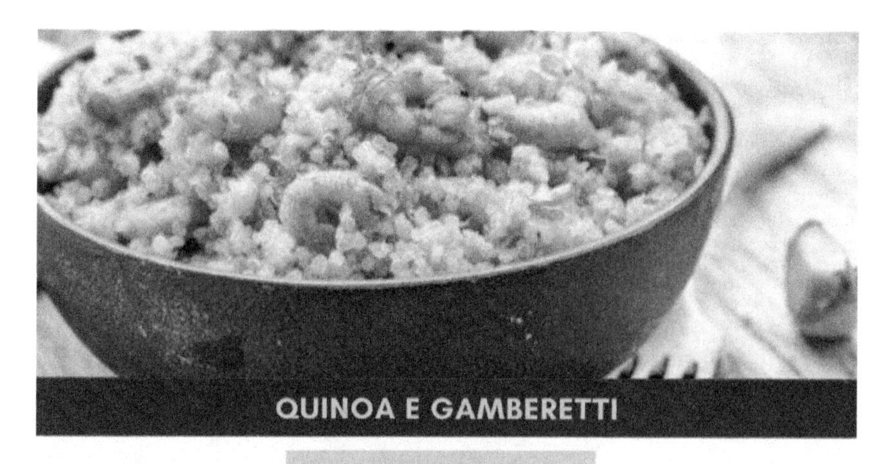

ingredienti x1

- 50-90g di quinoa (tua porzione)
- 120-150 g di gamberetti (tua porzione)
- 1 spicchio di aglio sbucciato
- Succo di 1/2 limone
- Prezzemolo fresco tritato q.b.
- Olio EVO
- Sale q.b.

procedimento

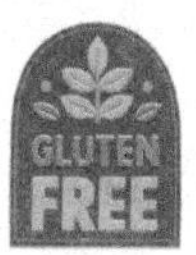

Un piccolo consiglio: prima di cuocere la quinoa sciacquala molto bene sotto l'acqua corrente, in modo da eliminare tutte le tracce di saponina, una sostanza amara presente sul rivestimento esterno del seme.
Per cominciare quindi, fai cuocere la quinoa in abbondante acqua bollente salata per 15 minuti, poi scolala e mettila da parte. Mentre si raffredda, metti a soffriggere (delicatamente) con dell'acqua lo spicchio di aglio in una padella capiente. Dopo un minuto, unisci i gamberetti (freschi o decongelati) e lasciali cuocere per qualche minuto poi spegni il fuoco. Condisci la quinoa con un filo di olio EVO, il succo del limone e i gamberetti cotti (eliminando gli spicchi d'aglio). Completala con un po' di prezzemolo fresco tritato (quantità a piacere).

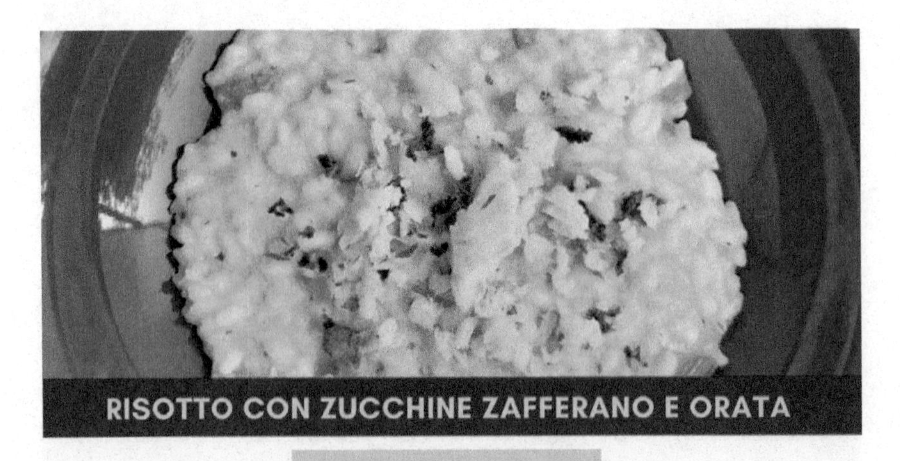

RISOTTO CON ZUCCHINE ZAFFERANO E ORATA

ingredienti x1

- 50-90g di riso (tua porzione)
- 1 zucchina media
- 1 spicchio di aglio sbucciato
- 120-150g di filetto di orata (tua porzione)
- Brodo vegetale q.b.
- Prezzemolo fresco tritato q.b.
- 1 bustina di zafferano
- Olio EVO
- Sale q.b.

procedimento

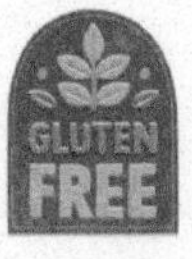

Metti a soffriggere (delicatamente) con dell'acqua e un cucchaino di olio lo spicchio di aglio in una padella capiente.

Dopo un minuto, unisci la zucchina tagliata a dadini. Lascia cuocere un pò la zucchina, poi aggiungi il filetto di orata a pezzi e continua a cuocere per qualche minuto, poi aggiungi il riso e il brodo vegetale, metti il sale se serve, porta a cottura il riso allungando di tanto in tanto con il brodo.
A fine cottura metti la bustina di zafferano e mescola bene.

Completala con un po' di prezzemolo fresco tritato (quantità a piacere).

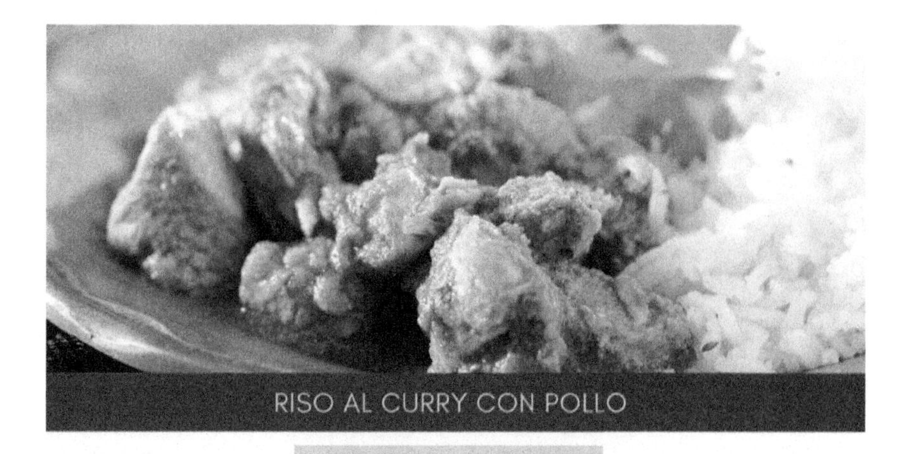
RISO AL CURRY CON POLLO

ingredienti x2

- 150-200 gr riso basmati
- 400 ml acqua (l'acqua è sempre il doppio del peso del riso)
- Olio d'oliva
- 1 cipolla bianca piccola
- 1 carota grande
- 100 gr piselli
- 200 gr petto di pollo a tocchetti
- 4 cucchiaini curry
- 1 pezzetto zenzero fresco
- 3 cucchiai salsa di soia

procedimento

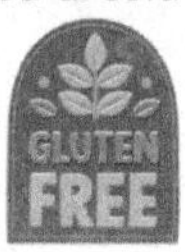

Risciacqua in acqua fredda per 4-5 volte il riso, dopo ricopri il riso d'acqua fredda e lascialo riposare per 30 minuti.

Metti a marinare il pollo una ciotola con la salsa di soia e lo zenzero grattugiato.

In una padella versa un cucchiaio d'olio d'oliva e 2 cucchiai di acqua, poi aggiungi il trito di cipolla. Lasciate soffriggere e aggiungi la carota grattugiata con la grattugia a fori larghi. Aggiungi anche i piselli e mescola. Togli il pollo dalla marinatura, mettilo in padella e fallo rosolare da tutti i lati. Aggiungi il curry e una tazzina da caffè di acqua calda. Scola il riso e versalo nella padella. Mescola tutto e poi aggiungi i 400 ml di acqua. Sala, copri con il coperchio e lascia cuocere a fiamma media per 10 minuti.

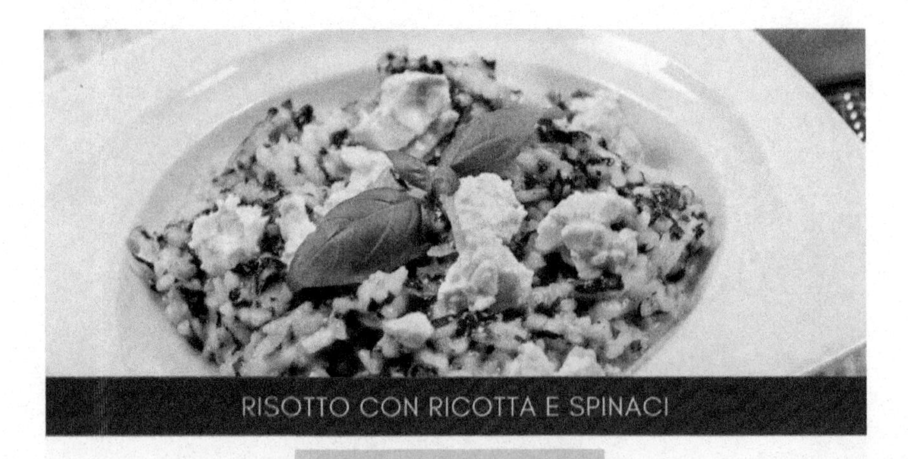

RISOTTO CON RICOTTA E SPINACI

ingredienti x1

- 50-90g di riso (tua porzione)
- mazzetto di spinaci
- 1 spicchio di aglio sbucciato
- Brodo vegetale q.b.
- 60g di ricotta di mucca (non confezionata)
- Basilico fresco tritato q.b.
- Olio EVO
- Sale q.b.

procedimento

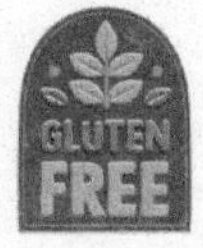

Fai appassire in padella gli spinaci tritati finementi con una spezia di tuo gradimento, aglio o cipolla come preferisci.

Gli spinaci rilasciano molta acqua, quindi puoi cuocere il riso direttamente nell'acqua allungando con del brodo vegetale fatto in casa.

Al termine della cottura amalgama la ricotta e aggiungi l'olio a crudo.

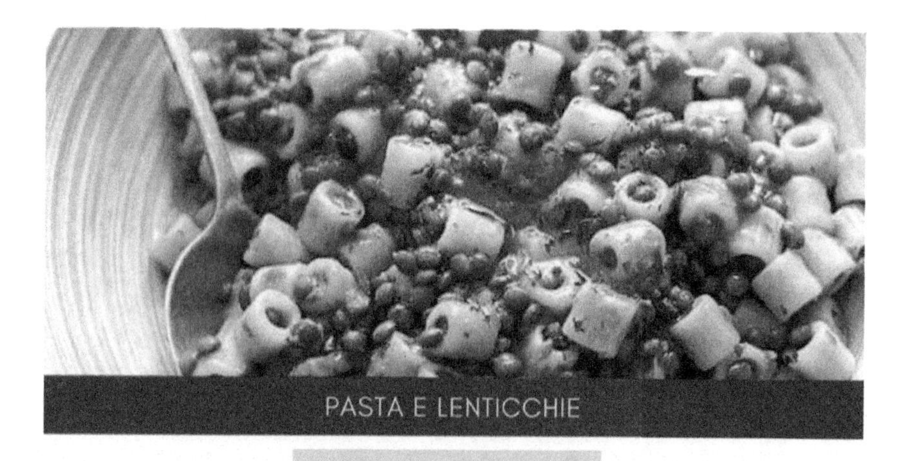
PASTA E LENTICCHIE

ingredienti x1

- 4-5 cucchiai di lenticchie cotte (tua porzione)
- 1 pezzetto di carota
- 1 spicchio di aglio sbucciato
- 50-80g di pasta integrale piccola
- Brodo vegetale q.b.
- Prezzemolo fresco tritato q.b.
- Olio EVO
- Sale q.b.

procedimento

Fai soffriggere delicatamente l'aglio e la carota con 1 cucchiaino di olio EVO e 1 cucchiaio di acqua, aggiungi le lenticchie cotte e il brodo vegetale, fai riprendere il bollore e metti la pasta (o riso, farro, orzo ecc. se preferisci) portando a cottura. Prezzemolo per guarnire il piatto e il resto dell'olio a crudo.

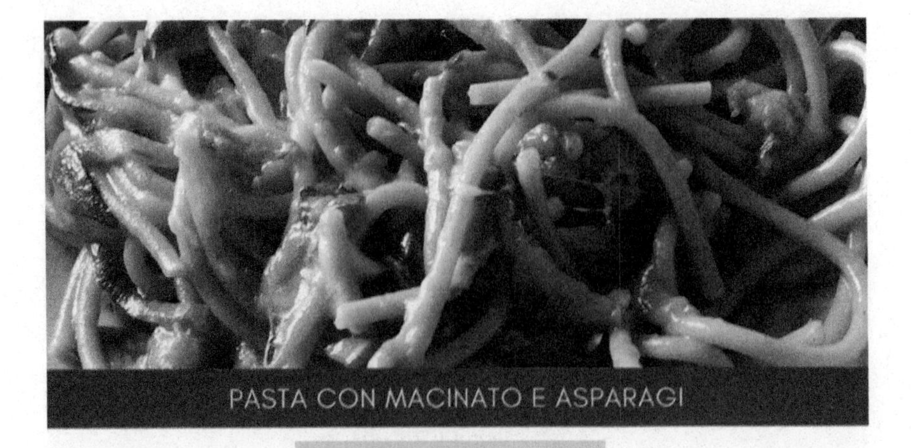

ingredienti x1

- 50-90g di pasta (tua porzione)
- 100-150g di macinato di carne bianca
- 4 asparagi
- 1 spicchio di aglio sbucciato o cipolla q.b.
- Brodo vegetale q.b.
- Prezzemolo fresco tritato q.b.
- Olio EVO
- Sale q.b.

procedimento

Fai soffriggere delicatamente l'aglio o la cipolla (o entrambi) con 1 cucchiaino di olio EVO e 1 cucchiaio di acqua, aggiungi gli asparagi un pò di brodo vegetale, fai riprendere il bollore e dopo qualche minuti aggiungi il macinato di carne, fai cuocere a fiamma lenta fino alla completa cottura.

Parallelamente cuoci la pasta e poi condiscila!

Prezzemolo per guarnire il piatto e il resto dell'olio a crudo.

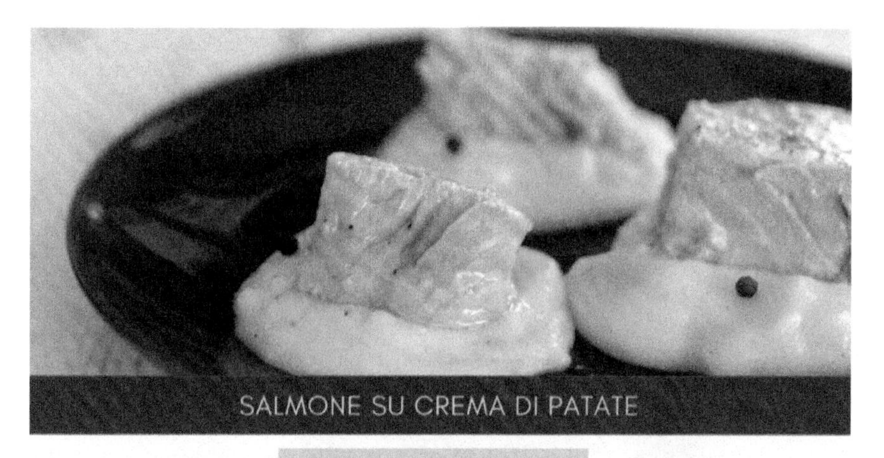

SALMONE SU CREMA DI PATATE

ingredienti x1

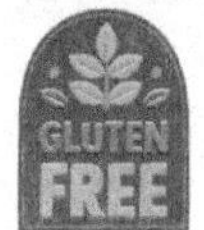

- 1/2 arancia rossa
- 1 filetto di salmone
- 200-300 g di patate a pasta gialla
- Sale e pepe rosa q.b.
- Olio EVO

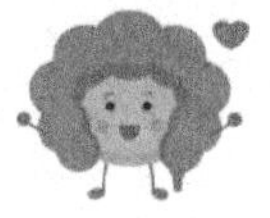

procedimento

Prepara dei cartocci con la carta forno e sistema in ognuno di essi il trancio di salmone aggiungendo delle fettine di arancia. Richiudi e fai cuocere al vapore per almeno 30/40 minuti. Spazzola, lava e pela le patate.

Disponi le fettine di patate sul cestello della vaporiera e falle cuocere. Completata la cottura, frulla le patate fino a quando non avranno raggiunto la consistenza di una crema. Stendi la crema nel piatto, adagiandovi sopra il salmone con le fettine di arancia.

Decora il piatto con timo fresco e pepe rosa in grani. Aggiungi un pizzico di sale e un filo di olio EVO.

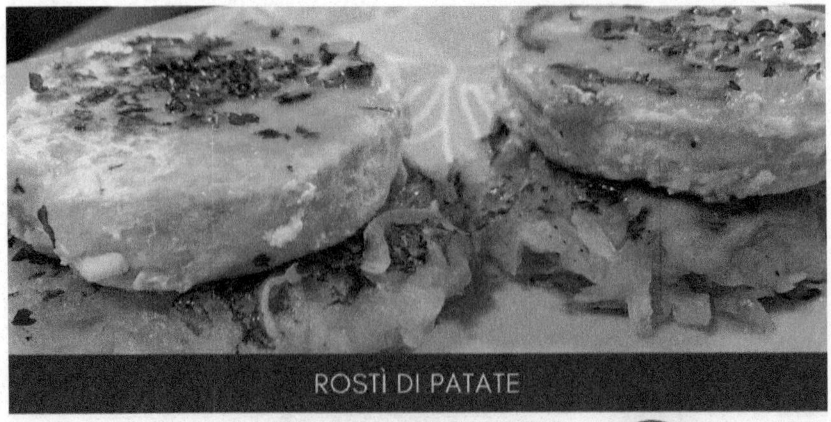

ROSTÌ DI PATATE

ingredienti x1

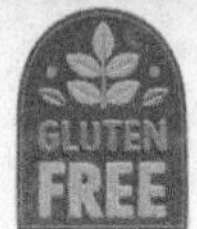

- 200-300g di patate, la tua porzione
- pepe q.b.
- sale q.b.
- spezie a piacere

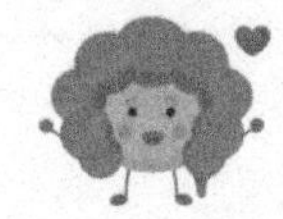

procedimento

Grattugia (con una grattugia con i fori larghi) 200-300 gr di patate crude sbucciate, si può preparare un ottimo rosti anche con patate sbollentate per pochi minuti.
Strizzale molto bene per eliminare l'acqua e poi condiscile con delle erbe aromatiche o spezie per arrosto e un pò di sale.
Compattale con le mani formando diversi rosti delle dimensioni che preferisci e poi cuoci in padella antiaderente senza olio (l'amido della patata crea la patina croccante e non li fa' attaccare alla padella), oppure in forno a 220° per circa 10-15 minuti.
Abbinali a del salmone scottato in padella e zucchine alla julienne, oppure con del salmone crudo (Scozzese) e crema di avocado, oppure ancora a degli spinaci con un uovo all'occhio di bue, oppure ancora con dello spezzatino di pollo e funghi.

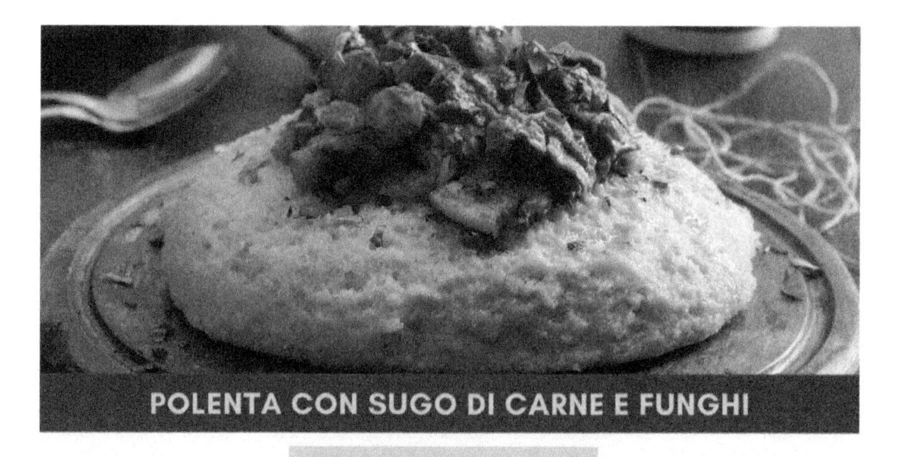

POLENTA CON SUGO DI CARNE E FUNGHI

ingredienti x1

- 60-80g di polenta (tua porzione)
- 120-150g di macinato o spezzatino di bovino tua porzione)
- polpa di pomodoro
- 100 g di funghi a piacere (misti, porcini, ecc.)
- 1 spicchio d'aglio in camicia
- Sale q.b.
- Olio extra vergine
- prezzemolo q.b.

procedimento

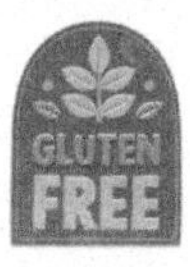

Prepara il sugo di carne mettendo tutti gli ingredienti a crudo in un tegame, ricorda che i funghi non possono essere cotti in vasocottura perché rilasciano gli alcaloidi, delle sostanze tossiche.

Porta a cottura a fuoco lento e poi aggiungi l'olio extra vergine di oliva a crudo.

Prepara la tua porzione di polenta e condiscila con il sugo che hai precedentemente preparato, spolvera un pò di prezzemolo fresco.
Puoi accompagnare questo piatto ad ulteriore verdura di stagione.

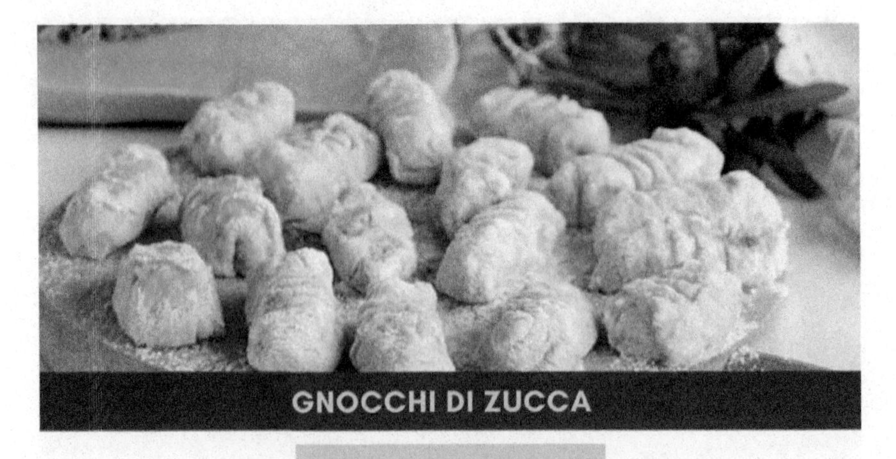

GNOCCHI DI ZUCCA

ingredienti x2

- 500 g di zucca
- 100 g di farina semintegrale (tipo 1 o 2 rimacinata)
- 1 uovo bio

procedimento

Pulisci la zucca privandola di buccia e semi. Tagliala a fette di circa 1cm e spostala su una teglia con carta da forno. Cuoci la zucca a 180C° per circa 20min. Sforna la zucca e lasciala raffreddare. Riduci la zucca in poltiglia con uno schiacciapatate oppure un passaverdure o una forchetta. La zucca deve contenere poca acqua, se così non fosse ripassala in forno a 110C° fino a che non si asciuga. Infarina bene un piano di lavoro. Forma una fontana con la farina e unisci la polpa di zucca incorporando con le mani. Successivmente aggiungi l'uovo. Impasta bene il composto fino a che non sarà più appiccicoso. Nel caso contrario aggiungi ancora un pizzico di farina ma senza esagerare. Separa l'impasto con le mani e forma delle strisce dalle quali ricaverai gli gnocchi. Man mano che tagli gli gnocchi assicurati di infarinarli bene da non farli attaccare e coprili con uno strofinaccio. Cuocili in acqua bollente fino a che non salgono a galla e condiscili. Ti consiglio burro chiarificato e salvia con scaglie di grana, oppure con un bel sugo con dei funghi!

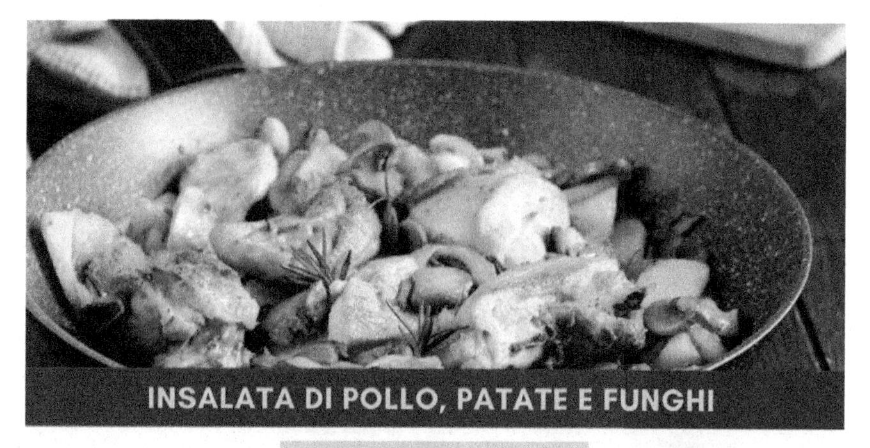

ingredienti x1

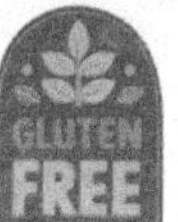

- 200 g di funghi freschi
- 200-300 g di patate novelle
- 100-150 g di pollo Bio
- 1 spicchio di aglio
- olio di oliva q.b.
- sale q.b.
- pepe q.b.
- aneto o prezzemolo fresco q.b.

procedimento

Fai lessare le patate novelle non sbucciate in abbondante acqua (devono cuocere per circa 15 minuti dal momento dell'ebollizione o comunque fino a quando saranno ben cotte). Intanto, con un canovaccio pulito e leggermente umido, pulisci per bene i funghi, eliminando l'eventuale terra (puoi aiutarti anche con un coltellino). Poi, tagliali a pezzetti.

Cuoci in una padella antiaderente i funghi con 100 ml di brodo vegetale, per 8 minuti. Parallelamente prepara il pollo come preferisci, in forno, in padella o in vasocottura, con aglio e rosmarino, o altra spezia che gradisci.

Non appena saranno cotte, scola le patate, sbucciale e mettile in una ciotola. Quando i funghi saranno cotti, falli intiepidire e uniscili alle patate. Condisci con olio di oliva rigorosamente a crudo (20 gr), sale, pepe e un po' di aneto o di prezzemolo spezzettato a mano.

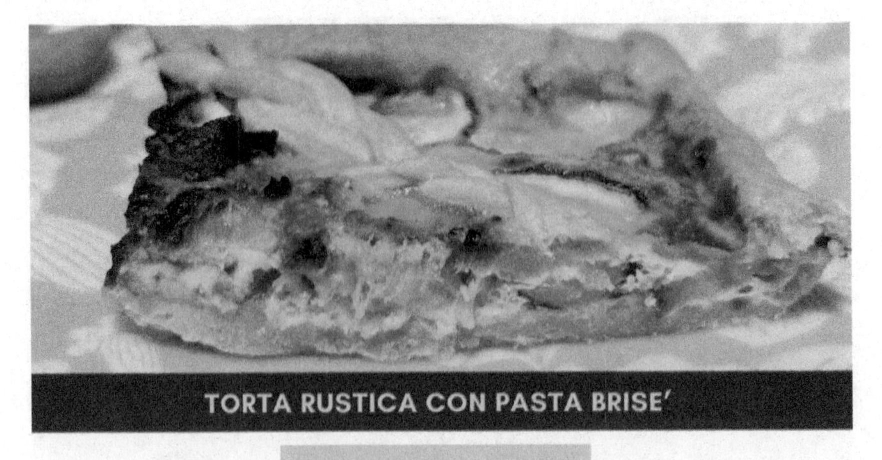

TORTA RUSTICA CON PASTA BRISE'

ingredienti x4

- 200g di farina di tipo 2
- 100 ml di acqua
- 30 ml di olio EVO
- 1 pizzico di bicarbonato
- Brodo vegetale q.b.
- 2 zucchine medie
- 4 uova BIO
- 2 cucchiai di Parmigiano
- 2 scalogni
- Sale e pepe q.b.

procedimento

Per la pasta brisè: in un contenitore metti la farina e crea un buco nel centro dove metterai l'olio evo, il pizzico di bicarbonato e poi con un cucchiaio inizia a girare, lentamente aggiungi l'acqua a filo fino a formare un panetto, la pasta ha una consistenza elastica. Avvolgi la pasta nella pellicola e lasciala riposare in frigo per 30 minuti. Dopo stendila (aiutati con il mattarello) e mettila in una teglia, fai dei buchini con la forchetta sul fondo e inizia a preparare la farcitura.
Farcitura: taglia a rondelle le zucchine e lo scalogno, griglia il tutto oppure cuocilo in friggitrice ad aria per 15 minuti con del pepe e del sale. Lasciale freddare.
Sbatti le uova con il parmigiano (o grana se preferisci), sale e poi versa dentro anche le verdure.
Cuoci in forno a 180° per 40 minuti, fino a doratura della pasta brisè.

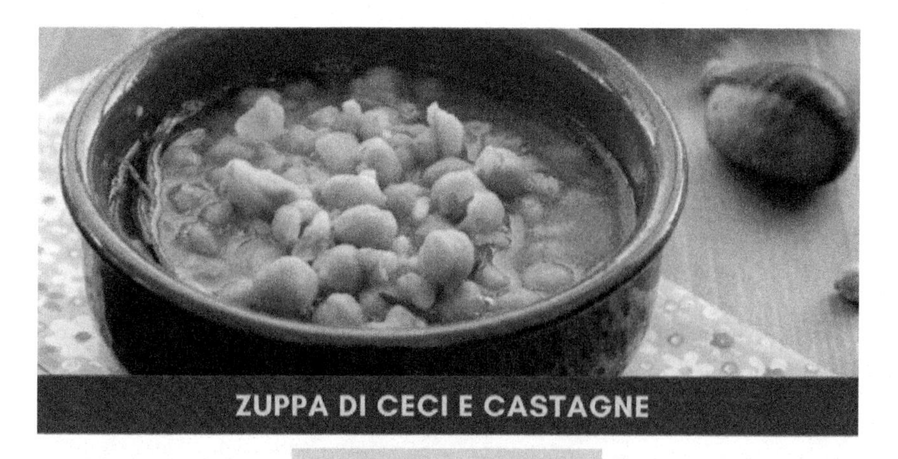

ZUPPA DI CECI E CASTAGNE

ingredienti x2

- 150-200g di ceci cotti
- 100g di castagne sgusciate non cotte
- 1 spicchio d'aglio
- Olio extra vergine di oliva
- 1 rametto di rosmarino
- Sale q.b.
- Pepe q.b.

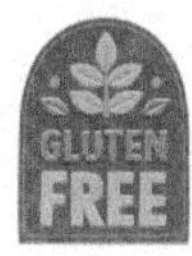

procedimento

Per prima cosa metti a lessare le castagne con la loro buccia in acqua con qualche foglia di alloro, quindi quando saranno cotte, dopo circa 30-40 minuti, privatele sia della buccia dura esterna che della pellicina interna.

In un tegame metti i ceci già cotti e aggiungi dell'acqua, quanto basta a coprirli di un centimetro, aggiungi uno spicchio di aglio e un rametto di rosmarino. Schiaccia con una forchetta parte dei ceci per ridurli a polpa.
Aggiungi le castagne, di cui alcune tritate, poi aggiungi sale e pepe quanto basta e lascia insaporire a fuoco lento per 10 minuti.
Olio a crudo e servi.
Questo è un piatto unico! Le castagne sostituiscono la quota di carboidrati!

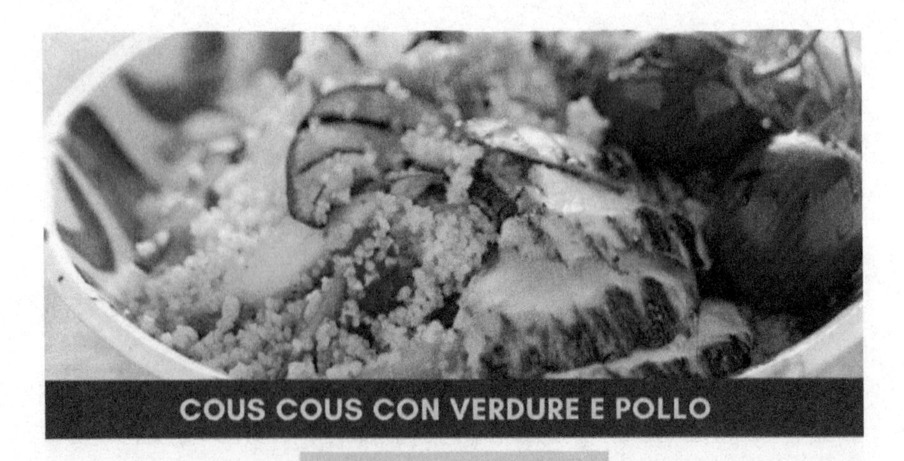

COUS COUS CON VERDURE E POLLO

ingredienti x1

- 50-90g di cous cous integrale (tua porzione)
- 100-150g di petto di pollo (tua porzione)
- 1/2 limone non trattato
- 1 zucchina piccole
- 1/2 cipolla bianca
- 3-4 pomodorini
- 1/2 melanzana
- 1 spicchi d'aglio
- 1 cucchiaini di pinoli o semi di zucca
- 1 ciuffo di basilico

procedimento

Prepara la marinatura per il pollo con basilico e succo di limone. Lascia riposare il pollo per 1 ora.
Trita la cipolla, l'aglio e taglia le zucchine a rondelle e le melanzane a dadini.

Cuoci tutto insieme, aggiungendo anche i pinoli, in una casseruola con dell'acqua o del brodo vegetale per 15 minuti.

Griglia il pollo marinato, cuoci il cous cous seguendo le indicazioni riportate sulla scatola e infine prepara un gustoso piatto unico con le verdure, il pollo e il cous cous.
Puoi anche grigliare le verdure ed unirle al piatto.

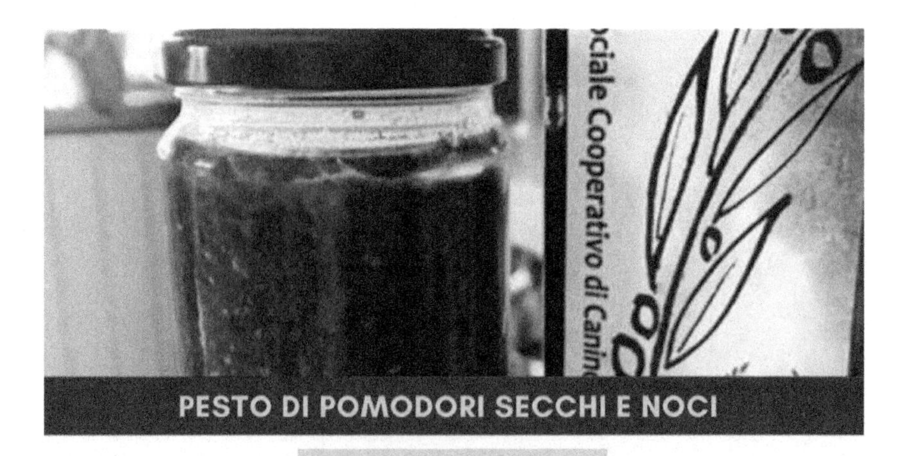

PESTO DI POMODORI SECCHI E NOCI

ingredienti

- 200 g di pomodori secchi italiani
- 100 g di noci (oppure 50 g di noci e 50 g di pinoli)
- 200 ml di olio EVO
- 1 spicchio di aglio
- 2 barattoli di vetro da 300 ml

procedimento

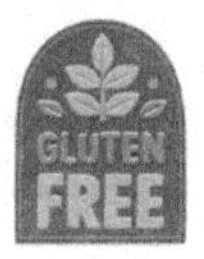

Se hai un buon robot da cucina procedi tritando prima pinoli e noci, poi riponili in un contenitore, e successivamente trita i pomodori secchi.

Unisci al composto le noci tritate, l'olio EVO e mixa il tutto con il robot per pochi secondi. Metti il composto nei vasetti sterili e copri con un po' d'olio EVO a crudo, un tocca sana per la nostra salute!

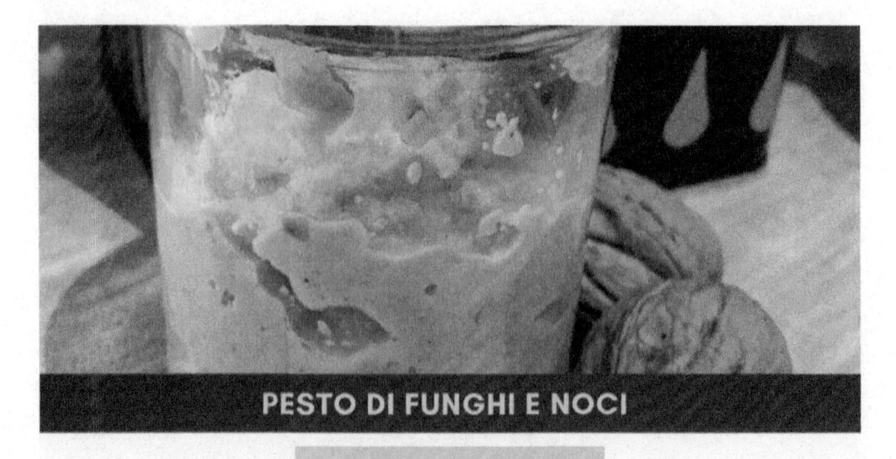

ingredienti

- 250 g di funghi champignon
- 1 spicchio d'aglio
- 1-2 foglie di prezzemolo fresco
- 3 noci
- Sale e pepe q.b.
- Qualche scaglia di Parmigiano Reggiano o Grana Padano
- 1 cucchiaio di olio EVO
- 1 barattolo da 300 ml

procedimento

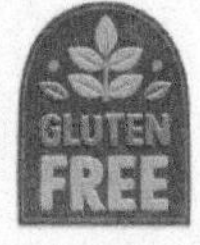

Lava e taglia i funghi, l'aglio e il prezzemolo.

Metti tutto in una casseruola e cuoci usando l'acqua e una sfumata di vino bianco. Una volta cotti i funghi, aggiungi sale e pepe e frulla il tutto.

In seguito aggiungi il Parmigiano, l'olio EVO a crudo e rifrulla leggermente. Condisci la pasta con un cucchiaio abbondante di crema ai funghi e gustala.

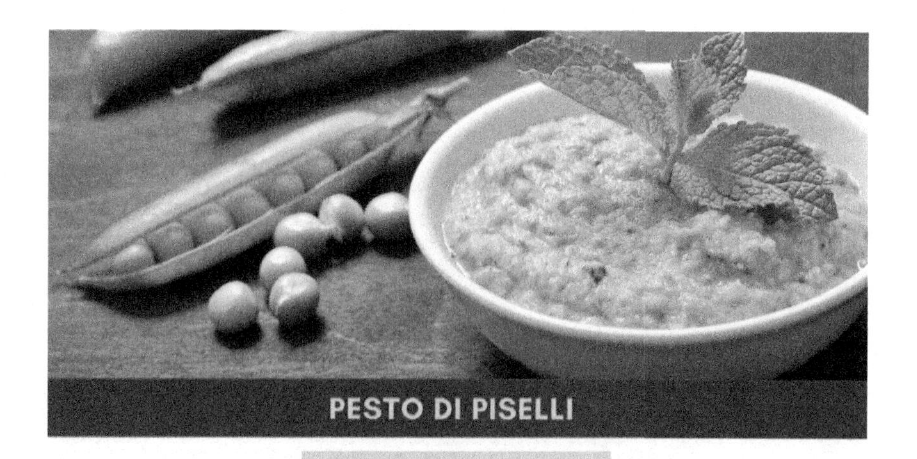

ingredienti x2

- 250 grammi di piselli cotti
- 1/2 cipolla bianca,
- olio extra vergine di oliva, q.b.
- pepe, q.b.
- sale, q.b.

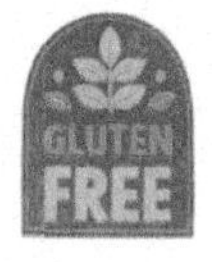

procedimento

In un pentolino metti i piselli e la cipolla con un pò di acqua, salali e falli cuocere.

Ultimata la cottura aggiungi del pepe, olio EVO a crudo e frulla il tutto.

Condisci la pasta con questa deliziosa crema e grattugiaci sopra della carota cruda.

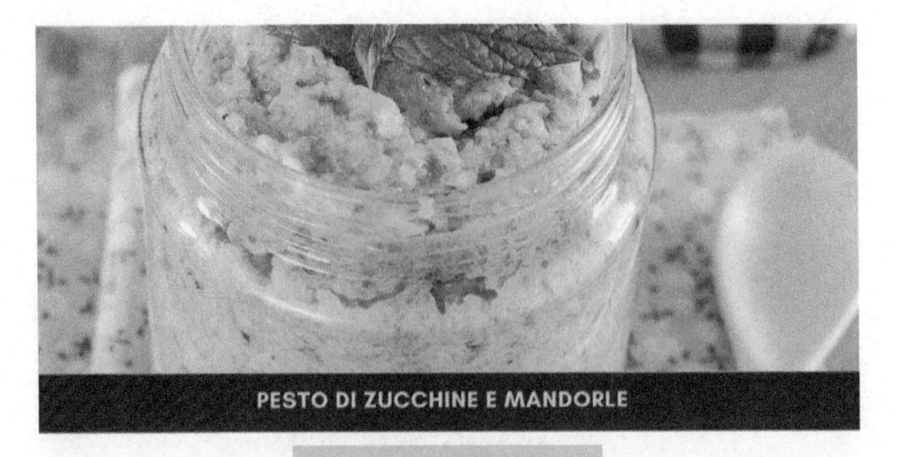

PESTO DI ZUCCHINE E MANDORLE

ingredienti

- 2 zucchine medie
- 50 g di basilico
- 50 g di mandorle
- 1/2 cucchiaino di sale integrale
- 45 g di olio EVO
- 1 barattolo da 300 ml

procedimento

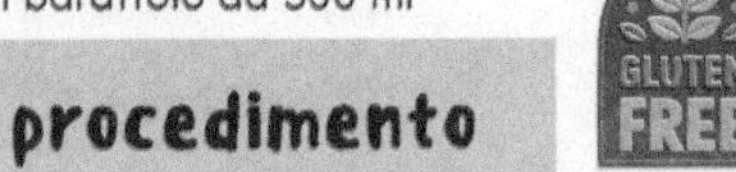

Tosta le mandorle in una padella e falle raffreddare.

Lava e taglia basilico e zucchine (le zucchine possono essere anche scottate in acqua bollente, senza cuocerle troppo).

Inserisci tutti gli ingredienti in un mixer e frullali fino ad ottenere la consistenza desiderata.

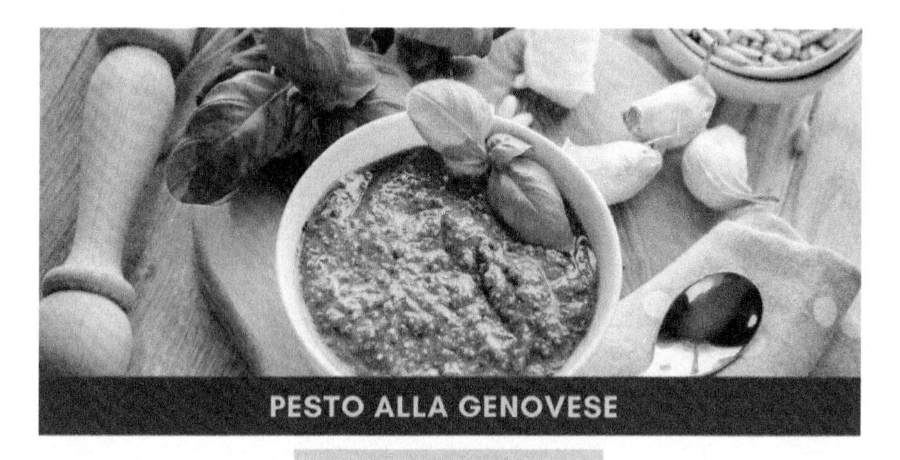

ingredienti

- 60 g di foglie di basilico
- 100 ml Olio extravergine d'oliva
- 6 cucchiai di parmigiano reggiano 36 mesi
- 30 g di pinoli
- 2 spicchi di aglio
- 1 pizzico di sale grosso

procedimento

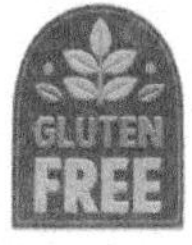

Lava le foglie sotto acqua corrente fredda del rubinetto.

Asciugale tamponandole con un canovaccio pulito o con carta assorbente prima di utilizzarle. Metti le foglie di basilico nel bicchiere del frullatore insieme al parmigiano grattugiato, i pinoli, l'aglio tagliato a metà e privato dell'anima e un pizzico di sale grosso e inizia a frullare.

Aggiungi continuando a frullare l'**olio extravergine di oliva** fino ad ottenere una crema omogenea.

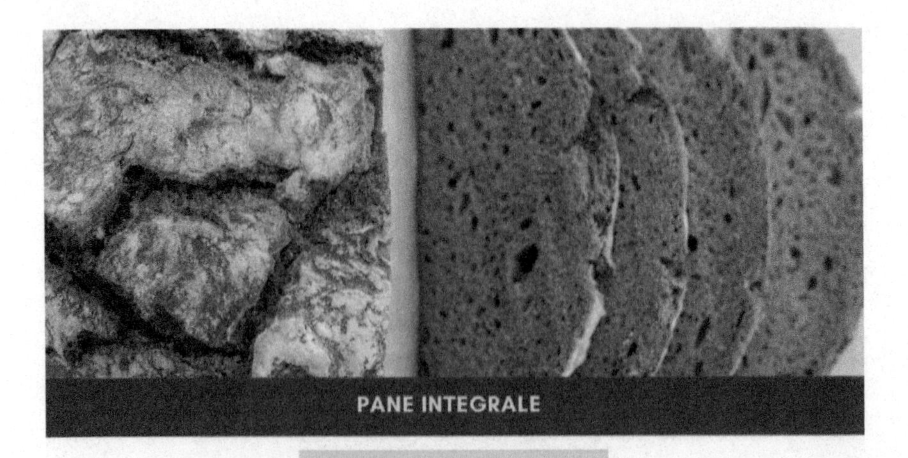

ingredienti

- 500 g di farina integrale
- 10 g di sale
- 350 ml circa di acqua
- 15 g di lievito di birra
- 1 pizzico di malto

procedimento

Sciogli il lievito in una ciotola con poca acqua tiepida ed aggiungi un pizzico di malto. In una scodella capiente, versa la farina e unisci il lievito, mescola e aggiungi l'olio, il sale e poco alla volta l'acqua tiepida. Impasta il tutto. Passa l'impasto su una base di lavoro infarinata e continua ad impastareenergicamente finché non ottieni un impasto liscio ed omogeneo. Fai riposare l'impasto in un luogo caldo, mettilo in una scodella infarinata e coprilo con canovacci da cucina e un panno. Dopo due o tre ore, controlla l'impasto che dovrà essere raddoppiato di volume. Lavora nuovamente l'impasto facendogli assumere le forme desiderate tipo pagnotta o filoni. Durante questo passaggio è importante non appiattire l'impasto, ma lasciarlo rotondeggiante in modo da permettergli una buona lievitazione. Mettilo nuovamente a riposare per farlo lievitare (deve raddoppiare di nuovo). Prima di infornare il pane, incidi con un coltello delle tacche sulla parte superiore. Cuoci in forno a 180° per circa 50 minuti.

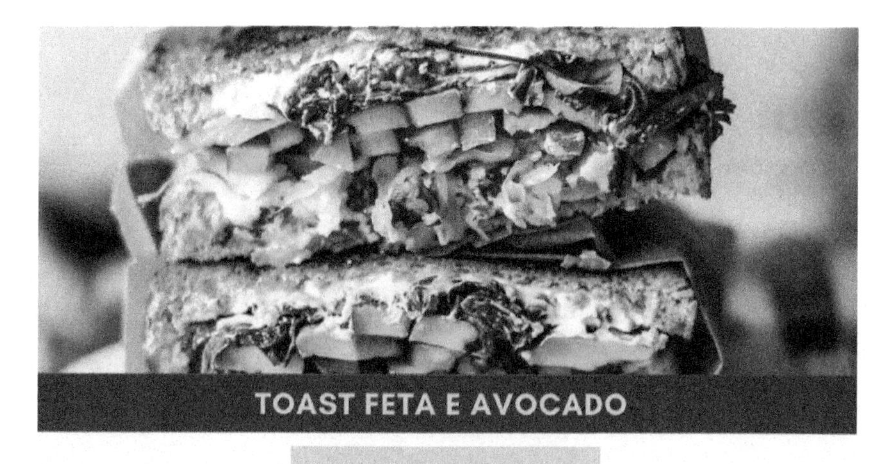

TOAST FETA E AVOCADO

ingredienti

- 2 fette di pane integrale in cassetta
- Mezzo avocado maturo Hass (ricco di grassi Omega 3)
- 10 foglie di basilico
- 1 cucchiaio di succo di limone
- 30 g di robiola
- 30 g di feta a fette
- Qualche foglia di spinacino fresco
- Sale q.b.

procedimento

Per realizzare questo squisito toast, inizia preparando la crema di avocado: metti la polpa di mezzo avocado in un mixer e aggiungi 10 foglie di basilico e 1 cucchiaio di succo di limone, quindi aziona il mixer a scatti, fino a quando avrai ottenuto una crema liscia ed omogenea. Aggiusta la crema di sale e tienila da parte. Adagia le due fette di pane integrale sul piano di lavoro e spalmale con abbondante crema di avocado, poi su una fetta di pane disponi qualche fetta di provola, qualche foglia di spinacino, altra provola, la feta a fette e richiudi il panino. Fai tostare il panino su una piastra rovente fino a quando il pane sarà dorato e la provola parzialmente fusa. Taglia il toast a metà in diagonale e servilo subito.

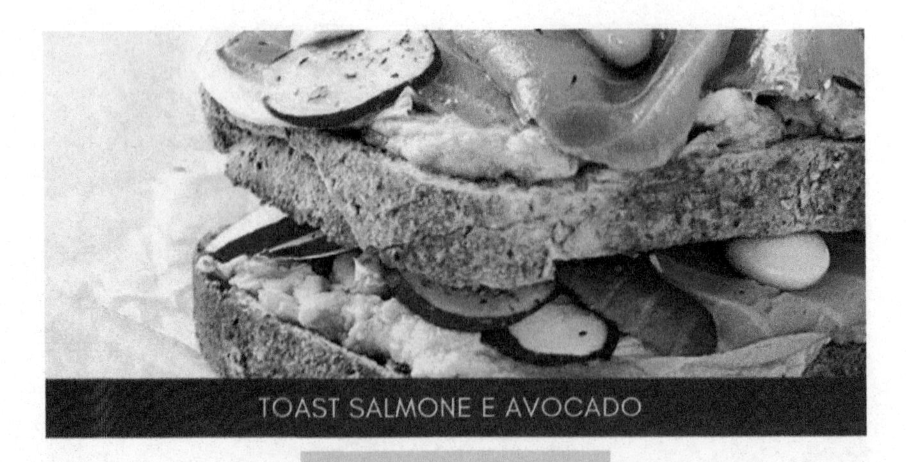

TOAST SALMONE E AVOCADO

ingredienti

- 2 fette di pane integrale o multicereali
- Mezzo avocado Hass maturo (è quello più scuro)
- Succo di limone q.b.
- Qualche foglia di insalata tipo lattuga romana
- 2 ravanelli
- 1 manciata di edamame bolliti (fagioli di soia)
- Fette di salmone affumicato
- 1 pizzico di timo secco
- Pepe bianco q.b.
- Sale q.b.

procedimento

Prendi un avocado maturo, aprilo a metà ed elimina il grosso seme centrale. Con un cucchiaio, estrai la polpa da una delle due metà e mettila in una ciotola assieme a un pochino di succo di limone (un cucchiaio sarà più che sufficiente) e un pizzico di sale. Schiaccia la polpa con una forchetta ed amalgamala al condimento.

Disponi le due fette di pane tostato sul piano di lavoro, spalmale abbondantemente con la crema di avocado e adagiaci sopra qualche foglia di insalata e le rondelle di ravanello. Infine, aggiungi le fette di salmone, un pochino di Edamame bollito e completa il tutto con una spolverata di timo secco, una macinata di pepe bianco e una leggera spruzzata di limone.

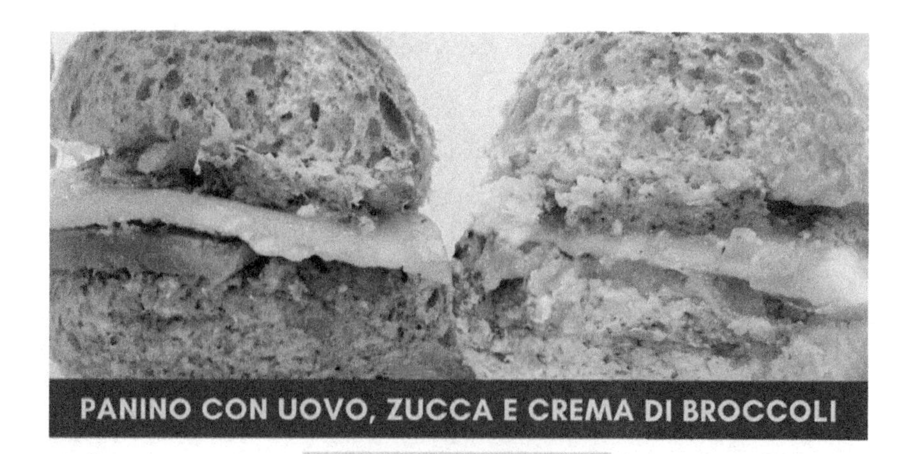

PANINO CON UOVO, ZUCCA E CREMA DI BROCCOLI

ingredienti

- Pane integrale o multicereali (tua porzione)
- 1 uovo bio da cuocere in padella con burro chiarificato
- Crema di broccoli, fatta in vasocottura.
- 3-4 fette di zucca grigliata in padella
- Sale e pepe q.b.
- Olio EVO

procedimento

Taglia in pezzi i broccoli, lavali e mettili in un recipiente, aggiungi del sale, pepe e 1 spicchio di aglio, olio extra vergine di oliva e cuoci nel vasetto da 500 ml per 6 minuti. Una volta cotti, togli lo spicchio di aglio e frullali con un minipimer.

Taglia la zucca a fettine e grigliala in padella.
Quando hai preparato le verdure taglia in due il panino, spalma due bei cucchiai di crema di broccoli sulle fette e adagia sopra la zucca.
Cuoci l'uovo in padella, con il burro chiarificato, una volta cotto, molto delicatamente mettilo sopra la zucca e chiudi il panino.

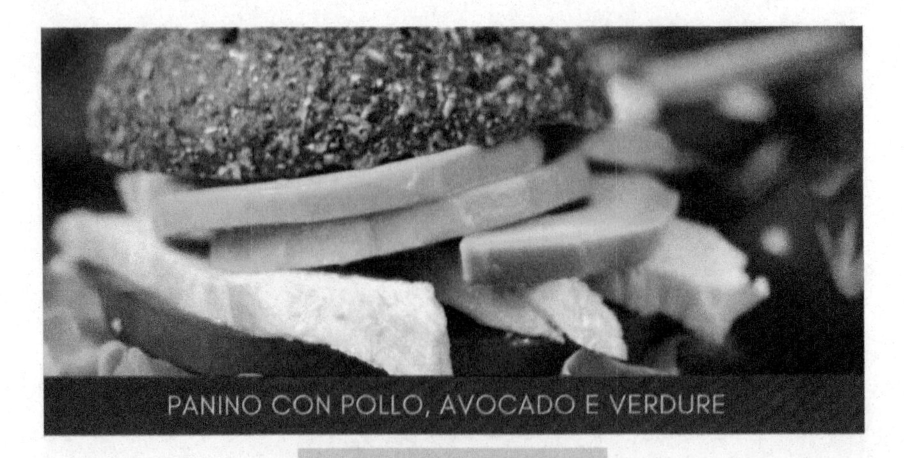

PANINO CON POLLO, AVOCADO E VERDURE

ingredienti

- Pane integrale o multicereali (tua porzione)
- Pollo grigliato (la tua porzione)
- 1/2 avocado (la tua porzione)
- 2 fette di pomodoro
- 2-3 foglie di lattuga
- Sale e pepe q.b.

procedimento

Metti a marinare il pollo per circa mezz'ora con del succo di limone, prezzemolo, sale, pepe e aglio.
Procedi con il grigliare il pollo in padella.
Prendi un avocado maturo, aprilo a metà ed elimina il grosso seme centrale. Con un cucchiaio, estrai la polpa da una delle due metà, tagliala a fette.
Componi il panino con l'insalata, il pomodoro, l'avocado e il pollo.

Puoi anche fare un guacamole e usare l'avocado così, come salsa.

Se non ti piace l'avocado usa l'olio EVO come quota di grassi buoni.

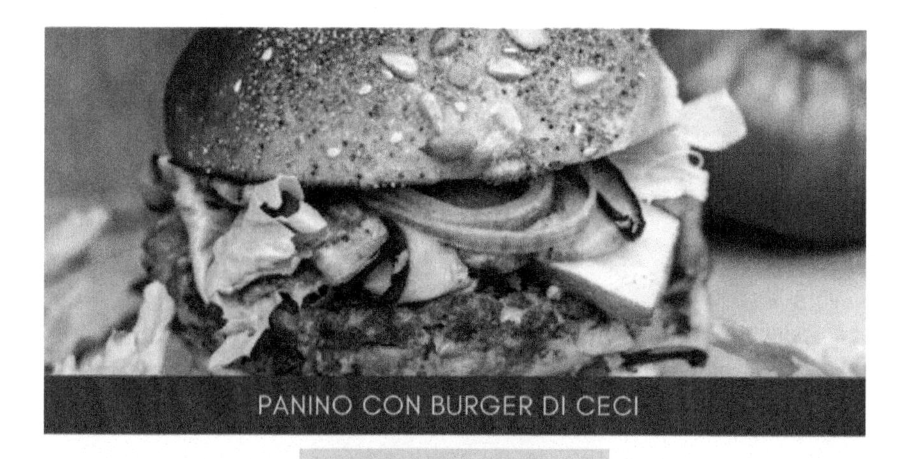

PANINO CON BURGER DI CECI

ingredienti

- Pane integrale o multicereali (tua porzione)
- 1 burger di ceci (la ricetta la trovi tra i secondi)
- 1/2 fette di melanzana grigliata
- 2 fette di zucchina grigliata
- 2-3 foglie di lattuga
- cipolla fresca (se la gradisci)
- Sale e pepe q.b.

procedimento

Procedi con il grigliare le verdure e a cuocere il burger di ceci.

Componi il panino con l'insalata, le verdure a piacere.

Un filo di olio EVO, sale, pepe ed è pronto.

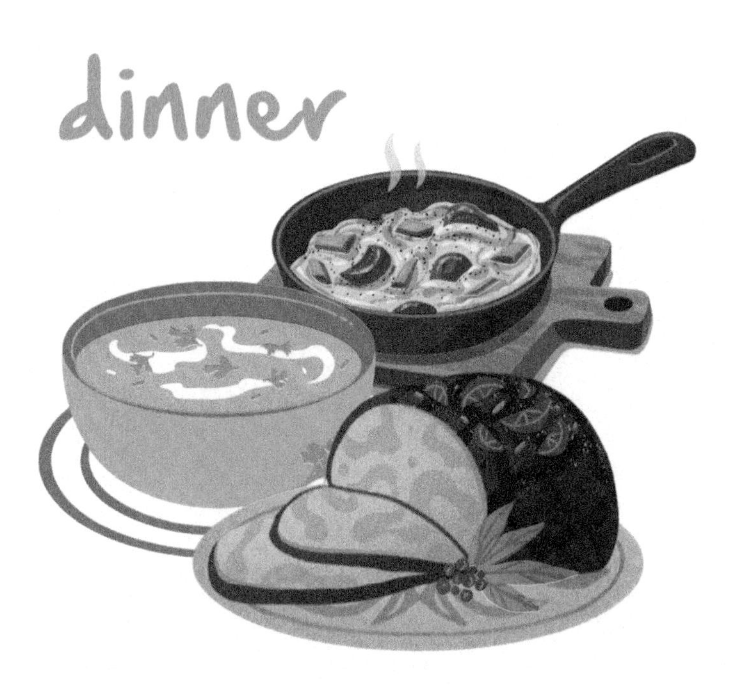

La

Cena

è servita!

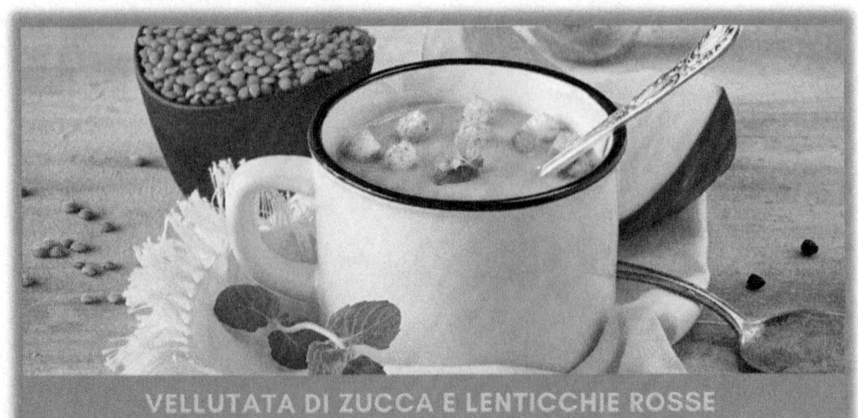

VELLUTATA DI ZUCCA E LENTICCHIE ROSSE

ingredienti x2

- 300 g di zucca
- 150 g di lenticchie rosse
- 1 litro di brodo vegetale
- 2 spicchi d'aglio
- 2 cipollotti/porri o 2 cipolle piccole
- 1 cucchiaino di curry o curcuma
- 1/2 cucchiaino di alloro essiccato
- 1 cucchiaio di prezzemolo fresco tritato

procedimento

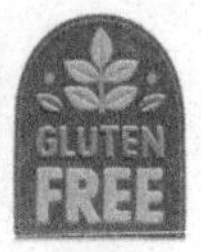

Trita aglio e cipollotti e mettili in una casseruola insieme al curry/curcuma e lasciarli cuocere con un pochino di brodo vegetale.
Aggiungi la zucca, le lenticchie e 3/4 del brodo bollente e l'alloro. Porta a bollore e lascia cuocere per 30 minuti a fuoco moderato, se si asciuga troppo aggiungi il brodo restante.
A cottura ultimata frulla il tutto con un frullatore ad immersione, aggiusta di sale e pepe e servi. Guarnire con olio EVO a crudo e/o dei semi di zucca.
A pranzo si può consumare con una porzione di carboidrati come del pane integrale tostato, o con del riso basmati, miglio, quinoa o pastina integrale (proprie quantità).

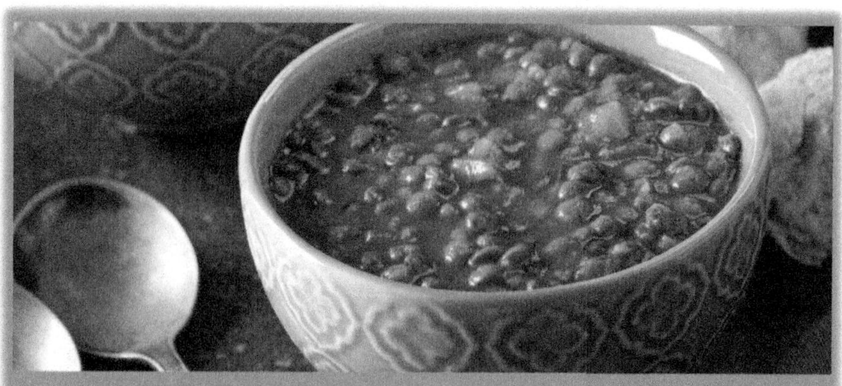

ZUPPA DI LENTICCHIE

ingredienti x2

- 300 g di lenticchie lessate
- 1 carota
- 1 cipolla
- 1 costa di sedano
- 1 porro
- 300 ml di brodo vegetale (da fare in casa)
- 1 cucchiaio colmo di concentrato di pomodoro
- 1 cucchiaio di prezzemolo fresco tritato

procedimento

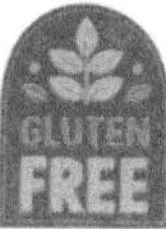

Pela la carota e tagliala a cubetti piccoli, sbuccia la cipolla e tritala finemente, taglia a pezzetti il sedano, infine riduci il porro a rondelle.

In una casseruola capiente aggiungi il trito di verdure, quindi mescola bene e fai cuocere con del brodo vegetale fino a quando le verdure si saranno ammorbidite.

A questo punto unisci il concentrato di pomodoro, le lenticchie lessate e il restante brodo vegetale caldo. Mescola bene e lascia cuocere la zuppa per 15-20 minuti circa.

Quando sarà pronta, aggiustala di sale, unisci il prezzemolo fresco tritato e l'olio a crudo.

Servi la zuppa in tavola.

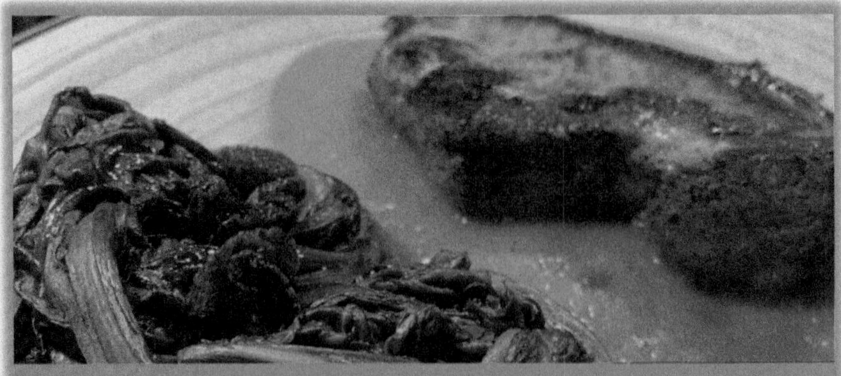

FILETTO DI VITELLA SU VELLUTATA DI ZUCCA

ingredienti x1

- 300 g di zucca
- 150-200g di filetto di vitello
- 1/4 di cipolla rossa o scalogno
- olio q.b.
- sale q.b.
- pepe q.n
- bieta
- uva sultanina 5-6 pezzi

procedimento

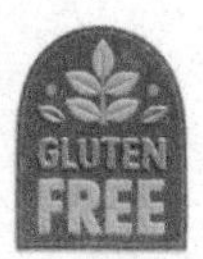

Taglia la zucca a dadini insieme alla cipolla rossa, condisci con sale e un pò di olio extravergine, metti tutto nel vasetto da vasocottura e cuoci secondo la potenza e i tempi che conosci. Una volta pronta frullala con un minipimer o un frullatore e mettila da parte.
Cuoci la bieta in vasocottura o in acqua bollente e mettila da parte.

In una padella ben calda cuoci il filetto di vitella secondo la cottura che ti aggrada e condisci con sale e pepe.

Impiatta come vuoi, io ho usato la vellutata sotto il filetto e ho guarnito la mia verdura con qualche chicco di uva sultanina.

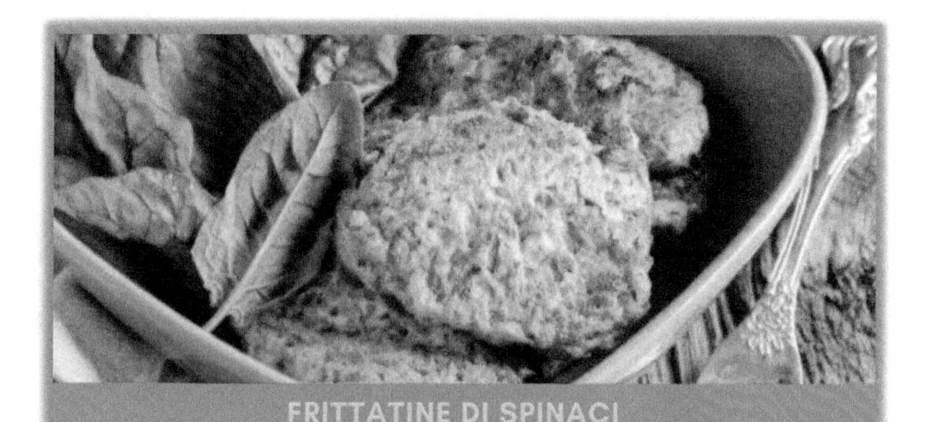

FRITTATINE DI SPINACI

ingredienti x2

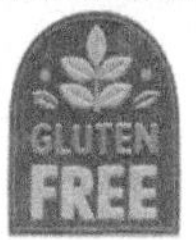

- 250 g di spinaci freschi
- 3 uova bio
- 2 cucchiai di grana padano grattugiato
- Noce moscata q.b.
- Olio EVO q.b.
- Sale q.b.

procedimento

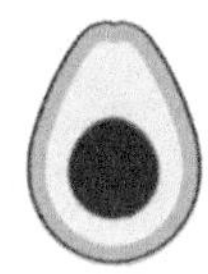

Lava gli spinaci, rimuovine il gambo e sbollentali per 5 minuti.

Dopo averli tolti dall'acqua, scolali bene, tritali grossolanamente e mettili in una ciotola assieme a 3 uova, 2 cucchiai di grana padano grattugiato, una grattatina di noce moscata e un pizzico di sale.

Mescola con un cucchiaio di legno per amalgamare bene gli ingredienti. Cuoci le frittatine al forno usando degli stampi oppure una padella antiaderente. Puoi cucinare le frittatine anche usando altri tipi di erbe, come la borragine o la bieta.

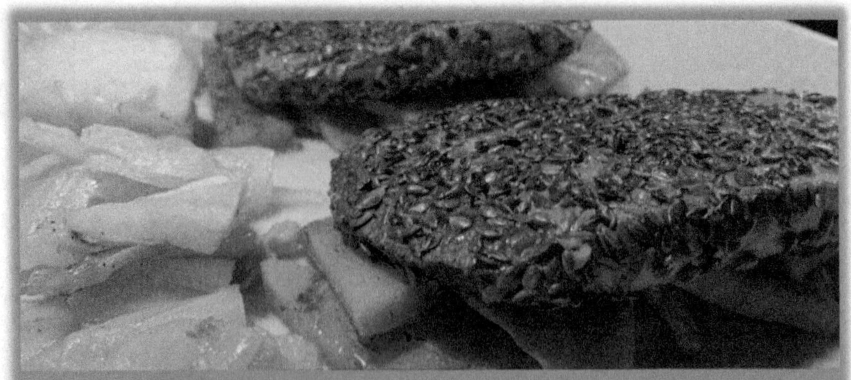

TONNO SCOTTATO SU ZUCCA GRIGLIATA E FINOCCHI

ingredienti x1

- 2 trancetti di tonno fresco (tua porzione)
- 1 fetta di zucca (200g)
- 1 finocchio intero
- Semi di lino q.b.
- olio di oliva q.b.
- sale q.b.
- pepe q.b.
- spezie a piacere

procedimento

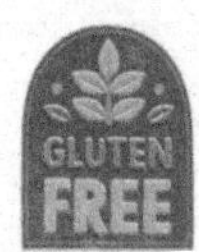

Inizia con fare delle fette sottili di zucca e grigliarle in padella (puoi anche farne di più e tenerla da parte), raccogli le fettine e condiscile con le spezie di tuo gradimento che possono essere aglio, prezzemolo, pepe, peperoncino, un filo di olio e aceto di mele se gradisci

Prepara i finocchi e cuocili in vasocottura, con le spezie che preferisci e secondo i tempi che conosci.

Passa i tranci di tonno nei semi di chia, coprendoli completamente come se fosse una panatura e metterli nella padella calda, 2-3 minuti per lato.
Impiatta come vuoi e gusta!

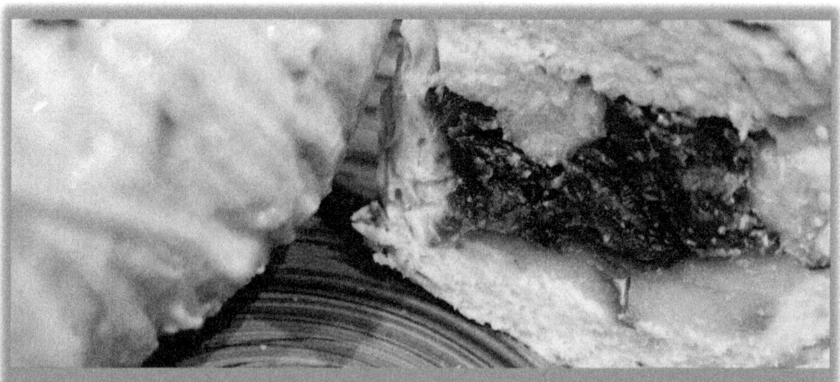

INVOLTINI DI TACCHINO

ingredienti x1

- 200g di petto di tacchino
- 1/2 zucchina romanesca medio-grande
- 3 pomodori secchi non salati
- brodo vegetale
- sale e pepe q.b.

procedimento

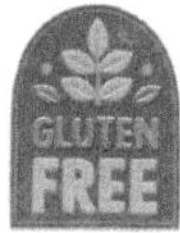

Battere le fette di tacchino con un batticarne, mettere un pizzico di sale.

Tagliare a cubetti la zucchina, tagliare a cubetti i pomodori secchi precedentemente ammollati in acqua potabile per 2-3 ore.

Aggiungere sale e pepe. Farcire le fette di tacchino arrotolandole e chiudendole con degli stuzzicadenti.

Adagiare gli involtini sul fondo di un tegame, aggungere del brodo vegetale per la cottura. Olio extra vergine a crudo!

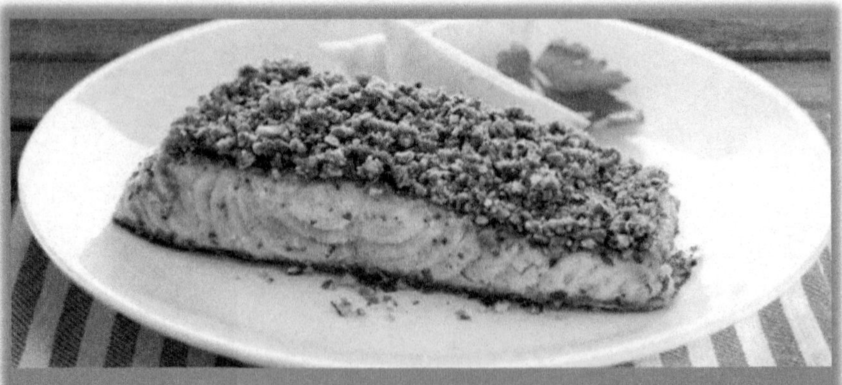

SALMONE IN CROSTA DI PISTACCHI

ingredienti x2

- 2 tranci di salmone (da 200 g ciascuno)
- 60 g di pistacchi sgusciati
- 2 cucchiai di pangrattato
- 1 spicchio di aglio
- 1 cucchiaio di prezzemolo fresco tritato
- Sale e pepe q.b.

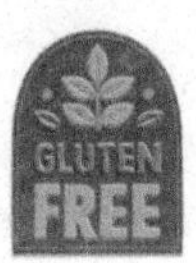

procedimento

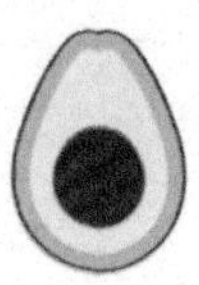

Per prima cosa, accendi il forno in modalità statica a 180°.
Disponi i tranci di salmone su una teglia foderata con carta forno. Cerca di evitare il sale, ma puoi speziarli a piacere. In un mixer metti: i pistacchi sgusciati, il pangrattato, uno spicchio di aglio, un cucchiaio di prezzemolo fresco tritato e un pizzico di sale, quindi azionalo a scatti fino ad ottenere un composto bricioloso uniforme (se risulta troppo asciutto aggiungi pochissima acqua o del succo di limone). Distribuisci il mix bricioloso sui tranci di salmone pressando un po' con le dita per farlo aderire bene alla superficie.
Cuoci in forno per 20-25 minuti a seconda dello spessore del salmone e dei tuoi gusti personali. Fai attenzione a non esagerare nella cottura per evitare che si asciughi troppo.

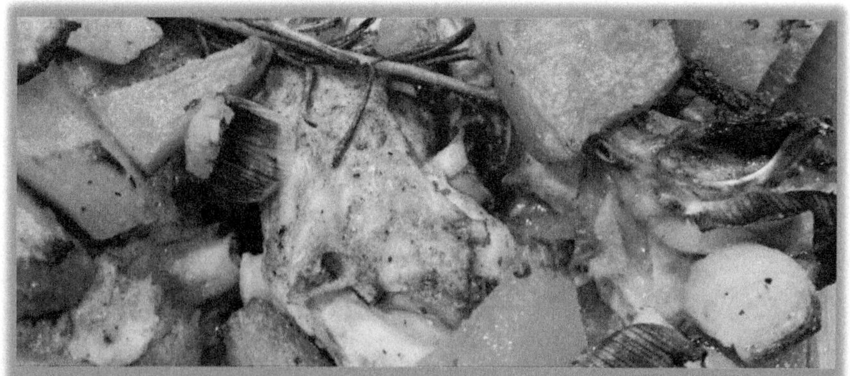

POLLO AL FORNO CON ZUCCA E PORRI

ingredienti x1

- 300-400g di zucca a dadini
- 4 porri
- 180-250 g di pollo Bio (tua porzione)
- 2 rametti di rosmarino
- olio di oliva q.b.
- sale q.b.
- pepe q.b.
- 1/2 limone succo

procedimento

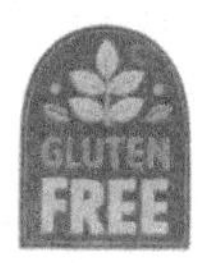

Prepara il pollo adagiandolo su una teglia con del sale, pepe e rametti di rosmarino, spremi sopra il succo di mezzo limone.
Dopo taglia la zucca a dadini di spessore di 2 cm e i porri a rondelle di spessore 1 cm, mettili insieme in una ciotola e condiscili con 1 cucchiaio di olio, sale e pepe.

Versa le verdure sopra il pollo ricoprendolo.

Metti in forno preriscaldato a 180° per 45-50 minuti. Tiralo fuori e attendi 5-10 minuti.

Condisci con 1 cucchiaio di olio a crudo e servi.

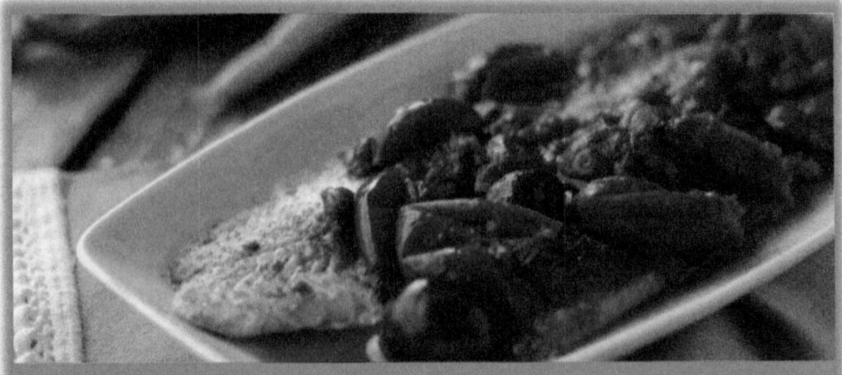

MERLUZZO IN UMIDO

ingredienti x2

- 2 filetti di merluzzo (200-300g ciascuno)
- 300 g di pomodorini
- 1 ciuffo di prezzemolo
- Qualche foglia di basilico
- Qualche stelo di erba cipollina
- 1 o 2 spicchi di aglio
- Pepe q.b.
- 3 cucchiai di olio EVO
- 30 g di olive nere

procedimento

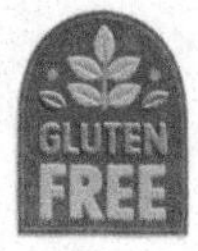

Lava i pomodorini e privali del picciolo, poi asciugali e tagliali in quarti. Versali in una casseruola e aromatizzali con uno spicchio d'aglio (intero o tritato, in base al proprio gusto), dunque falli saltare.
Cuoci per 2-3 minuti a fiamma allegra. A questo punto, unisci al sugo di pomodorini i filetti decongelati di merluzzo e sfuma il tutto con il restante vino bianco secco.
Aggiungi a piacere delle rondelle di olive nere e del pepe. Quando il pesce ha raggiunto il bollore, copri la padella con il coperchio e cuoci per 10 minuti. Pochi minuti prima del termine della cottura, aromatizza con un trito abbondante di prezzemolo, basilico ed erba cipollina. Aggiungi l'olio EVO a crudo e gusta!

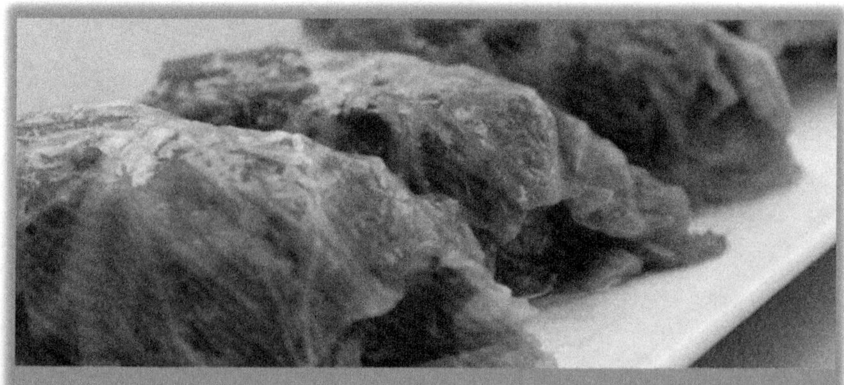

INVOLTINI DI VERZA

ingredienti x2

- 8 foglie grandi di verza
- 400 g di pollo macinato
- 100 g di carote
- 1 spicchio di aglio
- 100 gr di cipolla
- Olio EVO
- Sale q.b.
- Pepe q.b.
- 2 bicchieri di brodo vegetale

procedimento

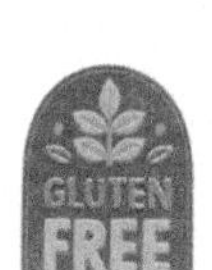

Taglia tutte le verdure (tranne la verza) e rosolale in una padella con del brodo vegetale.
Nel frattempo, sbollenta per 2 minuti le foglie di verza e mettile ad asciugare su un canovaccio pulito.

Una volta rosolate le verdure, unisci il pollo macinato e portalo a cottura.

Sala, pepa e disponi un po' del trito di pollo e verdure nelle foglie di verza chiudendole ad involtino. Inforna per 10 minuti a 200°. Un filo di olio EVO a crudo e... Gusta!

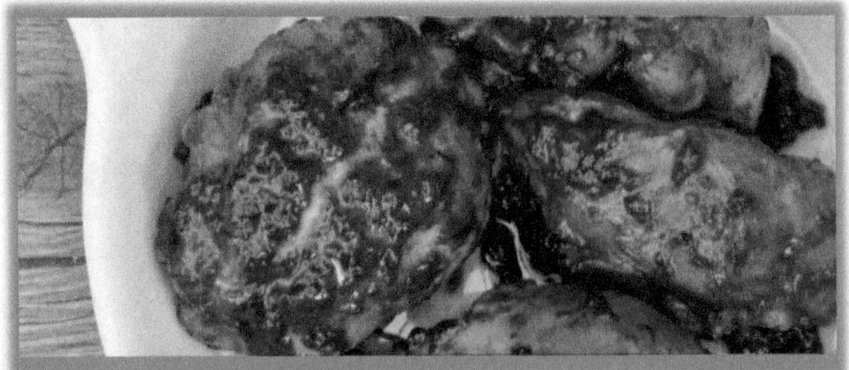

POLLO CURRY E ZAFFERANO

ingredienti x2

- 400-500 g di pollo in pezzi senza pelle
- 2 cucchiai di salsa di soia
- 1 pizzico di curry in polvere
- 1 bustina di zafferano
- 1 spicchio di aglio
- 1 cipolla bianca di piccole dimensioni
- 250 ml di brodo vegetale
- Pepe nero macinato al momento

procedimento

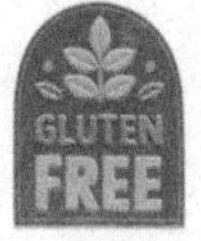

Prepara una salsina mescolando la salsa di soia, il curry e lo zafferano. Tampona i pezzi di pollo con carta da cucina. Passa i pezzi di pollo nella salsa, mettili in una ciotola e cola sopra la salsa rimasta. Rigira i pezzi di tanto in tanto. Trita molto finemente l'aglio e la cipolla. Scalda il brodo. Metti in una padella, abbastanza capiente per tutta la carne, il trito. Porta sul fuoco e aggiungi un pizzico di sale ed un paio di cucchiai di brodo vegetale. Cuoci a fiamma media finché non appassisce. Alza la fiamma e aggiungi il pollo. Fallo ben colorare, quindi unisci la salsina rimasta, un mestolo di brodo, una macinata di pepe e fai riprendere il bollore. Abbassa la fiamma, copri e cuoci per 30 minuti. Gira di tanto in tanto ed aggiungi altro brodo vegetale se il fondo di cottura dovesse asciugarsi troppo. Trascorso il tempo indicato, scoperchia, alza la fiamma e fai rosolare mescolando e rigirando il pollo.

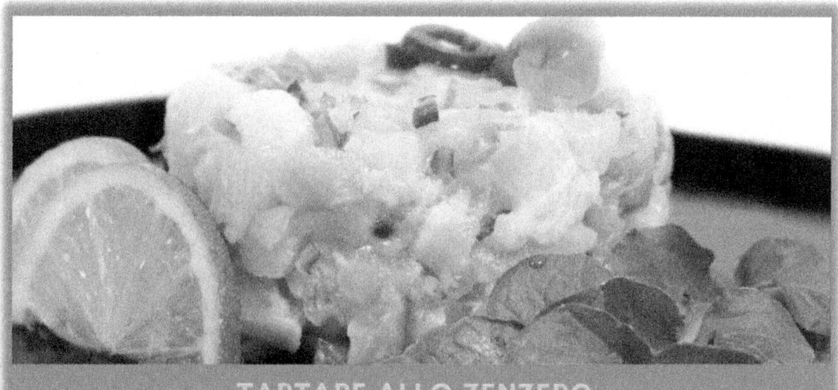

TARTARE ALLO ZENZERO

ingredienti x2

- 2 Lime (o limoni piccoli) senza buccia spremuti e una buccia tagliata finemente (mi raccomando la buccia deve essere EDIBILE, che significa priva di fitofarmaci e pesticidi)
- 1 cm zenzero grattugiato finemente
- 250-300 g di merluzzo carbonaro, filetto fresco tagliato a dadini

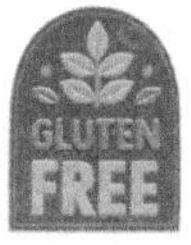

procedimento

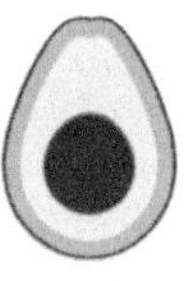

Unisci il pesce al succo di lime e allo zenzero. Aggiungi sale e pepe macinato.

Metti sui piatti dei coppapasta di circa 8 cm di diametro e riempili con la tartare di merluzzo carbonaro.
Cospargi di scaglie di buccia di lime.

Togli i coppapasta e servi con 1 filo di olio EVO.

Il pesce deve essere fresco e precedentemente abbattuto.

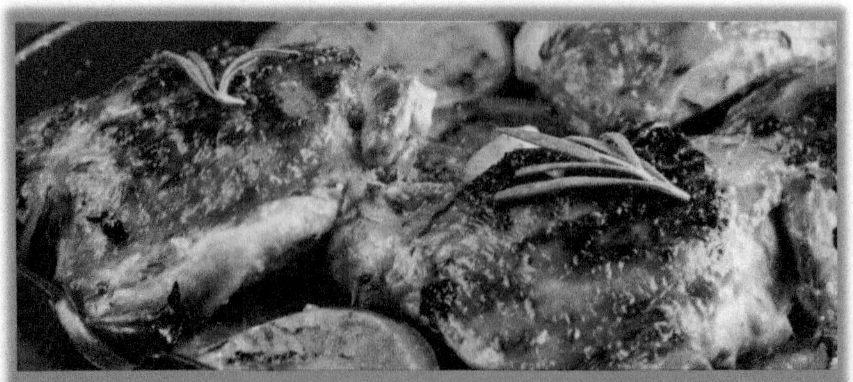

POLLO ALL'ARANCIA

ingredienti x2

- 500-600g di sovraccosce di pollo spellate
- 1 cipolla rossa
- il succo spremuto di 1 arancia
- il succo spremuto di mezzo limone
- 1 arancia non trattata tagliata a fette
- qualche rametto di timo fresco
- 1 rametto di rosmarino fresco
- olio di oliva q.b.
- sale q.b.

procedimento

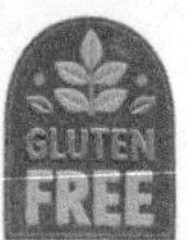

In una padella capiente (che possa andare anche in forno) metti a rosolare le sovraccosce di pollo con il succo del limone, lasciandole colorire da tutti i lati. A questo punto salale, aggiungi nella padella la cipolla a spicchi, le fettine di arancia, qualche rametto di timo e un rametto di rosmarino, quindi bagna il tutto con il succo spremuto dell'arancia.

Trasferisci la padella nel forno preriscaldato in modalità ventilata a 200 °C per circa 35-40 minuti, o comunque fino a quando la carne sarà ben cotta. Durante la cottura rigira ogni tanto le sovraccosce, in maniera che si dorino uniformemente. Olio EVO a crudo e sono pronte da gustare, magari con delle verdure grigliate di stagione.

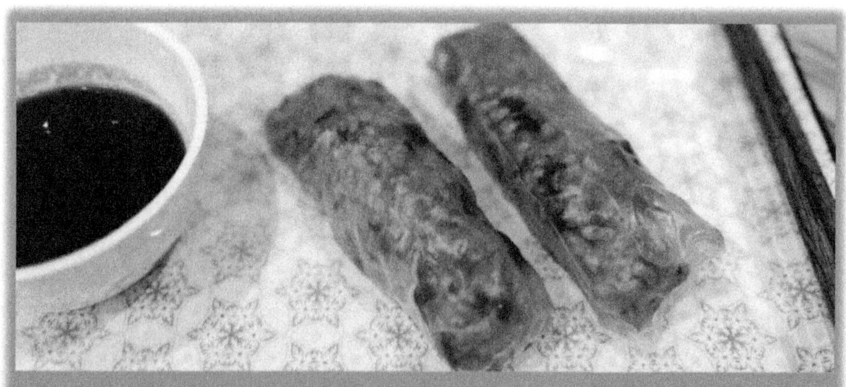

INVOLTINI PRIMAVERA VIETNAMITI

ingredienti x2

- 300 g di macinato di carne
- 1/2 cipolla bianca
- 8 fogli di carta di riso
- 1 carota
- 4 funghi champignon interi
- 3 cucchiai di salsa di soia
- acqua q.b.
- olio di oliva q.b.
- sale q.b.

procedimento

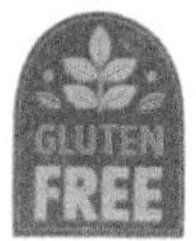

Per prima cosa prepara il ripieno degli involtini, taglia le verdure in pezzi molto piccoli, quasi sminuzzandole.
Metti un cucchiaio di olio in padella e due di acqua, poi aggiungi prima le carote, dopo qualche minuti la cipolla e i funghi, aggiungi un pò di acqua e falle appassire, dopo aggiungi il macinato, la salsa di soia e se si asciuga troppo aggiungi un pò d'acqua e porta a cottura, spegni il fuco e lascia intiepidire.
Prendi un piatto con un canovaccio bagnato e stendilo sul piatto stesso, adagia un foglio di carta da riso e massaggialo finché non si inumidisce, prendi un paio di cucchiai di ripieno e mettili al centro del foglio di riso, avvolgi il ripieno, poi piega le due estremità verso l'interno e continua ad avvolgere. Procedi con tutto il ripieno e mangiali subito.

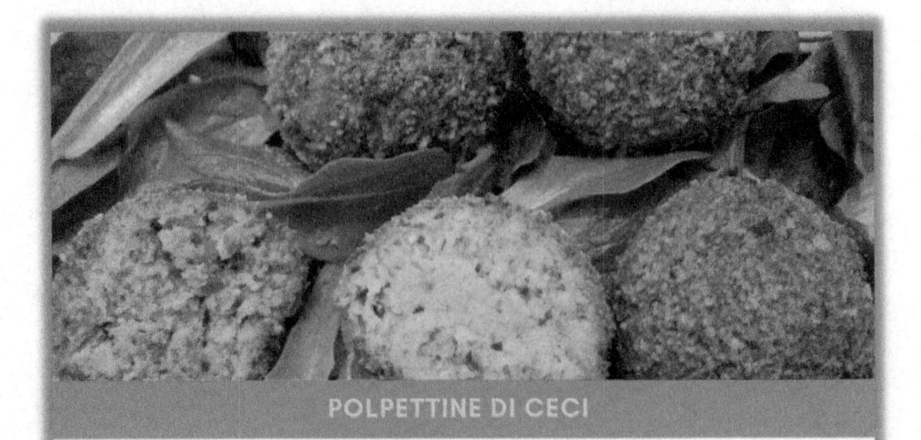

POLPETTINE DI CECI

ingredienti x2

- 270 g di ceci lessati
- 200 g di patata lessa a pezzetti
- Mezza cipolla bianca tritata
- 1 cucchiaio di prezzemolo fresco tritato
- 1 zucchina grande
- 1 cucchiaino di curry in polvere
- Pangrattato q.b.
- Olio EVO q.b.
- Sale q.b.

procedimento

Per prima cosa taglia a dadini le zucchine e cuocile insieme alla cipolla in un tegame con un po' d'acqua. In un mixer o un frullatore metti: la zucchina cotta, la patata lessa tagliata a pezzetti, i ceci lessati ben scolati (se usate quelli in scatola sciacquateli abbondantemente) e il cucchiaio di prezzemolo fresco tritato. Aziona il mixer a scatti fino ad ottenere un composto omogeneo.
Quindi aggiungi un cucchiaino di curry in polvere, un pizzico di sale e 40 gr di olio EVO.
Una volta pronto il composto, inizia a preparare le polpettine passandole nel pangrattato. Cuoci in forno preriscaldato in modalità statica a 200° per 20-25 minuti o comunque fino a quando saranno ben dorate. Si possono servire accompagnate da una ricca insalata o con verdure grigliate.

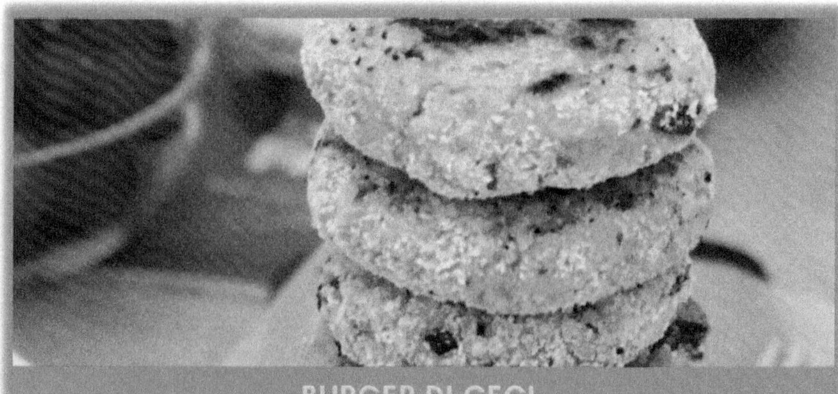

BURGER DI CECI

ingredienti x2

- 400 g di ceci lessati
- 1 cucchiaino di prezzemolo
- 1 pizzico di curry
- 1 pizzico di noce moscata
- 2 cucchiai di olio EVO
- Pangrattato q.b.
- Sale q.b.

procedimento

Cuoci i ceci come di consueto, metti l'olio extravergine d'oliva e un goccio di acqua tiepida e frulla il tutto fino ad ottenere una purea non molto liquida.

Metti la purea ottenuta in una ciotola e unisci le spezie e il prezzemolo. Regola di sale e pepe e unisci anche un cucchiaio di pangrattato al composto.a.
Una volta ottenuto un composto abbastanza sodo, dividilo in quattro palline dello stesso peso. Forma i tuoi burger e falli dorare su entrambi i lati in una padella ben calda.

Si possono cuocere anche su una teglia ricoperta di carta da forno a 180° per circa 25 minuti.

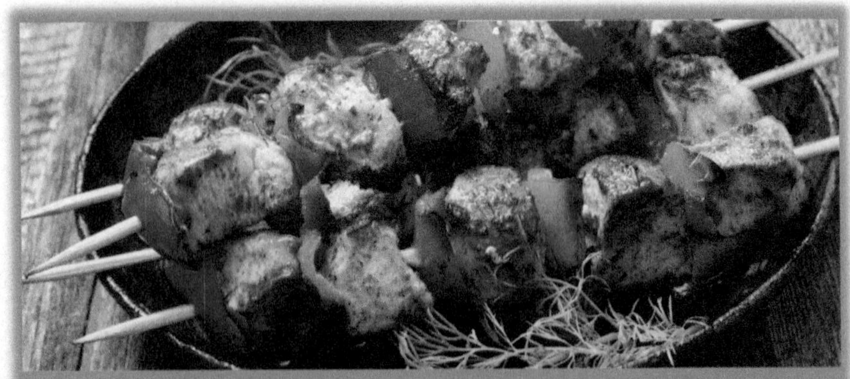

SPIEDINI DI POLLO E VERDURA

ingredienti x1

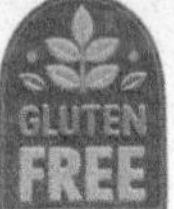

- 200g di pollo in spezzatino
- 1 cucchiaino di prezzemolo
- 1 pizzico di pepe
- 1/2 limone
- 1/2 peperone rosso
- Olio EVO q.b.
- Sale q.b.

procedimento

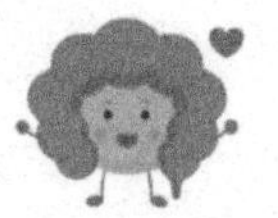

Taglia il pollo in pezzi cubici di circa 3 cm di spessore, taglia le altre verdure a pezzi e crea gli spiedini.

Aggiusta un pò di sale e pepe, spremi il mezzo limone e cuoci sulla griglia.
Dopo la cottura metti un pò di olio EVO a crudo.

Si possono cuocere anche su una teglia ricoperta di carta da forno a 180° per circa 25 minuti circa.

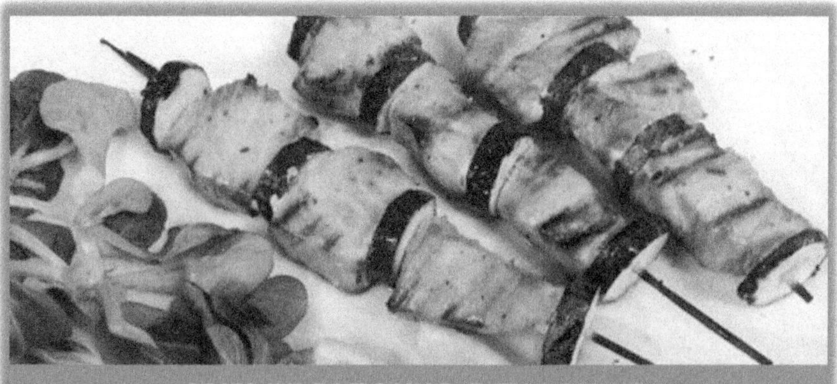

SPIEDINI DI TONNO E ZUCCHINE

ingredienti x1

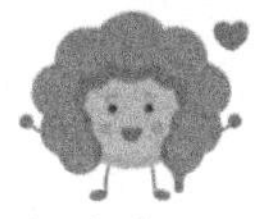

- 200-300 g di tonno fresco in tranci
- 1 zucchina media
- 1 cucchiaino di prezzemolo
- 1 pizzico di pepe
- 1 pizzico di sale
- Succo di 1/2 limone
- Olio EVO

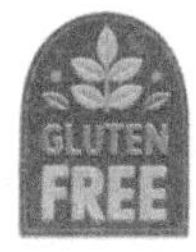

procedimento

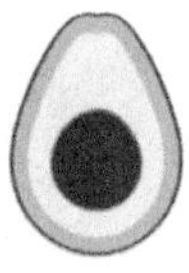

Taglia il tonno in pezzi cubici di circa 3 cm di spessore, taglia la zucchina a rondelle e crea gli spiedini.

Aggiusta un pò di sale e pepe, spremi il mezzo limone e cuoci sulla griglia.
Dopo la cottura metti un pò di olio EVO a crudo.

Si possono cuocere anche su una teglia ricoperta di carta da forno a 180° per circa 25 minuti circa.

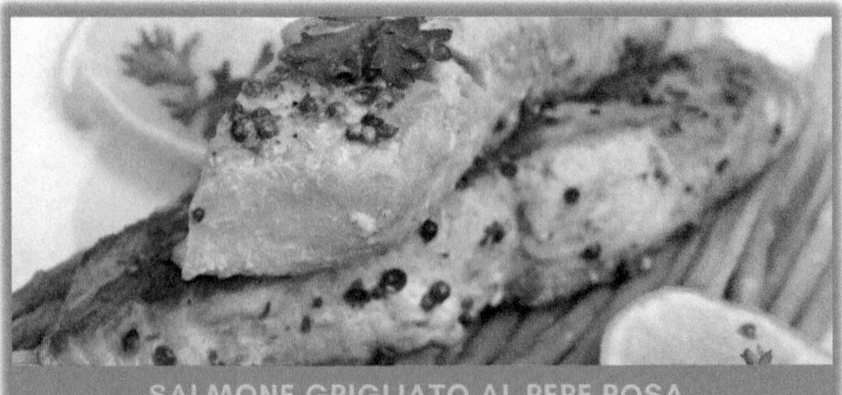

SALMONE GRIGLIATO AL PEPE ROSA

ingredienti x2

- Filetto di salmone (tua porzione)
- 1 limone
- Pepe rosa q.b.
- Pepe nero q.b.
- Olio EVO
- Prezzemolo q.b.
- Asparagi

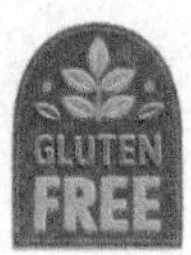

procedimento

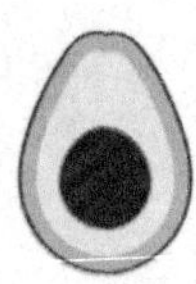

Per una mezz'ora lascia marinare il salmone nel succo di limone, pepe rosa in grani, pepe nero e prezzemolo.

Lessa gli asparagi o cuocili al vapore.

Griglia il salmone su in una buona padella anti aderente.

Componi il piatto mettendo prima gli asparagi, succo di limone e olio EVO, adagiaci poi il salmone grigliato.

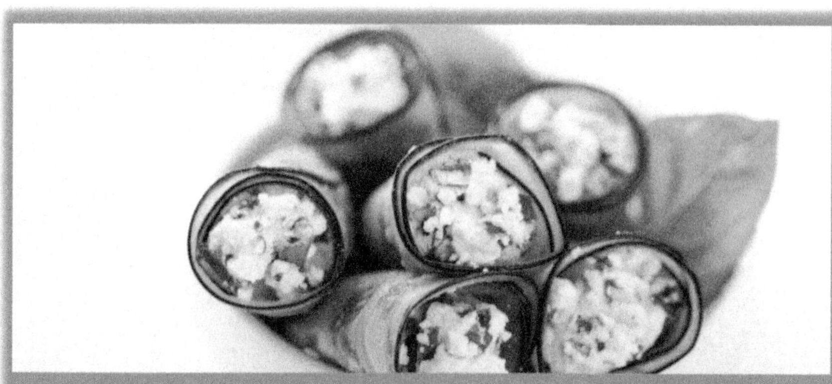

INVOLTINI DI MELANZANE

ingredienti x2

- 4 melanzane piccole
- 200 g di robiola
- 1 spicchio di aglio
- 10 g di prezzemolo fresco
- Qualche foglia di basilico fresco
- 10 g di erba cipollina fresca
- Olio EVO q.b.

procedimento

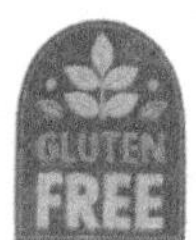

Pulisci, lava e taglia per il lungo le melanzane, ricavando delle fette spesse circa 3-4 millimetri. Grigliale su una piastra ben calda senza ungerle e mettile da parte.

In alternativa, puoi cuocere le melanzane nel forno, coprendole con un foglio di alluminio (così non si seccheranno).

Trita finemente l'aglio, il prezzemolo, qualche foglia di basilico e l'erba cipollina, infine amalgamali con la robiola. Spalma un pochino di crema alla robiola su ciascuna fetta di melanzana e poi avvolgila su se stessa (chiudendola con uno stuzzicadenti, se necessario). Servi guarnendo con qualche foglia di basilico fresco e un filo di olio EVO.

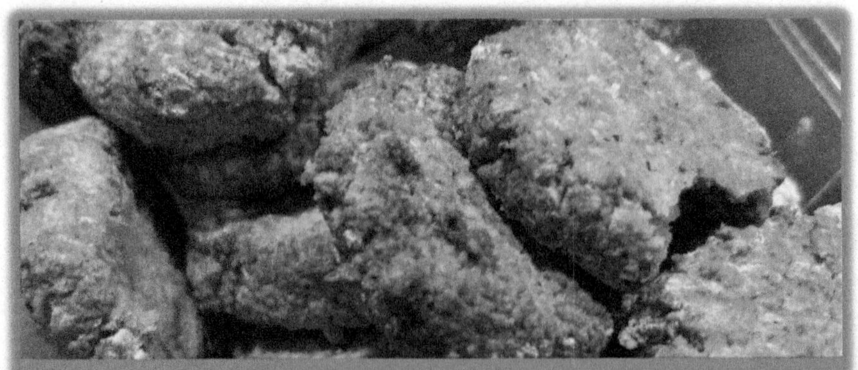

FALAFEL

ingredienti x2

- 250g di legumi secchi messi in ammollo 12 ore
- 2 scalogni
- 1 spicchio di aglio
- 1 ciuffo di prezzemolo
- 1 cucchiaino di sale
- 1 cucchiaino di curry
- farina di ceci q.b.

procedimento

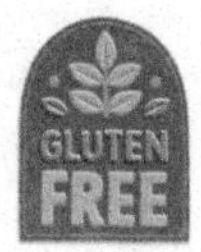

Dopo l'ammollo, tampona i legumi con un panno. Poi metti tutti gli ingredienti in un frullatore, il prezzemolo tritalo prima.

L'impasto sarà omogeneo e compatto.
Forma il falafel aiutandoti con della farina di ceci, adagiali nella friggitrice ad aria e spruzzaci sopra (con uno spruzzino) l'olio EVO.

Cuoci a 170° per 20 minuti.

Puoi mettere cumino, coriandolo e altre spezie a piacere per una ricetta più speziata e sicuramente più originale.

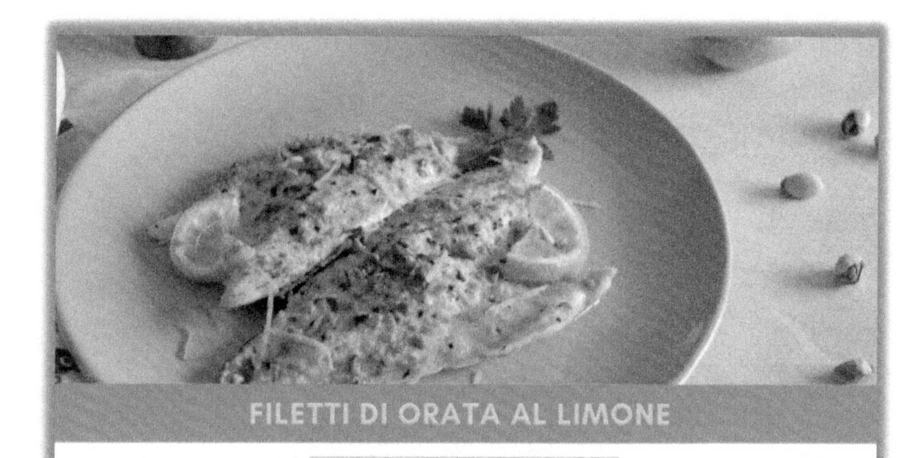

FILETTI DI ORATA AL LIMONE

ingredienti x2

- Filetti di orata (la tua porzione raddoppiata)
- 2 limoni
- 20 g burro chiarificato
- Sale q.b.
- 1 cucchiaio di prezzemolo fresco tritato
- 1/2 cucchiaino di granella di pistacchio

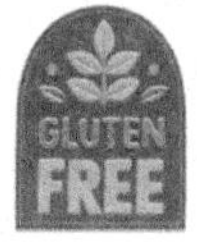

procedimento

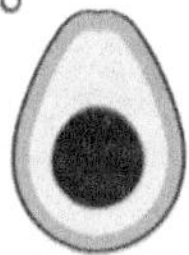

Spremi mezzo limone, taglia a spicchi l'altro limone intero e tieni da parte. Metti sul fuoco dolce una padella capiente, che possa contenere comodamente tutti i filetti, aggiungi il burro chiarificato e lascialo sciogliere completamente.

Quando il burro inizia a spumeggiare, metti a cuocere i filetti di orata per 3-4 minuti appoggiandoli prima dalla parte della pelle (se ce l'hanno). Poi girali dall'altra parte e prosegui la cottura per altri 2-3 minuti, fino a quando raggiungeranno la doratura. A questo punto, aggiungi in padella il succo spremuto di limone e rigira nuovamente i filetti. Aggiusta di sale, cospargi con il prezzemolo tritato e spegni il fuoco. Servi i filetti di orata al limone assieme all'insalata, ai pomodorini e a qualche spicchio di limone.

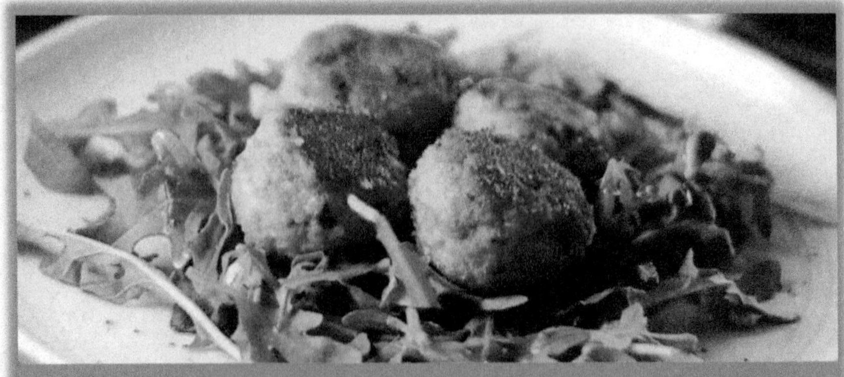

POLPETTE DI SALMONE

ingredienti x2

- 500 g di filetto di salmone
- 120g di patate
- 1 scalogno
- 1 cucchiaino di curry
- aneto q.b.
- sale e pepe q.b.

procedimento

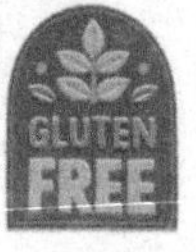

Tritate bene salmone e scalogno, unisci poi le patate lessate, il curry, l'aneto sale e pepe, quindi mescola bene e ricavate delle polpette.

Adagiate su carta forno, girando a metá cottura, cuociper 20 minuti in forno preriscaldato a 180°.

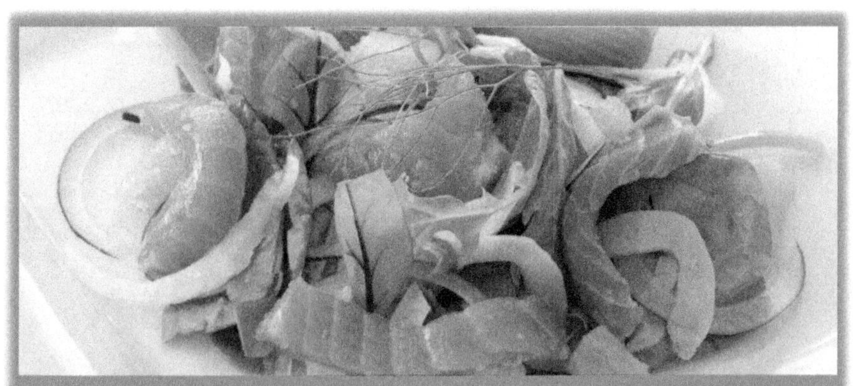

INSALATA DI SALMONE

ingredienti x1

- Salmone affumicato (la tua porzione)
- 1/2 arancia
- 20 g di germogli di cavolo o di soia
- 100 g di spinacini freschi
- Olio EVO
- Sale marino integrale q.b.
- Pepe nero q.b.
- Pepe rosa q.b.

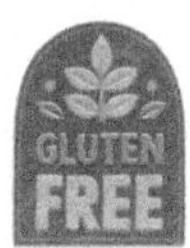

procedimento

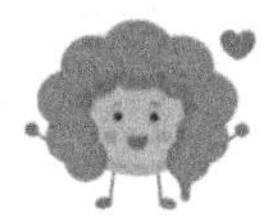

Essendo un'insalata, è molto semplice!

Unisci gli ingredienti e condisci con succo di arancia, Olio EVO, pepe rosa e nero a piacere.

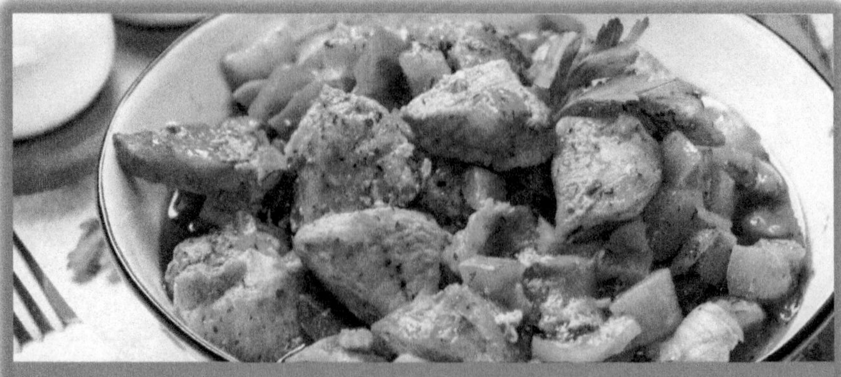

SPEZZATINO DI VITELLA

ingredienti x2

- 400 g di carne di vitella
- 2 cucchiai di olio EVO
- 1 cipolla media
- 2 spicchi d'aglio
- 2 carote
- 4-5 pomodori datterini
- 1 foglia di alloro
- brodo vegetale q.b.
- 1 rametto di rosmarino fresco
- Sale e pepe nero macinato fresco, q.b.

procedimento

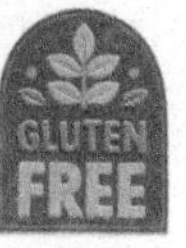

In una pentola, rosola la carne di vitella fino a doratura. Rimuovi la carne e mettila da parte. Nella stessa pentola, rosola cipolla e aglio. Aggiungi carote e porta la carne rosolata nella pentola e versa il brodo di carne. Aggiungi la foglia di alloro e il rosmarino fresco.

Copri la pentola e lascia cuocere a fuoco lento fino a quando la carne è tenera e le verdure sono cotte, aggiungendo brodo extra se necessario.

Rimuovi la foglia di alloro e il rosmarino, regola il sapore con sale e pepe.
Servi lo spezzatino caldo, guarnito con prezzemolo fresco tritato se lo desideri.

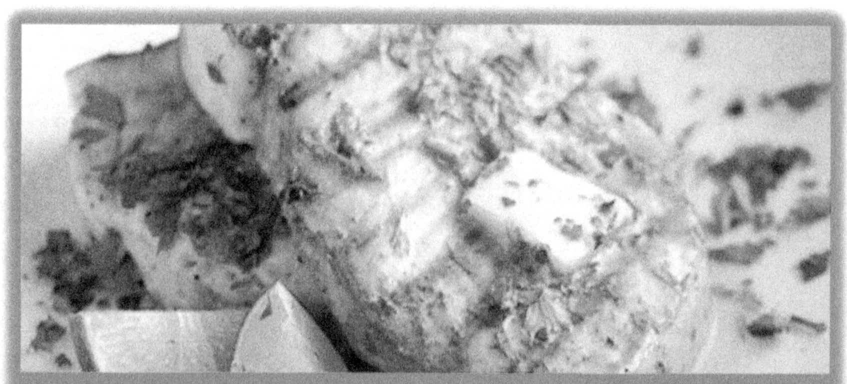

PESCE SPADA AL LIME

ingredienti x1

- 250g di pesce spada
- 1 lime
- 1 ciuffo di prezzemolo
- Olio EVO
- Sale e pepe nero macinato fresco, q.b.

procedimento

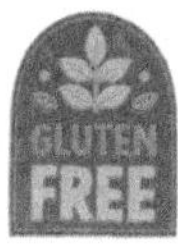

Griglia il pesce spada con il succo di lime.

Una volta cotto impiattalo con olio a crudo e prezzemolo tritato, aggiusta di sale e pepe.

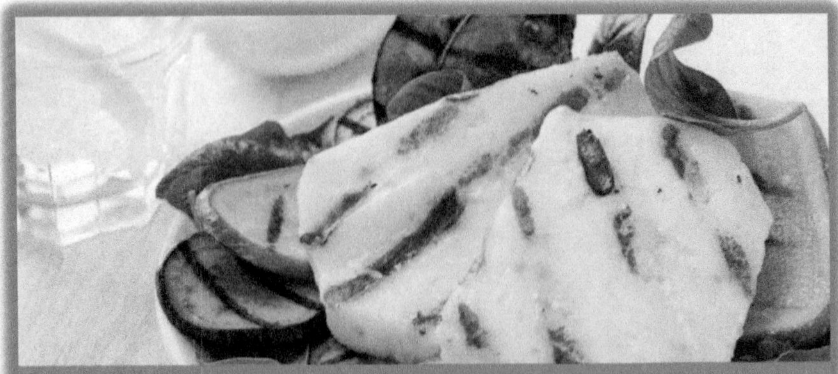

PRIMOSALE GRIGLIATO

ingredienti x1

- 150g di primo sale
- 1 zucchina
- 1 melanzana
- Olio EVO
- Sale e pepe nero macinato fresco, q.b.

procedimento

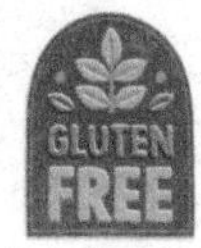

Griglia le verdure tagliate a fette e mettile da parte.

Griglia il primo sale tagliato a fette e impiattalo sopra le verdure grigliate.

Condisci con olio a crudo, aggiusta di sale e pepe.

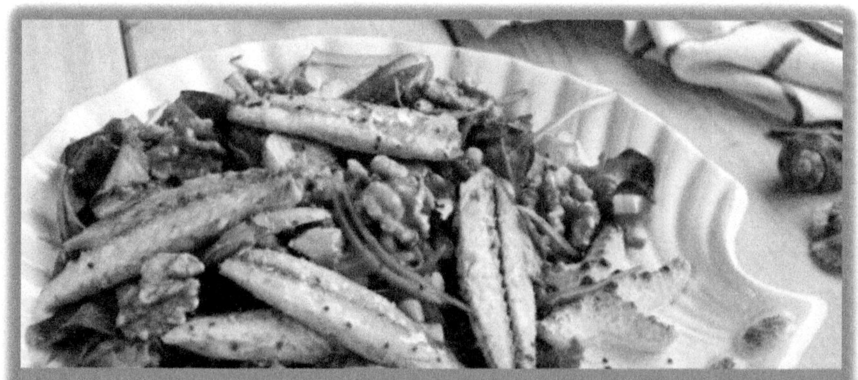

INSALATA CON ACCIUGHE MARINATE

ingredienti x1

- 250g di acciughe
- 4 gherigli di noci
- 100g di spinacino fresco
- 50g di rughetta
- 1/2 carota alla julienne
- 1 cucchiaio di olio EVO
- 2 cucchiai di aceto di mele
- sale e pepe q.b.

procedimento

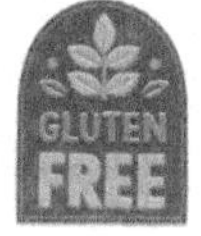

Puoi cuocere le acciughe in padella o al forno, dopo poi metterle a marinare con l'aceto di mele, sale e pepe. Lasciale per 30 minuti.

Assembla l'insalata di spinaci e rucola, metti la carota e adagia sopra le acciughe.

Condisci con olio a crudo, aggiusta di sale e pepe.

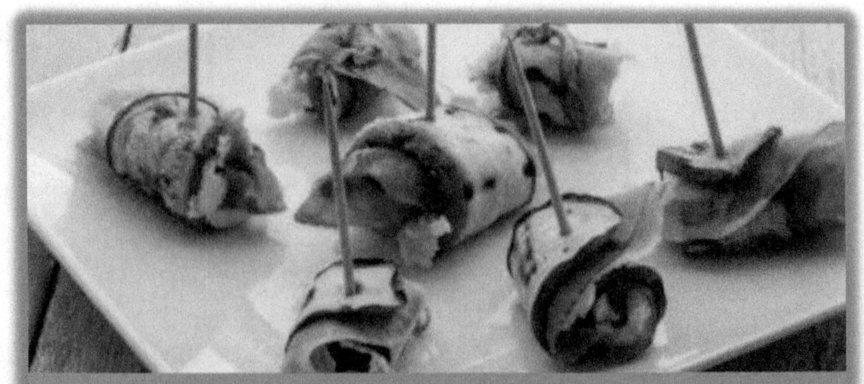

INVOLTINI DI PROSCIUTTO E ZUCCHINE

ingredienti x1

- 100g di prosciutto di Parma
- 2 zucchine piccole grigliate
- sale e pepe q.b.
- olio EVO

procedimento

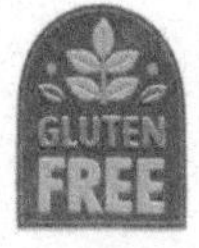

Taglia le zucchine a fette lunghe e grigliale, poi metti un filo di olio.

Assembla gli involtini con una fettina di prosciutto, cerca di regolarti con le dimensioni.

Puoi anche usare altra verdura.

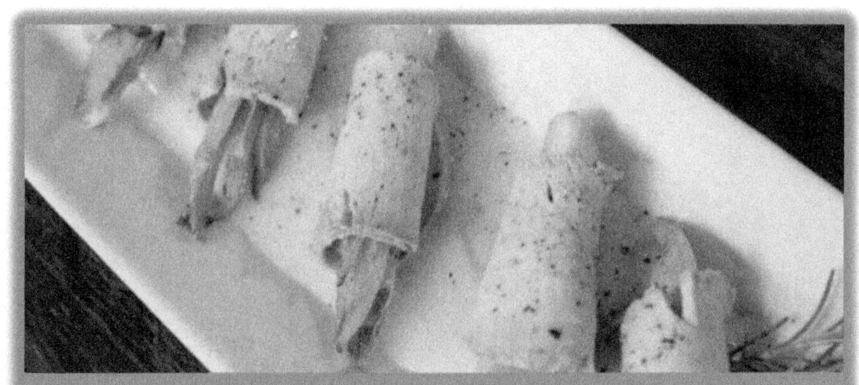

INVOLTINI DI ARISTA E INDIVIA BELGA

ingredienti x1

- 200g di arista
- 1 cespo di indivia belga
- sale e pepe q.b.
- olio EVO

procedimento

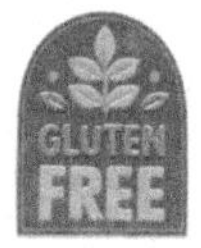

Taglia l'arista a liste, crea gli involtini arrotolando intorno le fettine di arista.

Informa aggiustando di sale e pepe per 25 minuti a 180°.

Condisci con olio EVO a crudo.

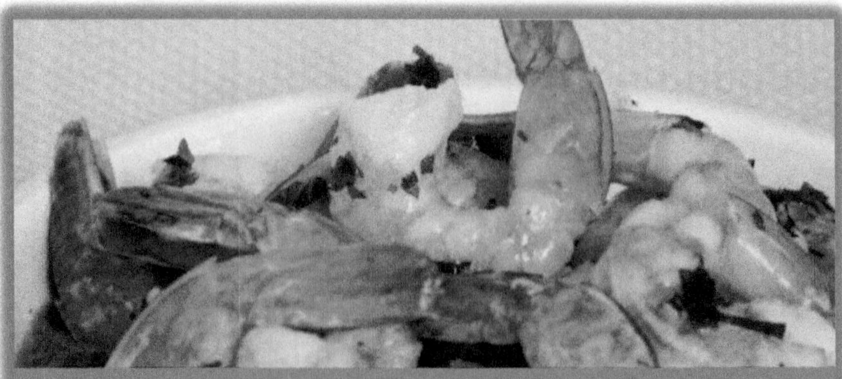

GAMBERI IN PADELLA

ingredienti x1

- 250g di code di gamberi
- 2 spicchi d'aglio,
- 2 cucchiai di olio EVO
- Succo di mezzo limone
- Un mazzetto di prezzemolo fresco
- Sale e pepe q.b.

procedimento

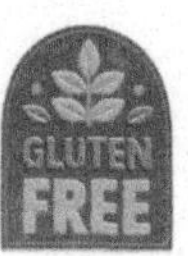

Riscalda l'olio d'oliva in una padella antiaderente con acqua (il doppio dell'olio). Aggiungi aglio affettato e soffriggi, aggiungi le code di gambero e cuoci fino a quando diventano rosa e opache.

Spremi il succo di limone sopra le code di gambero e aggiungi il prezzemolo fresco. Regola il sapore con sale e pepe a piacimento.

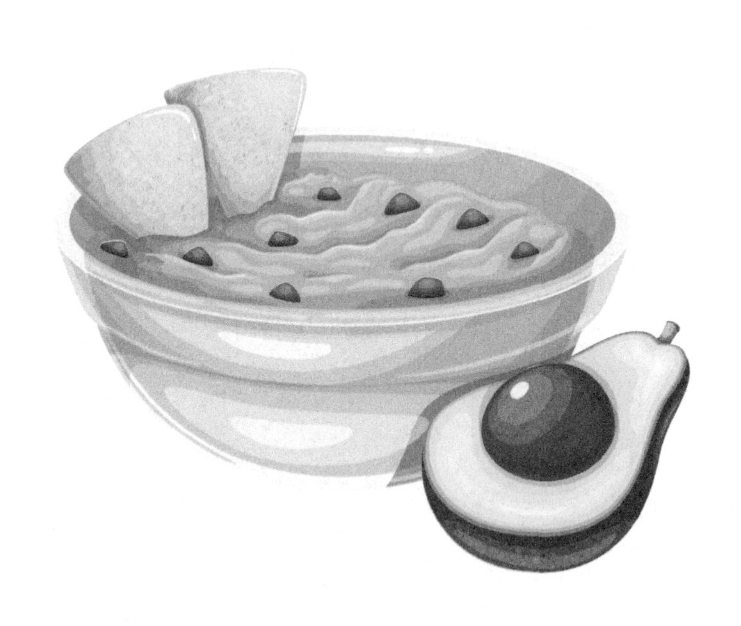

Le

Salse

e gli intingoli!

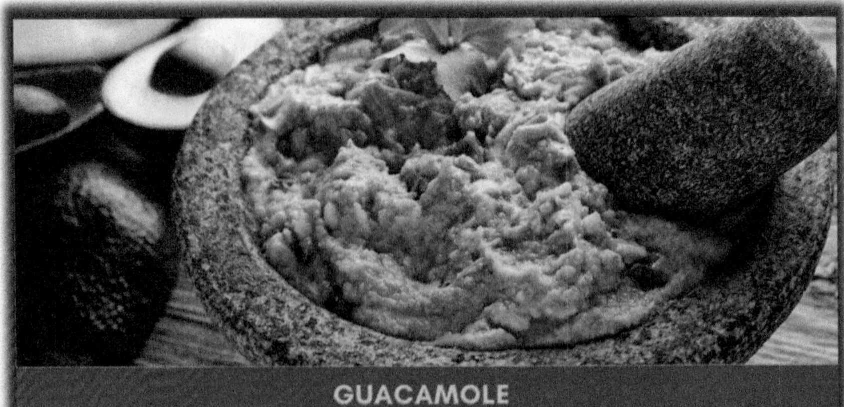

GUACAMOLE

ingredienti x4

- 1 avocado molto maturo (quindi morbido, tenuto 2 giorni a temperatura ambiente)
- 1 lime piccolo
- 50 gr di cipolla
- 1 peperoncino piccolo dolce (verde o rosso)
- Sale
- Pepe
- Olio EVO
- Qualche foglia di coriandolo fresco o prezzemolo

procedimento

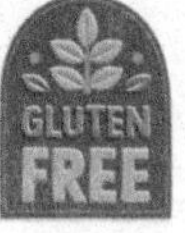

Prima di tutto taglia a metà l'avocado, elimina il nocciolo, incidi la polpa e scavala con l'aiuto di un cucchiaio. Una volta ricavata la polpa, mettila in una ciotola e aggiungi il succo di lime spremuto.

Mescola bene e schiaccia (per comodità puoi eseguire il procedimento su un tagliere). Se hai utilizzato un avocado molto maturo sarà morbido e risulterà più semplice ridurlo in crema, se qualche pezzettino è più duro, aiutati con un coltello per ridurlo in pezzi più piccoli. Schiaccia bene fino a quando non si sarà realizzata una salsa cremosa. Trita finemente a coltello la cipolla e il peperoncino verde o rosso, poi aggiungili al composto. Sala, pepa, aggiungi un filo d'olio e mescola bene. Assaggia per valutarne la sapidità.

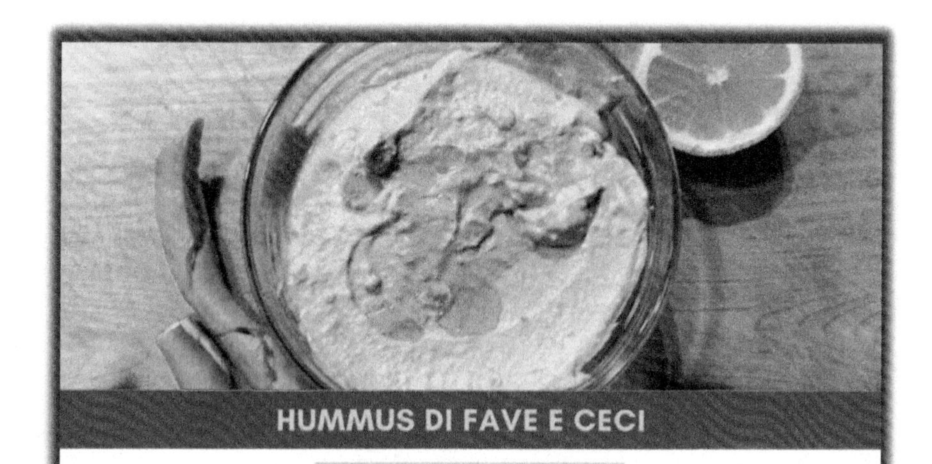

HUMMUS DI FAVE E CECI

ingredienti

- 140 g di ceci cotti
- 160 g di fave cotte e sgranate (vanno fatte bollire per 20 minuti)
- 2 cucchiai di salsa tahina
- 2 cucchiai di succo di limone
- 1/2 spicchio d'aglio
- 50 g di brodo vegetale o acqua
- 40 g di olio EVO
- 1 pizzico di sale
- 1 pizzico di pepe

procedimento

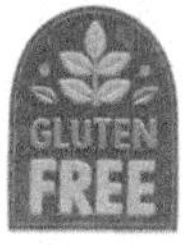

Gli ingredienti vanno semplicemente frullati insieme! Se vuoi puoi aggiungere del prezzemolo fresco tritato o altre spezie a piacere di tuo gradimento!

Se vuoi puoi usare direttamente solo **300g di ceci cotti** per il tradizionale hummus di ceci.

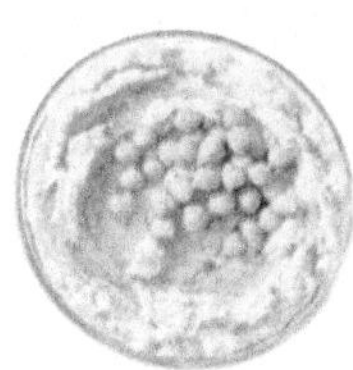

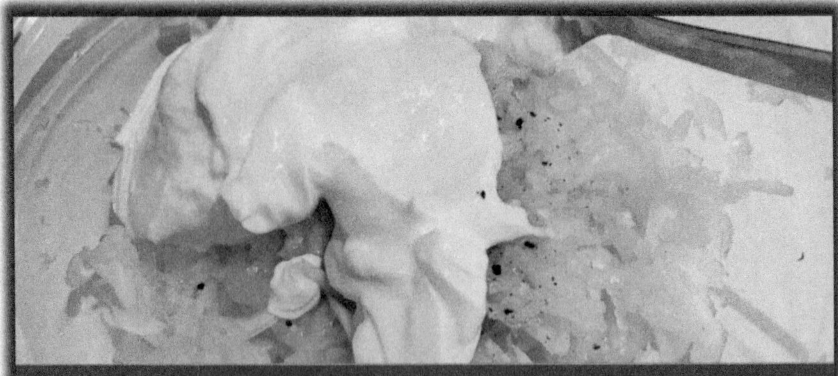

TZATZIKI

ingredienti x4

- 1 vasetto di yogurt greco
- 1 cetriolo di dimensioni normali
  1 cucchiaio di olio EVO
- 1 spicchio d'aglio fresco
  piccolo Pepe e sale q.b.

procedimento

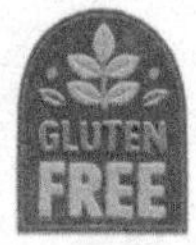

Lava, sbuccia il cetriolo e grattugialo in un colino, avendo cura di strizzarlo per farne fuoriuscire il liquido. Lascialo riposare mezz'ora.

Trita finemente l'aglio.

Metti lo yogurt in una ciotola e incorpora: cetriolo e aglio. Aggiungi un filo d'olio d'oliva, un pizzico di sale, di pepe ed amalgama bene il tutto.

Lascia riposare la salsa in frigo per un'oretta.

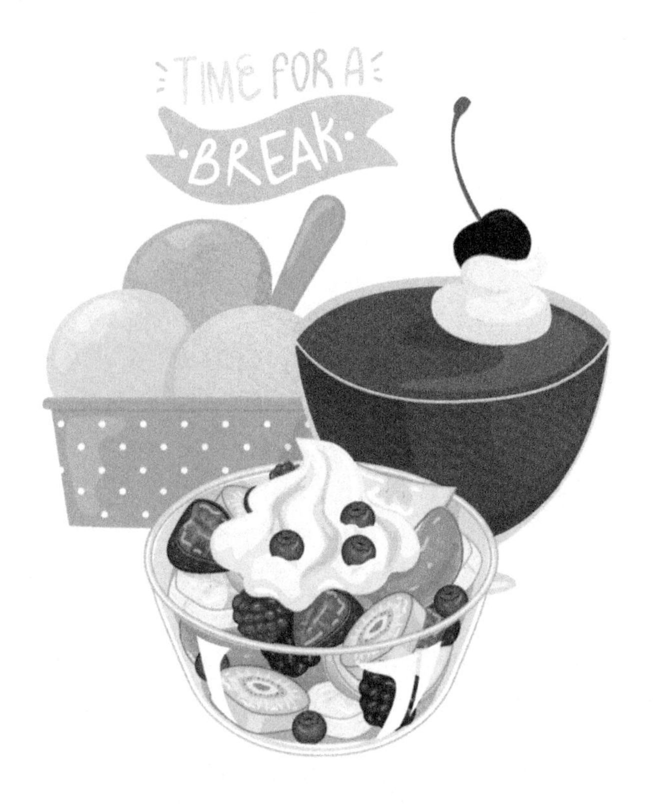

La

Merenda

sfiziosa senza sensi di colpa!

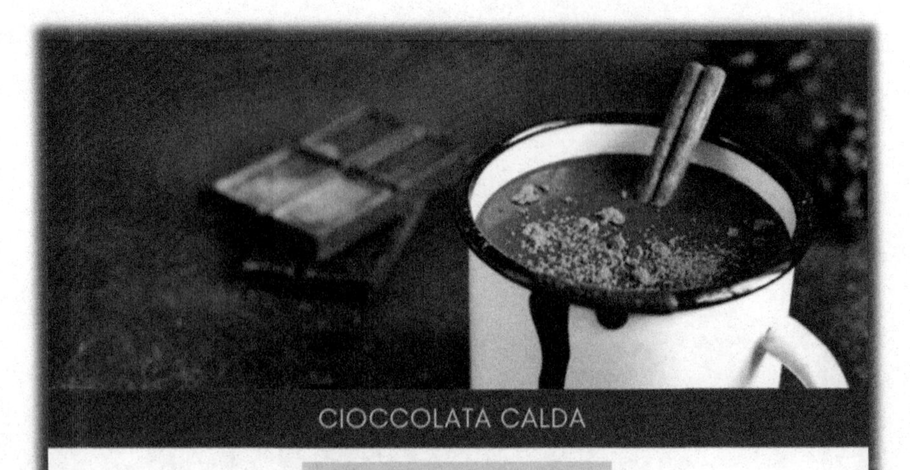

CIOCCOLATA CALDA

ingredienti x2

- 250 g di latte di mandorla o di cocco Bio (senza zuccheri aggiunti)
- 8 g di cacao amaro Bio
- 5 quadratini di cioccolato fondente al 90%
- Eritritolo q.b.

procedimento

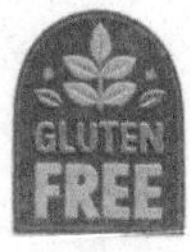

Metti in una ciotola il cacao e mescolalo velocemente con una frusta da cucina per ogliere i grumi.

Versa a filo il latte di mandorla, continua a mescolare con la frusta in modo da ottenere un composto liquido ma omogeneo.

Trasferisci il composto in un pentolino e cuoci a fiamma medio bassa finché non si sarà addensato.

Trita i quadratini di cioccolato fondente e aggiungili nel pentolino. Regola la consistenza in base ai tuoi gusti: c'è chi la preferisce densa e chi più fluida. In ultimo, unisci a tuo gradimento il dolcificante.

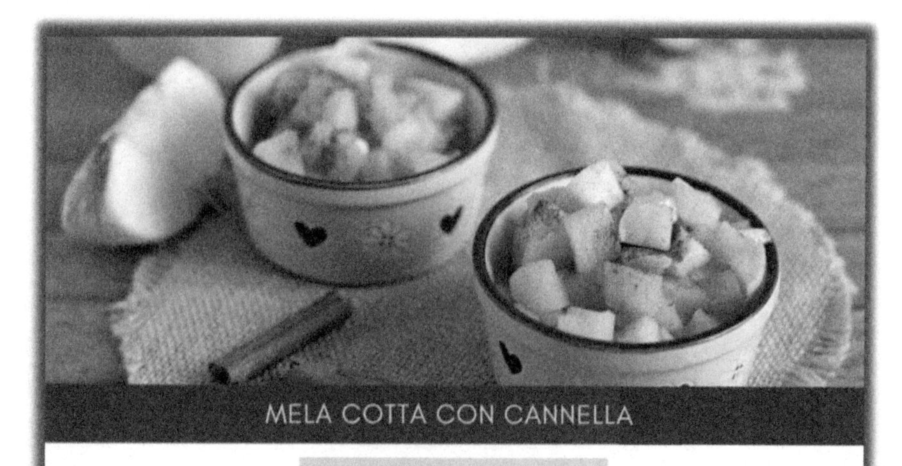

MELA COTTA CON CANNELLA

ingredienti x1

- 1 mela golden
- 10 g di burro chiarificato (ghee)
- Cannella in polvere q.b.
- 1 cucchiaio di pinoli/mandorle tritate

procedimento

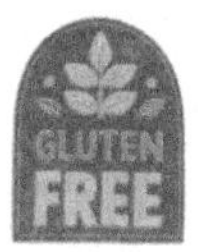

Taglia le mele a cubetti lasciandole con la buccia, ovviamente elimina il torsolo ed i semi.

Disponile in ciotoline di vetro o ceramica, mettici sopra un po' di burro chiarificato e avvia il microonde a 750 watt per 2 minuti.

Cospargi di cannella e pinoli e gusta!

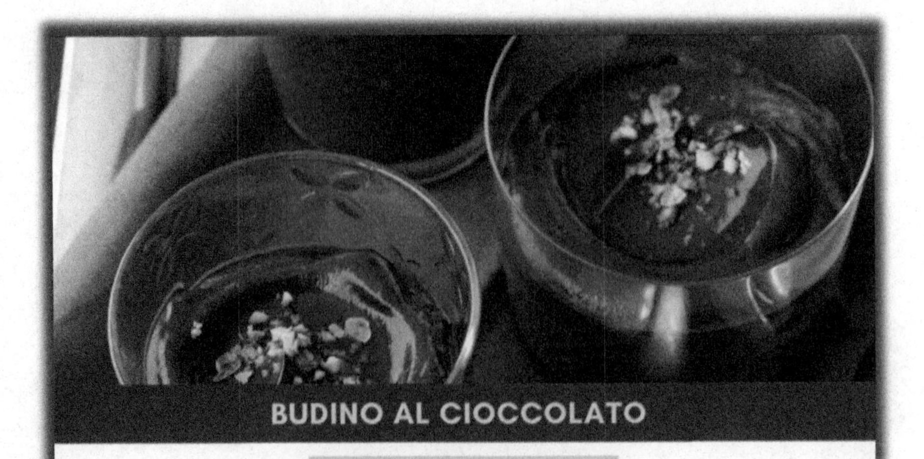

BUDINO AL CIOCCOLATO

ingredienti x2

- 200 grammi di albumi
- 200 grammi di acqua
- 15 grammi cacao in polvere
- 20 grammi di stevia o 40g di eritritolo
- 1 cucchiaio di granella di pistacchi

procedimento

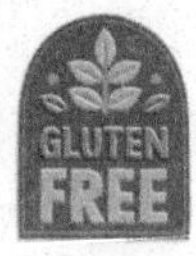

Unisci albumi con l'acqua e il dolcificante (stevia o eritritolo) e fai bollire il tutto in un pentolino per qualche minuto continuando a mescolare, inizia così a coaugulare l'albume e quindi ad addensarsi.

Poi trasferisci in un contenitore alto e stretto e aggiungi il cacao, poi frulla il composto con il minipimer per bene.

Dividi in quattro coppette e metti in frigo qualche ora in modo che si rassodi (meglio se tutta la notte).
Guarnisci con scaglie di cocco o granella di nocciole, mandorle ecc.

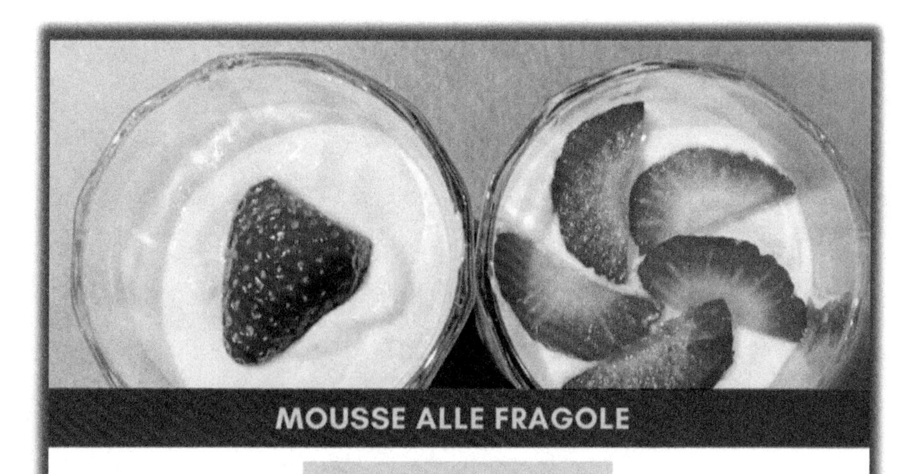

MOUSSE ALLE FRAGOLE

ingredienti x2

- 2 vasetti di yogurt greco 10% di grassi (300g)
- 1 albume pastorizzato (35-40g)
- 2 cucchiai di eritritolo
- 4 fragole

procedimento

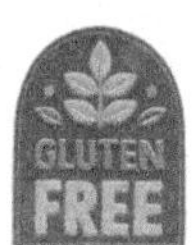

Montare a neve ferma l'albume.

Lavorare lo yogurt con l'eritritolo e 2 fragole schiacciate.

Mescolare dal basso verso l'alto i due sopra.

Guarnire con le altre fragole!

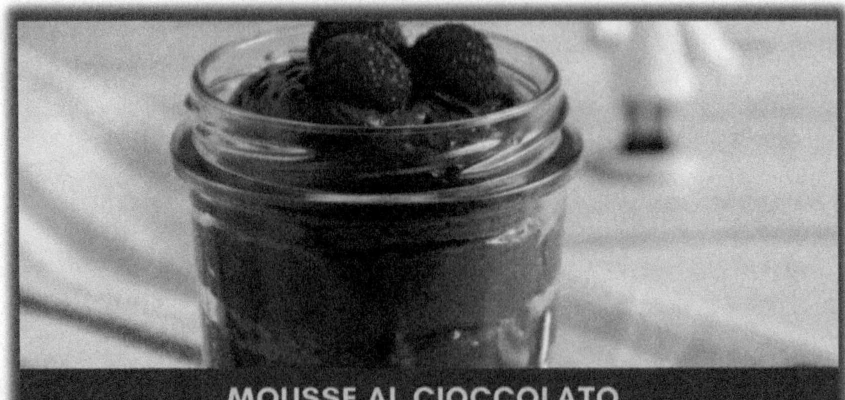

MOUSSE AL CIOCCOLATO

ingredienti x4

- 200g di cioccolato fondente al 90%
- 1 cucchiaio di eritritolo (facoltativo)
- 4 uova BIO
- 50g di lamponi

procedimento

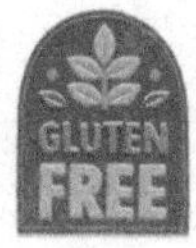

Dividere i tuorli dagli albumi.

Sciogliere il cioccolato a bagnomaria insieme all'eritritolo e lasciarlo raffreddare, poi mescolarlo con i tuorli.

Montare gli albumi a neve e incorporarli al comporto di tuorli e cioccolato, dal basso verso l'alto per non farli smontare.

Distribuire la mousse in 4 stampi in silicone e infornare per 10 minuti a 200°C. Far intiepidire e poi decorare le mousse con i lamponi.

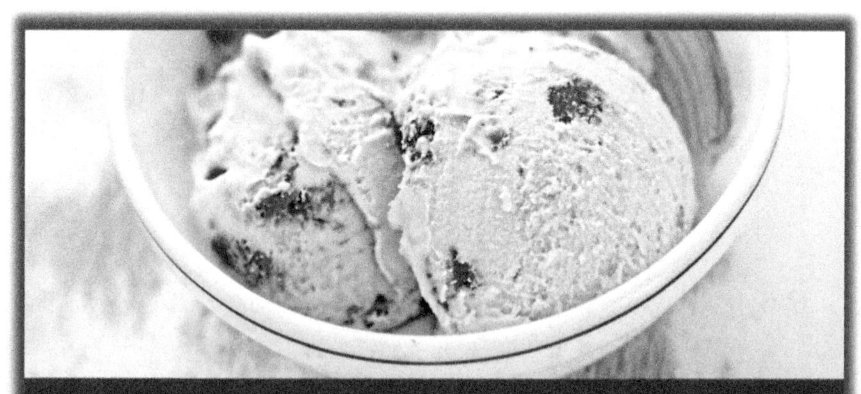

GELATO ALLA FRAGOLA

ingredienti x2

- 300 g fragole
- 250 g yogurt greco
- 2 cucchiai di Miele (millefiori o acacia)
- 2 cucchiai di granella di mandorle

procedimento

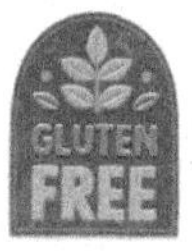

La sera prima, massimo 4 ore prima, taglia a metà le fragole. Mettile in un sacchetto e poi nel congelatore.
Dopo 4 ore o il giorno dopo, metti le fragole congelate all'interno di un robot da cucina o di un frullatore. Aggiungi lo yogurt greco e i cucchiai di miele e frulla il tutto. Inizia da una velocità piuttosto bassa, per agevolare l'operazione, e poi aumenta. Finito! Il tuo Frozen yogurt alla frutta è pronto.
Se lo vuoi più solido, ti consiglio di metterlo per 30 minuti in freezer (non di più perché tende a ghiacciarsi e dovrai frullarlo nuovamente per averlo cremoso).

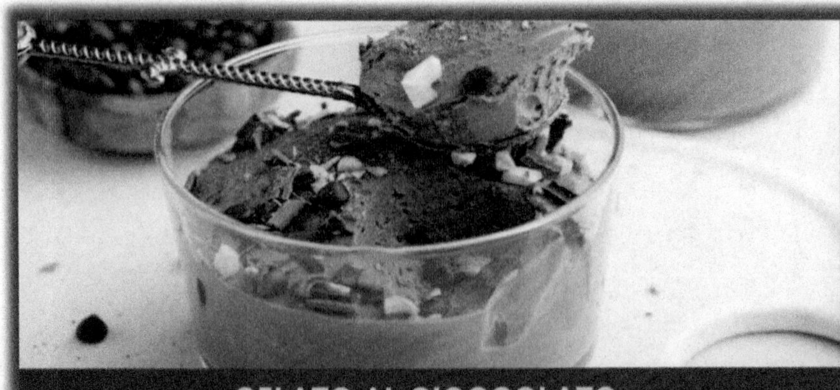

GELATO AL CIOCCOLATO

ingredienti x1

- 200 g yogurt greco
- 20 g di cacao in polvere
- 2 cucchiai di sciroppo di agave
- 2 cucchiai di granella di pistacchio

procedimento

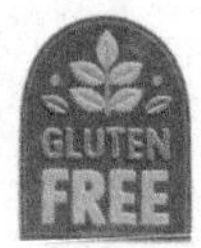

in una ciotola mescola per bene lo yogurt greco con il dolcificante e l'aroma alla vaniglia, uniamo infine il cacao amaro e mescolia per non far formare grumi.

Quando il composto è pronto rovescia il tutto all'interno di una pentola in acciaio che conserviamo in congelatore.

A questo punto ogni 30 minuti andiamo a mescolare per far si che non si formino cristalli di ghiaccio e continuiamo ogni 30-40 minuti fino a quando non avrà assunto la consistenza giusta.

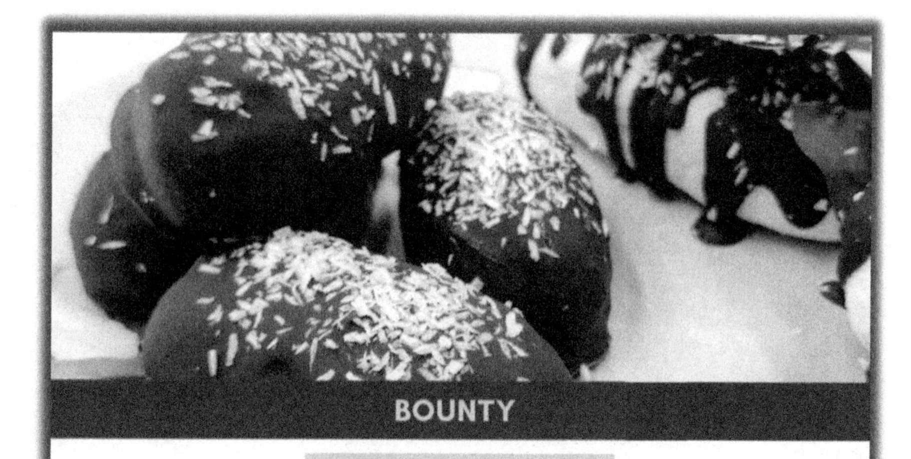

BOUNTY

ingredienti x2

- 200 g di yogurt greco
- 100 g di cocco grattugiato (cocco rapé)
- 60 g di cioccolato fondete al 75%
- Spolverata di cocco grattugiato per guarnire

procedimento

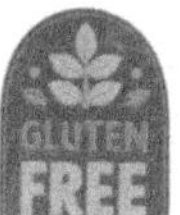

Mescola lo yogurt e il cocco grattugiato fino ad ottenere un composto uniforme.

Crea delle palline oppure delle forme ovali, quindi mettile in freezer per un paio d'ore fino a completo congelamento.
Sciogli il cioccolato fondente in un pentolino senza farlo bollire.
Tira fuori le palline dal frigo e adagiale su una griglia da colatura, poi procedi alla glassatura delle palline versando sopra il cioccolato fondente sciolto.
Rimettere tutto in freezer e lasciare in posa per 1 ora.

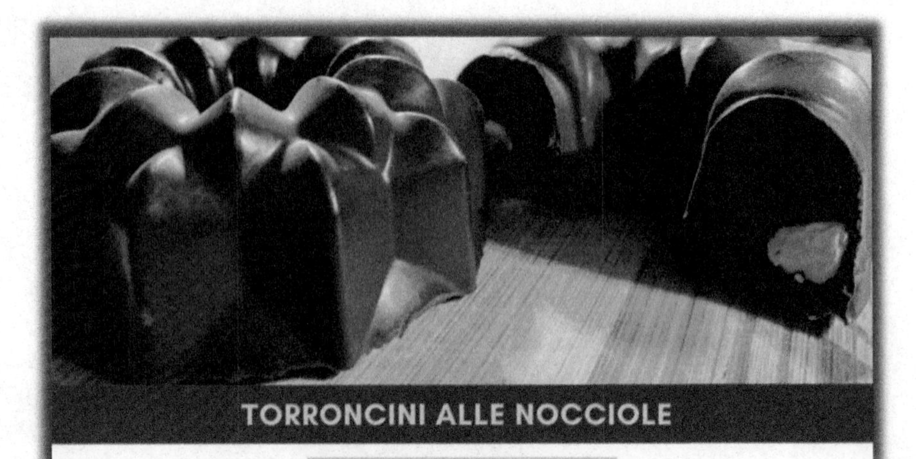

TORRONCINI ALLE NOCCIOLE

ingredienti x2

- 100 g Burro di cacao
- 40 g Sciroppo di Agave
- 100 g Cacao amaro in polvere
- 2-3 cucchiai di nocciole

procedimento

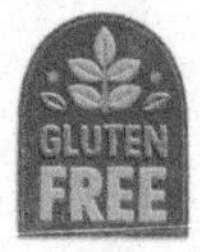

In un pentolino sciogli completamente il burro di cacao a fiamma molto bassa, senza farlo bollire. Mescola di tanto in tanto.

Spegni il fuoco e aggiungi lo sciroppo di agave, e poi poco alla volta il cacao in polvere, mescolando per amalgamare bene e sciogliere i grumi.
Unisci le nocciole e mescola bene, poi versa il cioccolato fuso negli stampi prescelti lisciandolo il più possibile.
Metti il cioccolato in frigo per circa un'ora o fino a quando non si solidifica completamente, poi togli dallo stampo e taglia in pezzi di dimensioni e forma a tuo piacimento.

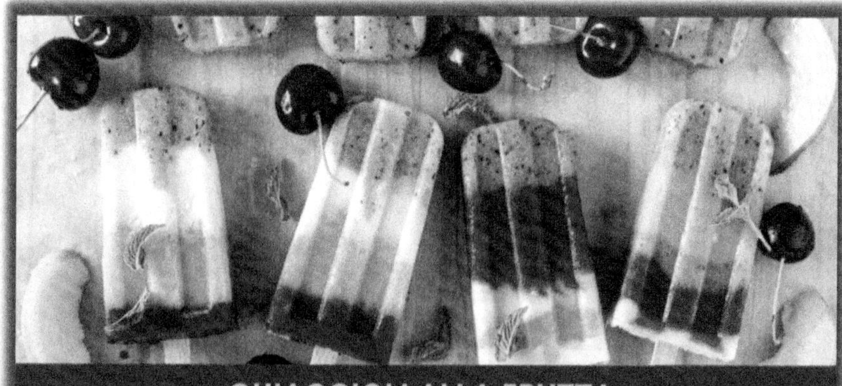

GHIACCIOLI ALLA FRUTTA

ingredienti x12

- 150 gr di polpa di kiwi
- 150 gr di ciliegia
- 50 gr di melone
- 300 gr di acqua (circa 300 ml)

procedimento

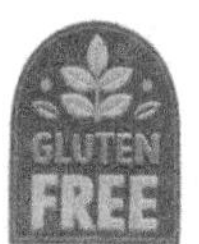

Dividi in 3 pentolini i 300 gr di acqua (100 gr ciascuno), frulla la frutta separatamente e aggiungila ad ognuno dei 3 pentolini.

Versa uno strato di succo di ciliegia nello stampo e metti in freezer 15 minuti, poi tira fuori lo stampo, versa uno strato di melone e rimetti in freezer per altri 15 minuti, infine versa l'ultimo strato al kiwi, metti lo stecco e riponi in freezer per almeno 2 ore.

Dovrebbero venire circa 12 ghiaccioli.

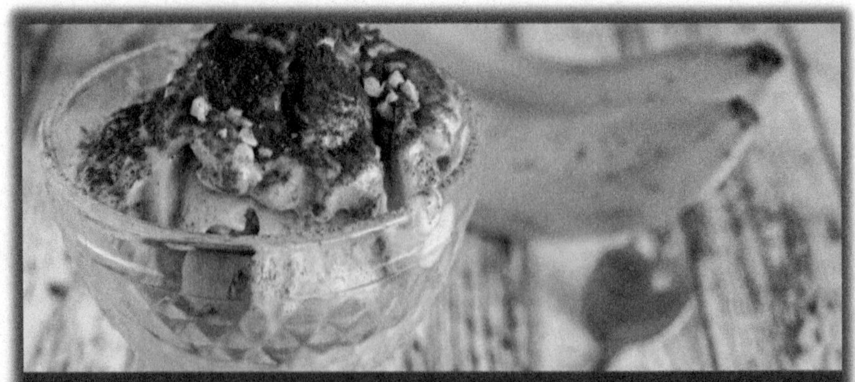

GELATO ALLA BANANA

ingredienti x4

- 200g di banane mature
- 250g di yogurt greco
- 1 cucchiaio di succo di limone
- 3-4 foglie di menta
- 4 cubetti di cioccolato fondente al 75%
- 1 cucchiaio di granella di nocciole

procedimento

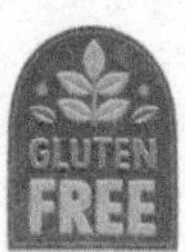

Togli la buccia alle banane, tagliale a rondelle e mettile in un frullatore con il cucchiaio di limone e frulla bene il composto.

Aggiungi al composto di banana frullata lo yogurt greco e frulla fino a quando avrai ottenuto un composto omogeneo.

Dopo aver frullato bene gli ingredienti mettilo in un contenitore con il suo coperchio e ogni 30 minuti gira il gelato e rimettilo in freezer, Fai questa operazione per 6/8 volete fino a quando non avrai ottenuto la densità desiderata.
Guarnisci con il cioccolato fondente sciolto e la granella di nocciole!

RICETTE IN VASOCOTTURA

Sane, veloci ma soprattutto BUONE!

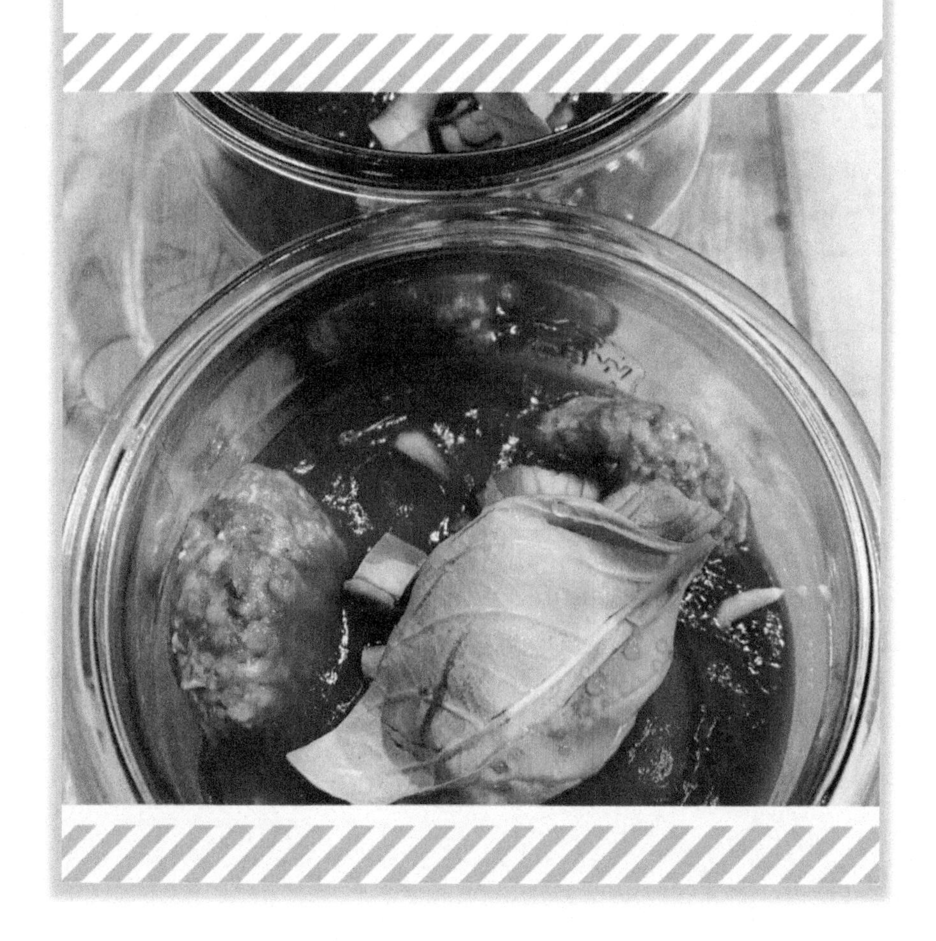

Le ricette in vasocottura

In questa sezione troverai delle ricette per fare la vasocottura!

Mi raccomando, **non iniziare senza leggere correttamente tutte le istruzioni** per sperimentarla.

La spiegazione della tecnica la trovi a **pagina 135**, ti ricordo che ciò che ti serve per farla sono i vasetti in vetro temprato specifici e il microonde con una potenza di 700-800 Watt!

Ma anche una buona predisposizione al cambiamento e alla curiosità nello sperimentare nuove tecniche di cottura.

La vasocottura ti aiuterà a velocizzare l'organizzazione dei tuoi pasti se hai poco tempo per prepare e a mangiare in maniera saporita perché è una cottura in sottovuoto.

Mi raccomando, segui tutto alla lettera, fai il test dell'acqua e inizia a sperimentare!

Ricorda, pagina 135!

E dopo tuffati in queste bellissime ricette!

In ogni ricetta trovi l'immagine di un piccolo vasetto e la sua capienza espressa in ml.

Questo perché ti indico sempre quale vasetto utilizzare, se da 500-580 ml o 1 litro oppure ancora 750 ml.

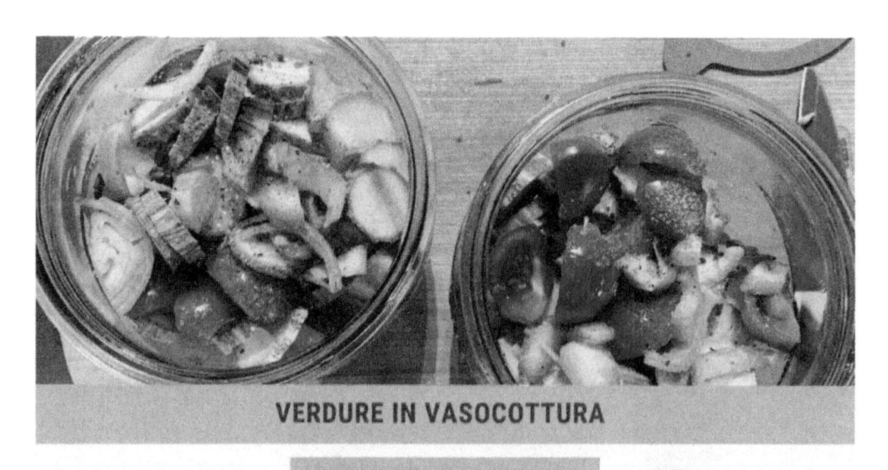

VERDURE IN VASOCOTTURA

ingredienti x2

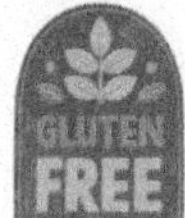

- 4 zucchine medie
- 1 cipolla rossa
- 10 pomodorini datterini
- Sale e pepe q.b.
- Olio EVO q.b.

procedimento

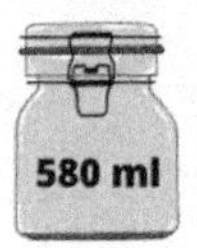

Sono estremamente semplici, basta tagliarle a piacere, condirle con le spezie, l'olio extravergine di oliva, il sale, trasferirle nel vasetto, chiuderlo e metterlo in microonde per 6 minuti a 750 Watt.

Possono essere mangiate subito, dopo il riposo di 20 minuti, oppure possono essere lasciate raffreddare e trasferite in frigo dove dureranno per 10 giorni.

In questa ricetta ho usato 2 vasetti da 580 ml.

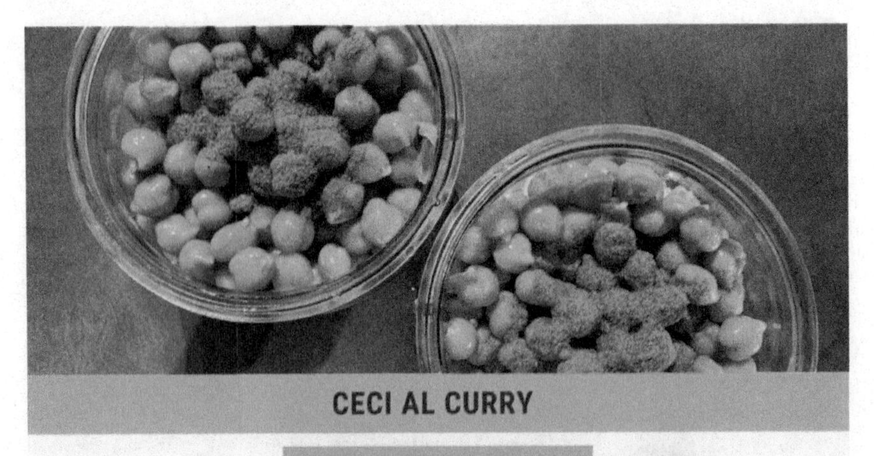

CECI AL CURRY

ingredienti x1

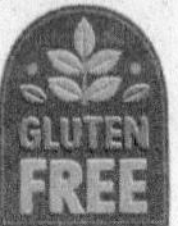

- ceci cotti riempiendo fino a 3/4 il vasetto
- 1/2 scalogno
- 1/2 spicchio d'aglio
- 1 cucchiaino di curry
- Sale e pepe q.b.
- Olio EVO q.b.

procedimento

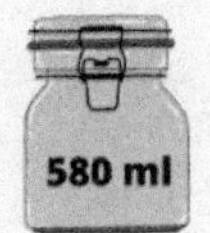

Sono estremamente semplici, basta condirli con le spezie, l'olio extravergine di oliva, il sale, trasferirle nel vasetto, chiuderlo e metterlo in microonde per 6 minuti a 750 Watt.
Il vasetto è quello da 580 ml.

Possono essere mangiate subito oppure possono essere lasciate raffreddare e trasferite in frigo dove dureranno per 10 giorni.

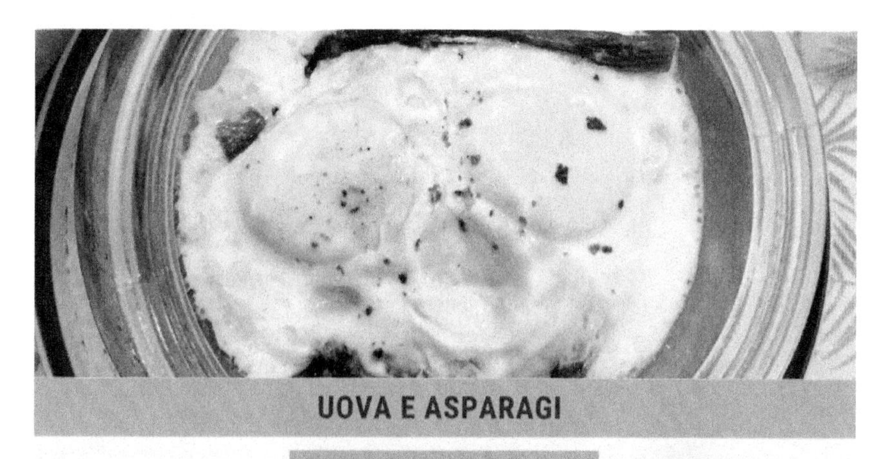

UOVA E ASPARAGI

ingredienti x1

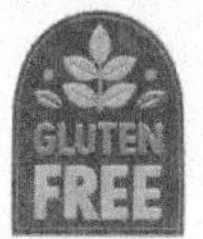

- 2 uova
- Punte di asparagi a piacere
- 1/2 scalogno
- 1 cucchiaio di olio
- Sale e pepe q.b.

procedimento

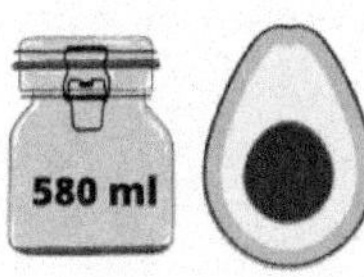

Sono estremamente semplici, basta tagliare le punte di asparagi a piacere, condirle con le spezie, l'olio extravergine di oliva, il sale, trasferirle nel vasetto, chiuderlo e metterlo in microonde per 6 minuti a 750 Watt.

Vasetto da 580 ml.

Apri il vasetto, metti le uova, chiudi di nuovo e riponi di nuovo in microonde alla stessa potenza per 1 minuto e mezzo al massimo due, tieni d'occhio questa fase per non cuocere troppo le uova.

Mangiale subito.

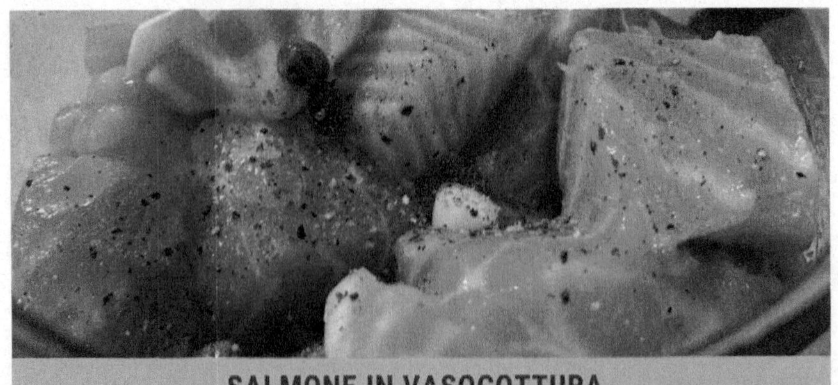

SALMONE IN VASOCOTTURA

ingredienti x1

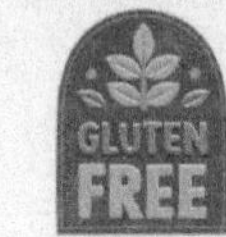

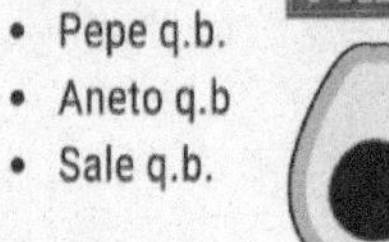

- Salmone circa 250g
- 1 cucchiaio di olio
- 1 cucchiaio di succo di limone + scorza grattugiata
- 4-5 capperi
- Pepe q.b.
- Aneto q.b
- Sale q.b.

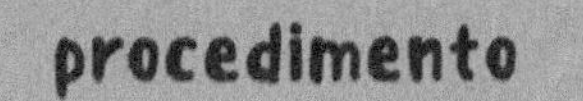

procedimento

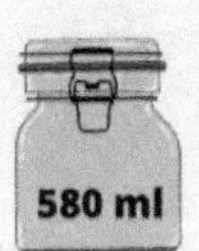

Inizia con il tagliare il salmone a cubetti di 3 cm, poi condisci con limone, pepe, sale, aneto, i capperi e l'olio.

Mescola bene tutto nel vasetto da 580 ml.

Cuoci al microonde per 6 minuti alla tua potenza testata, poi attendi 20 minuti.

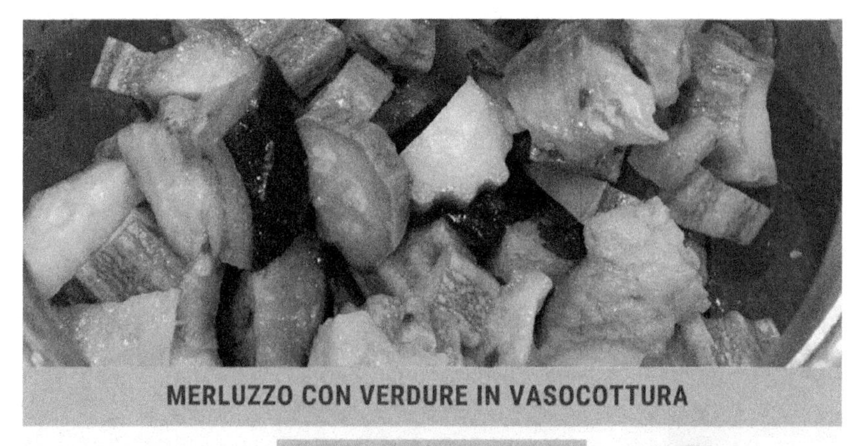

MERLUZZO CON VERDURE IN VASOCOTTURA

ingredienti x1

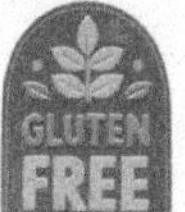

- Merluzzo circa 250g tagliato a cubetti di 3 cm
- 1 zucchina media
- 1/2 melanzana
- 1 cucchiaio di olio
- Pepe q.b.
- Peperoncino q.b.
- Sale q.b.
- Qualche foglia di prezzemolo

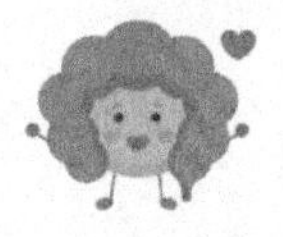

procedimento

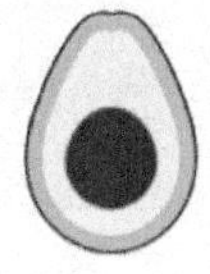

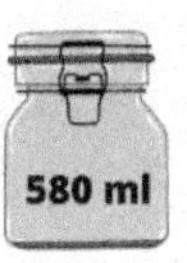

Inizia con il tagliare il merluzzo a cubetti di 3 cm, e le verdure, circa con lo stesso spessore.

Metti tutto in un recipiente, poi condisci con tutte le spezie indicate e l'olio.

Mescola bene tutto nel vasetto da 580 ml.

Cuoci al microonde per 6 minuti alla tua potenza testata, poi attendi 20 minuti.

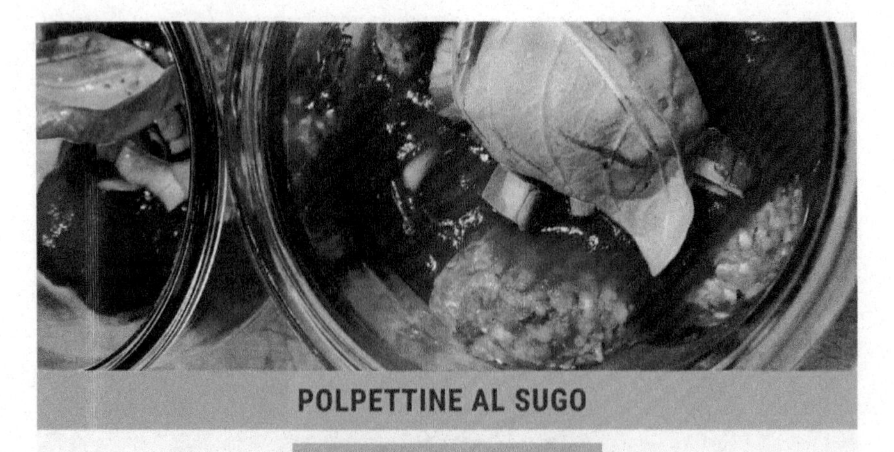

POLPETTINE AL SUGO

ingredienti x2

- 370 g di macinato magro (manzo o vitella),
- 1 uovo,
- 2 cucchiai di parmigiano,
- 1 pizzico di sale e pepe
- passata o polpa di pomodoro,
- 1 scalogno,
- 4 foglie di basilico,
- sale e pepe.
- prezzemolo q.b.

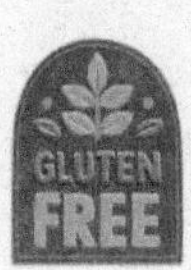

procedimento

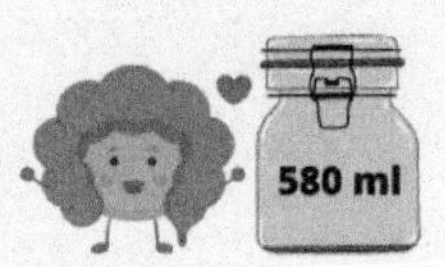

Amalgama bene gli ingredienti e poi, se non vuoi creare una faida familiare, dividi in due parti uguali le porzioni.

Crea delle polpette di 3-4 cm di diametro ed adagiale nel barattolo.

Versa sopra la passata/polpa di pomodoro quanto basta a coprire le polpettine, poi aggiungi un po' di scalogno, 1 foglia di basilico, sale e pepe q.b.

Per questa ricetta servono due vasetti da 580 ml.
6 minuti al microonde e i successivi 20 minuti fuori per continuare la cottura.

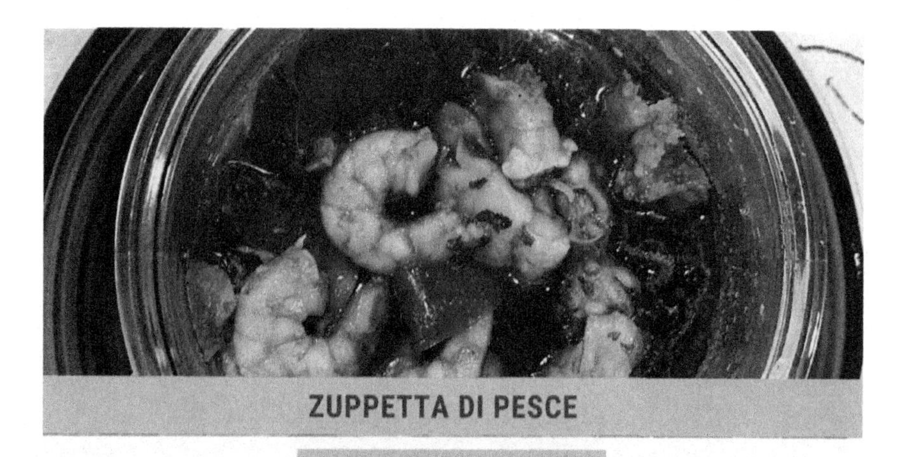

ZUPPETTA DI PESCE

ingredienti x1

- 100g di polipetti piccoli già puliti
- 100g di gamberi sgusciati
- 1 spicchio d'aglio
- 2-3 pomodorini
- 1 cucchiaio di olio
- Prezzemolo
- Pepe
- Peperoncino

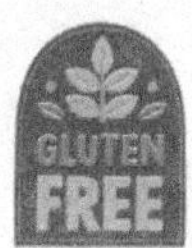

procedimento

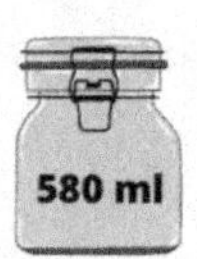

Inserisci tutti gli ingredienti dentro il barattolo e cuoci 6 minuti al microonde nel vasetto da 580 ml alla tua potenza testata.

La cottura va, come di consueto, completata fuori nei successivi 20 minuti di riposo.

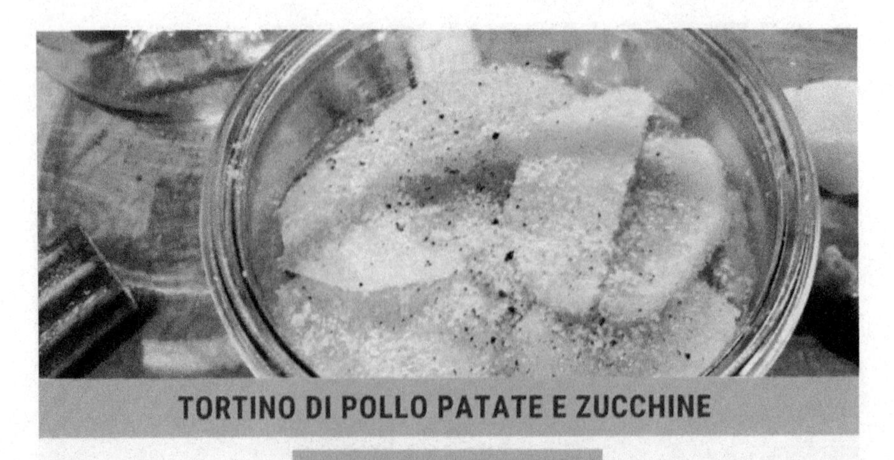

TORTINO DI POLLO PATATE E ZUCCHINE

ingredienti x1

- 100 g di patate tagliate molto sottili
- 1/2 zucchina
- Pollo sui 150g
- Olio EVO
- Pane grattato, 3 spolverate
- Sale e pepe q.b.
- Basilico 1 fogliolina

procedimento

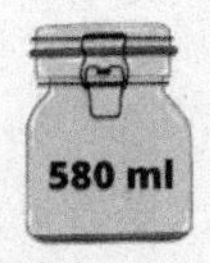

Ungi leggermente il fondo del vasetto e inizia con l'adagiare uno strato di patate, aggiungi un poco di sale e pepe e procedi con lo strato di zucchine.

Ora adagia il pollo poi aggiungi un pizzico di sale e una spolverata di pane grattato. Ricomincia la sequenza partendo dalle patate.

Nel mezzo, tra uno strato e l'altro, infila anche una foglia di basilico. Chiudi il tortino con le patate, spolvera con pan grattato, sale, pepe e un filo d'olio.

Cuoci 6 minuti alla tua potenza testata nel vasetto da 580 ml e aspetta 20 minuti di riposo!

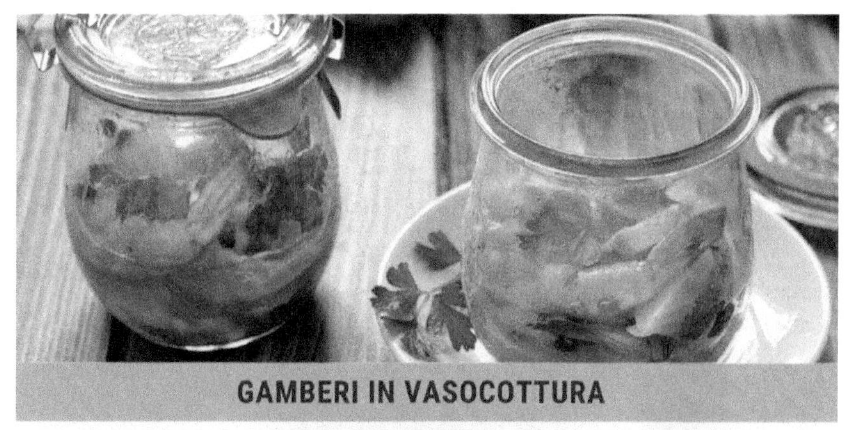

GAMBERI IN VASOCOTTURA

ingredienti x1

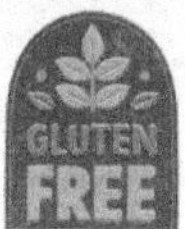

- Gamberi (tua porzione)
- 1 zucchina
- 1/2 carota
- 1 rametto di timo
- 1 spicchio di aglio in camicia
- Olio EVO (vostra quantità)
- sale e pepe qb

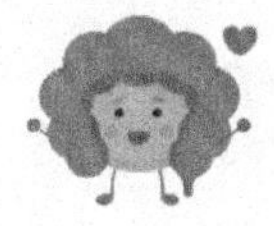

procedimento

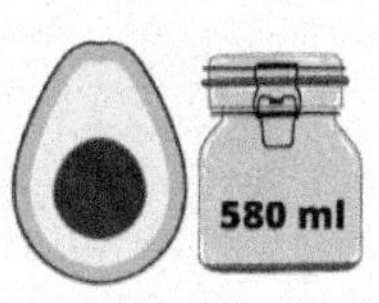

Tutti gli ingredienti vanno messi insieme in un recipiente, girate bene, trasferisci nel vasetto da 580 ml!

Solita potenza, occorrono 4 minuti di cottura perchè i gamberi sgusciati altrimenti si stracciano!

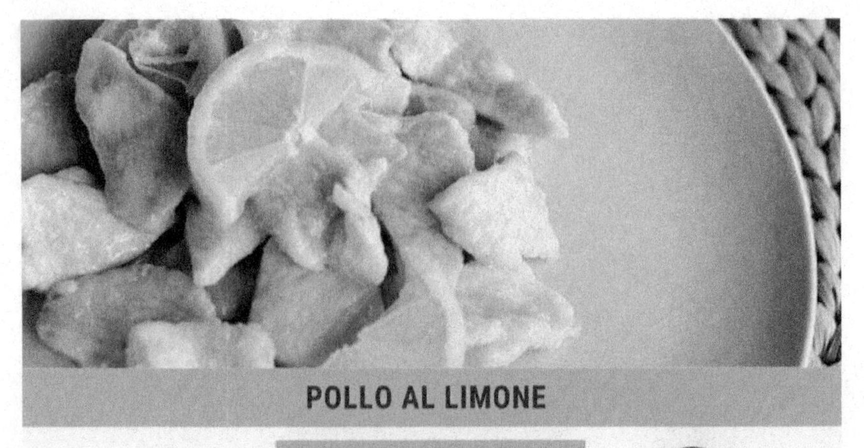

POLLO AL LIMONE

ingredienti x1

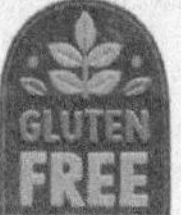

- Pollo in spezzatino (la tua porzione)
- 1/4 di limone non trattato
- 1 spicchio di aglio
- Olio EVO
- 1 rametto di timo
- sale qb
- pepe qb

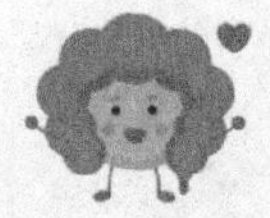

procedimento

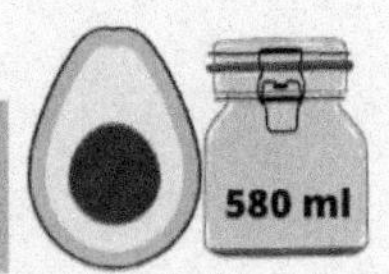

Taglia il limone a fettine sottili e il petto di pollo a spezzatino.

Trasferisci tutti gli ingredienti in una ciotola e condiscili con lo spicchio di aglio in camicia, l'olio, il sale e il pepe.

Mescola bene e lascia riposare per 10 minuti il pollo come se fosse una marinatura.

Cuoci per 6 minuti al microonde nel vasetto da 580 ml alla tua potenza testata, poi lascia riposare per 20 minuti.

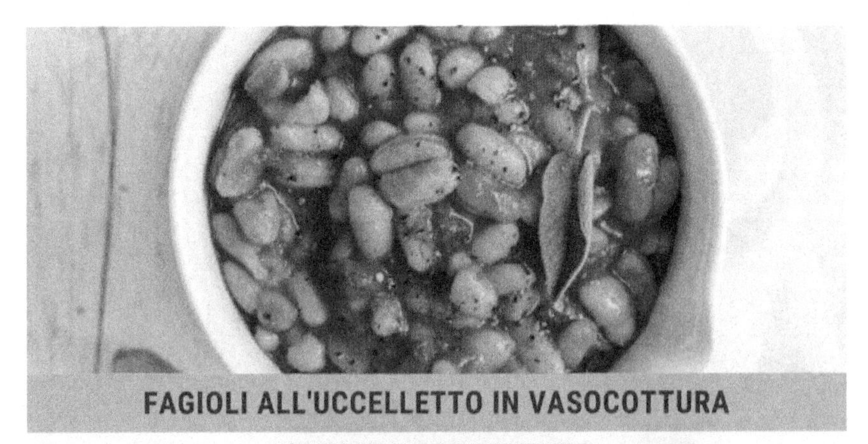

FAGIOLI ALL'UCCELLETTO IN VASOCOTTURA

ingredienti x2

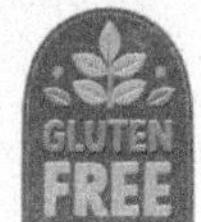

- 300g di fagioli cannellini cotti
- 125g di passata di pomodoro
- 1 spicchio di aglio
- 2 foglie di salvia
- Olio EVO
- sale qb
- pepe qb

procedimento

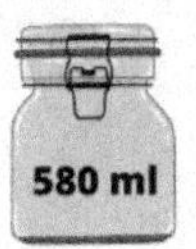

Metti i fagioli e la passata di pomodoro in una ciotola e condiscili con lo spicchio di aglio in camicia, l'olio, il sale e il pepe.

Cuoci per 6 minuti al microonde nel vasetto da 580 ml alla tua potenza testata, poi lascia riposare per 20 minuti.

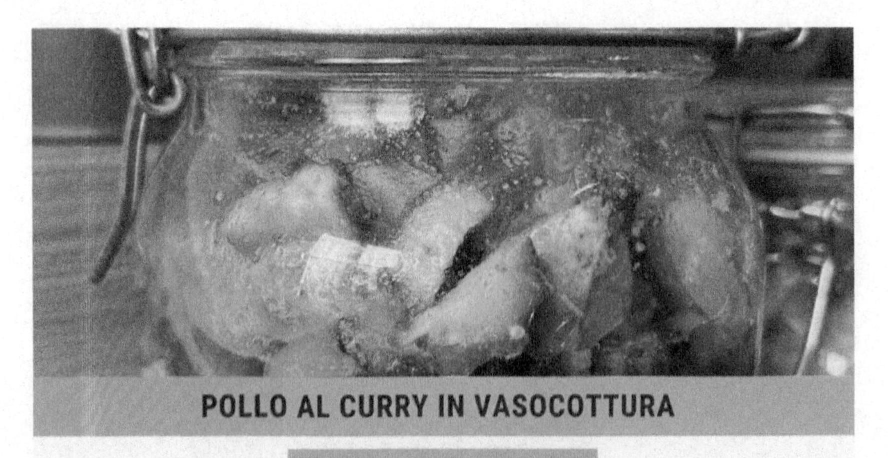

POLLO AL CURRY IN VASOCOTTURA

ingredienti x1

- 200g di bocconcini di pollo
- 1 scalogno
- 1 spicchio di aglio
- 1/2 carota
- 1 zucchina piccola
- 1 cucchiaino di curry
- 1 cucchiaio di latte di cocco
- Olio EVO
- sale qb
- pepe qb

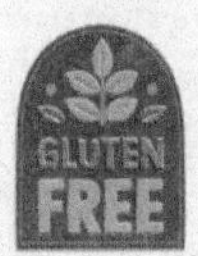

procedimento

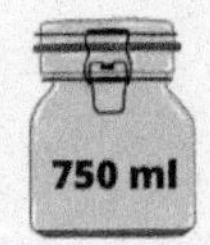

Taglia le verdure in pezzi uguali e metti tutti gli ingredienti in una ciotola, mixa tutti gli ingredienti mescolando per bene, metti tutto nel vasetto e chiudi.

Cuoci per 6 minuti al microonde nel vasetto da 750 ml alla tua potenza testata, poi lascia riposare per 20 minuti.

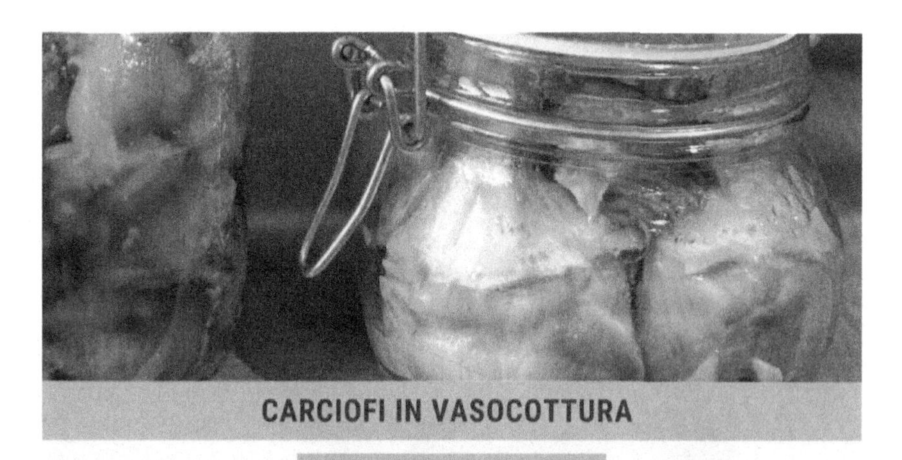

CARCIOFI IN VASOCOTTURA

ingredienti x2

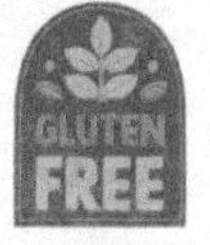

- 4 carciofi
- 1 acciuga
- 1 spicchio di aglio
- Olio EVO
- sale qb
- pepe qb

procedimento

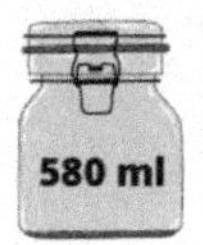

Lava e pulisci i carciofi e tagliali a metà, inseriscili nel vasetto con il gamboverso l'alto, aggiungi l'acciuga, lo spicchio di aglio tagliato a pezzettini l'olio, il sale e il pepe.

Cuoci per 6 minuti al microonde nel vasetto da 580 ml alla tua potenza testata, poi lascia riposare per 20 minuti.

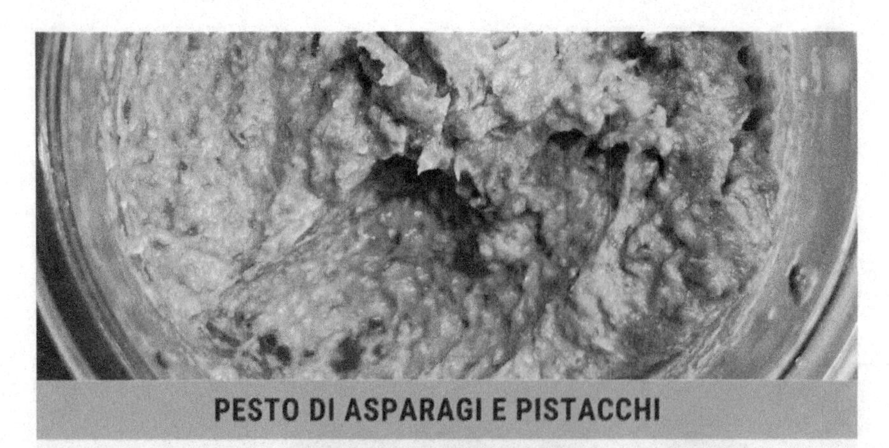

PESTO DI ASPARAGI E PISTACCHI

ingredienti x2

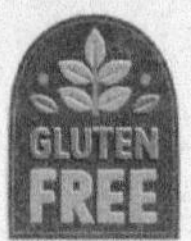

- 200g di asparagi puliti
- 1/2 spicchio di aglio
- 2 cucchiai di granella di pistacchi
- Olio EVO
- 2-3 foglie di basilico
- pepe qb

procedimento

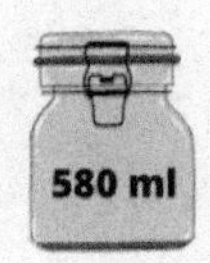

Lava e pulisci gli asparagi e tagliali a pezzetti, inseriscili nel vasetto, aggiungi la granella, l'aglio tagliato a pezzettini l'olio, il sale e il basilico.

Cuoci per 6 minuti al microonde alla tua potenza testata nel vasetto da 580 ml, poi lascia riposare per 20 minuti.

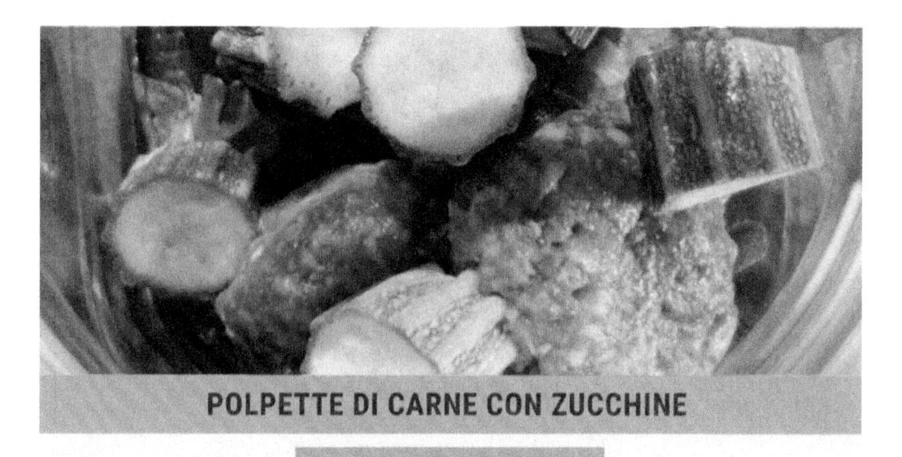

POLPETTE DI CARNE CON ZUCCHINE

ingredienti x2

- 370 g di macinato magro (manzo o vitella),
- 1 uovo,
- 2 cucchiai di parmigiano,
- 1 pizzico di sale e pepe
- 2 zucchine medie
- Olio EVO
- 2 foglie di basilico
- 1 foglia di salvia

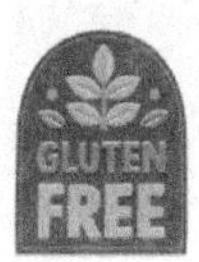

procedimento

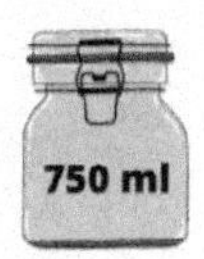

Amalgama bene gli ingredienti e poi, se non vuoi creare una faida familiare, dividi in due parti uguali le porzioni.

Crea delle polpette di 3-4 cm di diametro ed adagiale nel barattolo.

Taglia le zucchine a rondelle e inseriscile nel vasetto, poi aggiungi, la salvia e il basilico, sale e pepe q.b.
Per questa ricetta servono 2 vasetti da 750 ml.

9 minuti al microonde e i successivi 20 minuti fuori per continuare la cottura.

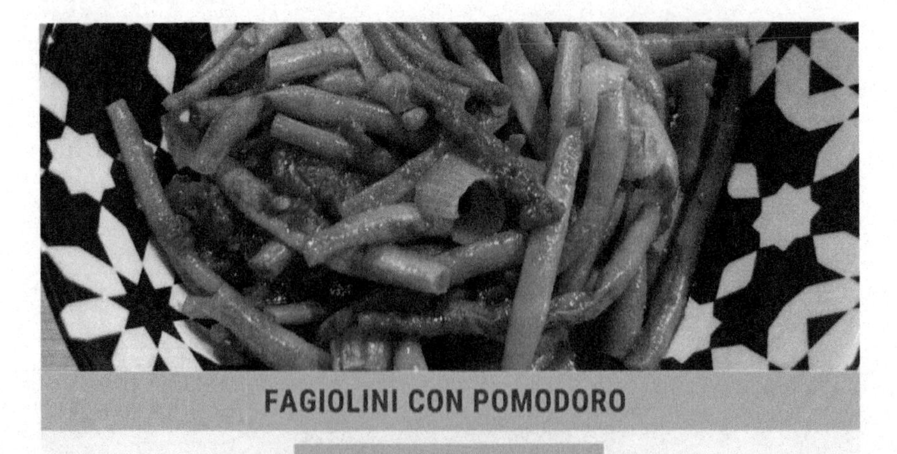

FAGIOLINI CON POMODORO

ingredienti x2

- 250g di fagiolini puliti,
- 1 scalogno,
- 1 spicchio di aglio,
- 1 cucchiaio di olio EVO
- sale q.b
- 4/5 cucchiai di polpa di pomodoro

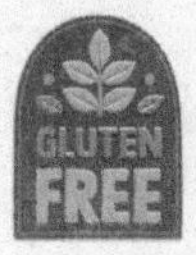

procedimento

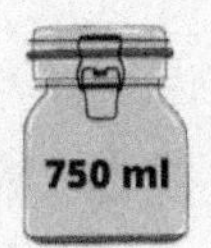

Metti tutti gli ingredienti in un vasetto da 750 ml e cuoci per 9 minuti alla tua potenza testata.

Aspetta i canonici 20 minuti per portare a termine la cottura. Se vuoi conservarli, una volta freddi metti in frigo, altrimenti sgancia il vasetto e mandalo di nuovo al microonde alla massima potenza finché non si apre.

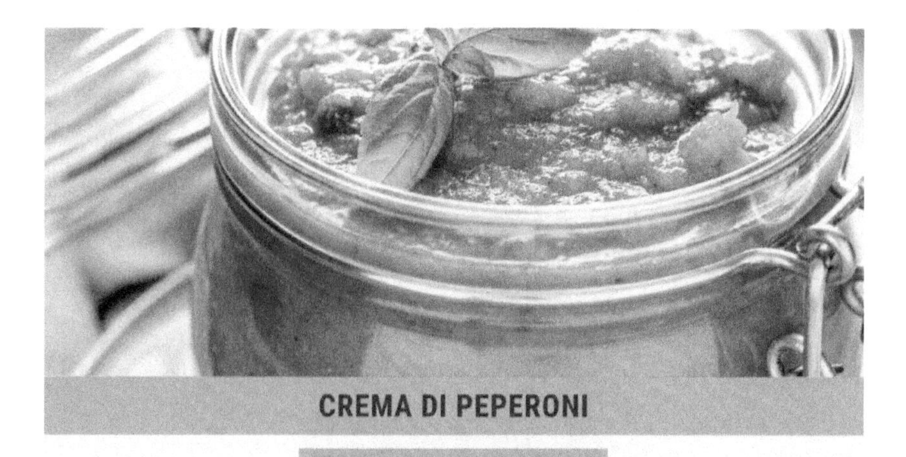

CREMA DI PEPERONI

ingredienti

- 200g di peperoni puliti e tagliati,
- 2 foglie di basilico
- 1 spicchio di aglio,
- 1 cucchiaio di olio EVO
- sale q.b
- 30g di mandorle
- 40g di Grana Padano

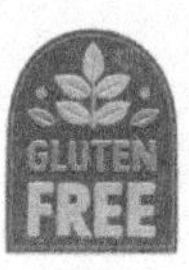

procedimento

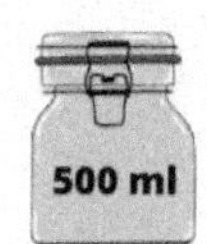

Metti i peperoni e il sale in un vasetto da 500 ml e cuoci per 6 minuti alla tua potenza testata.

Aspetta i canonici 20 minuti per portare a termine la cottura, poi riapri il vasetto, lascia raffreddare i peperoni.

Inserisci tutto il resto degli ingredienti e poi frulla tutto con un minipimer.

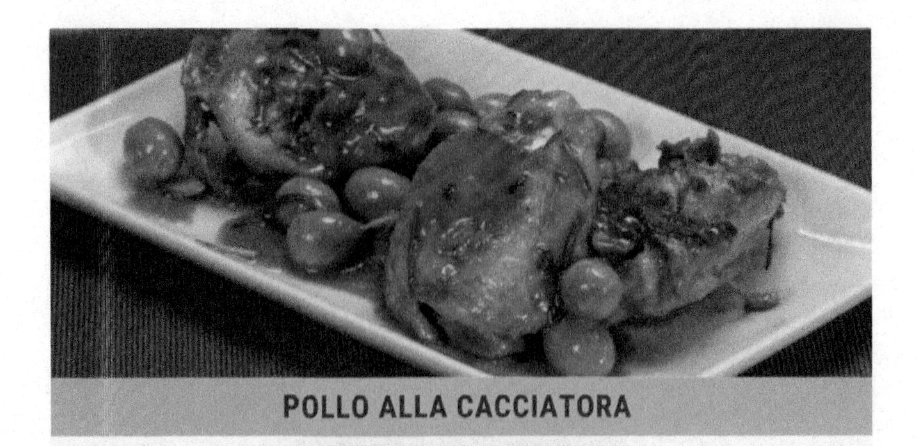

POLLO ALLA CACCIATORA

ingredienti x 1

- 200g di pollo tagliato a cubetti,
- 1 rametto di rosmarino
- 1 spicchio di aglio,
- 7-8 olive di qualsiasi tipo
- 2-3 pomodori datterini
- sale e pepe q.b
- 1 cucchiaio di olio EVO
- 1 cucchiaio di aceto di mele BIO

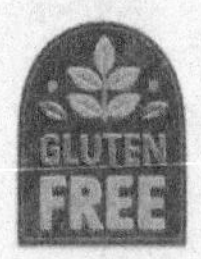

procedimento

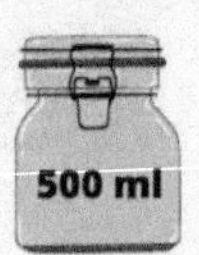

Metti tutti gli ingredienti in un vasetto da 500 ml e cuoci per 6 minuti alla tua potenza testata.

Aspetta i canonici 20 minuti per portare a termine la cottura, se vuoi conservarlo, una volta freddo metti in frigo, altrimenti sgancia il vasetto e mandalo di nuovo al microonde alla massima potenza finché non si apre.

Dalle mani delle pazienti

In questa sezione ho deciso di inserire delle ricette progettate dalle super pazienti che seguono il metodo con entusiasmo!

È un modo per rendere partecipe chi sta dimostrando che prepararsi con cura del cibo è un atto di puro amore verso sé stesse e verso il proprio cuore, perché tutte noi siamo degne di rispetto e di cura.

Le ricette sono buonissime e sono perfettamente bilanciate, cioè adatte al percorso, le ho selezionate io stessa prendendole dal mio gruppo Facebook (se vuoi cercalo si **chiama Riconosci, combatti e vinci la fame emotiva – Dott.ssa Ilaria Iannetti**).

Ricorda sempre di aiutarti con la legenda (p. 157), troverai quella più adatta a te!

Buon proseguimento!

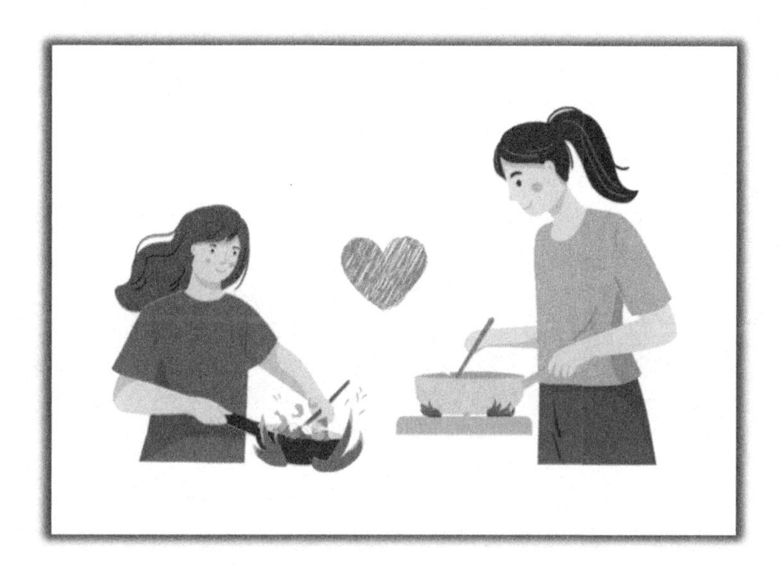

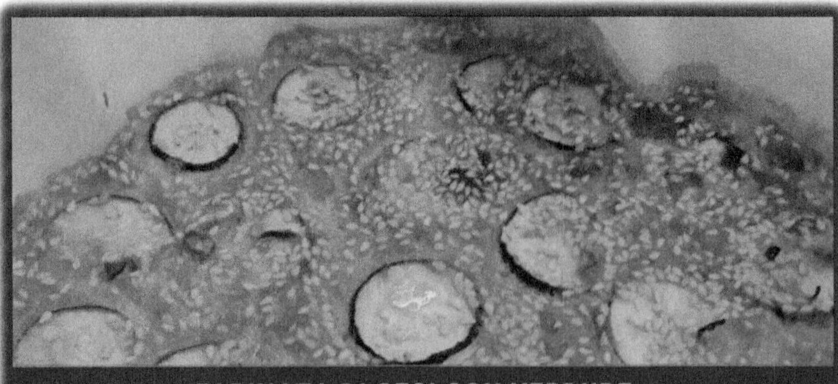

FARINATA DI CECI CON VERDURE

ingredienti x1

Ricetta di Cristiana Ogliarulo

- 125g di farina di ceci
- 375g di acqua a temperatura ambiente
- 1 cucchiaio di olio extra vergine di oliva
- 1 o 2 zucchine piccole e sode
- 1 scalogno
- Semi di sesamo (un cucchiaio)
- 1 pizzico di Sale

procedimento

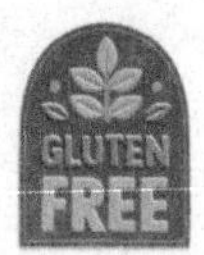

In un recipiente versa la farina, l'acqua e mescola. Toglietutti grumi e la schiuma che si crea sulla superficie. Sala e lasciate riposare l'impasto per minimo 1 ora a temperatura ambiente, se invece fa caldo lasciatelo riposare in frigo.
Con l'aiuto di una mandolina affetta finemente le zucchine e il cipollotto.
Versate l'olio nella pastella, mescola e versate all'interno di una teglia foderata con carta forno. Aggiungi le zucchine e i cipollotti, i semi di sesamo spolverati sulla superficie e inforna – in forno preriscaldato e in modalità ventilata – a 200° per 20 minuti o fino a che la superficie non diventa dorata.

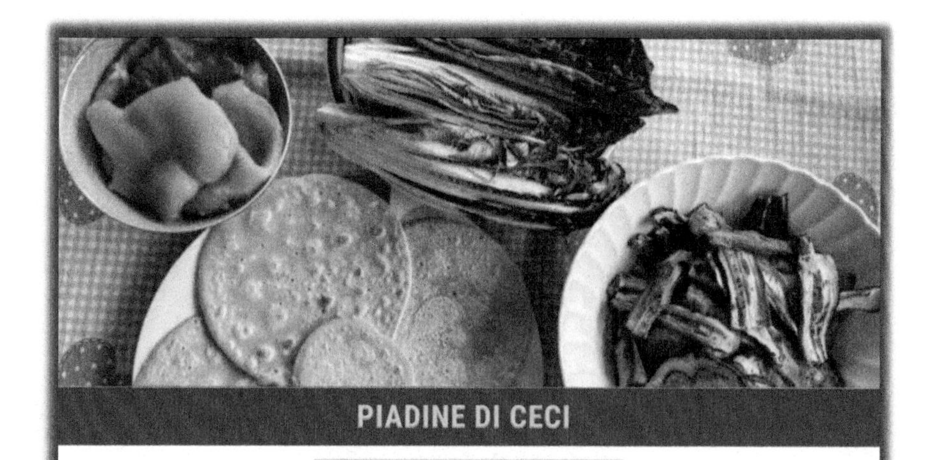

PIADINE DI CECI

ingredienti x2

- 240 gr di acqua
- 150 gr di farina di ceci
- 1 pizzico di sale
- 2 cucchiaini di olio E.V.O.

Ricetta di Michela Cambiotti

procedimento

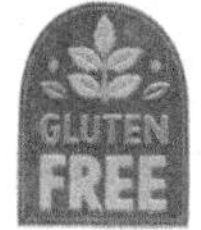

Mescolare con una forchetta la farina di ceci, l'acqua, il sale e l'olio Extra vergine di Oliva facendo attenzione a non creare grumi.

Scaldare una buona padella antiaderente, colare l'impasto cercando di ottenere delle forme discoidali.

Portare a cottura un lato e girare con l'aiuto di una spatola.

Farcire con verdure di stagione grigliate, stufate, cotte in forno o in vasocottura.

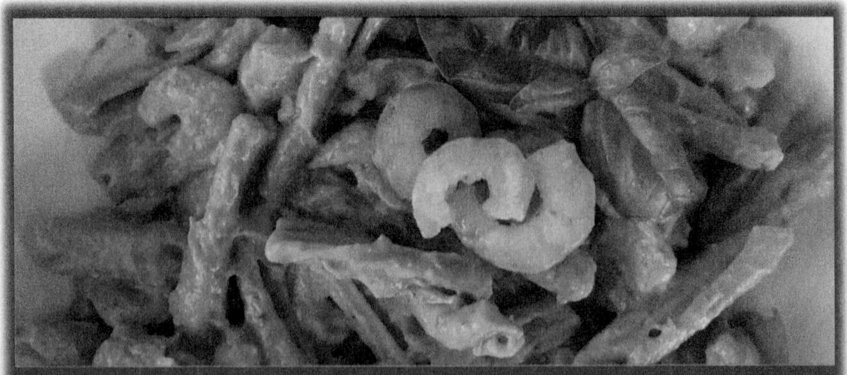

PASTA CON PESTO DI AVOCADO E GAMBERETTI

ingredienti x1

- 120 gr di avocado
- 4-5 foglie di basilico
- 1 pizzico di sale
- 1 pizzico di pepe
- 1 cucchiaino di pinoli
- Qualche goccia di limone (per non fare annerire l'avocado)

Ricetta di Paola Caricaterra

procedimento

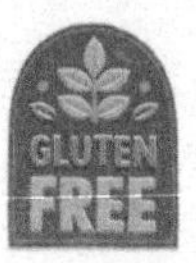

Frullare l'avocado con tutti gli ingredienti fino a ottenere una crema omogenea, nel frattempo sbollenta i gamberetti in acqua.

Cuoci la tua porzione di pasta e condisci il tutto con pesto di avocado, gamberetti e aggiungi un filo d'olio a crudo.

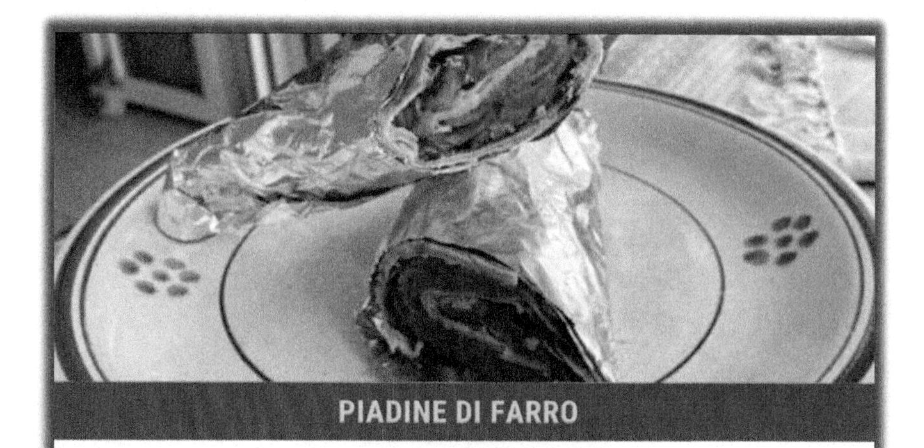

PIADINE DI FARRO

ingredienti x2

- 75 gr di acqua
- 140 gr di farina di farro
- 1 pizzico di sale
- 1 cucchiaio di olio E.V.O.

Ricetta di Michela Cambiotti

procedimento

Mescolare con una forchetta la farina di farro (se è gradito si possono aromatizzare anche con un pizzico di spezie a piacere, come curcuma, curry, paprika o pepe), l'acqua, il sale e l'olio Extra vergine di Oliva facendo attenzione a non creare grumi.

Scaldare una buona padella antiaderente, colare l'impasto cercando di ottenere delle forme discoidali. Portare a cottura un lato e girare con l'aiuto di una spatola.

Farcire con una scelta proteica, in questo caso il salmone affumicato selvaggio, verdure di stagione grigliate, stufate, cotte in forno o in vasocottura.

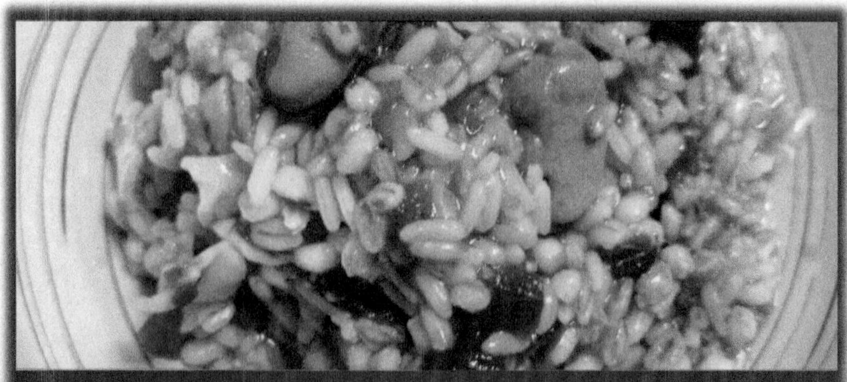

RISOTTO AI FRUTTI DI MARE IN VASOCOTTURA

ingredienti x1

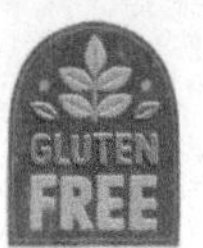

- 60 gr di riso integrale a cottura rapida
- 135 gr di molluschi/crostacei
- 1 pizzico di sale
- 1 cucchiaio di olio E.V.O.
- 1/2 spicchio d'aglio
- 3-4 pomodorini datterini
- Prezzemolo quanto basta

Ricetta di
Ilaria Vitiello

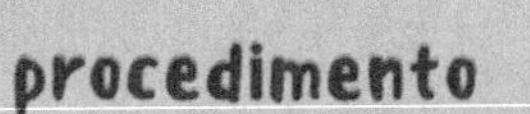

procedimento

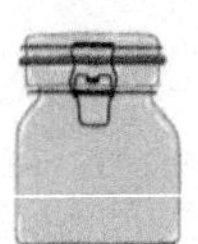

Inserire nel vasetto tutti gli ingredienti che hai precedentemente tagliato e mescolato insieme in una ciotola.

Mettere tutto in un vasetto per vasocottura (Weck o Bormioli fido) e aggiungere 100 ml di acqua.

Cuocere alla potenza testata per 8 minuti e lasciar riposare per 20 minuti il vasetto prima di aprirlo.

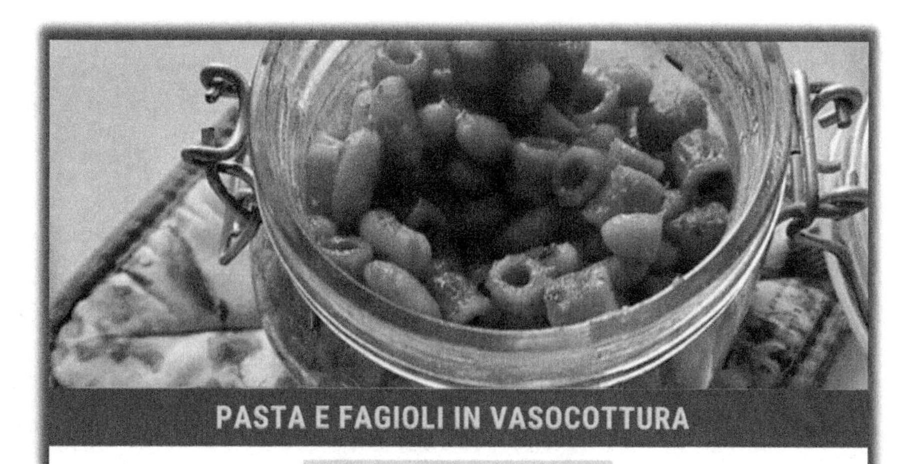

PASTA E FAGIOLI IN VASOCOTTURA

ingredienti x1

- 50 gr di pasta integrale
- 4 cucchiai di fagioli cotti
- 70 ml di acqua
- 1 pizzico di sale
- 1 cucchiaio di olio E.V.O.
- 1/2 spicchio d'aglio
- 3-4 pomodorini datterini
- Altre spezie a piacere

Ricetta di Stefania Santori

procedimento

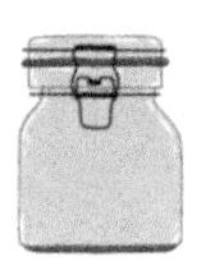

Inserire nel vasetto tutti gli ingredienti che hai precedentemente tagliato e mescolato insieme in una ciotola.

Mettere tutto in un vasetto per vasocottura (Weck o Bormioli fido) e aggiungere 70 ml di acqua.

Cuocere alla potenza testata per 6 minuti e lasciar riposare per 20 minuti il vasetto prima di aprirlo.

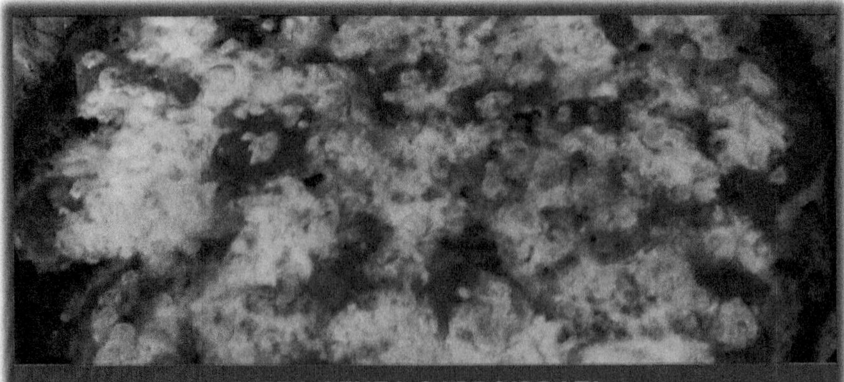

PIZZA SENZA CARBOIDRATI

ingredienti x1

Ricetta di Roberta Barbieri

- 110g di albume
- 70g di farina di mandorle
- 20g di Parmigiano Reggiano o Grana Padano (DOP)
- Verdure a piacere per guarnire, magari precedentemente grigliate o cotte in vasocottura.

procedimento

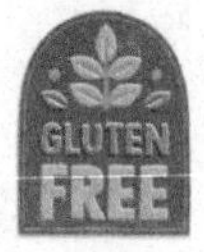

Mettere tutti gli ingredienti in una padella e mescolare per bene tenendola per qualche minuto su un fuoco basso fino a quando non si amalgamano tutti i componenti.

Trasferire il tutto in una teglia da forno, magari una di quelle rotonde specifiche per pizza e livellare con l'aiuto di un cucchiaio.

Cuocere per 10 minuti a 200°, tirare fuori, guarnire con verdure, pomodoro, ecc. e rimettere in forno per altri 10 minuti alla stessa temperatura.

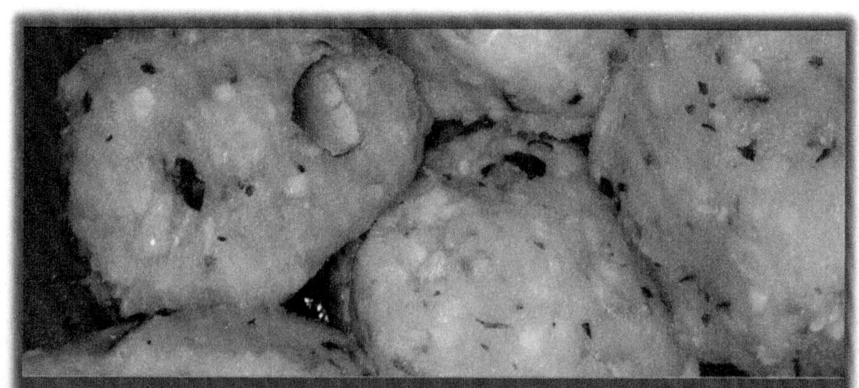

POLPETTE DI MERLUZZO IN VASOCOTTURA

ingredienti x1

- 250gr di merluzzo
- 80gr di patate
- Sale
- pepe
- prezzemolo
- curry

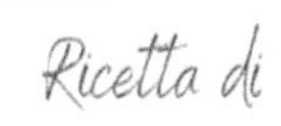

Raffaella Severini

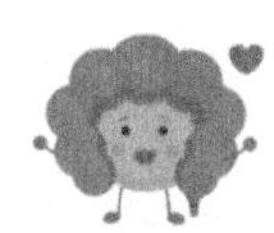

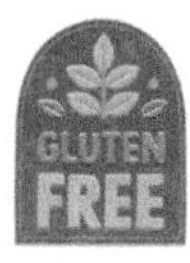

procedimento

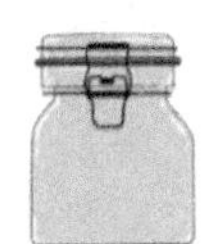

Mettere tutto nel mixer e frullare, creare delle polpettine delle stesse dimensioni, circa 4 cm.

Ungere il vasetto con olio EVO, poi inserire le polpette.

Cuocere per 5 minuti alla potenza testata e fare 20 di riposo.

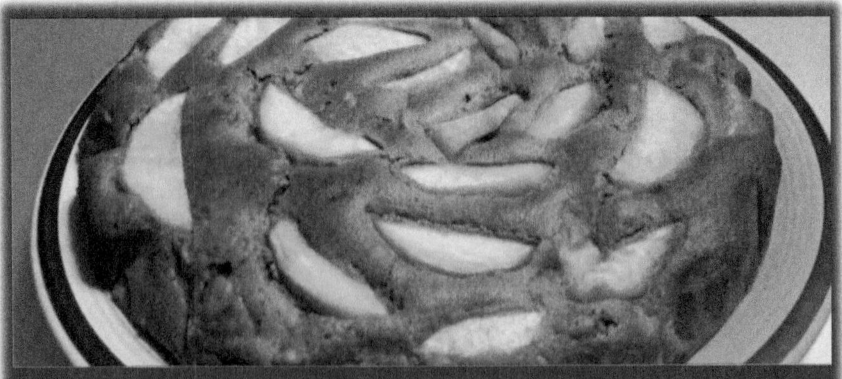

TORTA ALLE PESCHE

ingredienti

- 300g di pesche
- 125g di yogurt bianco intero
- 120g di farina integrale
- 60g di zucchero di canna integrale
- 2 uova Bio
- 20g di fecola di patate
- 2 cucchiai di mandorle tritate
- 1 bustina di lievito
- scorza di limone (buccia edibile)

Ricetta di Ilaria Vitiello

procedimento

Tagliare le pesche a spicchi e metterle da parte, mixare insieme farina, lievito e fecola in una ciotola.

Sbattere le uova con lo zucchero e unire lo yogurt, aggiungere un pò per volta il mix di farine e lievito, amalgamare bene e unire le mandorle tritate, la scorza di limone e alcuni pezzi di pesche. Puoi usarne qualcuna per decorare la superficie.

Cuocere per 40 minuti a 180°, in forno statico, verificare la cottura facendo la prova con uno stecchino.

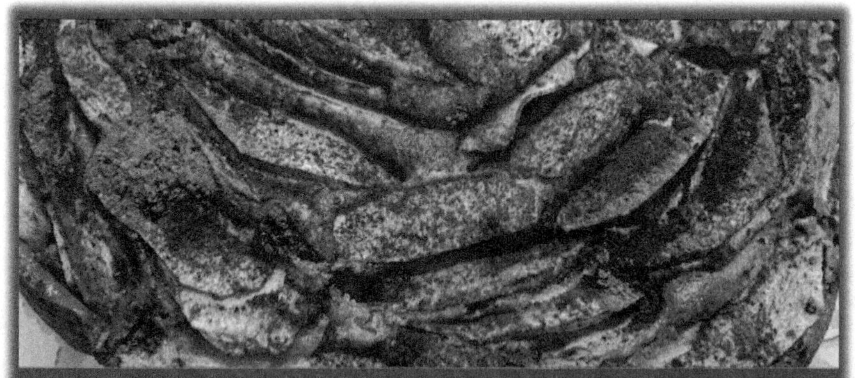

TORTA ALLE MELE

ingredienti

Ricetta di Eleonora Castello

- 250 gr di farina di farro
- 100 gr di farina di mandorle
- 90 gr di zucchero integrale di canna
- 3/4 mele
- una bustina di lievito
- buccia di un limone edibile
- 250 ml di latte di cocco o mandorla
- cannella q.b.
- un pizzico di sale
- 50 gr olio EVO

procedimento

Mescolare tutti i secchi e poi piano piano aggiungere i liquidi. Poi aggiungere all'impasto una mela a pezzetti e inserire in uno stampo in silicone.

Poi disporre le altre mele a cerchio e cospargere il tutto con una spolverata di cannella (ne ho messa un po' anche nell'impasto).

Cuocere a 170° in forno statico caldo per 55 minuti

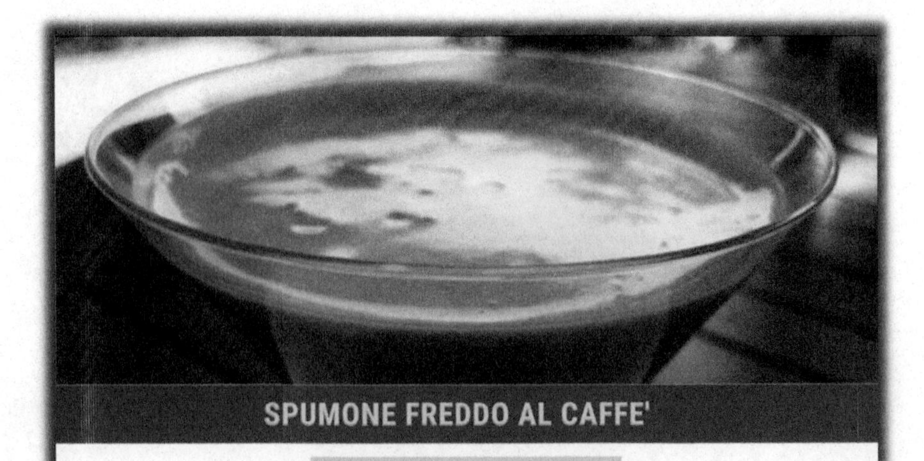

SPUMONE FREDDO AL CAFFE'

ingredienti

- 1 cucchiaio di caffè solubile
- 1 cucchiaio di eritritolo
- 1 cucchiaio di latte magro in polvere
- 5 cubetti di ghiaccio

Ricetta di
Anna Bonamano

procedimento

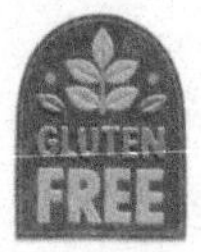

Mescola insieme il caffè, l'eritritolo e il latte magro in polvere, poi aggiungi il ghiaccio e trita vigorosamente con il bimby o robot similare.

Se il composto risulta troppo denso aggiungi un po' di acqua fredda e mescola bene.

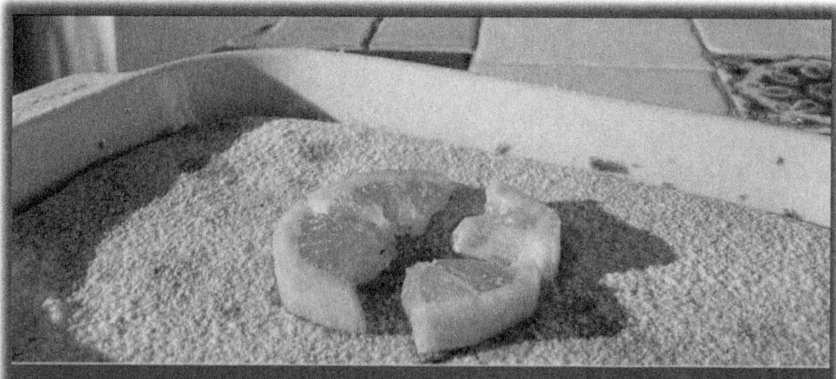

CAPRESE AL LIMONE

ingredienti

- 200 gr farina di mandorle
- 4 uova
- 1 limone grattugiato (buccia edibile)
- 120 gr eritritolo
- 90 gr burro chiarificato
- 8 gr lievito per dolci
- Aroma limone

Ricetta di Anna Bonamano

procedimento

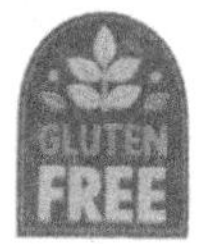

Per prima cosa monta gli albumi "a neve", dopo lavora i tuorli con l'eritritolo. Nel frattempo sciogli il burro chiarificato e fallo raffreddare.

Unisci il lievito alla farina di mandorle, poi versa i tuorli sbattuti, dopo aggiungi l'aroma di limone e la buccia di limone grattugiato.
Unisci il burro raffreddato e gli albumi montati e mescola fino a quando non raggiungi un composto ben malgamato.
Versa in una pirofila e cuoci a 180° in forno statico per circa 40 minuti.
Lascia raffreddare e poi decora con fette di limone ed eritritolo a velo.

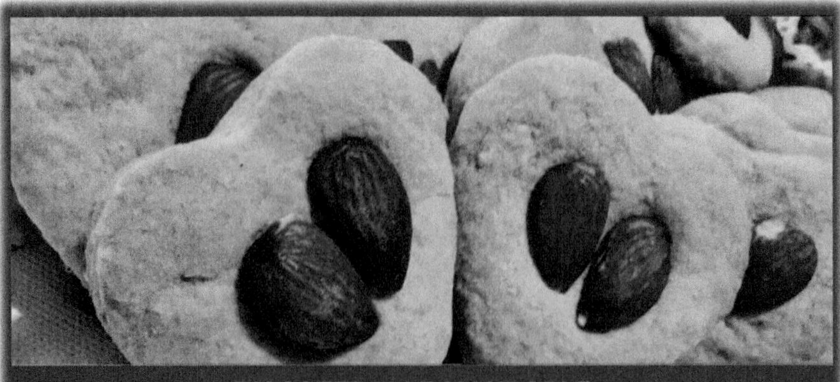

BISCOTTI ALLE MANDORLE

ingredienti

- 170 gr farina di farro
- 60 gr di farina di mandorle
- 90 ml di bevanda alle mandorle
- 50 gr zucchero di canna integrale
- 40 gr burro chiarificato
- 6 gr lievito per dolci
- 1 pizzico di cannella
- 1 pizzico di sale

Ricetta di Arianna Minandri

procedimento

Miscela tutti gli ingredienti liquidi e poi uniscili alle farine, mescola bene fino a formare un impasto abbastanza solido e forma un panetto, avvolgilo con la pellicola e fallo riposare in frigo per 30 minuti.

Tira fuori il panetto forma i biscotti con uno stampo, disponili su carta forno e applica due mandorle per ogni biscotto, cuoci in forno statico ma già caldo a 180°C per 15-20 minuti.

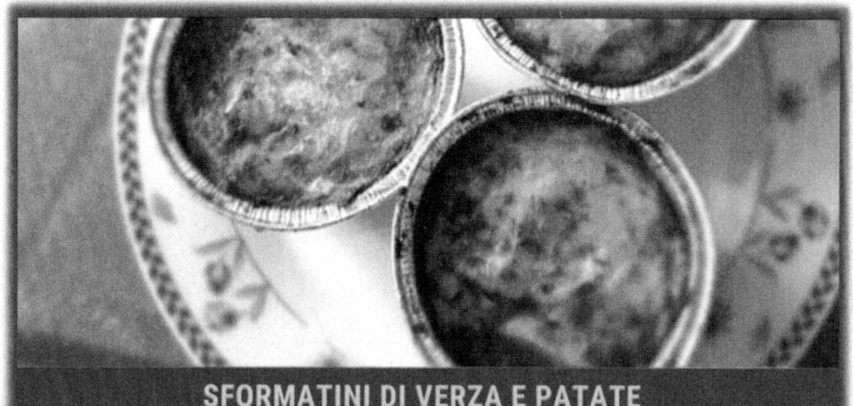

SFORMATINI DI VERZA E PATATE

ingredienti

- 250 gr di patate
- 200 gr di verza
- 1 uovo bio
- 1 cucchiaio di parmigiano Reggiano/Grana
- 1 pizzico di pepe
- 1 pizzico di sale

Ricetta di
Maria Grazia Gigliotti

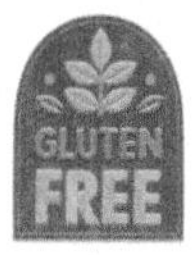

procedimento

Cuoci verza e patate in vasocottura per fare prima, ma puoi anche bollirle.

Una volta cotte schiacciale con la forchetta e mischia tutto con uovo, sale, pepe e parmigiano.

Disponi l'impasto nei pirottini e spolvera con un pó di pane grattato.

Cuoci in forno ventilato o in friggitrice ad aria 10 minuti a 200° C.

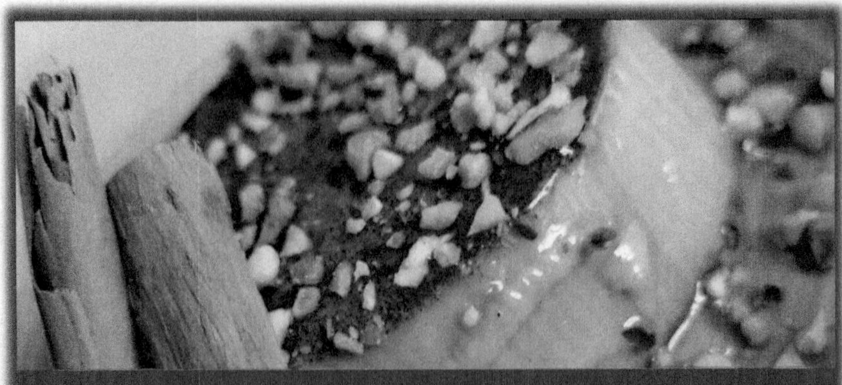

BUDINO ALLA CANNELLA

ingredienti

- 250 ml di latte di mandorla
- 2 cucchiaini di cannella
- Mezzo cucchiaino di agar agar

Ricetta di
Arianna Minandri

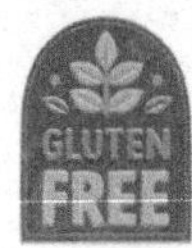

procedimento

Portare a bollore il latte con la cannella, appena inizia a bollire vai ad aggiungere l'agar e lascia bollire per due minuti,.

Versa subito negli stampi, fai raffreddare, e poi poni in frigo per 1-2ore, guarnisci a piacere. Puoi usare mezzo cucchiaino di sciroppo d'agave con granella di pistacchi, scaglie di cocco, mezzo cucchiaino di crema di nocciole e granella.

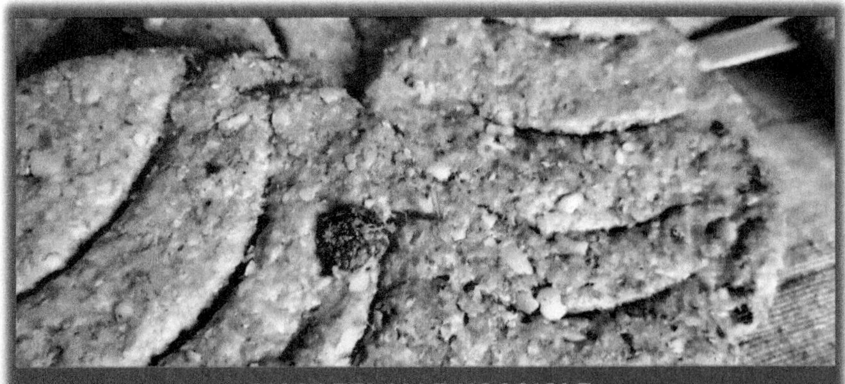

BISCOTTI ALLE NOCCIOLE

ingredienti

- 180 gr di farina integrale
- 100 ml di acqua
- 70 gr di nocciole
- 50 gr di uvetta sultanina
- 40 gr olio di cocco
- 1 cucchiaio di cannella

Ricetta di Arianna Minandri

procedimento

Trita le nocciole insieme all'uvetta, poi aggiungere la cannella, dopo unisci l'olio di cocco sciolto a bagno maria, la farina integrale e l'acqua.

Forma un panetto e successivamente stendilo dandogli uno spessore sottile, di circa 3-4 millimetri (in questomodo vengono più croccanti) forma dei biscotti con uno stampino e mettili in forno statico a 180°C per 15-20 minuti.

Gusta!

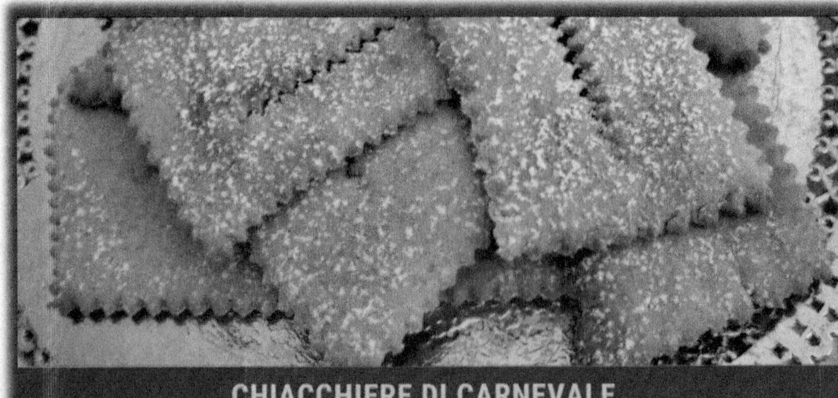

CHIACCHIERE DI CARNEVALE

ingredienti

- 300 gr farina di farro
- 30 gr zucchero di canna integrale
- 1 uovo
- 1 bustina di vanillina
- Mezza bustina di lievito per dolci
- 20 ml di liquore a piacere es. marsala, limoncello, sambuca
- 30 gr di olio di cocco
- 1 pizzico di sale

Ricetta di Arianna Minandri

procedimento

Lavora l'uovo con lo zucchero con delle fruste elettriche, poi aggiungi la vanillina, l'olio di cocco sciolto, il lievito e il liquore, poi aggiungi la farina, e forma un panetto da mettere a riposare per 20 minuti in frigo.

Forma le chiacchiere, poi mettile su carta da forno e cuoci a 180°C in forno statico per 10-15 minuti, poi spolvera l'eritritolo a velo.

Ricette per il

benessere intestinale!

Di seguito sono indicate le ricette per dare sollievo al tuo intestino se soffri della **Sindrome dell'Intestino Irritabile (IIS)**, una condizione che fa sentire gonfi e doloranti, che causa stitichezza oppure diarrea o ancora un mix di questi ultimi.

Questa sindrome è una condizione dovuta a stress e cattiva alimentazione, due facce della stessa medaglia.

In questi casi la tolleranza ad alcuni cibi viene meno, questo perché il microbiota intestinale viene fortemente squilibrato e non fornisce più alcuni enzimi digestivi, motivo per il quale alcune sostanze restano nell'intestino e vengono fermentate, causando forte gonfiore e tutti i sintomi che si sperimentano in quei casi.

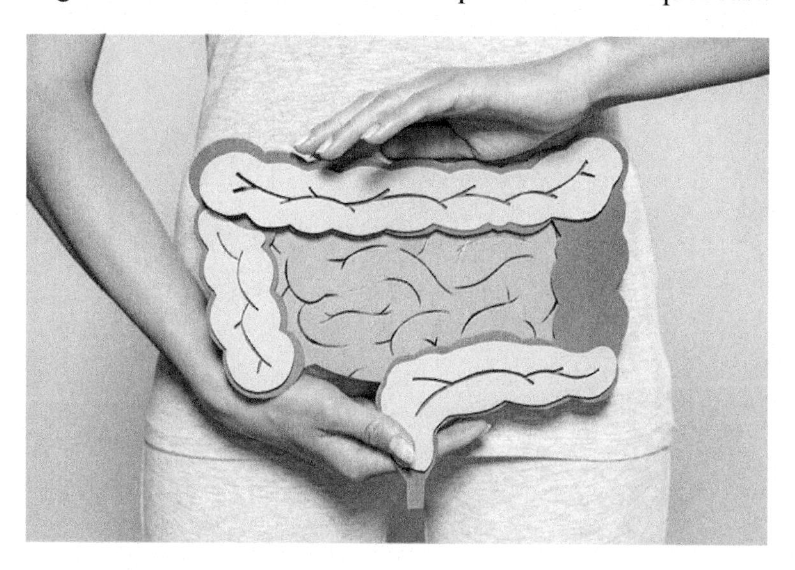

Troverai ricette per la colazione, per pranzi e cene, anche per qualche merenda.

Attenzione, se stai affrontando un percorso per curare questa sindrome e non segui le ricette attentamente non ci sarà alcun beneficio!

Puoi avere maggiori informazioni e conoscere come liberarti dal gonfiore addominale, la gastrite e il reflusso con il mio manuale specifico per il benessere intestinale.

Tutte queste ricette sono anche **SENZA GLUTINE** e **SENZA LATTOSIO**!

Quindi se sei intollerante a questi due alimenti vai con queste ricette!

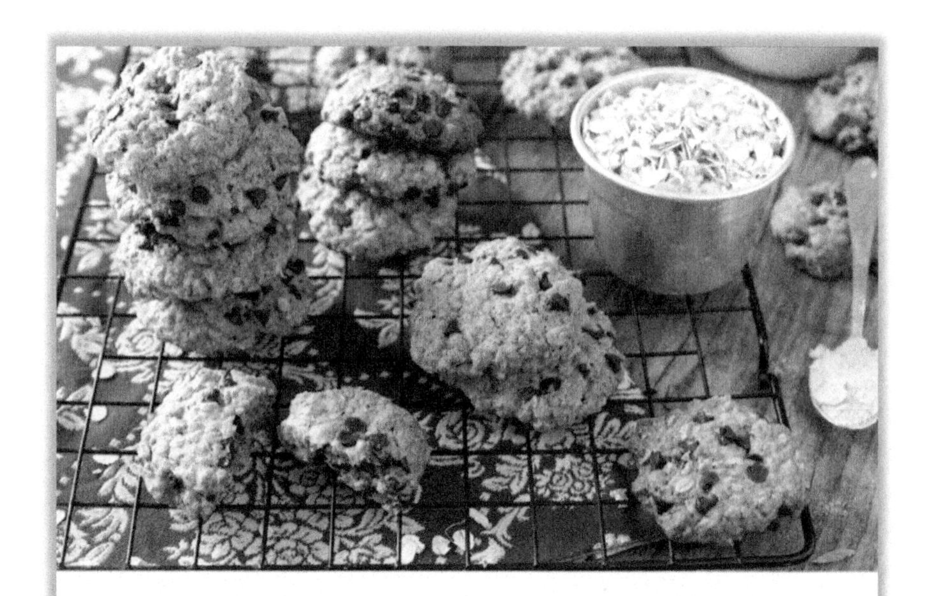

BISCOTTI DI AVENA E CIOCCOLATO

Ingredienti:

- 100g di farina di riso integrale
- 50g di fecola di patate
- 100gr di fiocchi di avena (piccoli)
- 50gr di noci di macadamia
- 50gr di cioccolato fondente all'85%
- 100gr di olio extravergine di cocco
- 50gr di sciroppo d'acero
- 1 uovo Bio

Procedimento:

Trita grossolanamente con un coltello le noci brasiliane e il cioccolato. In una ciotola capiente mescola l'olio di cocco (a temperatura ambiente, non sciolto!) con lo sciroppo d'acero, utilizzando una frusta elettrica.
Aggiungi l'uovo e continua a mescolare con le fruste. In un'altra ciotola versa i fiocchi di riso, la farina, il cioccolato e le noci spezzettate. Mescolando aggiungi il composto di olio, sciroppo e uova.

Con le mani preleva delle piccole porzioni di impasto, forma delle palline, schiacciale e disponile su una teglia coperta da carta da forno. Cuoci in forno preriscaldato a 190°C per 20-25 minuti.

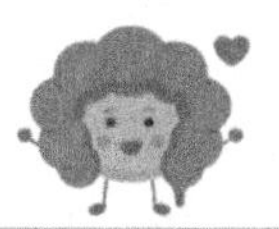

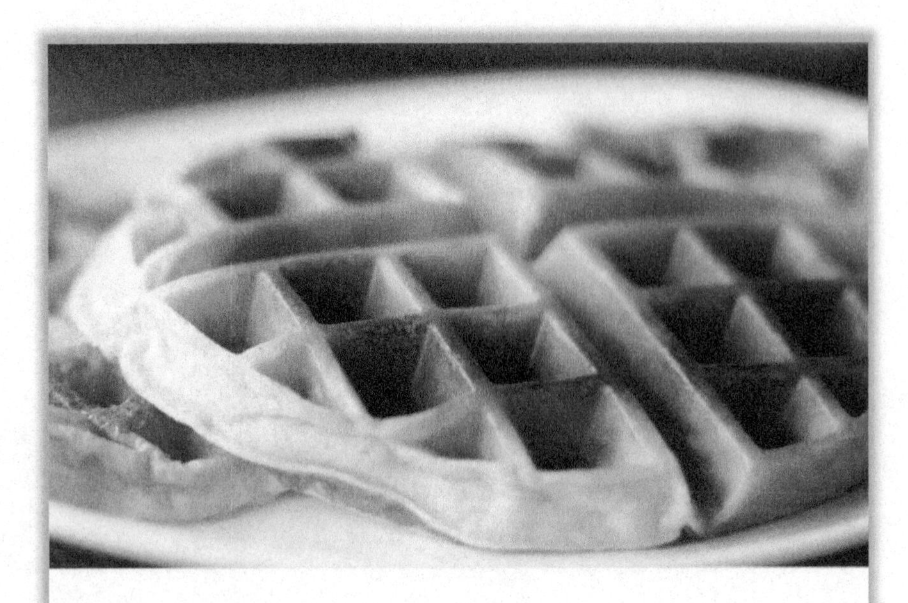

WAFFLE

Ingredienti:

- 100 g di farina di riso
- 50 g di farina di cocco o di grano saraceno
- 2 cucchiai di zucchero integrale di canna
- 100 ml di latte di mandorla o di riso senza zuccheri aggiunti
- 1 cucchiaino di bicarbonato
- 1 cucchiaio di aceto di mele
- 2 uova Bio
- 1 pizzico di sale

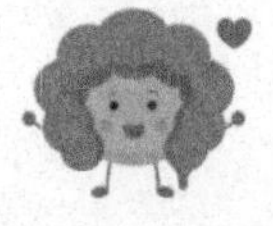

Procedimento:

Mescolare le farine con lo zucchero e un pizzico di sale.

Aggiungere il bicarbonato e l'aceto di mele (il bicarbonato va sciolto nell'aceto di mele), per rendere più soffice l'impasto.

Infine unire le uova e il latte mescolando il composto.

Stendere il composto sulla piastra per i waffles.

Guarnisci con crema di arachidi pura e Bio al 100%.

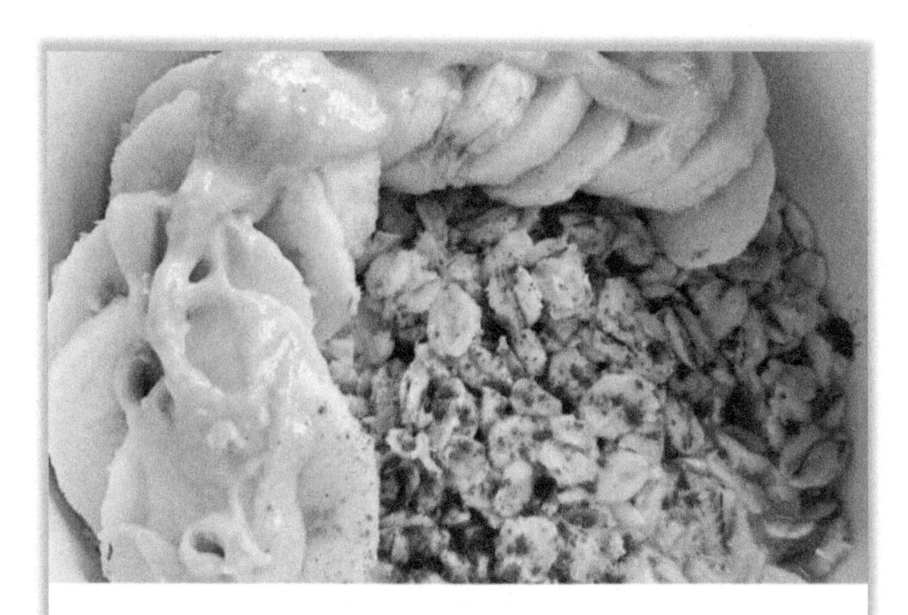

PORRIDGE DI AVENA

Ingredienti:

- 40g di fiocchi di avena (prendi il marchio gluten free)
- 1/2 banana
- bevanda vegetale di riso, cocco o di avena bio
- 1 cucchiaino di crema di arachidi 100% pura e Bio
- cacao amaro o cannella q.b

Procedimento:

Metti i fiocchi di avena in una tazza e aggiungi un pò di bevanda vegetale quanto basta per bagnarli tutti.

Metti la tazza in microonde e cuoci per 30 secondi a 800 W.

Tira fuori la tazza e aggiungi la banana tagliata a fettine, il cucchiaino di crema di arachidi e una spruzzata di cacao amaro oppure di cannella.

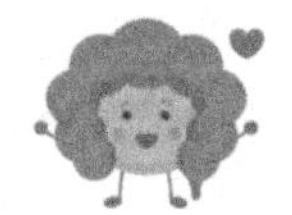

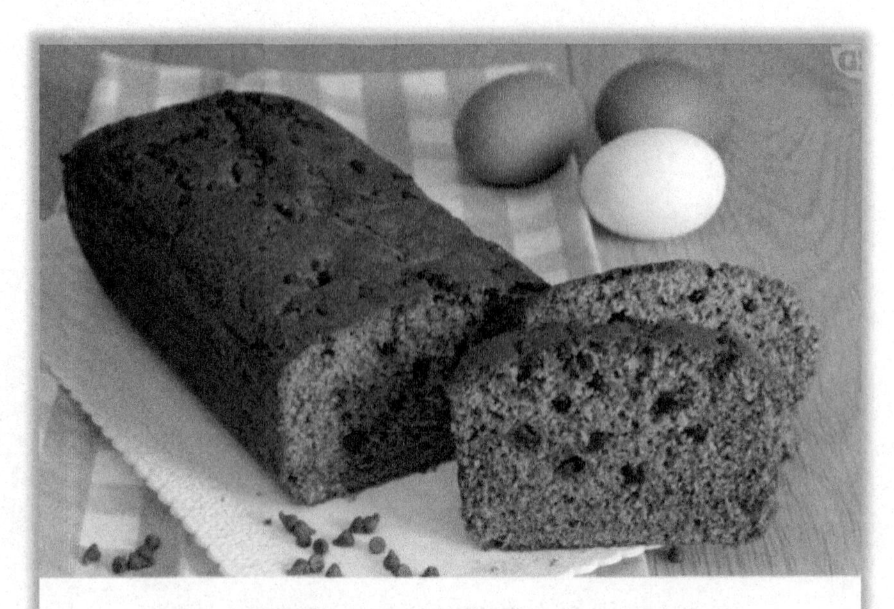

PLUMCAKE DI GRANO SARACENO

Ingredienti:

- 200g di farina di riso
- 100g di farina di grano saraceno
- 80g di zucchero di canna integrale
- 400 ml di latte di riso Bio
- 40g di cacao amaro in polvere
- 2 cucchiai di olio EVO
- 1 bustina di lievito per dolci

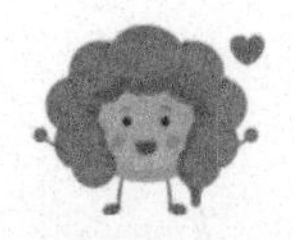

Procedimento:

Scaldare il forno a 180°.

In una coppa mettere la farina di riso, la farina di grano saraceno, la polvere di cacao e il lievito. Mischiare bene, oppure setacciare. Aggiungere lo zucchero e mescolare, poi il latte di riso (valutare l'andamento dell'impasto, alcuni sono molto acquosi), poi l'olio e amalgamare bene.

Versare nello stampo e infornare.

Cuocere a 180°c con ventilazione per circa 20-25 minuti.
Controllare la cottura infilando uno stecchino di legno.

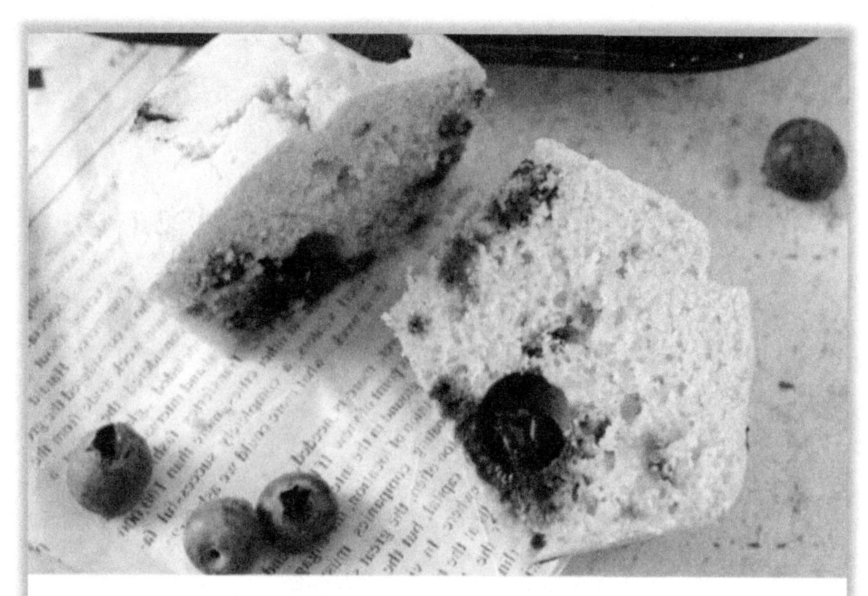

MUFFIN AI MIRTILLI

Ingredienti:

- 175g di farina di riso integrale
- 80g di acqua
- 40g di olio di cocco
- 2 uova medie BIO
- 2 cucchiai di zucchero integrale
- 2 cucchiai di mirtilli
- 8g di lievito di dolci BIO

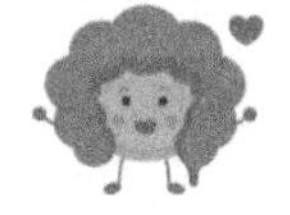

Procedimento:

In un recipiente montare le uova insieme allo zucchero integrale e la scorza grattugiata di un limone biologico. Il composto deve raddoppiare di volume e risultare spumoso.
Versare a filo l'acqua, l'olio di cocco e mescolare delicatamente. A parte setacciare la farina di riso integrale con il lievito ed incorporare gli ingredienti secchi poco alla volta all'impasto, mescolando sempre dal basso verso l'alto. Fare attenzione a non smontare le uova.
Infine aggiungere i mirtilli, dare un'ultima mescolata e riempire i pirottini in silicone per muffin. Infornare a 180° statico preriscaldato nell'ultimo ripiano in basso per 15/20 minuti. Consiglio di fare sempre la prova stecchino prima di spegnere il forno.

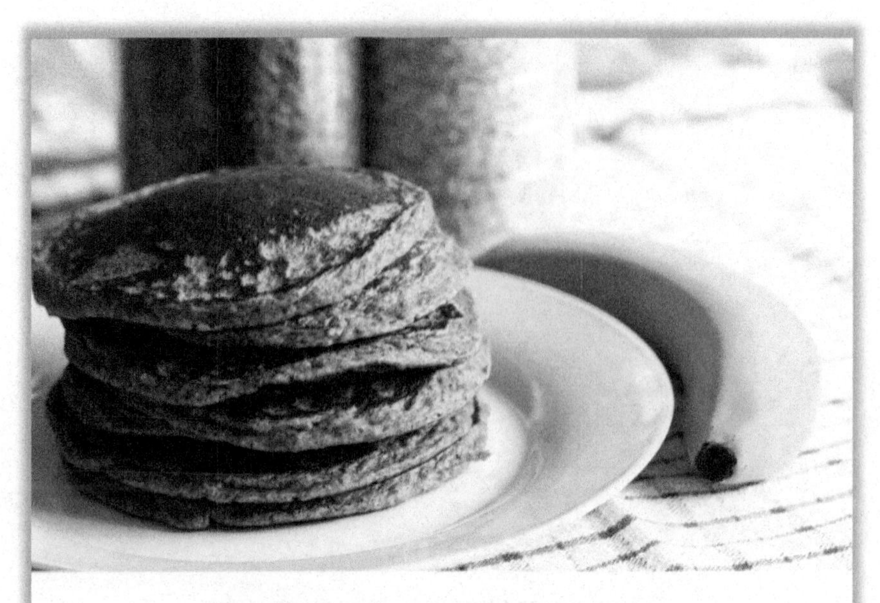

PANCAKE ALLA BANANA

Ingredienti:

- 1 banana media (100 gr di polpa) matura
- 60 gr di farina di riso integrale
- 2 cucchiaini di cacao (crudo)
- 2 uova
- 50 ml di latte di riso
- una puntina di bicarbonato

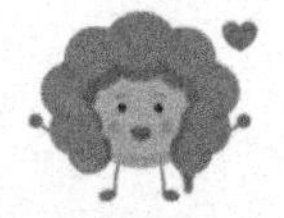

Procedimento:

Metti tutti gli ingredienti in un frullatore e frulla fino ad ottenere un composto omogeneo. Lascia riposare l'impasto una decina di minuti. Se necessario metti un po' di burro chiarificato in una padella e scaldala bene. Se la padella è di buona qualità puoi anche evitare di aggiungere burro.
Solo quando la padella è ben calda, versa lentamente un cucchiaio (da portata) di impasto in modo da formare un mini pancake. Fai cuocere il pancake a fuoco medio per circa 30-40 secondi e poi giralo.

Prosegui la cottura per altri 20-30 secondi circa. Ripeti la stessa operazione fino ad esaurire tutta la pastella. Guarnisci con la crema di arachidi bio 100% pura.

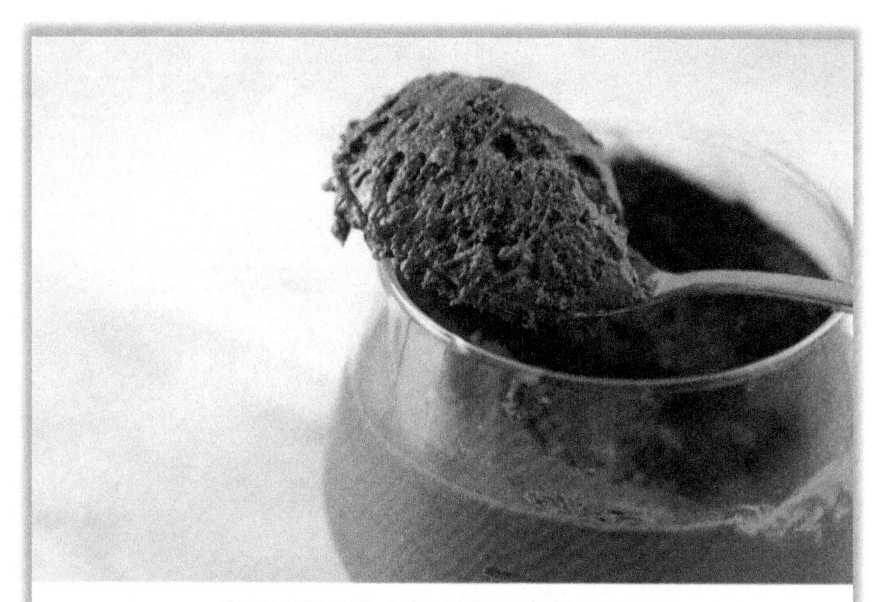

MOUSSE AL CIOCCOLATO

Ingredienti:

- 200g di cioccolato fondente al 90%
- 1 cucchiaio di eritritolo
- 4 uova Bio

Procedimento:

Dividere i tuorli dagli albumi.

Sciogliere il cioccolato a bagnomaria insieme all'eritritolo e lasciarlo raffreddare, poi mescolarlo con i tuorli.

Montare gli albumi a neve e incorporarli al comporto di tuorli e cioccolato, dal basso verso l'alto per non farli smontare.

Distribuire la mousse in 4 stampi in silicone e infornare per 10 minuti a 200°C.

Far intiepidire e poi decorare le mousse con i lamponi.

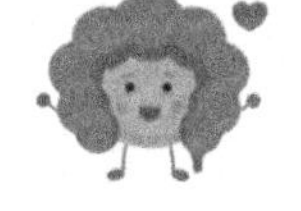

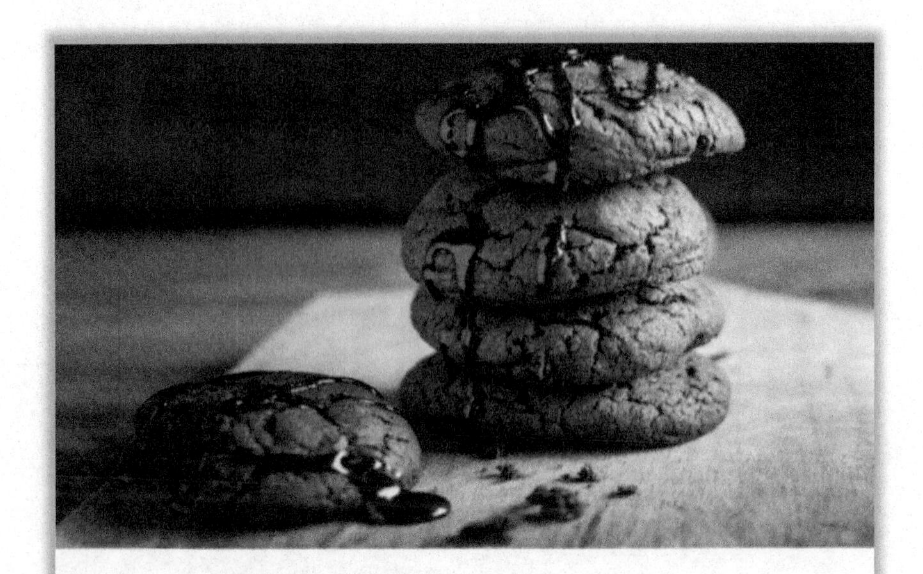

BISCOTTI AL CIOCCOLATO

Ingredienti:

- 100g di albumi
- 50g di scaglie di cioccolato all'80%
- 80g di cacao amaro in polvere
- 80g di zucchero di canna integrale
- 1 pizzico di bicarbonato
- 1 pizzico di sale

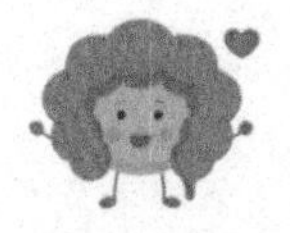

Procedimento:

Setacciare il cacao amaro in polvere poi aggiungere il sale e il bicarbonato.
In una ciotola montare l albume a neve con le fruste elettriche.
Aggiungere gli albumi alle polveri mescolando dal basso verso l alto per non far smontare il composto.

Aggiungere poi lo zucchero e le scaglie di cioccolato impastare bene.
A questo punto adagiare delle palline di composto su una teglia foderata con carta da forno.
In forno per 15 minuti ad una temperatura di 150 C.

Da gustare belli caldi .

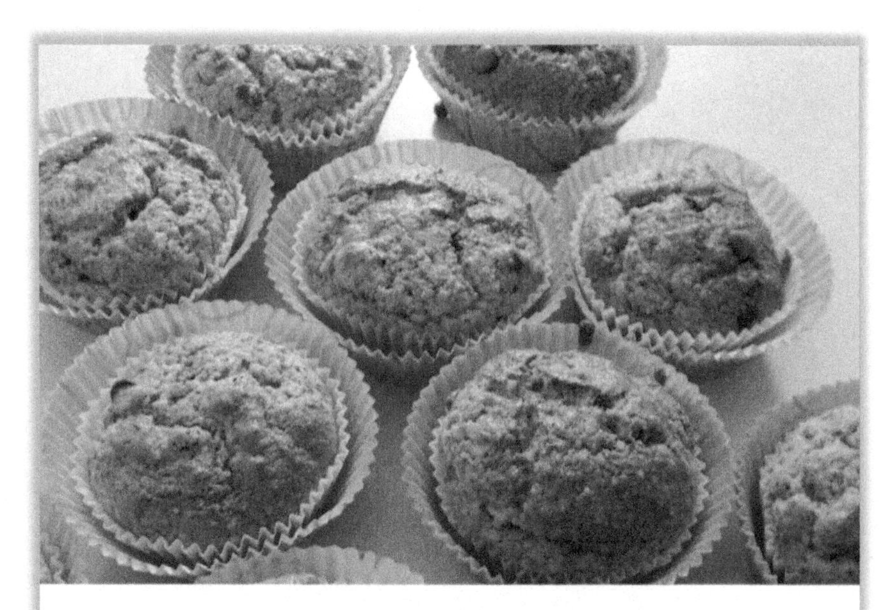

MUFFIN ALLE CAROTE

Ingredienti:

- 50 g di farina di cocco
- 50 g di farina di riso
- 1 uovo
- 30 g di zucchero di canna integrale
- 100g di carote
- 1 pizzico di sale marino integrale
- 1/2 bustina di lievito per dolci
- Cannella 1 pizzico

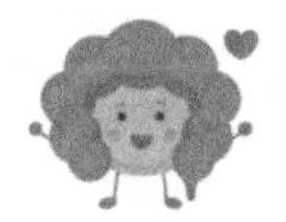

Procedimento:

Dopo aver grattugiato finemente le carote, ponile in una ciotola insieme alla farina di riso e alla farina di cocco.

Aggiungi l'uovo, lo zucchero di canna integrale, il lievito, il sale e gli aromi (cannella e vaniglia) ed amalgama bene.

Disponi nei pirottini di silicone per i muffin.

Cuoci in forno già caldo ad una temperatura di 200° per 20-25 minuti.

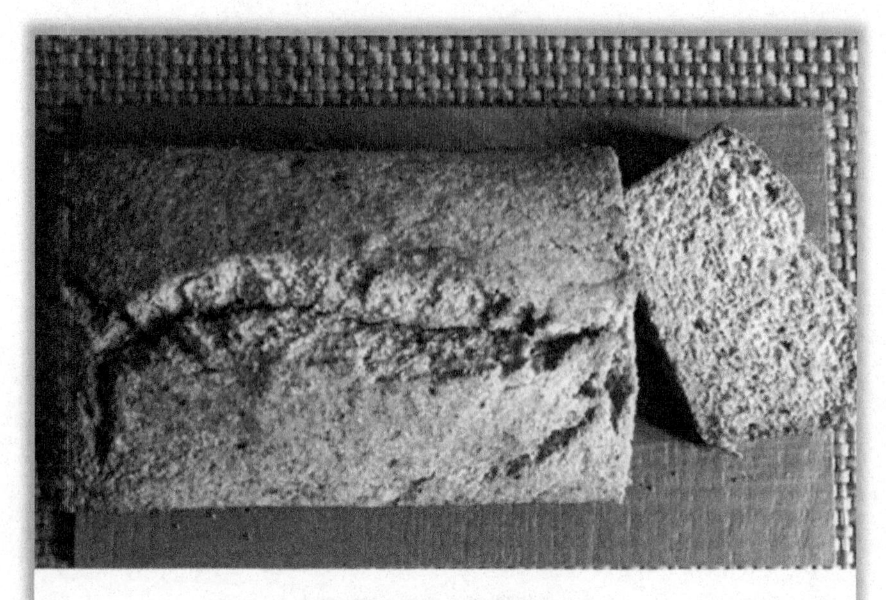

BANANA BREAD

Ingredienti:

- 125 gr di farina di grano saraceno
- 3 banane molto mature (almeno 250 gr di polpa in totale)
- 2 uova Bio
- 50 gr di olio extravergine d'oliva
- 1 cucchiaino di lievito per dolci
- Un pizzico di sale
- Polvere di vaniglia (opzionale)

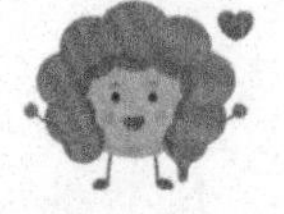

Procedimento:

Preriscalda il forno a 160°C. Frulla le banane fino a ridurle in crema. In una ciotola, sbatti bene le uova con le banane e l'olio extravergine d'oliva fino ad ottenere un composto bello gonfio e spumoso.

Ti consiglio quindi di utilizzare una frusta elettrica. In un'altra ciotola mescola farina, lievito, sale e polvere di vaniglia. Unisci al composto umido di uova, banane e olio, gli ingredienti secchi, setacciandoli. Mescola bene con un cucchiaio di legno, dal basso verso l'alto. Versa il composto in una teglia rettangolare (da plum cake) ricoperta di carta da forno. Cuoci in forno preriscaldato per circa 50 minuti, fino a quando è ben cotto (ti consiglio di fare la prova stecchino). Mangia una fetta con la crema di arachidi Bio pura al 100%.

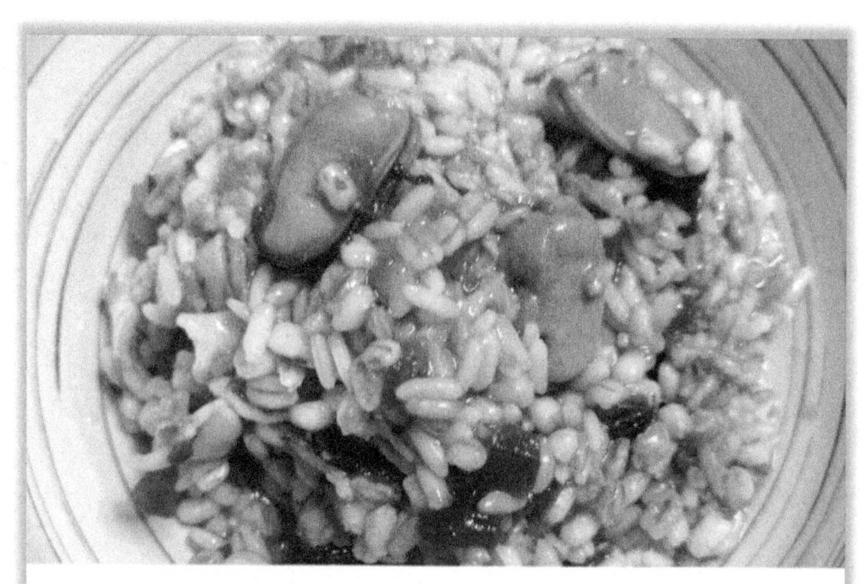

RISOTTO AI FRUTTI DI MARE IN VASOCOTTURA

Ingredienti:

- 60 gr di riso integrale a cottura rapida (10 minuti)
- 135 gr di molluschi/crostacei
- 1 pizzico di sale
- 1 cucchiaio di olio E.V.O.
- 3-4 pomodorini datterini
- Prezzemolo quanto basta

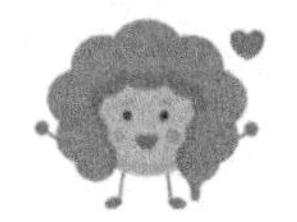

Procedimento:

inserire nel vasetto tutti gli ingredienti che hai precedentemente tagliato e mescolato insieme in una ciotola.

Mettere tutto in un vasetto per vasocottura (Weck o Bormioli fido) e aggiungere 100 ml di acqua.

Cuocere alla potenza testata per 8 minuti e lasciar riposare per 20 minuti il vasetto prima di aprirlo.

Note: la porzione è indicativamente per una persone, il peso del riso e degli altri ingredienti equivale a quello indicato sul tuo protocollo.

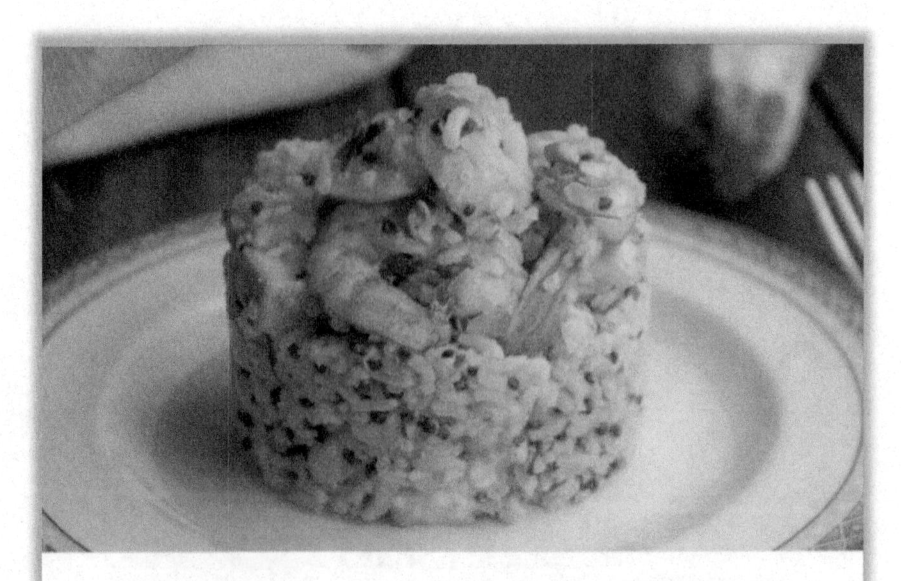

RISO&QUINOA CON GAMBERETTI E ZUCCHINE

Ingredienti:

- 60-80g di quinoa
- 120-150 g di gamberetti (freschi o surgelati sarebbe meglio freschi)
- 1 spicchio di aglio in camicia
- il succo di 1 limone
- prezzemolo fresco tritato q.b.
- olio di oliva
- sale q.b.

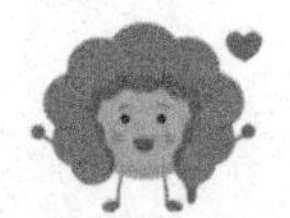

Procedimento:

Un piccolo consiglio, prima di cuocere la quinoa, dovrai sciacquarla molto bene sotto acqua corrente, in modo da eliminare tutte le tracce di saponina, una sostanza amara presente sul rivestimento esterno del seme. Per cominciare quindi, fai cuocere 320 g di quinoa in abbondante acqua bollente salata per 15 minuti, poi scolala e mettila da parte.

Mentre si raffredda, metti a soffriggere con dell'acqua e 1 cucchiaino di olio EVO delicatamente uno spicchio di aglio in camicia in una padella capiente. Poi rimuovi l'aglio e buttalo via.

Dopo un minuto unisci i gamberetti (freschi o decongelati) e lasciali cuocere per qualche minuto e spegni il fuoco.

Condisci la quinoa con un filo di olio di oliva, il succo del limone, i gamberetti cotti, eliminando gli spicchi di aglio, completala con un po' di prezzemolo fresco tritato, in quantità a piacere.

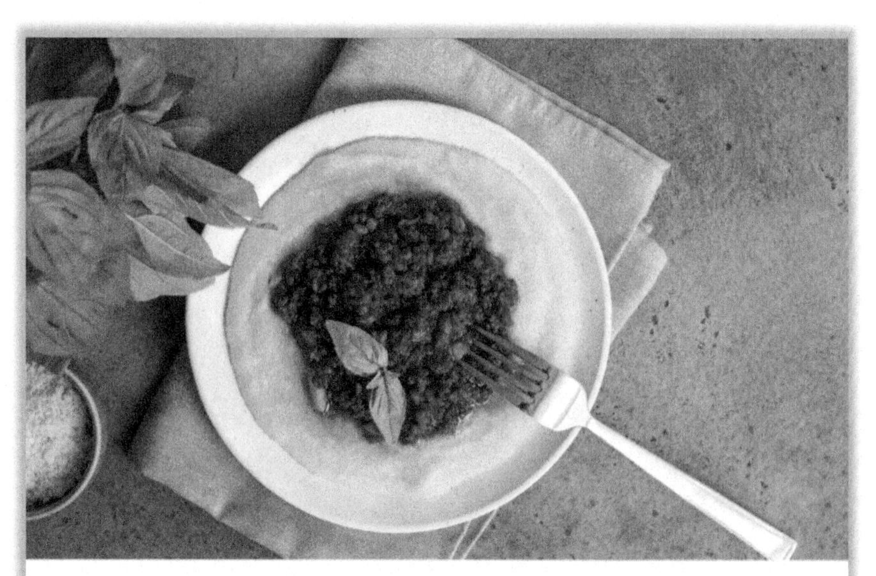

POLENTA CON SUGO DI CARNE

Ingredienti:

- 60-80g di polenta di mais
- 120-150 g di carne di manzo
- Polpa di pomodoro
- 1 spicchio di aglio in camicia
- basilico q.b
- olio di oliva
- sale q.b.

Procedimento:

Prepara il sugo di carne mettendo tutti gli ingredienti a crudo, ricorda che l'aglio deve restare in camicia e poi essere buttato via, non spezzettarlo perché rilascia sostanze che purtroppo possono infiammare il tuo intestino. Porta a cottura.

Prepara la tua porzione di polenta e condiscila con il sugo che hai precedentemente preparato.
Ricorda di mangiare anche la carne.

Per la preparazione del sugo puoi usare la vasocottura!

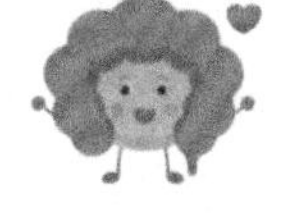

Note: la porzione è indicativamente per una persone, il peso della polenta e degli altri ingredienti equivale a quello indicato sul tuo protocollo.

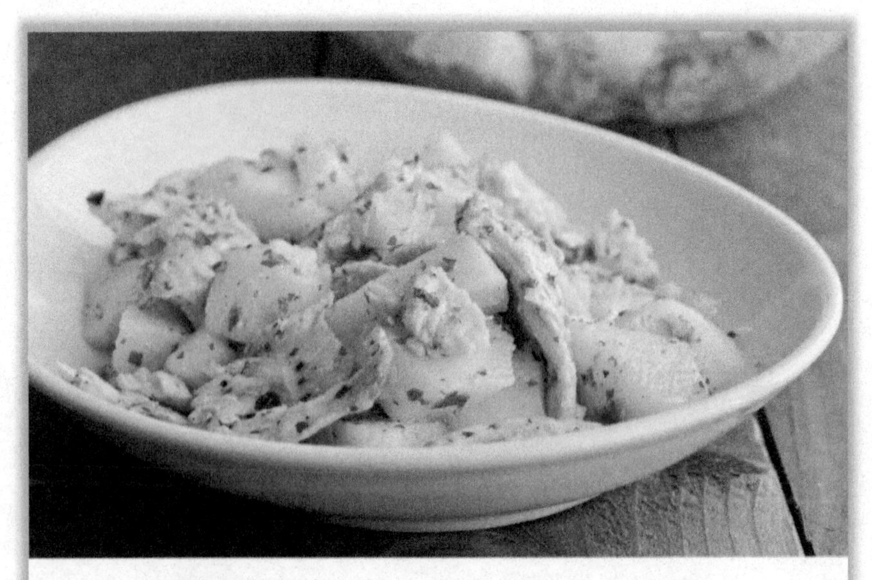

INSALATA DI POLLO E PATATE

Ingredienti:

- 250-300g di patate cotte con buccia
- 120-150 g di pollo
- basilico o prezzemolo q.b
- olio di oliva
- succo di limone
- sale q.b.

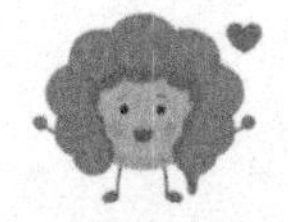

Procedimento:

Lessare le patate in acqua bollente salata fino a cottura.
Ricorda che devi assolutamente lasciare la buccia, le pelerai e taglierai a dadini o a spicchi dopo.
Lasciale freddare e poi condiscile con olio e prezzemolo o basilico a seconda dei tuoi gusti.

Cuoci il pollo in padella, poi trasferiscilo in un piatto e condiscilo con olio, sale, succo di limone e prezzemolo.

Unisci patate e pollo e serviti.

Note: la porzione è indicativamente per una persone, il peso della polenta e degli altri ingredienti equivale a quello indicato sul tuo protocollo.

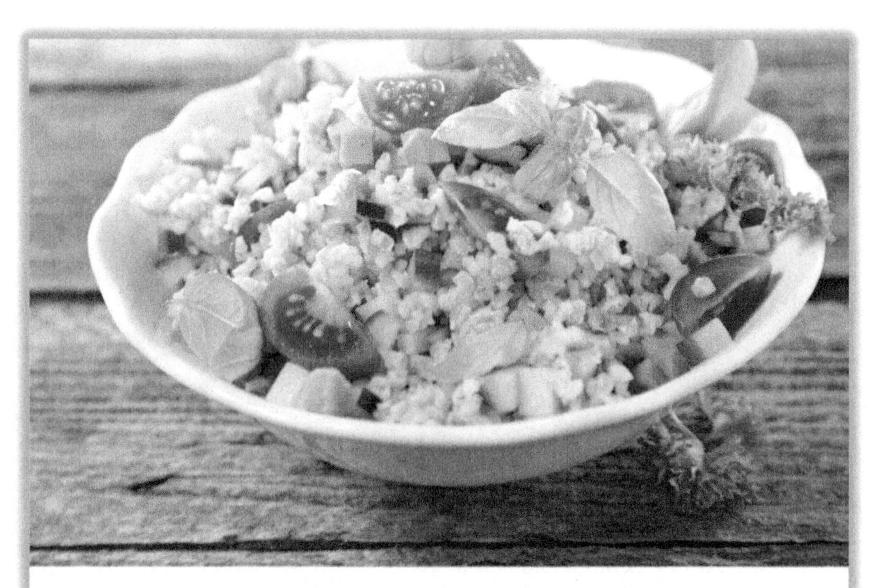

QUINOA VERDURE E POLLO

Ingredienti:

- 12 petti di pollo senza pelle
- 60g di quinoa
- 2 tazze di brodo vegetale
- 1 zucchina
- 1 carota
- 1 peperone rosso
- 1 cucchiaio di olio EVO
- Sale q.b.
- Limone per spremere

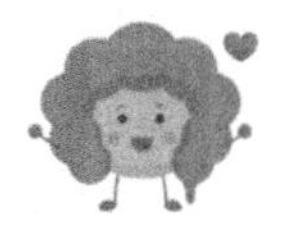

Procedimento:

Sciacqua la quinoa e cuocila nel brodo fino a quando è tenera.

Spennella il pollo con olio d'oliva, sale e pepe, e griglialo fino a cottura completa.

Cuoci le zucchine, le carote e i peperoni al vapore fino a che sono tenere ma croccanti.

Mescola la quinoa cotta con le verdure al vapore e condisci con succo di limone e erbe aromatiche fresche (opzionale).

Servi il pollo grigliato sulla quinoa e le verdure e aggiungi un po' di succo di limone se desideri.

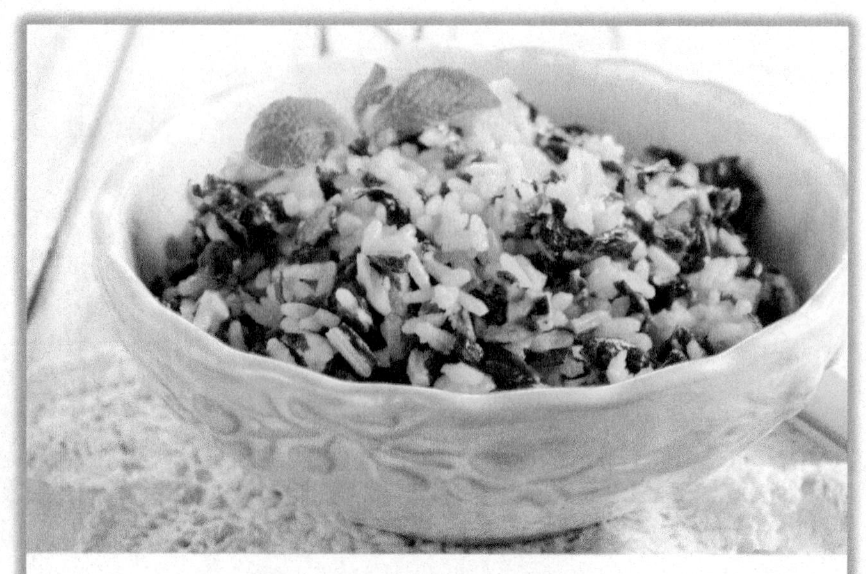

RISO CON UOVA E SPINACI

Ingredienti:

- 60g di riso
- brodo vegetale
- 1 tazza di spinaci freschi,
- 1 cucchiaio di olio EVO
- Sale q.b.
- 1 cucchiaio di Grana Padano o Parmigiano Reggiano invecchiato 36 mesi
- 1 uovo

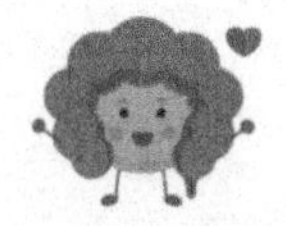

Procedimento:

Tosta il riso per alcuni minuti.

Aggiungi il brodo caldo al riso un mestolo alla volta, mescolando fino a che il liquido viene assorbito.

Aggiungi gli spinaci tritati al risotto e cuoci fino a che gli spinaci sono appassiti.
Regola il sale.

In un altra padella antiaderente strapazza l'uovo.

Mescola l'uovo al riso cotto con gli spinaci e guarnisci con formaggio grattugiato.

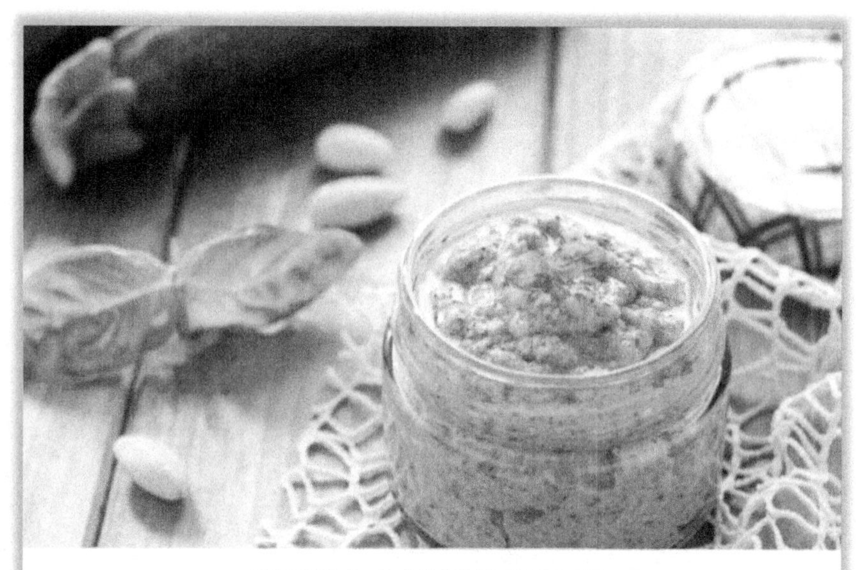

PESTO DI ZUCCHINE

Ingredienti:

- 3 zucchine piccole
- 50 g di basilico
- 50 g di pinoli
- 1/2 cucchiaino di sale fino integrale
- 50 g di olio EVO

Procedimento:

Tostare i pinoli in una padella e farle raffreddare, lavare e tagliare basilico e zucchine (le zucchine possono essere anche scottate in acqua bollente, senza cuocerle troppo).

Inserire tutti gli ingredienti in un mixer e frullarli fino ad ottenere la consistenza desiderata.

Condire la pasta con questo ottimo pesto!

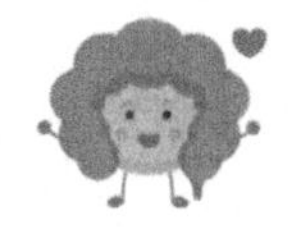

Note: la porzione è indicativamente per diverse preparazioni, puoi congelarlo e utilizzarlo all'occorrenza.

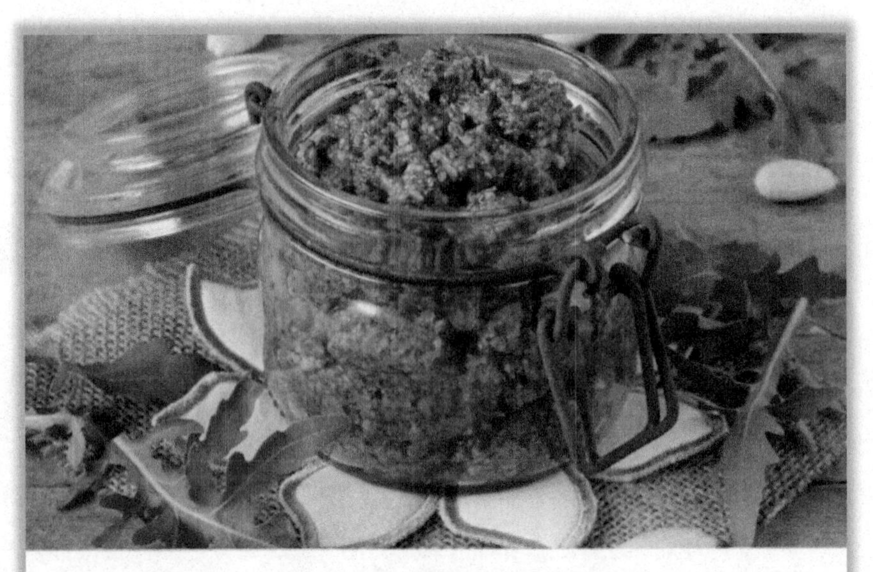

PESTO DI RUCOLA

Ingredienti:

- 100g di rucola
- 2 cucchiai di olio EVO
- 1 cucchiaino di pinoli
- 40g di parmigiano stagionato 36 mesi

Procedimento:

Unire nel mixer la rucola lavata e asciugata, il parmigiano, i pinoli, l'olio e un goccio d'acqua.

Frullare fino ad ottenere la consistenza giusta, se è necessario si può aggiungere un po' d'acqua.

Condire la pasta con questo ottimo pesto!

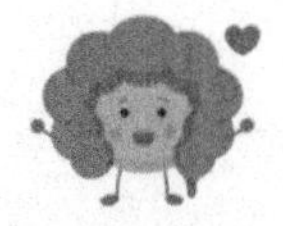

Note: la porzione è indicativamente per diverse preparazioni, puoi congelarlo e utilizzarlo all'occorrenza.

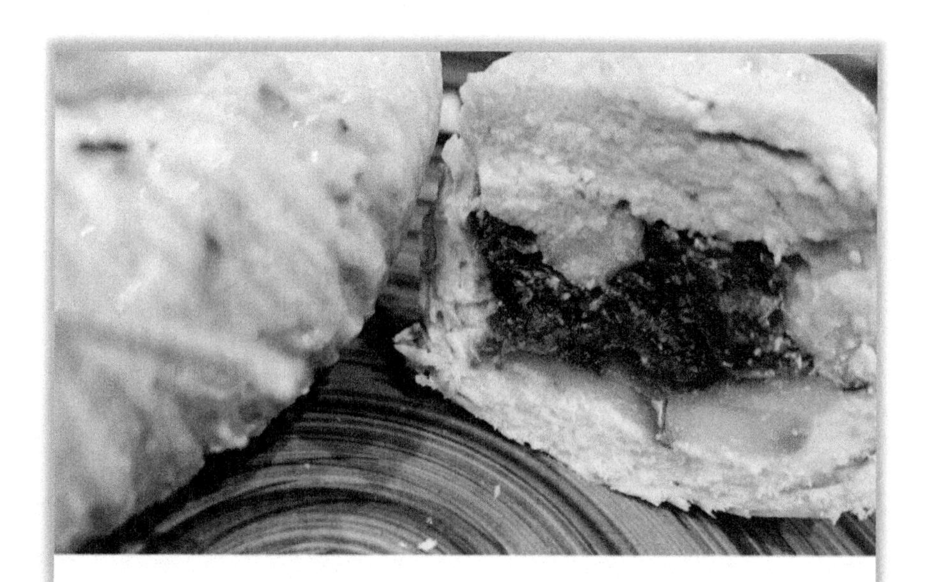

INVOLTINI DI TACCHINO

Ingredienti:

- 200g di petto di tacchino
- 1/2 zucchina romanesca medio-grande
- 3 pomodori secchi non salati
- brodo vegetale
- sale e pepe q.b.

Procedimento:

Battere le fette di tacchino con un batticarne, mettere un pizzico di sale.

Tagliare a cubetti la zucchina, tagliare a cubetti i pomodori secchi precedentemente ammollati in acqua potabile per 2-3 ore. Aggiungere sale e pepe. Farcire le fette di tacchino arrotolandole e chiudendole con degli stuzzicadenti.

Adagiare gli involtini sul fondo di un tegame, aggungere del brodo vegetale per la cottura. Olio extra vergine a crudo!

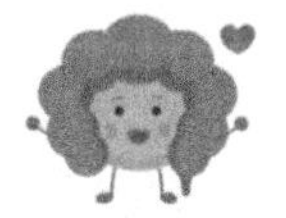

Note: puoi sostituire il tacchino con il pollo e la verdura con altra verdura di stagione.

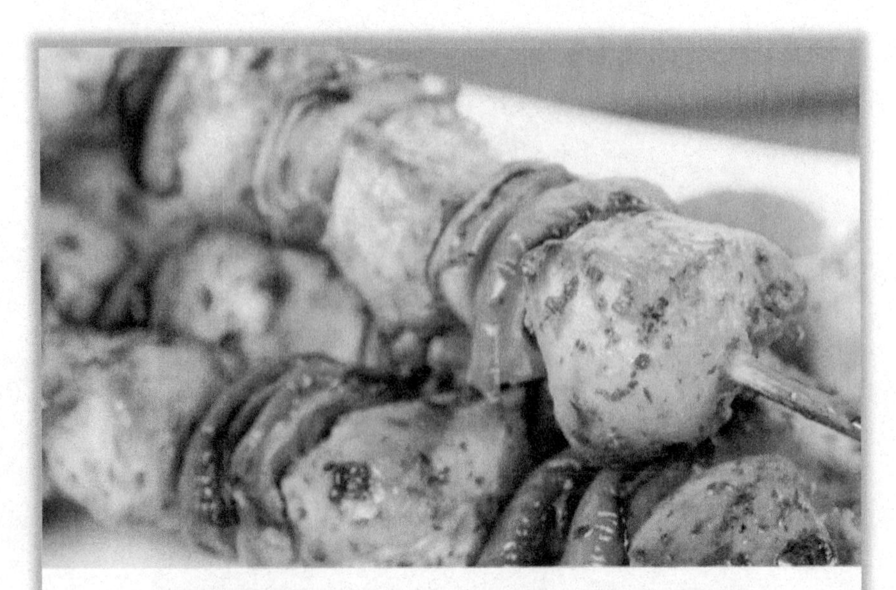

SPIEDINI DI POLLO CON VERDURE

Ingredienti:

- 200g di bocconcini di pollo
- 1/2 melanzana
- 1/2 zucchina
- 1 limone
- Olio EVO q.b.
- Sale q.b.
- 1 cucchiaio di prezzemolo fresco tritato

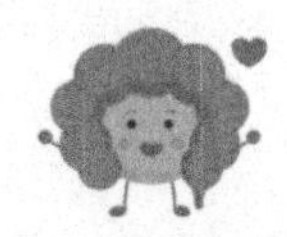

Procedimento:

Crea degli spiedini alternando il pollo tagliato a dadini alle verdure.

Adagiali su una teglia da forno foderata spremendo sopra del succo di limone e aggiungendo sale e pepe.
Cuoci in forno statico a 190° per circa15-20 minuti girandoli a metà cottura.
Crea una salsa con olio e prezzemolo tritato, una volta cotti spennella gli spiedini la salsa.

Servili caldi!

Note: puoi sostituire il pollo con un altra carne e le verdure con quelle permesse.

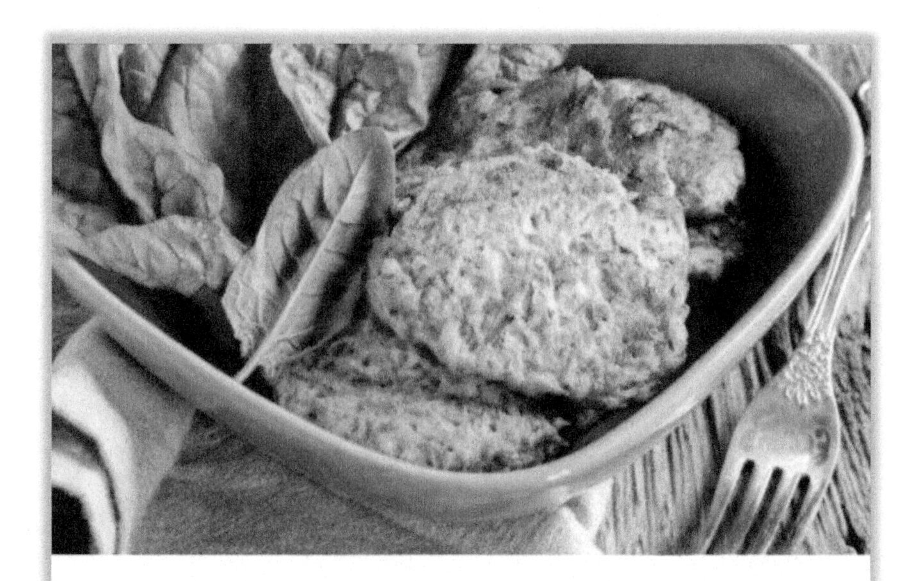

FRITTATINE DI SPINACI

Ingredienti:

- 250 g di spinaci freschi
- 3 uova Bio
- 1 cucchiaio di grana padano grattugiato invecchiato almeno 30 mesi
- olio di oliva q.b.
- sale q.b.

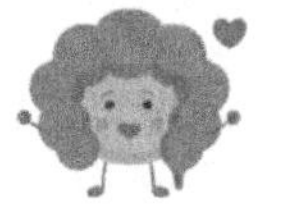

Procedimento:

Lava gli spinaci, rimuove il gambo e sbollentali per 5 minuti. Dopo averli tolti dall'acqua, scolali bene, tritali grossolanamente e mettili in una ciotola assieme a 3 uova, 1 cucchiaio di grana padano grattugiato invecchiato almeno 30 mesi e un pizzico di sale.
Mescola con un cucchiaio di legno per amalgamare bene gli ingredienti, cuocere le frittatine al forno usando degli stampi oppure una padella antiaderente!
Puoi cucinare le frittatine anche usando altri tipi di erbe, sempre però quelle permesse.

Note: puoi sostituire gli spinaci con altra verdura permessa.

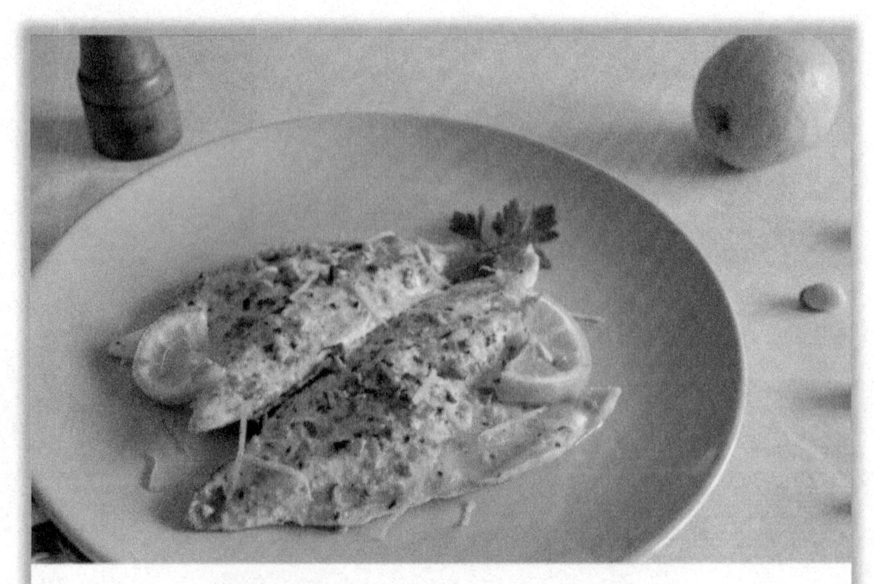

FILETTI DI ORATA AL LIMONE

Ingredienti:

- 250-300g di filetti di orata
- 1 limone
- 20 g burro chiarificato
- Sale q.b.
- 1 cucchiaio di prezzemolo fresco tritato

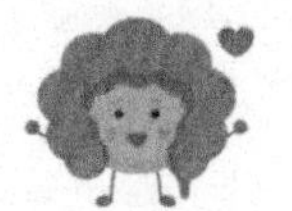

Procedimento:

Spremi mezzo limone, taglia a spicchi l'altro limone intero e tieni da parte. Metti sul fuoco dolce una padella capiente, che possa contenere comodamente tutti i filetti, aggiungi il burro chiarificato e lascialo sciogliere completamente. Quando il burro inizia a spumeggiare, metti a cuocere i filetti di orata per 3-4 minuti appoggiandoli prima dalla parte della pelle (se ce l'hanno). Poi girali dall'altra parte e prosegui la cottura per altri 2-3 minuti, fino a quando raggiungeranno la doratura. A questo punto, aggiungi in padella il succo spremuto di limone e rigira nuovamente i filetti. Aggiusta di sale, cospargi con il prezzemolo tritato e spegni il fuoco. Servi i filetti di orata al limone assieme all'insalata, ai pomodorini e a qualche spicchio di limone.

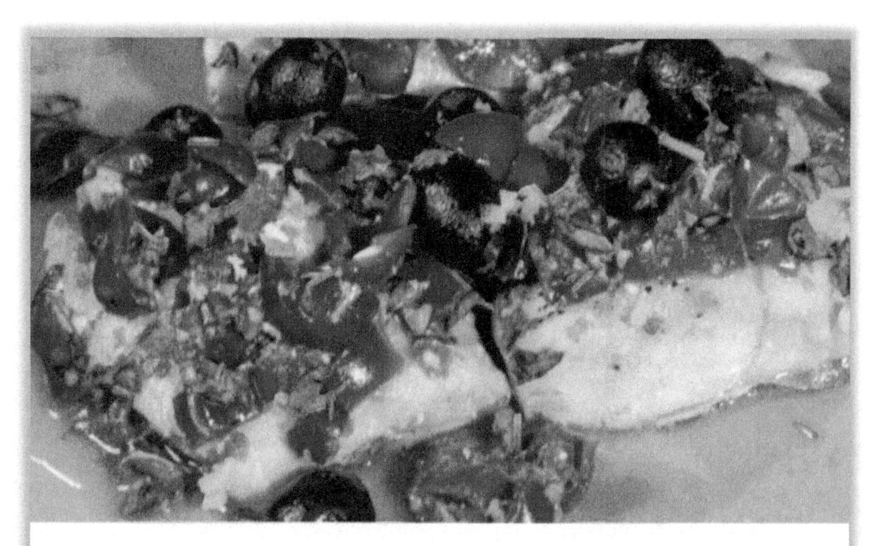

FILETTI DI MERLUZZO IN UMIDO

Ingredienti:

- 2 filetti di merluzzo
- 300 g di pomodorini
- 1 ciuffo di prezzemolo
- Qualche foglia di basilico
- Q.b. di pepe
- 3 cucchiai di olio extravergine d'oliva
- 1 cucchiaio di olive nere

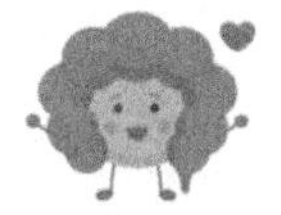

Procedimento:

Lavare i pomodorini, privarli del picciolo, asciugarli e tagliarli a quarti.
Versarli in una casseruola, dunque far appassire i pomodorini. Cuocere per 2-3 minuti a fiamma allegra.
A questo punto, unire al sugo di pomodorini i filetti decongelati di merluzzo.
Aggiungere a piacere delle rondelle di olive nere. Quando il pesce ha raggiunto il bollore, coprire la padella con il coperchio e cuocere per 10 minuti.
Pochi minuti prima del termine della cottura, aromatizzare con un trito di prezzemolo, basilico ed aggiungere l'olio EVO a crudo e gustare!

Note: puoi sostituire il merluzzo con un altro pesce.

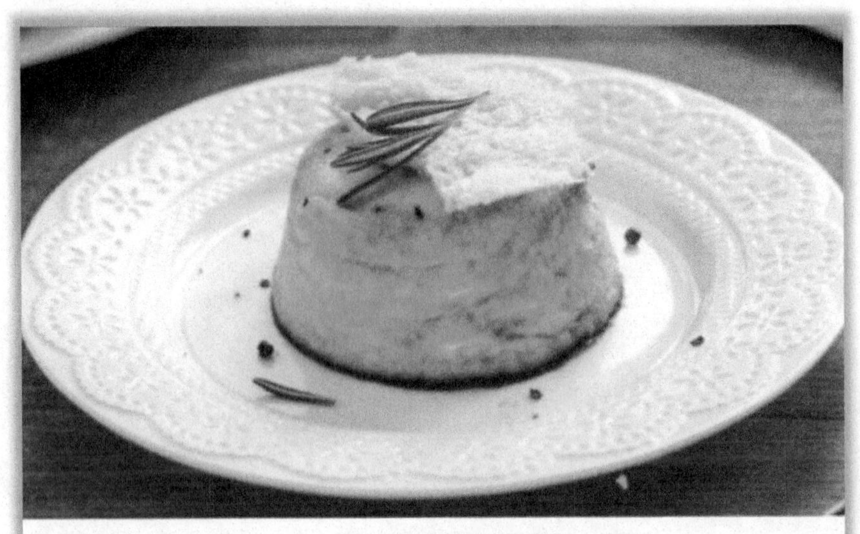

FLAN DI ZUCCA

Ingredienti:

- 300g di zucca
- 2 uova intere + 1 albume
- 1 pezzetto di zenzero fresco (bio)
- Noce moscata
- Sale

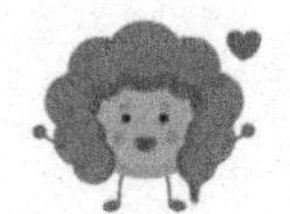

Procedimento:

Tagliare la zucca a fette e cuocerla a 200°C in forno per 15-20 minuti fino a quando non si è ammorbidita, sfornare e lasciare raffreddare. Togliere la buccia e frullare la polpa con un robot da cucina.
Successivamente sbattere la polpa con un uovo intero e un tuorlo (tenendo da parte l'albume che avanza). Aggiungere un pizzico di sale, un pezzetto di zenzero grattugiato e un pizzico di noce moscata.

In un'altra ciotola, versare l'albume avanzato, aggiungere un ulteriore albume e montarli a neve. Incorporare delicatamente gli albumi al composto di zucca e uova. Rivestire gli stampini da flan con carta da forno.
Versare il composto riempiendo gli stampini per ¾ e posizionarli in una teglia con bordo alto riempita di acqua fredda. Cuocere in forno preriscaldato a 180°C per 45 minuti.

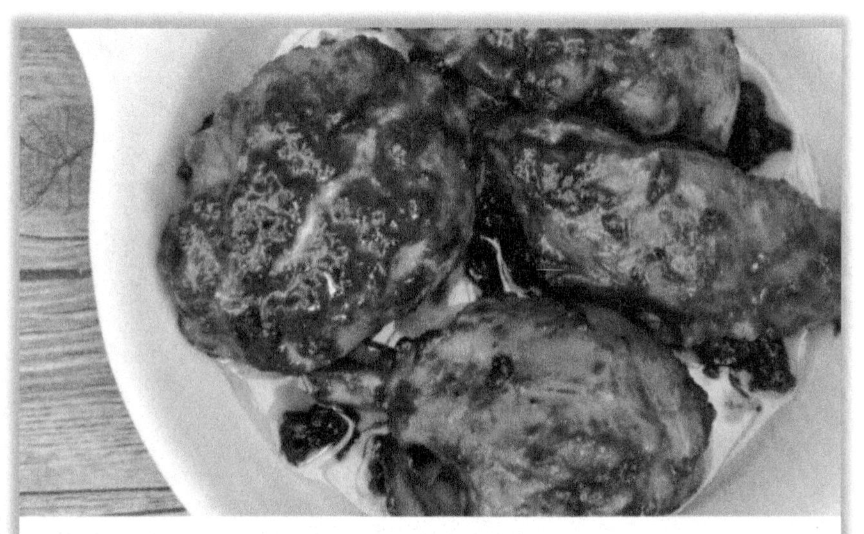

POLLO ALLO ZAFFERANO

Ingredienti:

- 1 pizzico di curry giallo in polvere
- 1 bustina di zafferano
- 2 rametti di timo
- 400 g di pollo in pezzi senza pelle
- 250 ml di brodo vegetale

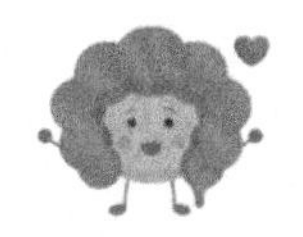

Procedimento:

Preparare una salsina mescolando un po' di brodo vegetale, il curry e lo zafferano.
Tamponare i pezzi di pollo con carta da cucina. Eliminare con cura eventuali schegge d'osso.
Passare i pezzi di pollo nella salsina preparata, metterli in una ciotola e colarvi sopra la salsina rimasta. Rigirare i pezzi di tanto in tanto.
Scaldare il brodo.
Mettere in una padella, capace di contenere tutta la carne. Portarla sul fuoco, aggiungere un pizzico di sale ed un paio di cucchiai di brodo vegetale. Alzare la fiamma e aggiungere il pollo. Farlo ben colorare, quindi unire la salsina rimasta, un mestolo di brodo, i rametti di timo e far riprendere il bollore.
Abbassare la fiamma, coprire e cuocere per 30 minuti. Girare di tanto in tanto ed aggiungere altro brodo vegetale se il fondo di cottura dovesse asciugarsi troppo.

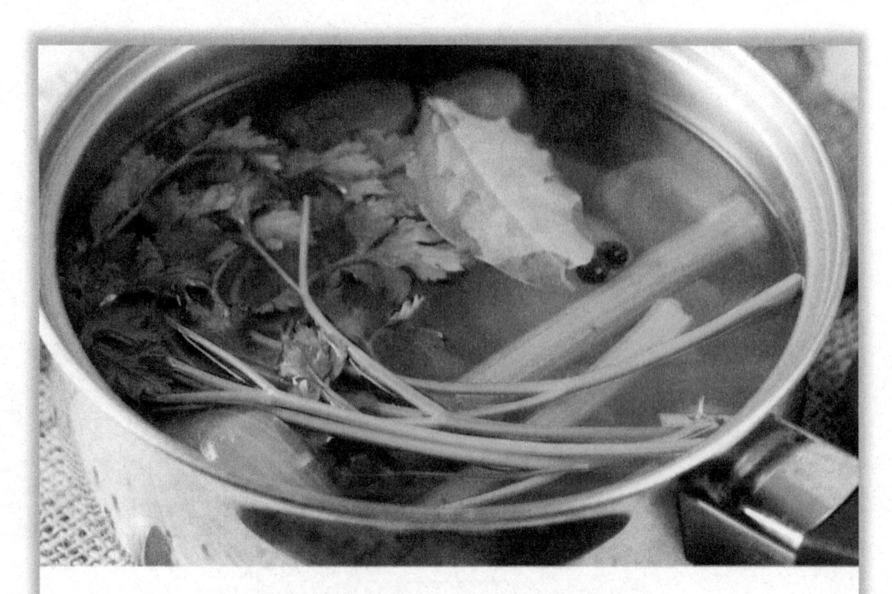

BRODO VEGETALE LOW FODMAP

Ingredienti:

- 4 carote - 400 g
- 1 gambo di sedano - 70 g
- 1 cucchiaio di concentrato di pomodoro - 18 g
- 1/2 mazzetto di prezzemolo - 50 g
- 2 foglie di alloro - 0.4 g
- 1 cucchiaino di sale grosso - 6 g
- 2 litri di acqua

Procedimento:

Inserire tutti gli ingredienti in una pentola e riempirla d'acqua, portare a bollore e lasciar cuocerete 1 ora a fuoco lento.

Filtrare e usarlo per le preparazioni.

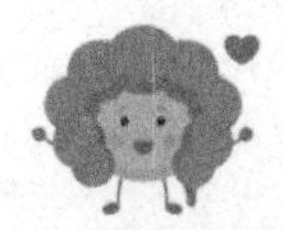

Note: rispetta i grammi delle verdure per non incorrere in rischi.

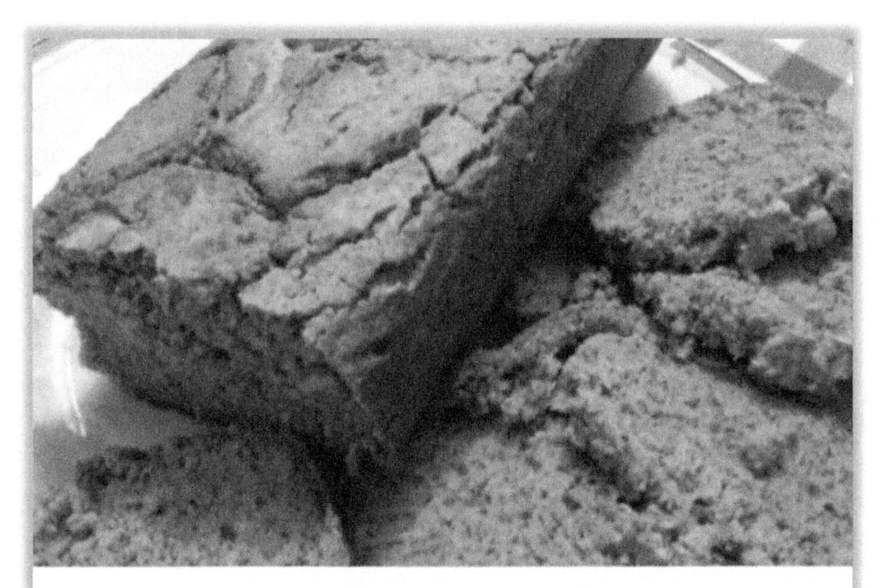

PANE AL GRANO SARACENO

Ingredienti:

- 250g farina di grano saraceno
- 250g di farina di riso
- 420 ml di acqua tiepida
- 30 g di mix di semi ridotti a farina (sesamo, lino, zucca e girasole)
- ½ cucchiaio di sale
- 10 g lievito di birra

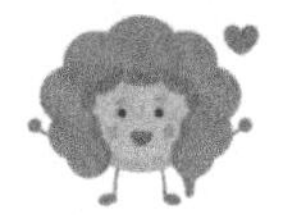

Procedimento:

In una terrina mescolate le farine, i semi e il sale.

Al centro sbriciolate il lievito e unite, poco alla volta, l'acqua fino ad ottenere un impasto morbido, ma elastico, pur essendo privo di glutine.

Distribuite il composto nello stampo del plumcake rivestito con carta da forno e lasciate lievitare finchè non sarà raddoppiato il volume, poi infornate a 180° per circa 30 minuti.
Togliete il pane dallo stampo e proseguite la cottura per altri 20/25 minuti.

Lasciate poi asciugare bene il pane prima di tagliarlo a fette.

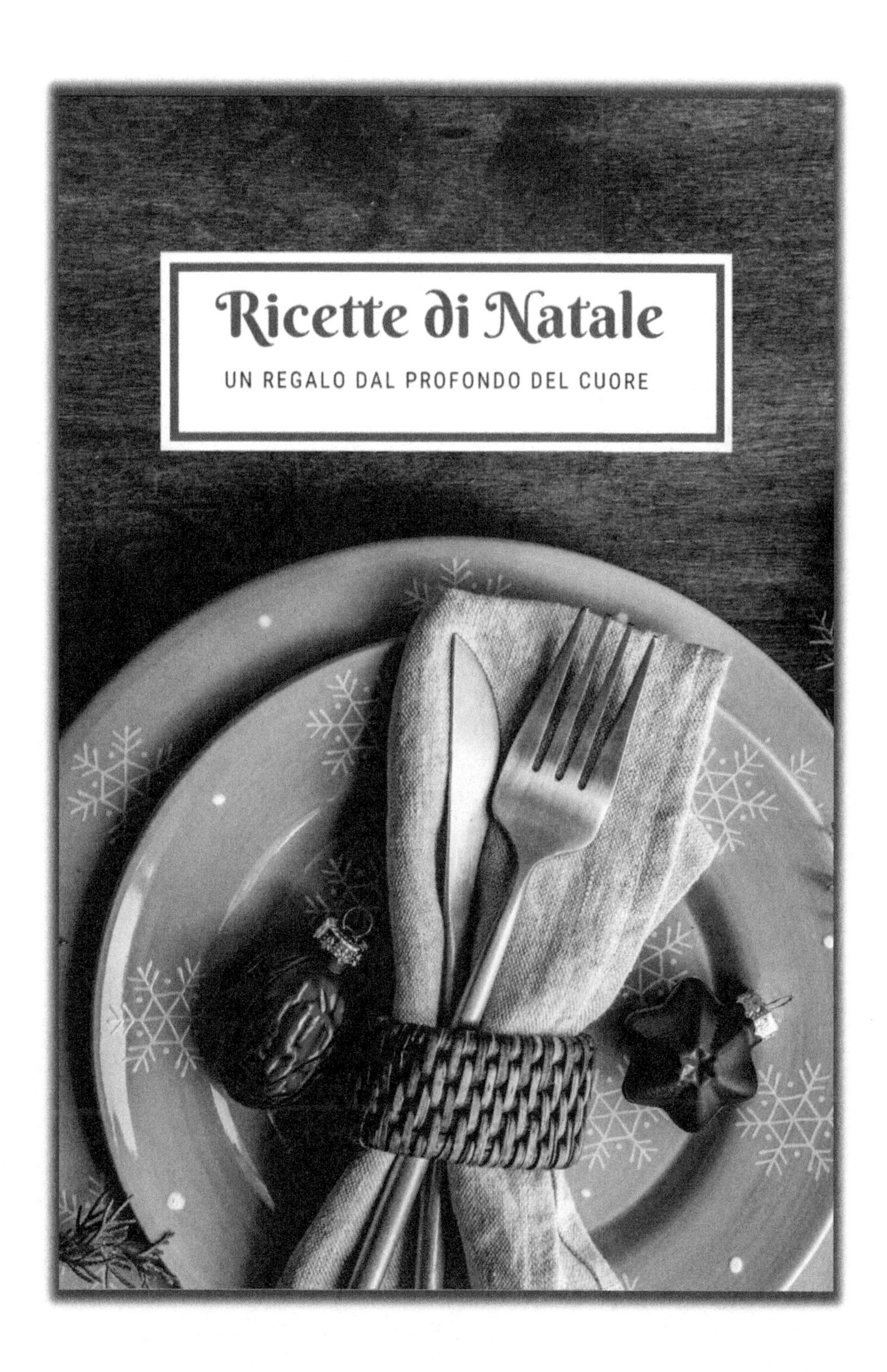
Ricette di Natale
UN REGALO DAL PROFONDO DEL CUORE

Il Natale per me è...

Il Natale è una delle festività che amo di più, mi è sempre piaciuta molto l'atmosfera caratteristica di questo magico periodo dell'anno, le lucette che adornano le nostre case e i profumi di abete, di muschio, di fresco.

Queste sensazioni hanno sempre fatto insorgere in me emozioni felici, soprattutto quando ero bambina.

Adoro anche i film di Natale, mi piace scambiare i regali con i miei cari, e trovo che questo periodo sia un momento di calore, per stare insieme, per sentirsi un po' di più a casa.

Per sentirsi parte di qualcosa... Noi non ce ne rendiamo conto, ma sono piccole cose che fanno bene al cuore, se ci pensi ci fanno fermare, anche se per un istante, per riprendere fiato, ingannando per un po' la frenesia e i ritmi serrati che oggi la società moderna ci impone...

Per questo non amo proibire niente a Natale, io lo reputo importante.

Certo, si condividono i piatti tradizionali, fatti con le "ricette segrete" delle nonne, custodite gelosamente e tramandate attraverso le generazioni.

Non posso e non voglio negare il sorriso e gli sguardi felici della condivisione con i propri cari.

Quindi ti dico goditi appieno questi giorni di festa e ti auguro davvero un Buon Natale.

Doc Ilaria

Tiramisù

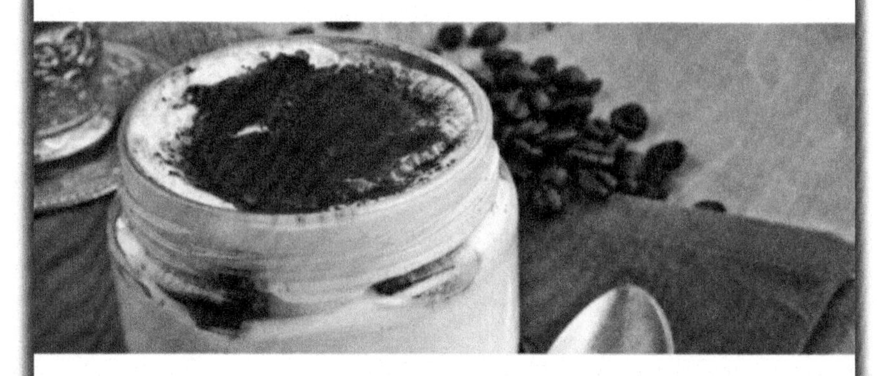

Ingredienti per 6 porzioni:
100 g di farina di mandorle
6 uova Bio
60 g di eritritolo
250 g di mascarpone
15 gocce di dolcificante liquido
50 ml di caffè Espresso

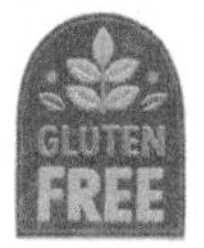

Procedimento:
Monta 3 tuorli con l'eritritolo e poi piano piano aggiungi la farina di mandorle, poi monta a neve gli albumi e aggiungili lentamente al composto. Stendete il composto sulla teglia ricoperta da carta forno e cuoci in forno ventilato per 10 minuti a 200°C. Dopo aver lasciato raffreddare il Pan di Spagna taglialo in quadretti uguali.
Monta 3 tuorli con il dolcificante liquido e successivamente aggiungi il mascarpone. Una volta che il composto sarà omogeneo aggiungi anche gli albumi a neve. Immergi i quadratini di Pan di Spagna nel caffè allungato con acqua. Inizia a comporre il tiramisù con gli strati di pan di Spagna e la crema, una volta assemblato il tutto spolverizza con il cacao amaro, preferibilmente biologico! In frigo per almeno 2 ore ed è servito!

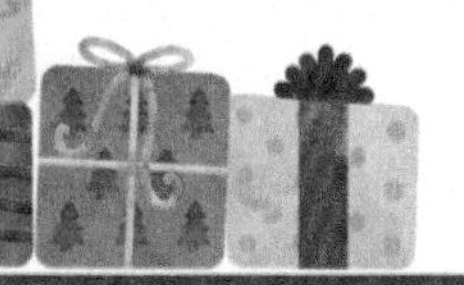

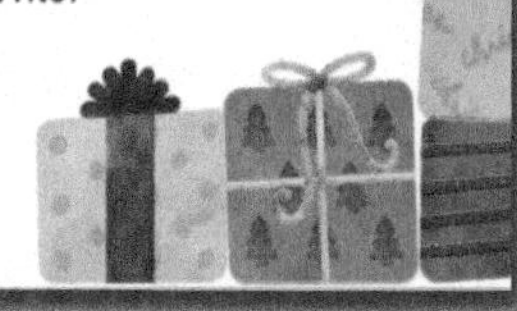

Biscottini di Natale

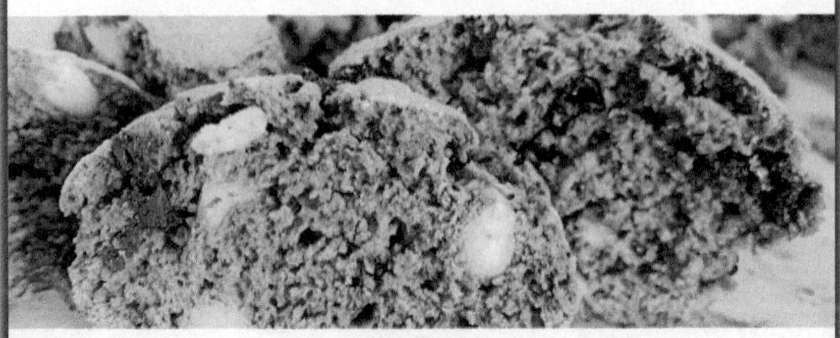

Ingredienti:

300 gr di farina di tipo 2
80 g di zucchero di canna integrale
2 uova intere (Bio)
30 g di burro chiarificato fuso
100 g di mandorle intere o di nocciole intere
100 g di scaglie di cioccolato fondente all'80%
2 cucchiaini di cacao amaro in polvere (Bio)
1 cucchiaino di lievito per dolci (Bio)
1 cucchiaino di cannella
scorza di un'arancia
1 bicchierino da caffè di latte (Bio)

Procedimento:

In una ciotola versa le 2 uova intere insieme allo zucchero e lavorale con una frusta per 2-3 minuti. Aggiungi il burro fuso, il latte e sbatti fino ad ottenere un composto spumoso. Aggiungi la scorza d'arancia grattugiata. In un'altra ciotola metti tutti gli ingredienti secchi insieme. Unisci tutto e mescola, poi impasta a mano su un piano infarinato. Dividi poi l'impasto in 3 parti e modella ciascuna porzione fino ad ottenere un salsicciotto. Disponili su una teglia con carta da forno e poi 20 minuti a 180° in forno statico. Quando saranno tiepidi tagliali a fette oblique con un coltello.

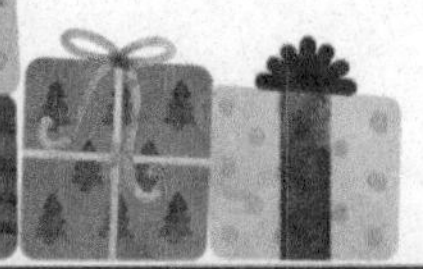

Muffin mele e cannella

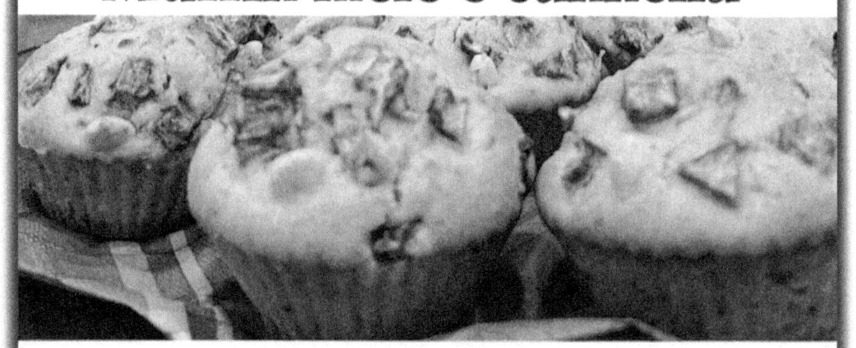

Ingredienti:

180g di farina di farro o di tipo 2
50g di farina di mandorle
50g di zucchero integrale di canna (moscovado)
2 cucchiaini di cannella
1 uovo bio
100ml di bevanda di mandorle o latte bio
100ml di acqua
1 bicchierino da caffè di olio EVO
8g di lievito per dolci
1 mela renetta
2 cucchiai di mandorle circa

Procedimento:

Sbuccia le mele, riducile a cubetti e mettili all'interno di una ciotola insieme a qualche goccia di limone per evitare che si anneriscano, unisci un cucchiaino di cannella e gira. All'interno di una ciotola metti l'uovo, l'olio, lo zucchero ed il latte, amalgama bene. Aggiungere la farina, la cannella, il lievito per dolci e le mandorle tritate, mescola il tutto fino ad ottenere un composto liscio ed omogeneo. Versare circa due cucchiai di composto all'interno di ogni pirottino e decora ogni muffin in superficie con qualche mandorla intera e con i cubetti di mela. Inforna i muffin a 180°C per circa 20 minuti o fino a doratura desiderata.

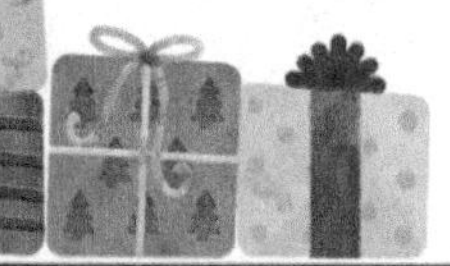

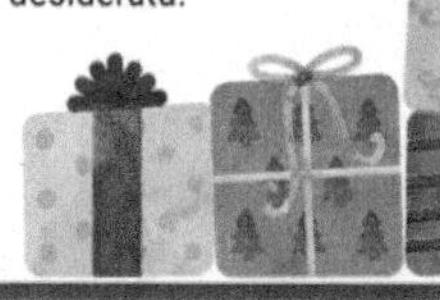

Muffin alle nocciole

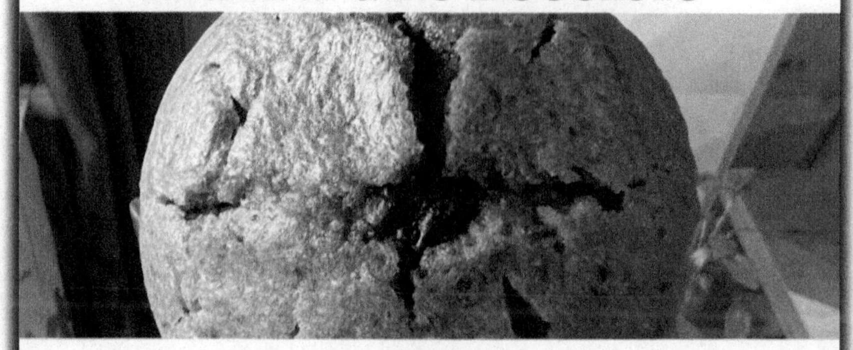

Ingredienti:

180g di farina di farro o di tipo 2
50g di farina di nocciole
50g di zucchero integrale di canna (moscovado)
2 cucchiaini di cacao amaro
1 uovo bio
100ml di bevanda di mandorle o latte bio
100ml di acqua
1 bicchierino da caffè di olio EVO
8g di lievito per dolci
Crema di nocciole 100%

Procedimento:

Sbuccia le mele, riducile a cubetti e mettili all'interno di una ciotola insieme a qualche goccia di limone per evitare che si anneriscano, unisci un cucchiaino di cannella e gira. All'interno di una ciotola metti l'uovo, l'olio, lo zucchero ed il latte, amalgama bene. Aggiungere la farina, la cannella, il lievito per dolci e le mandorle tritate, mescola il tutto fino ad ottenere un composto liscio ed omogeneo. Versare circa due cucchiai di composto all'interno di ogni pirottino e decora ogni muffin in superficie con qualche mandorla intera e con i cubetti di mela. Inforna i muffin a 180°C per circa 20 minuti o fino a doratura desiderata.

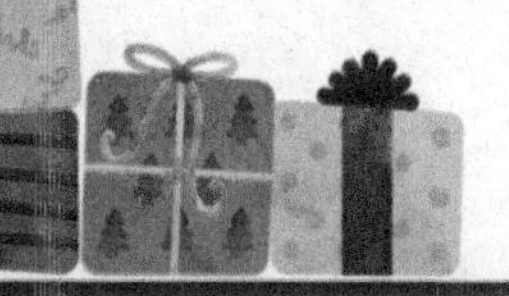

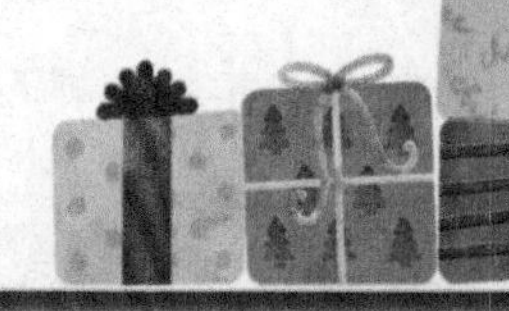

Torta al cioccolato

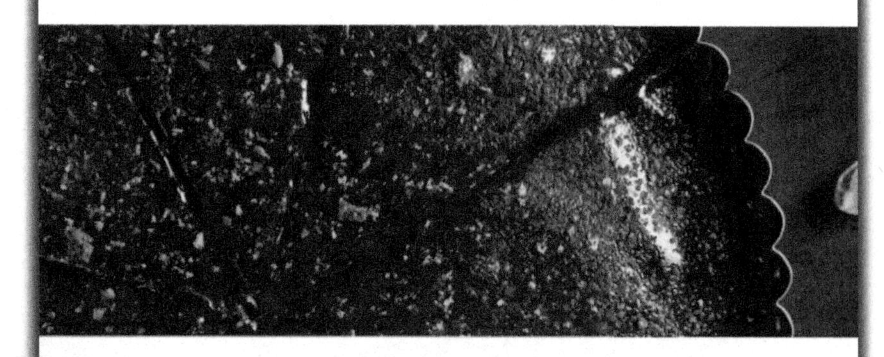

Ingredienti:

250 g farina integrale o di tipo 2
50g di farina di mandorle
2 uova BIO
80 g zucchero integrale moscovado
2 cucchiai di cacao amaro in polvere
1 bustina di lievito per dolci BIO
4 cucchiai di granella di pistacchi
100 ml di latte BIO o bevanda vegetale BIO
3 cucchiai di olio EVO
1 cucchiaio di estratto di vaniglia

Procedimento:

Metti la farina integrale, la farina di mandorle, il cacao e il lievito in una ciotola. In un'altra ciotola lavora le uova con lo zucchero e l'olio EVO, poi aggiungi pian piano il latte o la bevanda vegetale e l'estratto di vaniglia.
Lentamente incorpora poi le farine nel composto e lavorale lentamente. Aggiungi un pò di granella di pistacchio all'impasto e magari un pò di granella in superficie per decorare.
Cuoci a 180° per 25 minuti.

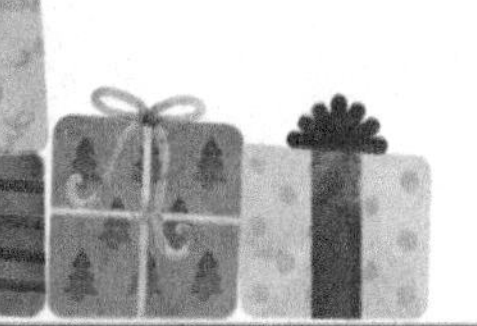

Pesto di piselli

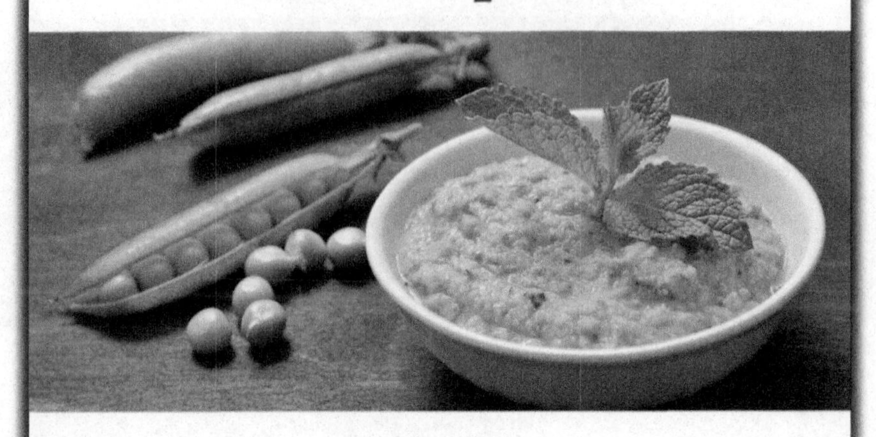

Ingredienti per 2 persone:

250 grammi di piselli cotti
1/2 cipolla bianca,
olio extra vergine di oliva, q.b.
pepe, q.b.
sale, q.b.

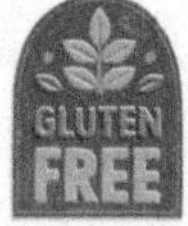

Procedimento:

In un pentolino mettete i piselli e la cipolla con un pò di acqua, salate e fateli cuocere. Ultimata la cottura aggiungete del pepe, olio EVO a crudo 40 gr e frullate il tutto.

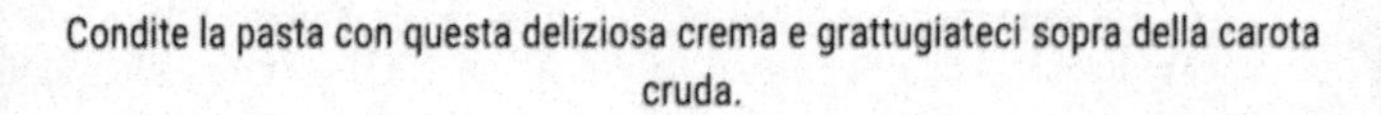

Condite la pasta con questa deliziosa crema e grattugiateci sopra della carota cruda.

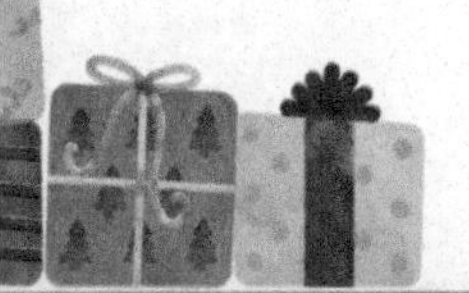
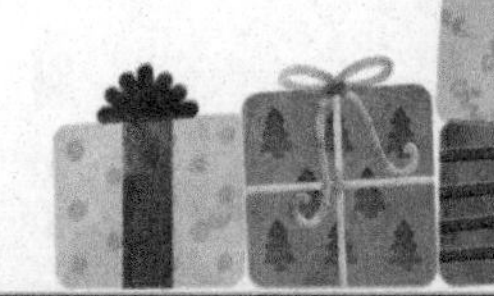

Polpettine di pesce

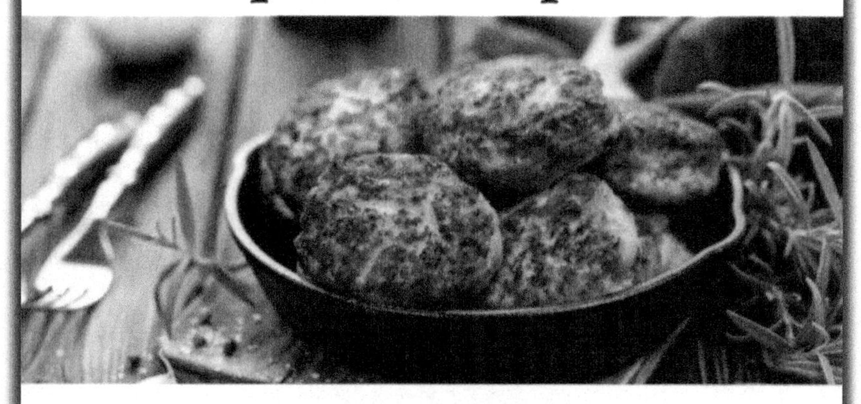

Ingredienti per 2 persone:
300 g di filetti di merluzzo
50 g di pangrattato integrale
4 cucchiai di Grana Padano grattugiato
1 uovo
Spezie come timo, rosmarino, prezzemolo, pepe
sale q.b.
olio q.b.

Procedimento:
Taglia a pezzettini 300 g di filetti di merluzzo. Trita finemente un pochino di timo, rosmarino e prezzemolo (se gradisci, aggiungere uno spicchio di aglio tritato). La quantità delle erbe va a gusti, quindi puoi metterne quante ne vuoi, a seconda di quanto vuoi che siano aromatiche. Metti in una terrina il merluzzo, il trito di erbe, 25 g di pangrattato, 4 cucchiai di grana padano grattugiato e 1 uovo. Aggiusta di sale e pepe e poi mescola accuratamente gli ingredienti, amalgamandoli bene, fino a ottenere un composto omogeneo.
Con le mani forma delle palline grandi come un tuorlo d'uovo, schiacciale leggermente e passale nel restante pan grattato, eliminando quella in eccesso. Cuoci in forno, in modalità statica a 180 °C per 20 minuti, a fine cottura aggiungete un filo di olio a crudo.

Involtini di pollo

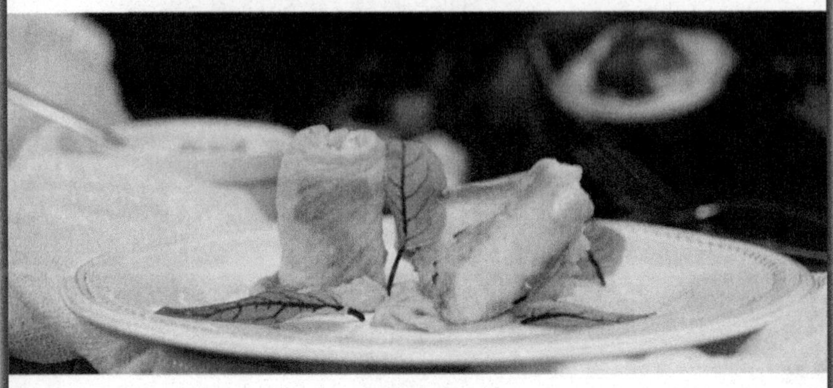

Ingredienti:
200 gr di petto di pollo
130 gr di avocado
Fagiolini già lessati
1/2 limone
sale q.b
pepe q.b
prezzemolo q.b.

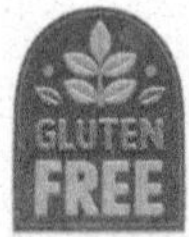

Procedimento:
Per prima cosa prepara gli involtini, salate, pepate metti il prezzemolo e farciscili con due o tre fagiolini. Arrotola le fettine, chiudendo con cura gli involtini e fermali con degli stuzzicadenti. Puoi anche fare una panatura leggera usando dell'albume e pan grattato integrale. Cuoci in forno a 180° per 30 minuti.
Nel frattempo prepara la crema di avocado schiacciandolo con del limone per far si che non annerisca. Distribuisci la crema di avocado nei piatti, decora con qualche fogliolina di prezzemolo o insalatina, adagia gli involtini di pollo dopo averli tagliati a fette.
Puoi accompagnare il piatto con i restanti fagiolini.

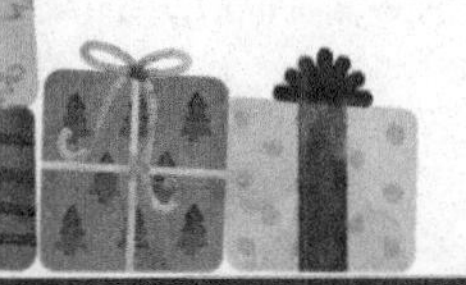

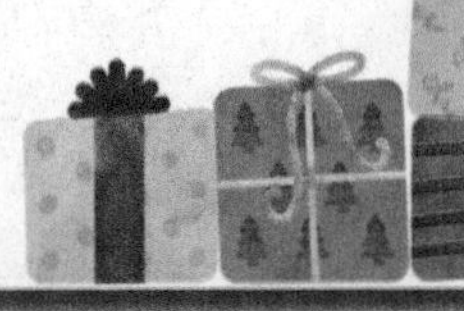

Fusilli con pollo e verdure

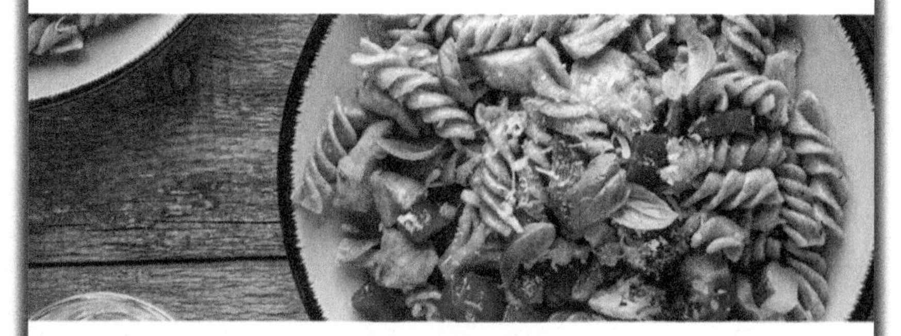

Ingredienti per 2 persone:
240 g di petto di pollo
1 spicchio di aglio sbucciato
1 piccola cipolla bianca tritata
1 zucchina media tagliata a cubetti
200 g di peperone giallo e rosso
100 g di broccoli a cimette
6-8 pomodorini gialli o rossi tagliati a metà
qualche fogliolina di basilico fresco
olio di oliva q.b.
sale q.b.

Procedimento:

Metti a rosolare con un cucchiaino di olio e un cucchiaio di acqua uno spicchio di aglio sbucciato, una piccola cipolla bianca tritata e i bocconcini di pollo, mescolandoli e facendoli dorare uniformemente. Non appena la carne avrà preso colore, toglila dalla padella e tienila da parte. Prendi la zucchina tagliata a cubetti, 100 g di peperone giallo a pezzetti e 100 g di peperone rosso a pezzetti, quindi fai cuocere con acqua tutte queste verdure a fuoco vivace, fino a quando saranno cotte ma ancora sode. Quando le verdure saranno cotte, rimetti il pollo in padella, aggiusta di sale e fai insaporire il tutto per un paio di minuti aggiungendo anche 6-8 pomodorini gialli o rossi tagliati a metà, dopodiché spegni il fuoco e tieni da parte, in caldo. Cuoci la pasta e mescola il tutto, aggiungi le foglie di basilico un pò di grana e olio extravergine di oliva a crudo!

A Natale vuoi una tavola apparecchiata con stile?

Chi mi conosce sa che mi piacciono molto le cose belle, fatte con amore.

È proprio un aspetto che mi caratterizza da sempre, e a Natale (e non solo) infatti mi piace apparecchiare la tavola in maniera curata, usando dei segnaposto e altre decorazioni...

Perché anche se può sembrare banale, questi piccoli gesti possono fare la differenza, ci fanno sentire bene, anche orgogliosi e soddisfatti delle nostre creazioni.

Per questo motivo mi fa piacere suggerirti qualche piccolo consiglio per avere una tavola accogliente, in grado di trasmettere amore e calore, che poi è proprio ciò che avviene quando si è a tavola con i propri cari e si condivide il cibo a Natale...

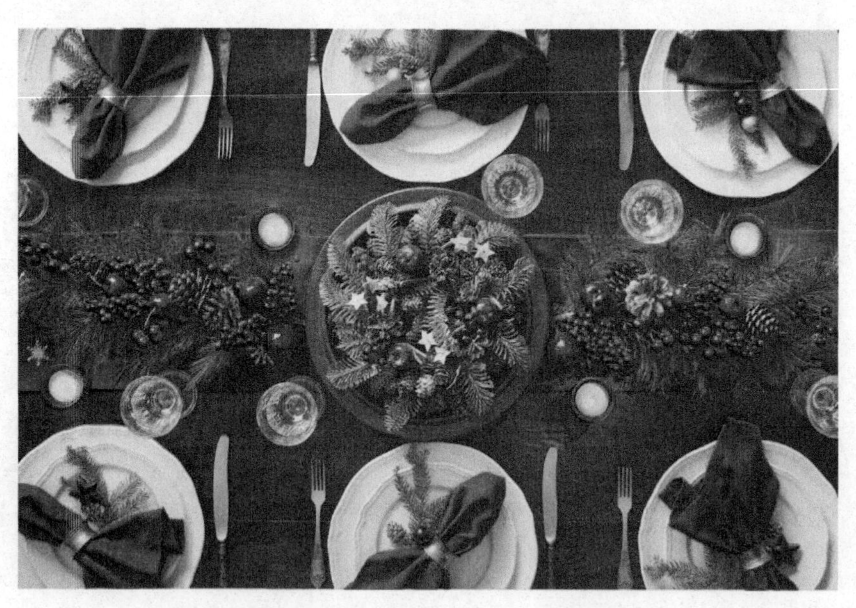

Ma per apparecchiare con stile ci sono delle **regole** da rispettare, non si procede mica a caso!

Eh si, c'è il galateo... e l'immagine qui sotto rende l'idea di come vanno disposte le stoviglie, ma vediamola insieme...

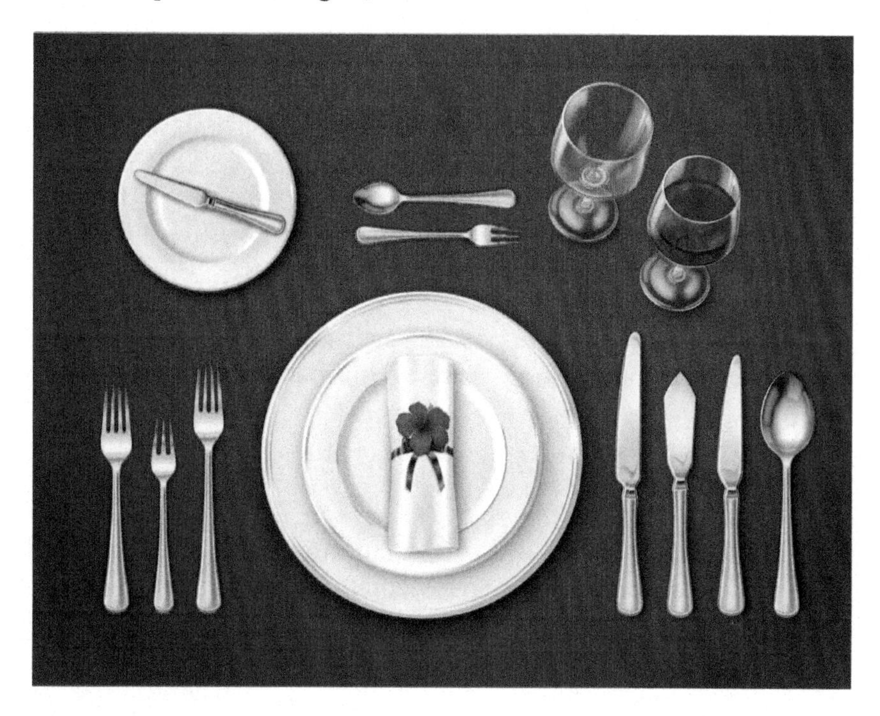

I BICCHIERI

Vanno in alto, a destra, al limitare del bordo del piatto.

Si va secondo logica: quella della sete e quella del palato per accompagnare i cibi.

Quindi più vicino al piatto va il bicchiere dell'acqua, poi quello del vino bianco e infine rosso, se previsto dal menu.

LE POSATE

Si dispongono ai lati del piatto, secondo l'ordine in cui vanno usate.

Ovviamente metterai quelle che userai, se non ci sono minestre o zuppe il cucchiaio non lo metti.

Il coltello va a destra con la lama rivolta verso il piatto, il cucchiaio se previsto va esternamente al coltello sempre a destra.

Le forchette vanno a sinistra, più esternamente trovi quelle che userai per prima, quindi antipasto, poi primo ecc.

In passato si mettevano le posate per il dolce e la frutta sopra il piatto, per orizzontale, oggi si serve direttamente il dolce con la sua posata.

IL TOVAGLIOLO

È il primo a sparire dalla tavola e l'ultimo ad apparire prima di alzarsi. C'è chi dice che va apparecchiato a destra, chi a sinistra.

Ma per una cena informale va bene anche sul piatto, con stile!

Guarda questo grazioso tovagliolo piegato come un alberello di Natale... è semplicissimo da riprodurre!

Tutto ciò che ti occorre sono dei tovaglioli, una stellina che puoi ritagliare da un cartoncino dorato, del nastrino bicolore e delle stecche di cannella per fare il tronco.

Segui il tutorial qui sotto, è semplicissimo da realizzare!

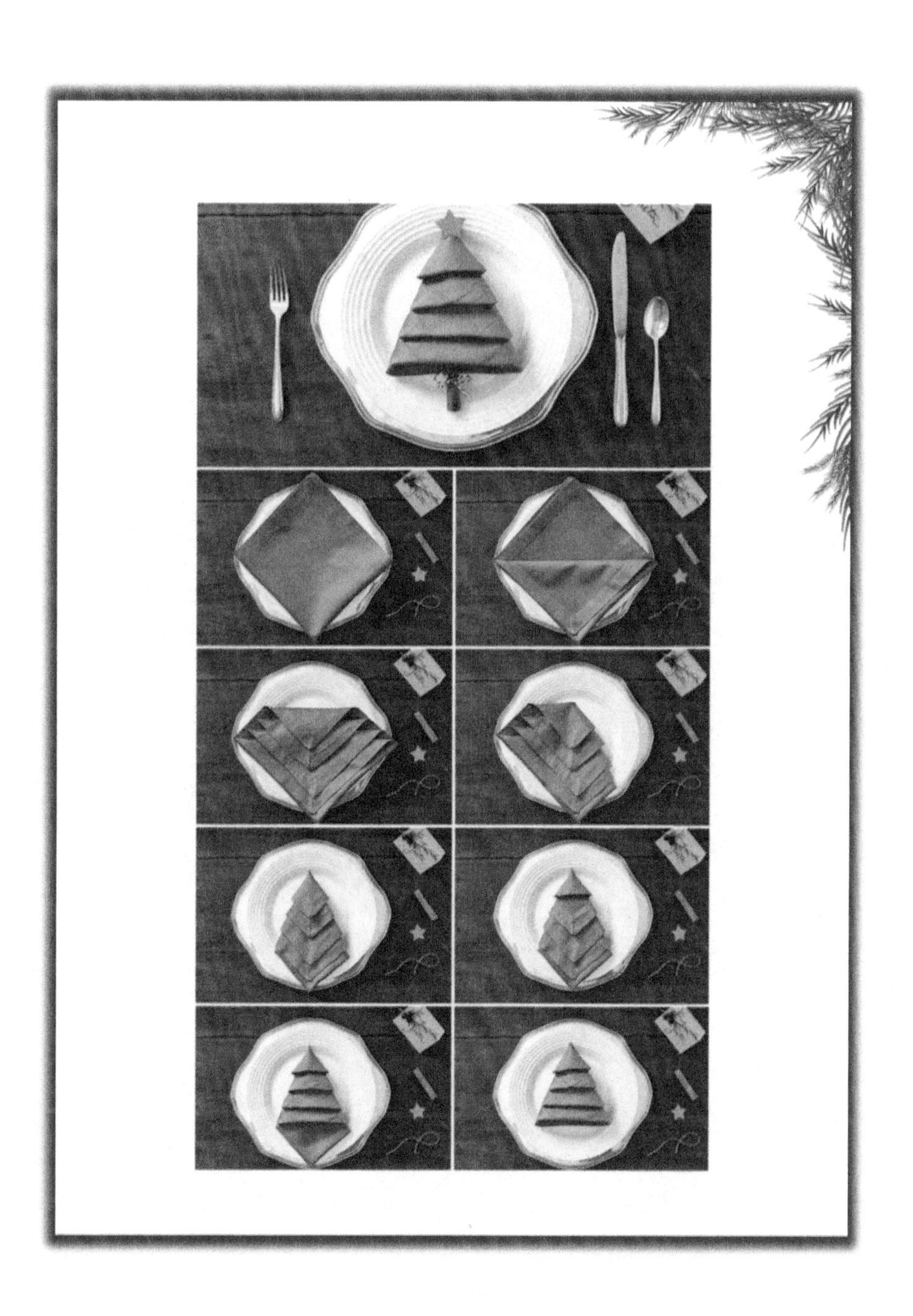

Questa è stata la mia tavola per la vigilia di Natale…

Ho usato dei sotto piatti rossi che si intonavano bene sulla tovaglia... i tovaglioli a righe bianche e rosse e posate dorate...

Spero davvero ti piaccia!

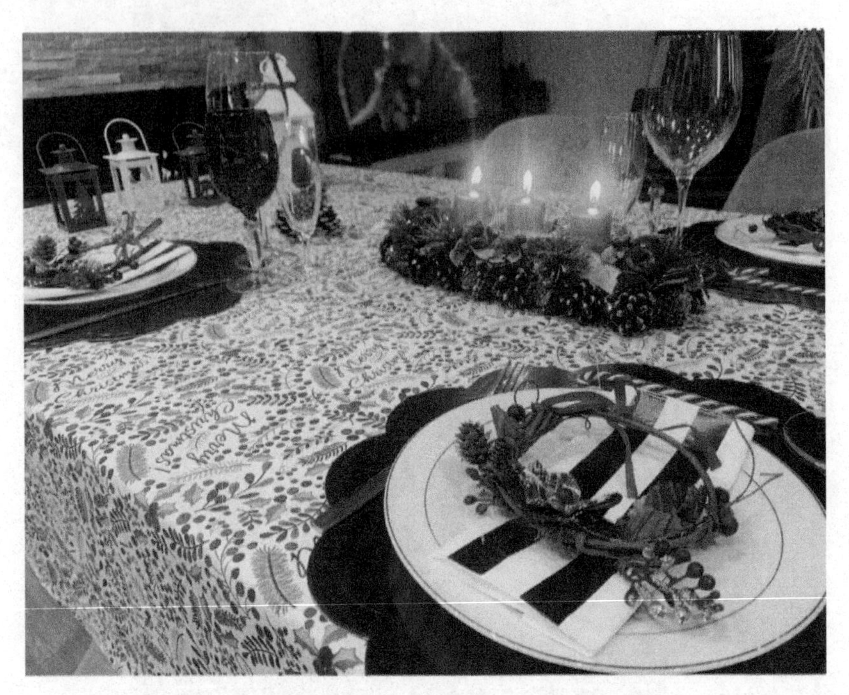

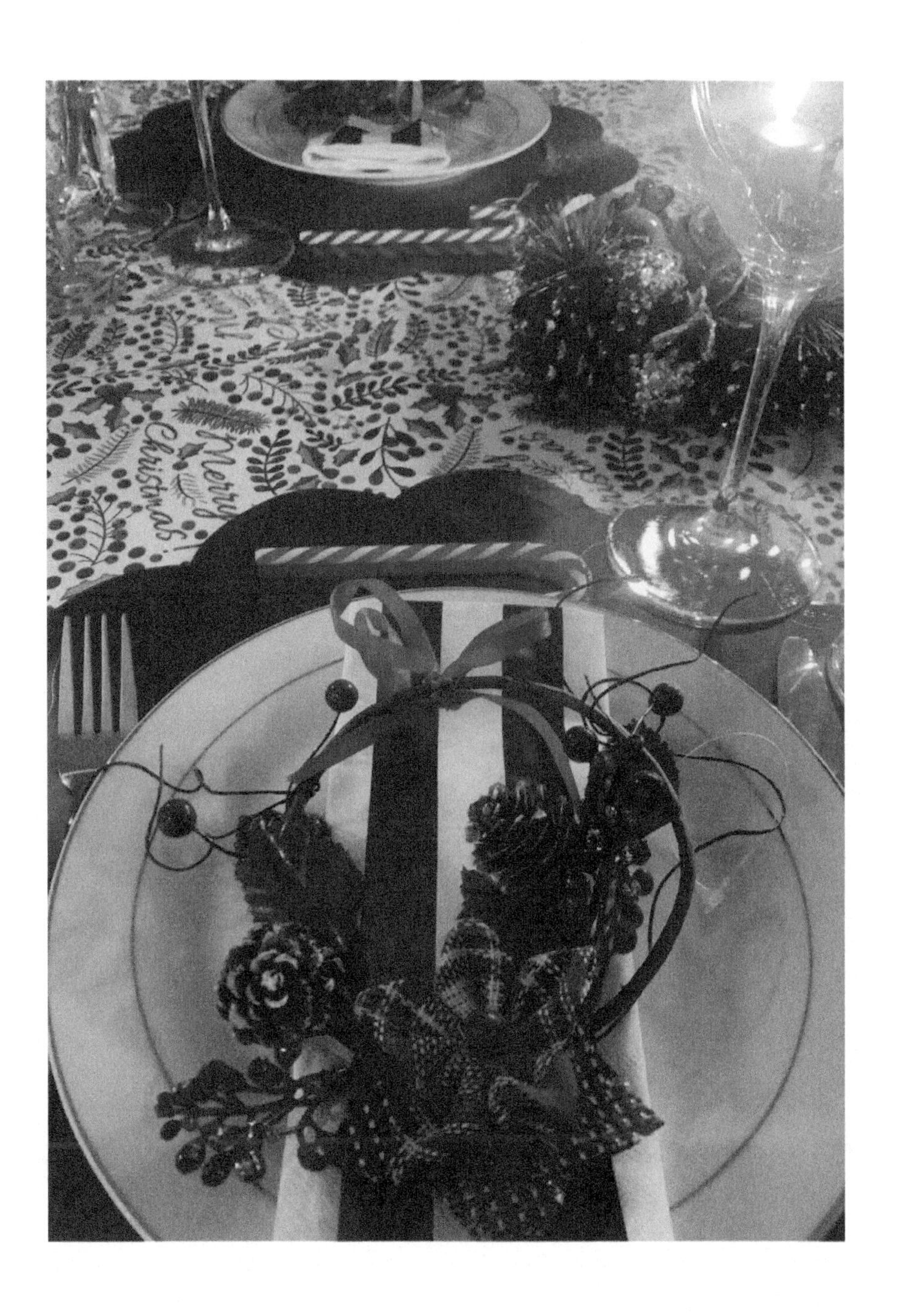
Merry
Christmas!

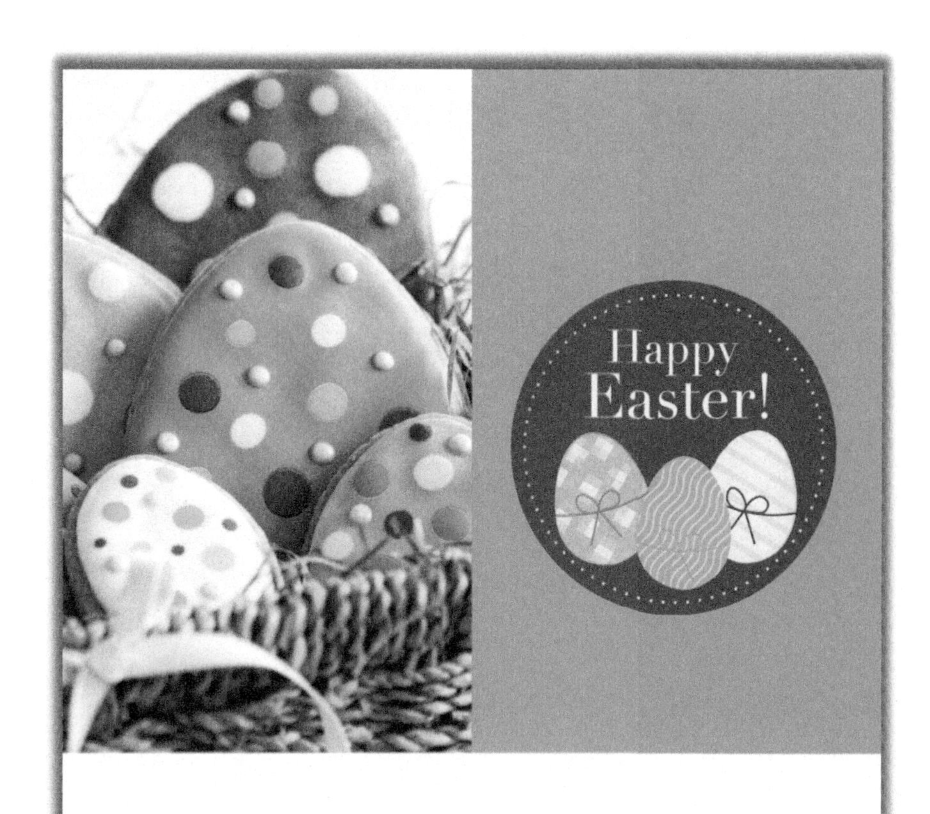

BUONA PASQUA, A TE!

Bonus di ricette adatte al periodo pasquale!

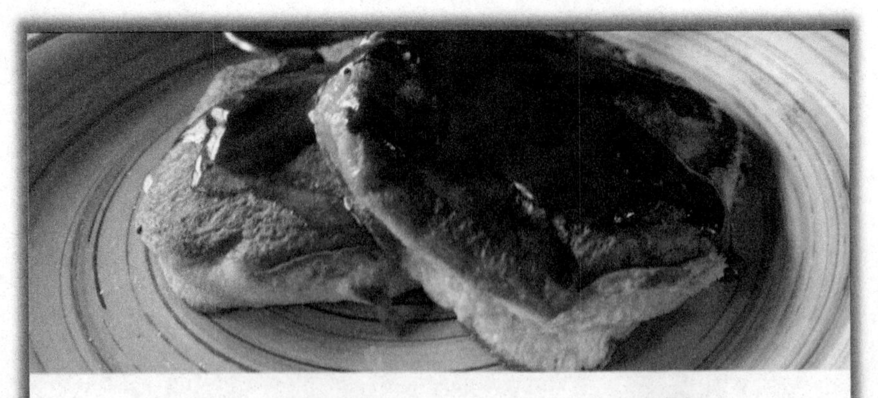

Fluffy pancakes

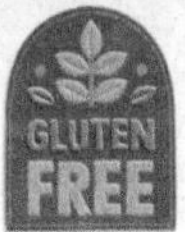

Ingredienti x2:

2 albumi (circa 80 gr)
1 uovo intero
30g di farina di avena
1 cucchiaio di bevanda vegetale o latte Bio
1 cucchiaino di eritritolo
Punta del cucchiaino di lievito

Monta l'albume a neve fermissima, in un altro recipiente lavora l'uovo con la farina, l'eritritolo, il cucchiaio di bevanda o latte, lievito.
Incorpora gli albumi mescolando con una spatola dal basso verso l'alto, mescola bene e raggiungi un impasto liscio e spumoso.
Scalda un padella antiaderente e cuoci i pancake con olio di cocco o burro chiarificato, guarnisci con cioccolato fondente fuso o creme di frutta secca.

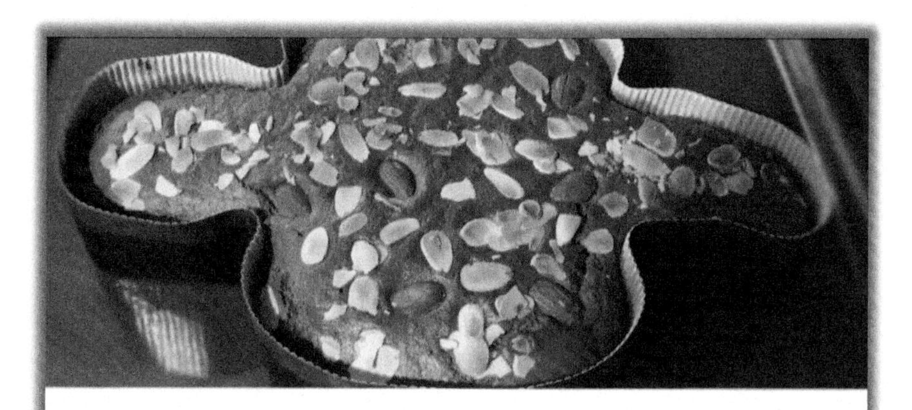

Colomba pasquale

Ingredienti:

200g di farina di tipo 2
2 uova BIO
90g di latte Bio o bevanda di mandorla
40g di zucchero moscovado
40g di eritritolo
50g di burro chiarificato
1 bustina di lievito
1 fialetta di aroma di mandorla
Buccia di 1 limone grattugiato (EDIBILE)
Una manciata abbondante di mandorle

Monta a neve ferma gli albumi, in un altro recipiente lavora eritritolo e zucchero con i rossi d'uovo, il burro fuso, il latte o bevanda e gli aromi, aggiungi a questo composto la farina e il lievito, infine incorporare al composto gli albumi delicatamente con una spatola mescolando dal basso verso l'alto. Versa tutto in uno stampo per colombe da 500g, decorare la superficie con le mandorle. Cottura 180° per 30 minuti.

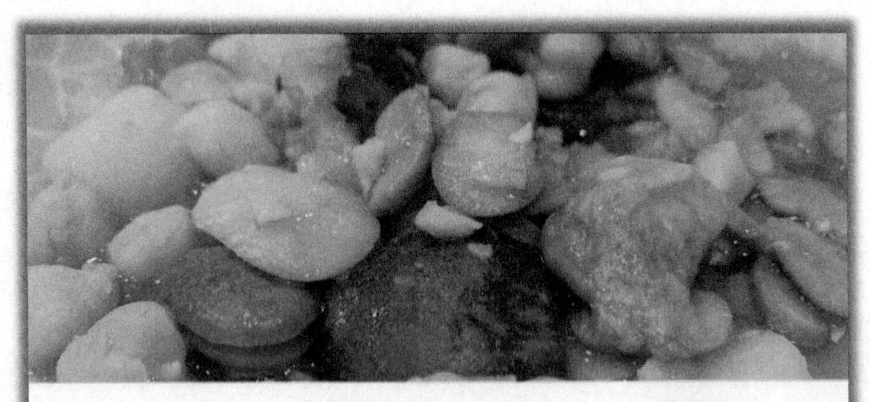

Zuppa di fave

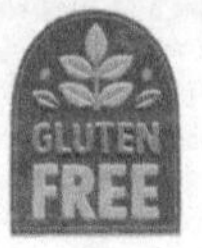

Ingredienti x2:

200 g di fave fresche
150g di ceci cotti
150g di patate
1 spicchio di aglio
Funghi a piacere di qualsiasi tipo
Olio EVO
Sale
pepe e peperoncino

Metti in una pentola 2 cucchiaini di olio e fai appena soffriggere l'aglio e il peperoncino, aggiungi le fave fresche, i funghi e le patate a cubetti e allunga con acqua fino a coprire leggermente gli ingredienti. Aggiungi sale e pepe e lascia cuocere per 25 minuti, a 5 minuti dalla fine metti anche i ceci già cotti. Se ti piace una consistenza più cremosa puoi inserire un minipimer e frullare parte del contenuto, se ti piace più brodosa aggiungi acqua. Il resto dell'olio lo metti a crudo.

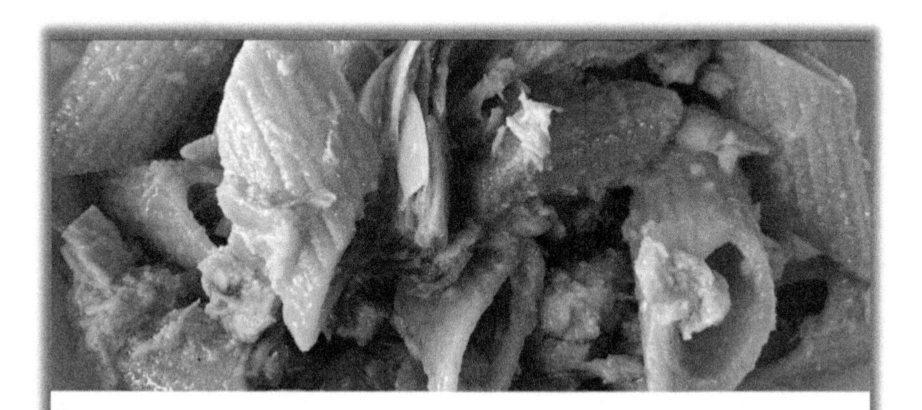

Pasta carciofi e tonno

Ingredienti x2:

250-300g di carciofi (o a piacere)
250g di tonno (o la tua porzione)
1 spicchio d'aglio
peperoncino
sale e pepe
Olio EVO q.b.

Questo è un piatto stagionale, semplice da preparare, sfizioso e gustoso.
Se lo prepari in padella ricorda di fare un leggero soffritto con 1 cucchiaino di olio e acqua, aggiungi poi i carciofi e metti un pò di acqua per la cottura, dopo 5-10 minuti metti il tonno sgocciolato e porta a cottura, sale e pepe e il resto dell'olio EVO va a crudo.
In vasocottura alla potenza testata mettendo tutti gli ingredienti dentro. Cuoci la tua porzione di pasta integrale e gusta!

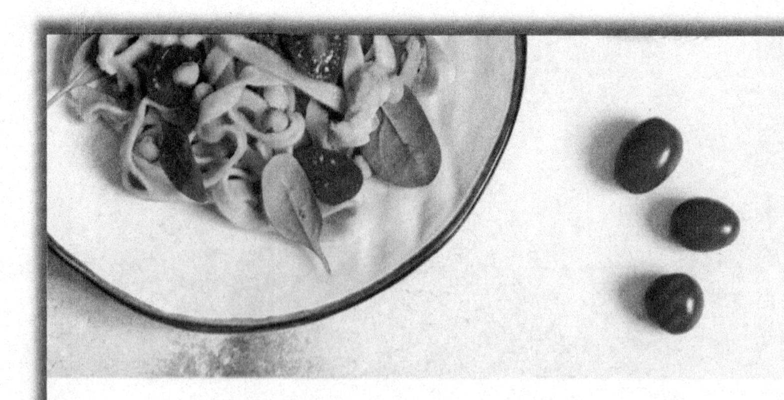

Pasta primavera

Ingredienti x1:

2 cucchiai di pesto di piselli (ricettario di Natale)
100g di asparagi
1 cucchiaio di piselli cotti (decorativi opzionali)
1/2 scalogno
Qualche foglia di spinacino fresco
4-5 pomodorini datterini
Olio EVO
Sale

Questo è un piatto fresco, o meglio incontriamo il fresco in contrasto con la pasta (integrale) calda appena scolata, è semplice da preparare perché da una parte prepari la pasta da condire con il pesto di piselli e dall'altra cuoci gli asparagi con lo scalogno in vasocottura (puoi farne di più per riempire il vasetto e mangiarli dopo) oppure in padella.
Aggiungi poi il datterino crudo, le foglie di spinaci e gli asparagi direttamente nel piatto.

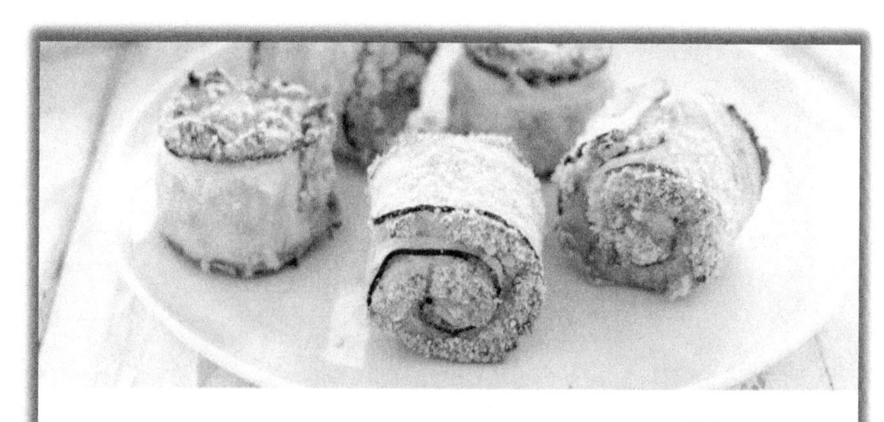

Rotolini di zucchine

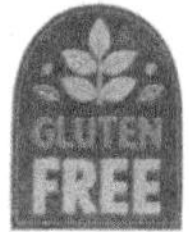

Ingredienti x2:

300g di macinato di tacchino
2 zucchine medie
1 uovo intero Bio
1 spicchio di aglio
1 cucchiaio di Parmigiano Reggiano grattugiato
Farina di mandorle q.b.
Sale
pepe

In una bacinella metti il macinato, l'uovo, il cucchiaio di parmigiano, lo spicchio d'aglio schiacciato, sale e pepe. Amalgama tutto per bene. Taglia longitudinalmente una zucchina (in lunghezza) a fette sottili. Spalma la farcitura sulla fetta e arrotola fino a formare un rotolino, passa il rotolino nella farina di mandorle esternamente, adagiali su una teglia in modo che siano tutti vicini e inforna in forno preriscaldato a 220°C per circa 25 - 30 minuti.

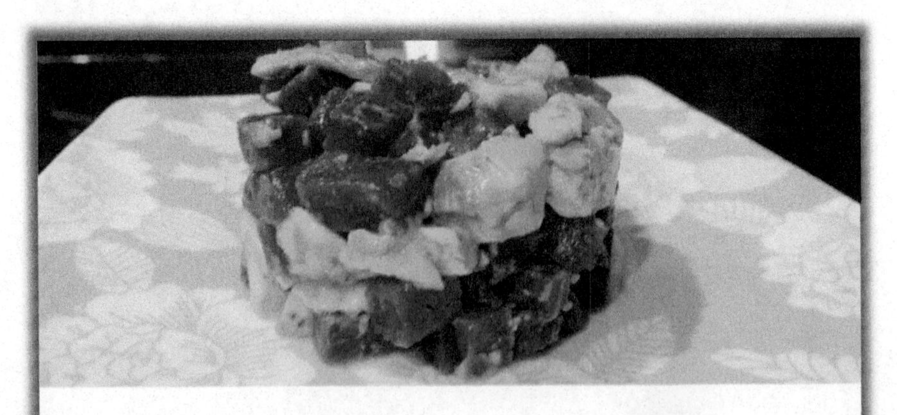

Tartare di tonno

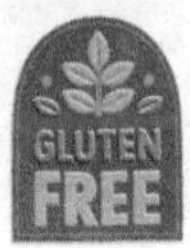

Ingredienti x1:

200-300g di tonno crudo (abbattuto)
1/2 avocado
Succo di 1/2 limone
1 cucchiaio di salsa di soia
Olio EVO q.b.
Sale
pepe

Taglia il tonno e l'avocado a cubetti e uniscili, spremi sopra il succo di 1/2 limone, poi aggiungi la salsa di soia, il sale, il pepe e l'olio Extra vergine di Oliva.

Per dare una forma caratteristica usa un coppapasta e serviti questa sfiziosità!

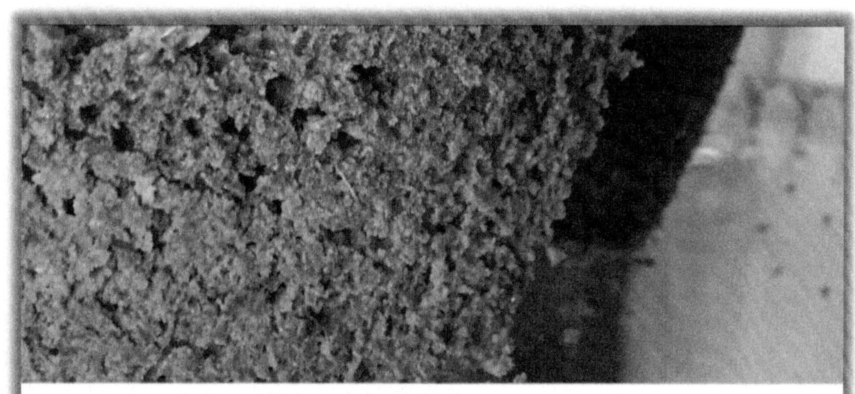

Pizza di Pasqua

Ingredienti:

350g di farina di tipo 2
250g di ricotta
125ml di latte
100g di zucchero moscovado
50g di eritritolo
2 uova intere BIO (+ 1 tuorlo)
12g di lievito fresco
40g di burro chiarificato
15g di cannella
20g di semi di anice
1/2 bicchiere di vino rosso (senza solfiti BIO)
1 cucchiaio di cacao amaro in polvere
1/2 bicchierino da caffè di Sambuca

La prima cosa da fare è mettere a bagno nel vino rosso i semi di anice per tutta la notte. Quando è ora di iniziare frulla lo zucchero e l'eritritolo in modo da ridurlo a zucchero a velo, in questo modo si amalgamerà meglio. Lavora lo zucchero con le uova utilizzando delle fruste, nel frattempo sciogli il burro chiarificato e il lievito nel latte tiepido (mi raccomando non bollire, altrimenti uccidi i lieviti). Aggiungi quindi il burro alle uova, il latte con il lievito ed inizia ad incorporare la ricotta, mescola bene e inizia ad aggiungere l'anice con il suo vino, la cannella, il cacao, e il mezzo bicchierino di sambuca. Aggiungi la farina piano piano e mescola con energia per incorporarla tutta.
L'impasto in questo caso sarà appiccicoso.
Versare il tutto in un testo da pizza di Pasqua da 500g e lasciar lievitare in forno fino al doppio del volume iniziale (mediamente una notte). Spennellare la superficie con tuorlo d'uovo con un pennello molto morbido.
45 minuti a 180° in forno statico!

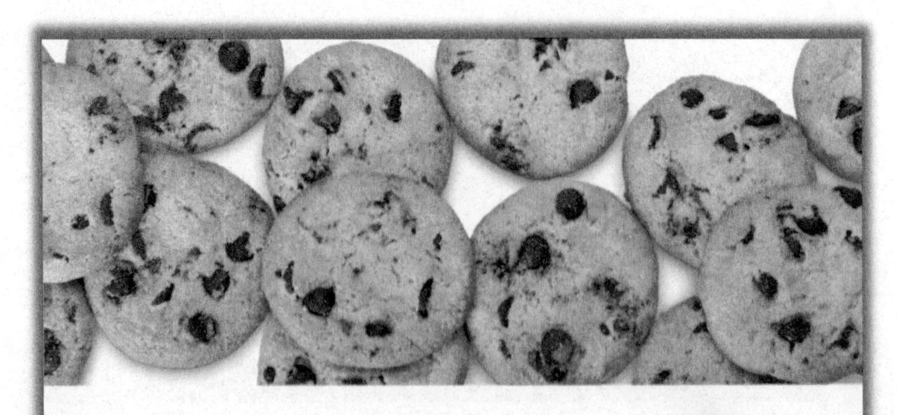

Cookies (16 pz)

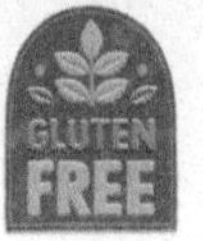

Ingredienti:

200 g di farina di mandorle
½ cucchiaino di bicarbonato di sodio
1 pizzico di sale
1 albume
80 g di sciroppo di agave
20 g di olio di cocco sciolto
2 cucchiaini di estratto di vaniglia
4-5 cucchiai di gocce di cioccolato fondente 80%

Metti tutti gli ingredienti in un recipiente e mescola bene all'impasto in modo uniforme. Con un cucchiaio preleva piccole porzioni, poi modellale con le mani fino ad ottenere 16 palline. Posizionale su una teglia rivestita di carta forno e appiattiscile leggermente con le dita. Inforna e cuoci i biscotti per 8-10 minuti, o fino a quando saranno dorati sulla superficie. Estrai Lascia raffreddare i biscotti per una decina di minuti prima di spostarli, perché caldi sonomolto friabili.

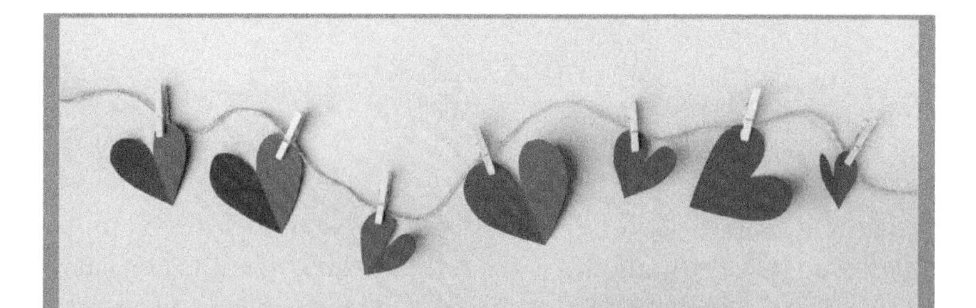

Ricette di San Valentino

Perché anche prendersi cura di se stessi è un gesto di puro amore.

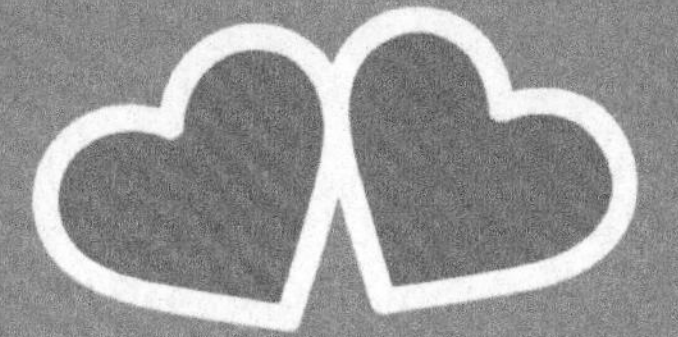

L'amore è...

Si parla spesso di amore, di questo nobile sentimento condiviso universalmente tra gli uomini, senza distinzione di etnia, età, sesso o religione, tutti almeno una volta nella vita siamo stati innamorati e abbiamo sentito l'amore scorrere nelle nostre vene.

Devi sapere che il senso di euforia, di felicità e di entusiasmo che si provano quando ci si innamora sono dati da particolari ormoni prodotti nel nostro cervello, che si chiamano **feniletilammina**, **dopamina**, **adrenalina**, **serotonina** e **ossitocina**.

Un vero cocktail chimico esplosivo, quando lo "beviamo" ci fa sentire le farfalle nello stomaco...

L'amore è un sentimento di forte affetto verso una persona, che ti spinge a volere il meglio per quella persona stessa e a soddisfare i suoi bisogni.

Si ama il proprio partner di vita, i figli, i genitori, gli amici e anche gli animali domestici.

Spesso però succede che si finisce per trascurare un aspetto molto importante, un aspetto che molti ignorano, ma che riveste la stessa importanza dell'amore provato quando ci si innamora.

Sto parlando dell'**amore per la propria persona**, per sé stessi.

Senza andare subito a pensare agli aspetti narcisistici/egoistici che spesso molti mal interpretano di questo aspetto fondamentale della propria esistenza, io ti dico che il volersi bene è il primo passo per poter vivere felici.

Ed il motivo è questo: come possiamo dare il meglio di noi agli altri se noi non stiamo bene o se non abbiamo realizzato i nostri desideri?

Una persona che dedica del tempo a se stessa, che fa quello che ama o ama quello che fa, è una persona piena di energia buona da donare agli altri, è intrisa di entusiasmo, fiducia e autostima.

Amare se stessi è il punto di partenza per essere più aperti verso gli altri, per farsi apprezzare e far sì che la propria vita sia migliore.

Come fare per iniziare ad amarsi?

Capisco che spesso non si sa come fare!

Non è affatto semplice, parti con il dirti questo:

1. Tu non sei sbagliata/o, e non è sbagliato il tuo non volerti accontentare! Se qualcosa non va come vuoi non vuol dire che hai sbagliato per forza qualcosa, e se lo hai fatto senza intenzione non prendertela con te stessa/o oppure con gli altri. Ricordati, invece, che sono le difficoltà che fanno crescere e andare avanti, prosegui e sii orgogliosa/o di questo.

2. Non ignorarti, prenditi i tuoi tempi, i tuoi momenti e coccolati. Prenditi cura delle tue fragilità, delle tue frustrazioni, delle tue sofferenze, fermati e stai più con te stessa/o, accogliti, e perdona i tuoi errori, ma imparare da essi.

3. Abbi coraggio, anche se hai avuto paura, ricorda che non si può avere coraggio senza aver provato prima paura. Impara a riconoscerla, non c'è niente di male nell'avere paura di qualcosa, ma ricorda che tutto ciò che desideri è al di là della paura stessa, e solo affrontando i propri spettri puoi aprirti un varco, un passaggio, verso un'esistenza piena e soddisfacente.

Volersi bene non è assolutamente essere egoisti, volersi bene è il primo passo per stare bene anche con gli altri, altrimenti si finisce per trascurarsi ed essere insoddisfatti e arrabbiati, perché gli altri non vedono che se stanca/o e anche tu necessiti di un momento per respirare.

Amarsi è prendersi cura del proprio corpo, nutrirlo e metterlo al riparo da tutti i disturbi, sia fisici che emotivi, e i rischi per la salute che il sovrappeso fa correre.

Per questo ecco le mie ricette! Tutte per te!

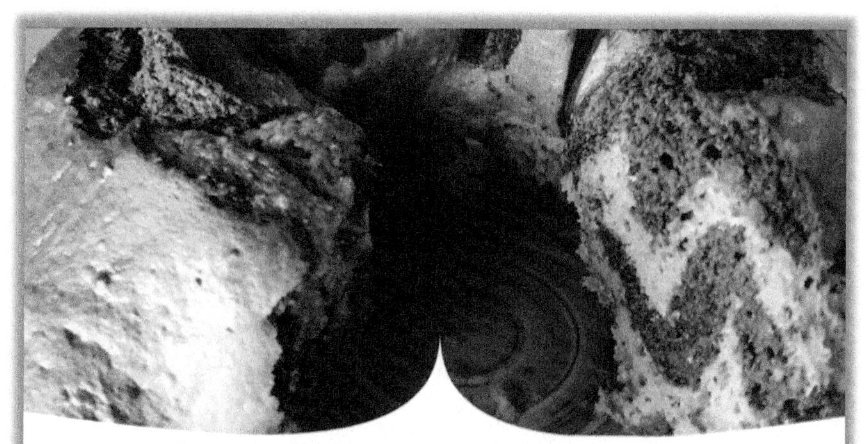

Ciambella bicolore alle nocciole

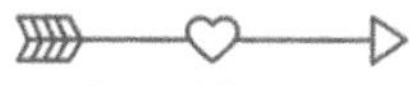

Ingredienti:

180g di farina di farro o di tipo 2
50g di farina di nocciole
3 uova
80g di zucchero integrale
160g di acqua
60g di olio evo
1 bustina di lievito
15g di cacao amaro

In una ciotola unisci tutti gli ingredienti secchi tranne il cioccolato e setacciare il lievito. In un'altra ciotola sbatti le uova con lo zucchero, dopo aggiungi l'olio e a filo l'acqua continuando a mescolare. Unisci gli ingredienti liquidi a quelli secchi fino ad ottenere un composto omogeneo. Dividi in 2 parti uguali l'impasto e in uno aggiungi i 15 g di cacao amaro più un cucchiaio di acqua. Mescola bene facendo amalgamare bene il cacao. Versa l'impasto a zone o come preferisci creando l'effetto bicolore in uno stampo per ciambella. Cuoci per 40 minuti in forno statico a 180°, fai la prova dello stecchino!

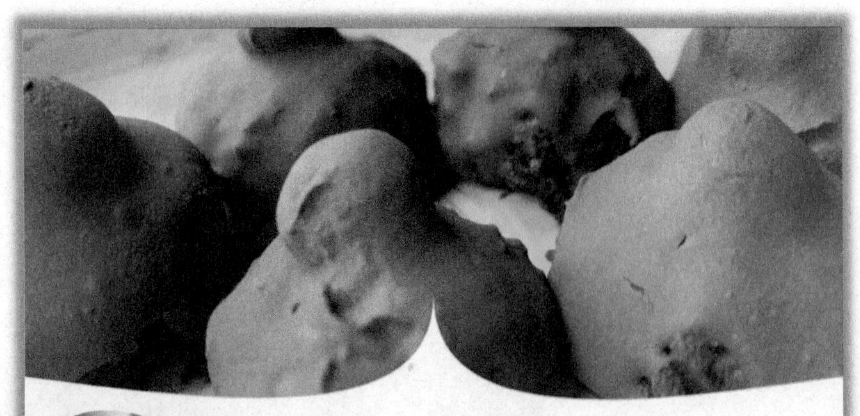

Baci Perugina home made

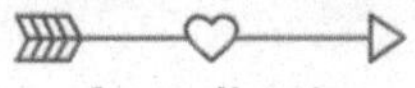

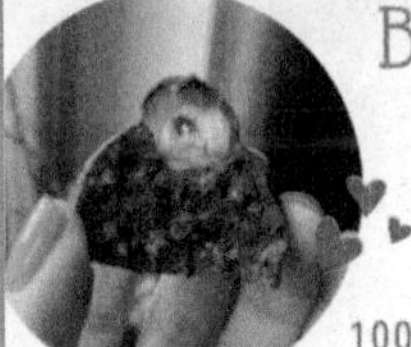

Ingredienti:

GLUTEN FREE

Per il ripieno:
100g di granella di nocciole + 17/20 nocciole intere
80g di cioccolato fondente al 75%
2 cucchiai di latte vaccino Bio
1 cucchiaio di crema di nocciole 100% pura e Bio
2 cucchiaini di cacao amaro
1 cucchiaio e mezzo di sciroppo di agave
Per la copertura:
80g di cioccolato fondente al 75%
1/2 bicchiere di acqua + latte bio (in parti uguali)

Sciogliere a bagnomaria il cioccolato fondente e aggiungere i 2 cucchiai di latte, la crema di nocciole, il cacao e lo sciroppo di agave. Poi unisci la granella di nocciole e mescola con una spatola, riponi in freezer per 15 minuti. Tira fuori l'impasto e inizia a fare delle palline sul quale adagerai le nocciole facendo una leggera pressione (a me ne sono venute 17). Metti di nuovo in freezer per 15 minuti. Prepara la copertura sciogliendo a bagnomaria il cioccolato e unendo il mezzo bicchiere di latte + acqua. Tira fuori le palline e cola sopra il cioccolato, riposo in freezer per 1 oretta. Pronti!

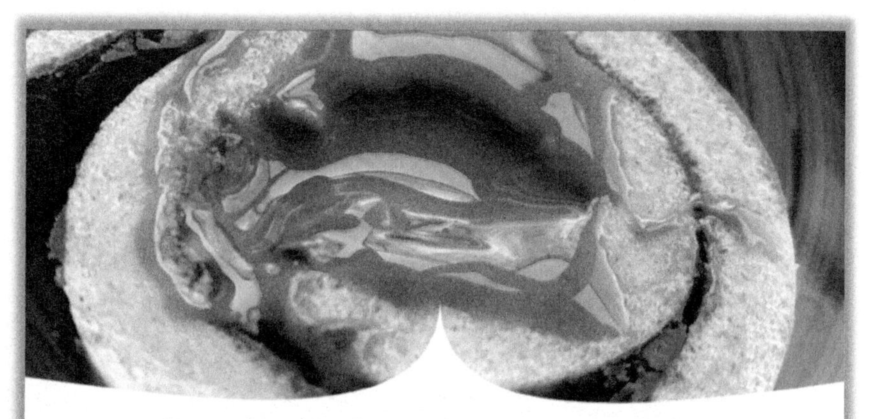

Rotolo al cioccolato e nocciole

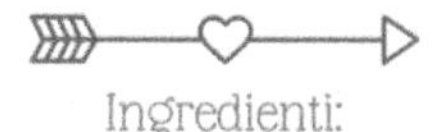

Ingredienti:

80g di farina di tipo 2
4 uova Bio
50g di sciroppo di agave
1 cucchiaino di estratto di vaniglia
70g di cioccolato fondente all'80%
Crema di nocciole 100% pura

In una ciotola rompi le uova e inizia a sbatterle con le fruste, aggiungi l'estratto di vaniglia e lo sciroppo di agave e continua a frullare. Aggiungi in seguito la farina di tipo 2 setacciata e continua a frullare. Prendi una teglia da forno di dimensioni 30x40 cm e rivestila con della carta da forno.
Cola l'impasto facendolo livellare bene e metti in forno preriscaldato a 220° in modalità statica per 9 minuti.
Tira fuori il pan di Spagna, toglilo dal testo e coprilo con un altro foglio di carta da forno e lascialo raffreddare.
Nel frattempo sciogli il cioccolato fondente e poi, una volta tolto il secondo foglio di carta, spalmalo sul pan di Spagna, poi aggiungi anche la crema di nocciole e inizia ad arrotolare dal lato più corto usando la carta da forno come aiuto, lascialo avvolto per 30 minuti.

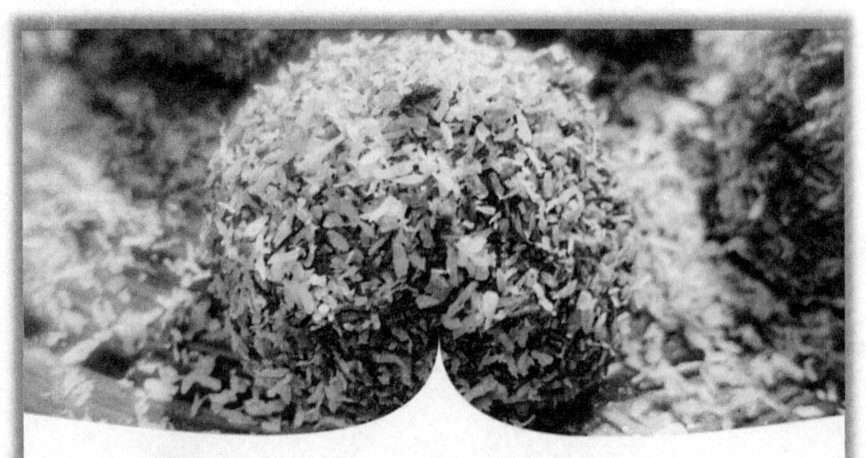

Tartufini cocco e cacao

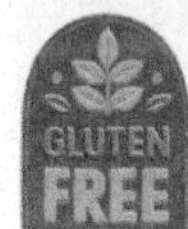

Ingredienti:

80g di cocco rapé o farina di cocco
50g di eritritolo
80-100g di bevanda di cocco o di riso o latte vaccino
30g di cacao amaro
Nocciole intere

Iniziamo mescolando all'interno di una ciotola la farina di cocco, l'eritritolo ed il cacao amaro in polvere.
Aggiungi il latte e continua a mescolare per qualche minuto, fino a completo assorbimento, dovrai ottenere una pasta leggermente appiccicosa. Prendi un pò di composto e schiaccialo tra i palmi delle mani, metti una nocciola Intera al centro, richiudi la pasta e forma una pallina. Decora le palline al cocco e cacao con abbondante farina di cocco, sarà sufficiente mescolare le palline all'interno di una ciotola con della farina di cocco. Riponi le palline al cocco e cacao in frigo per almeno 2 ore, in questo modo si rassoderanno e la farina di cocco si attaccherà maggiormente.

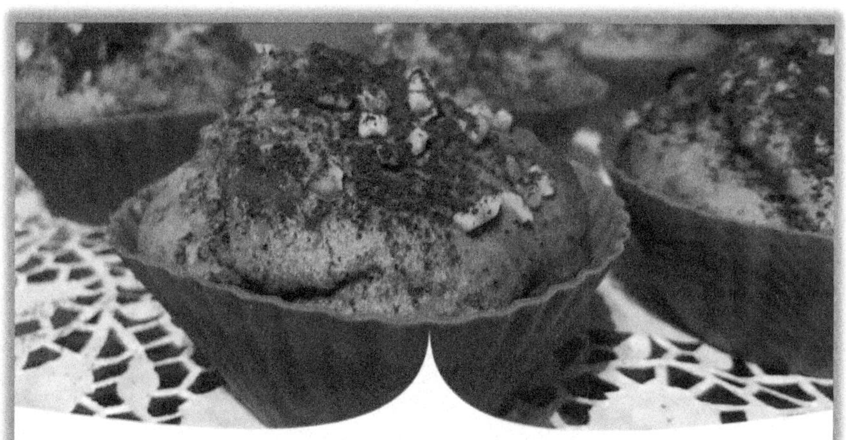

Muffin con farina di nocciole

Ingredienti:

180g di farina di tipo 2 o di farro
60g di farina di nocciole
50g di sciroppo di agave
2 uova Bio
20g di olio EVO
160g di acqua
1/2 bustina di lievito (8g)
4 cucchiai di gocce di cioccolato fondenti (80%)
Granella di nocciole q.b.
Cacao amaro q.b

In una ciotola unisci tutti gli ingredienti secchi tranne il cioccolato e setacciare il lievito. In un'altra ciotola sbatti le uova con lo sciroppo di agave, dopo aggiungi l'olio e a filo l'acqua continuando a mescolare. Unisci gli ingredienti liquidi a quelli secchi fino ad ottenere un composto omogeneo. Incorpora le scaglie o gocce di cioccolato, inizia a riempire i pirottini, dovrebbero uscirne 8/9. Decora la superficie con la granella di nocciole, poi metti in forno preriscaldato a 180° per 20 minuti circa, fai la prova dello stecchino.
Una volta fuori spolvera la superficie con cacao amaro.

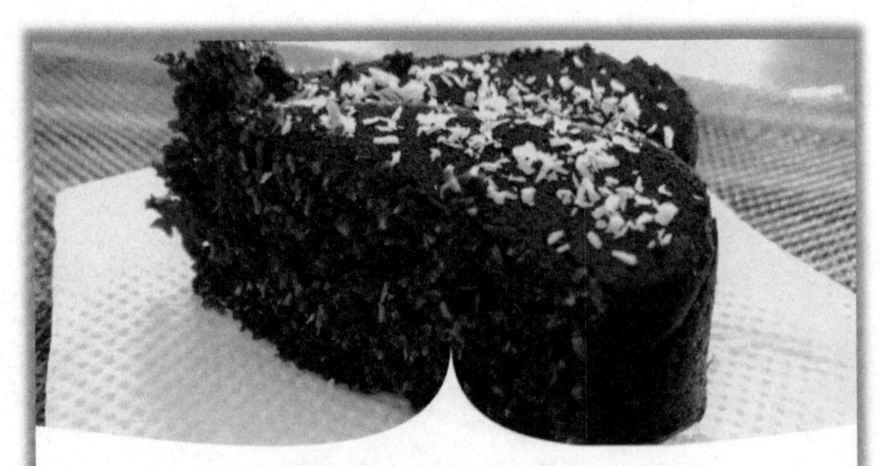

Torta al cacao e cocco

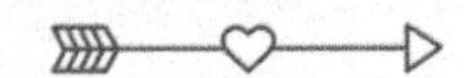

Ingredienti:

100 g di farina integrale rimacinata BIO
80 g di farina di cocco BIO
50 g di cacao BIO
70 g di zucchero di canna integrale BIO
250 ml di latte vaccino BIO oppure di una bevanda vegetale BIO per gli intolleranti al lattosio o vegani (avena, cocco, mandorla, soia ecc.)
1 bustina di agente lievitante per dolci (16g).

Mescolare gli ingredienti secchi, facendo attenzione a setacciare il lievito, aggiungi il latte e amalgama il tutto, versa l'impasto in uno stampo per torte da 22cm di diametro, oppure in uno stampo da plumcake (io uso quelli in silicone, così non uso carta forno o grassi per imburrare le teglie).
180°C forno statico per 40 minuti.

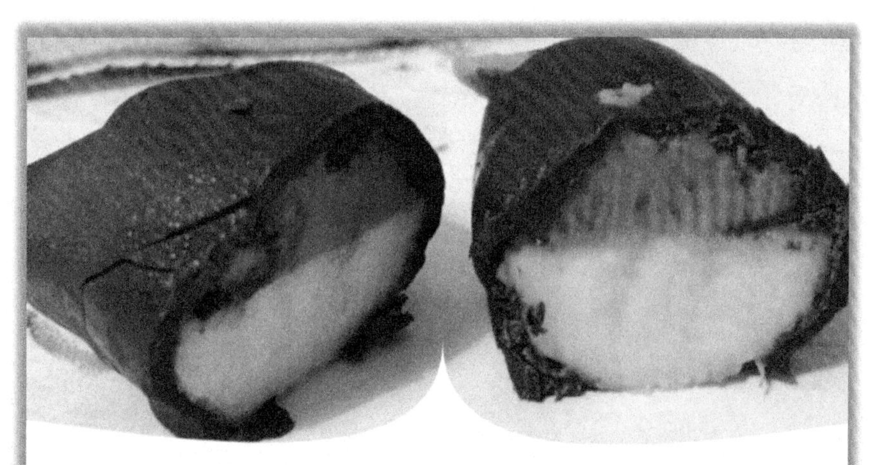

Snack banana e arachidi

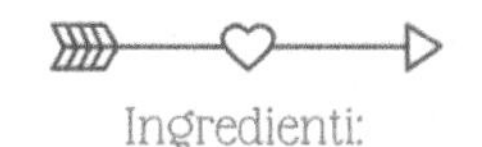

Ingredienti:

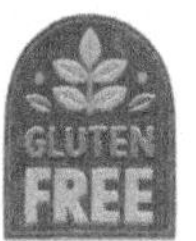

1 banana
Burro di arachidi q.b.
70g di cioccolato fondente all'80%

Sbuccia la banana e la tagliala in quattro parti più o meno uguali. Taglia ognuna delle quattro parti per la lunghezza. Dopodiché stendi un po' di burro d'arachidi sopra le fette di banana.
Sciogli il cioccolato nel microonde o a bagnomaria e lo versiamo sopra i mini snack.

1 ora in freezer e sono pronti!

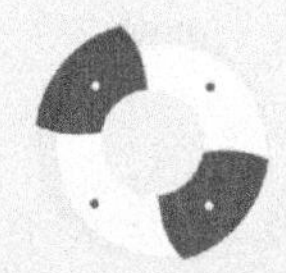

PREPARATI PER L'ESTATE CON

LE RICETTE ESTIVE

Resta in forma per l'estate!

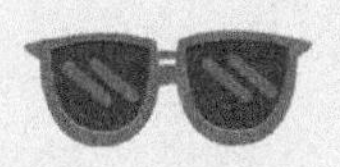

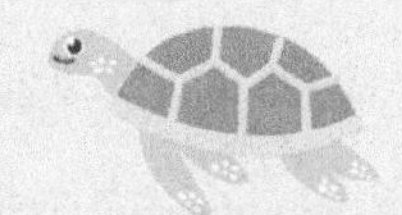

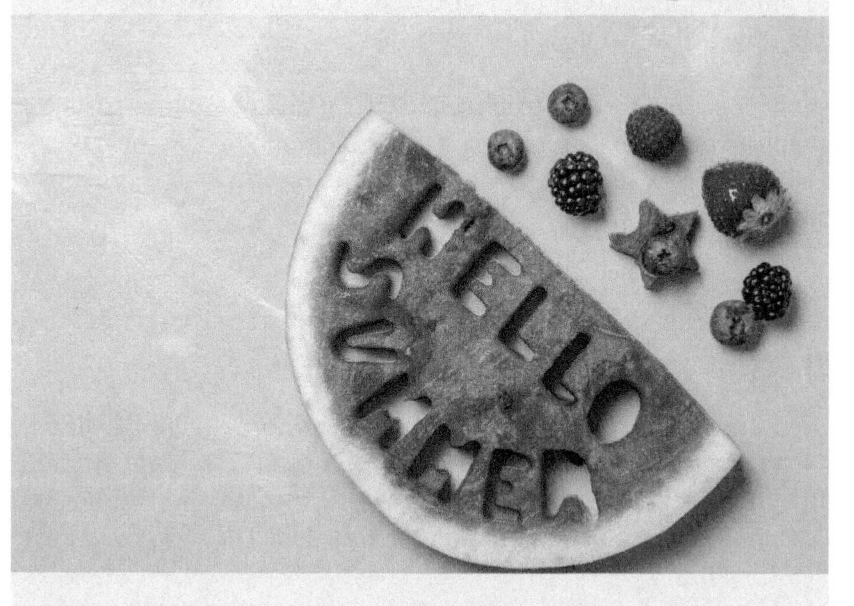

Fara la dieta in estate ti spaventa?

Se la risposta è si ragioniamo insieme: perché ti spaventa?

Fammi indovinare…

Forse pensi che per la pausa estiva potresti vanificare tutto il percorso fatto fino ad ora! Perché si sa, in vacanza è difficile stare a dieta…

Bene, tranquillizzati, perché non c'è niente di cui preoccuparsi!

Ti aiuterò a passare questa fase con i miei preziosi consigli, ma non dimenticare la cosa più importante:

quello del dimagrimento è un **PERCORSO**, un percorso che ti condurrà ad una serenità mai sperimentata prima, un mondo nuovo, fatto di sicurezze e amor proprio, privo di sensi di colpa e di vergogna…

Questo è l'obiettivo, tienilo sempre bene a mente, ma questo percorso, e lo stiamo giusto affermando, è ricco di ostacoli, ha le sue difficoltà, tipo le vacanze estive e le feste.

…ed è bene che tu capisca che le vacanze torneranno SEMPRE, l'Estate tornerà SEMPRE (e meno male direi) e se ogni Estate o ad ogni altro periodo di festa butterai tutto all'aria allora dobbiamo iniziare a pensare che per te non c'è più alcuna speranza?

Se la risposta è si, allora sei condannata/o a vivere eternamente in lotta contro il tuo peso, contro la tua pancia sporgente e i tuoi fianchi appesantiti, che desideri eliminare tantissimo, ma per i quali non fai niente, anzi, muovi azioni totalmente opposte.

Sappi che in questo modo non risolverai il problema, anzi stai solo aggravando la tua situazione.

C'è poco da fare così, c'è poco da fare se pensi che sia giusto fare una dieta all'anno per poi riprendere i chili persi per via delle feste, rassegnati, forse è meglio. A meno che...

A meno che tu non inizi a valutare questa tua situazione da un punto di vista totalmente diverso, un punto di vista nuovo, che nasconde i segreti del tuo successo, che poi sono i segreti del mio mestiere.

Dico davvero, devi andare più a fondo, non restare sulla superficie del discorso vecchio e stantio dell'equazione:

dieta = petto di pollo e insalata

No, è ora! Tu devi comprendere dei meccanismi importanti!

Meccanismi taciuti da molti professionisti, che magari si rallegrano nel vederti tornare dopo qualche mese con la coda in mezzo alle gambe e i chili di troppo addosso, che hai riacquistato con le vacanze, perché questo significa ricominciare il percorso daccapo.

Io NON voglio questo, non lo vorrò mai, io voglio risolvere il tuo problema possibilmente per sempre.

Che cosa mi conviene nel farlo?

Nulla forse, ma insegnarti a fare scelte consapevoli è la mia etica professionale, è la mia filosofia.

Perché non voglio farti rischiare di arrivare (dieta dopo dieta) alla "resistenza alla dieta", che purtroppo arriva per tutti quando si fanno tante diete. In poche parole grazie a questo meccanismo il corpo inizia a resistere alle privazioni di cibo e di calorie.

La fame, lontana da essere un meccanismo perverso, è una condizione fisiologica che ha garantito la sopravvivenza umana in periodi di carestia.

Il nostro pianeta infatti non era un luogo ospitale con abbondanza di cibo, ma ci affamava, non avevamo i supermercati sempre aperti e le consegne a domicilio. Il nostro corpo però è in grado di sopravvivere in condizioni di scarsa alimentazione, quando mangia meno, abbassa il metabolismo per resistere con le riserve che ha a disposizione. Questo però può portare a resistere alle diete, se le fai spesso e se le fai del tutto sbagliate.

Ma l'estate è una stagione aperta, brillante, e piena di occasioni per uscire… non dobbiamo evitare le occasioni di socialità umana, poiché il contatto con gli altri è fondamentale per la nostra salute.

La ricerca ha dimostrato che le interazioni sociali stimolano le emozioni e attivano il centro della ricompensa nel cervello.

Questo coinvolgimento emotivo è cruciale per il benessere e l'attaccamento emotivo.

L'isolamento sociale, come dimostrato dalla recente pandemia da COVID-19, può causare disturbi psichici e declino cognitivo.

Pertanto, non dobbiamo rinunciare alle attività sociali e alle vacanze, che ci permettono di ricaricare le batterie.

Durante le vacanze, possiamo seguire alcune regole per mantenere uno stile di vita sano, come una colazione proteica, scelte alimentari equilibrate durante i pasti e uno spuntino di frutta.

Ogni cosa può essere fatta con astuzia e intelligenza, quindi godiamoci le vacanze e prendiamoci cura di noi stessi.

Ma ecco i miei consigli, o meglio le 8 regole d'oro per passare l'estate indenne!

E poi, di nuovo altre ricette per te.

Le mie *regole d'oro* per passare l'Estate indenne!

1

Cammina 1h almeno 3 volte a settimana!

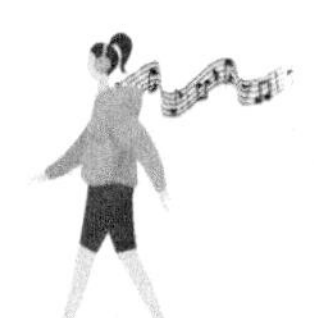

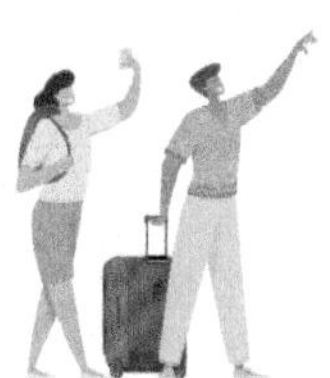

2

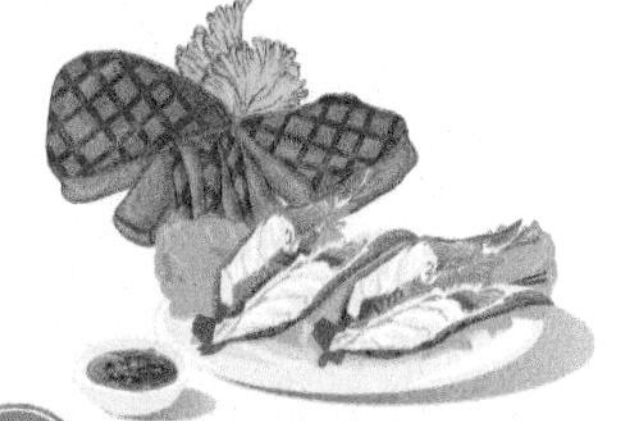

Dove possibile cerca di rispettare il piano, ma se devi mangiare fuori spesso prediligi proteine e verdure, ad esempio vai con una grigliata di pesce (o di carne) e verdure!

3

NON abusare di dolci! Se vuoi concederti il gelato evita di mangiare carboidrati nell'arco della stessa giornata! Mangiali solo a colazione e a uno degli spuntini!

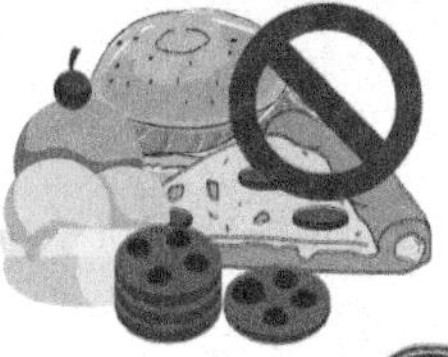

4

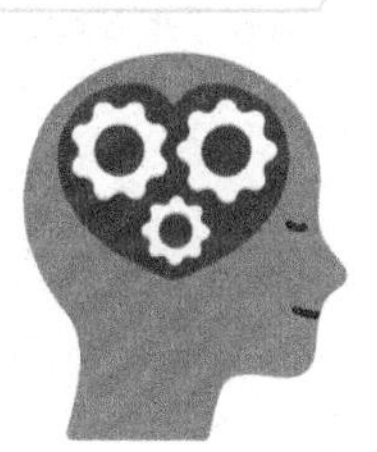

Allena il tuo mindset! Leggi spesso i miei materiali e domandati cosa se è giusto vanificare tutto a causa della vacanza.

Continua...

Evita di farti venire i sensi di colpa, non sarà una vacanza a fermare il tuo percorso.

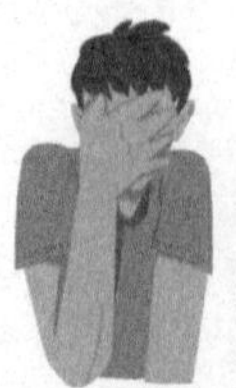

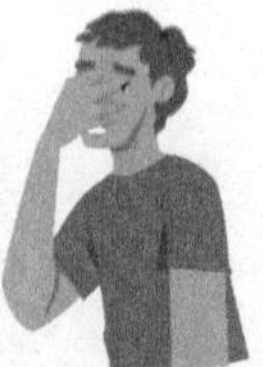

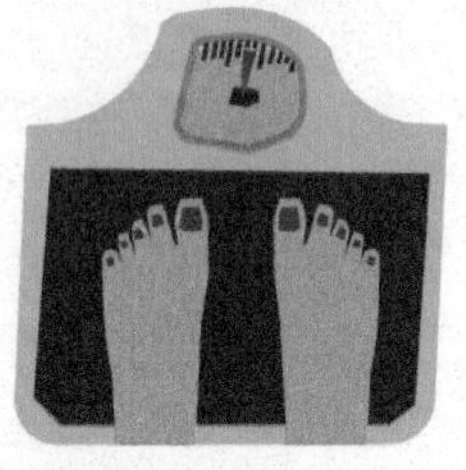

Non ti pesare spesso! Rischi di cadere nello sconforto e nei pensieri negativi, ricorda sempre che il peso non è tutto!

Abbi fiducia in te, tu puoi farcela, puoi tutto! Non è il cibo a comandare te ma sei tu a comandare il cibo!!

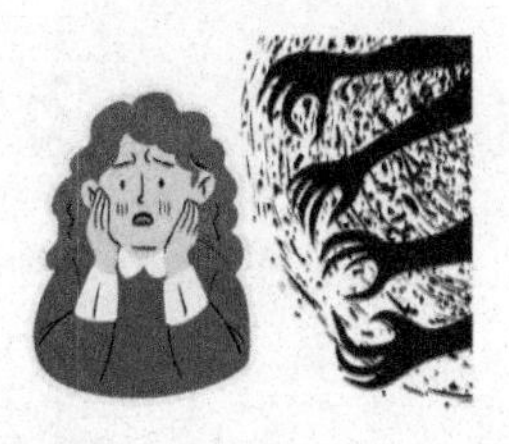

Non avere paura della paura! Non succede nulla se non si dimagrisce o si dimagrisce poco, puoi comunque andare avanti!

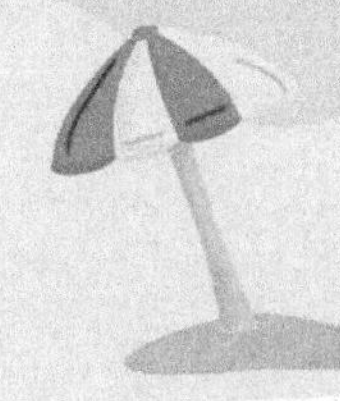
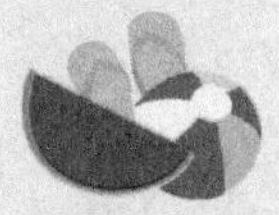
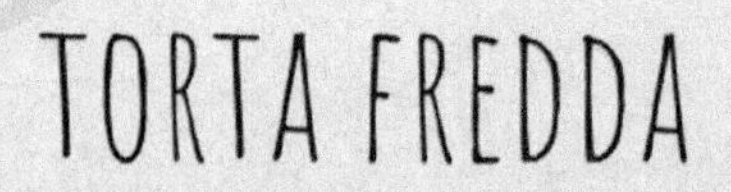

TORTA FREDDA

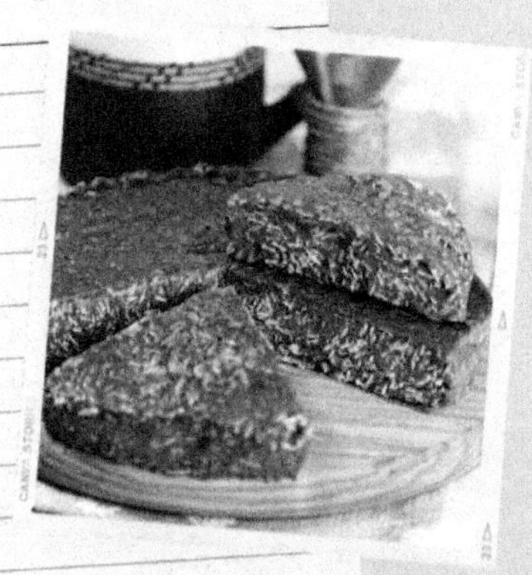

INGREDIENTI

- 300g di bevanda di soia
- 50g di miele
- 200g di cioccolato fondente 80%
- 280g di fiocchi di avena
- 2 cucchiai di granella di nocciole

PREPARAZIONE:

Metti a bollire la bevanda di soia con il miele, dopo versa nel pentolino il cioccolato e scioglilo completamente. Aggiungi i fiocchi di avena e mescola bene. Versa il composto in uno stampo a cerniera (18-22 cm) e metti in frigo per un'ora.

Conservala in frigo.

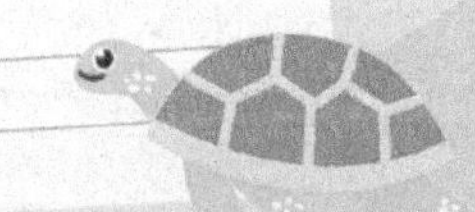

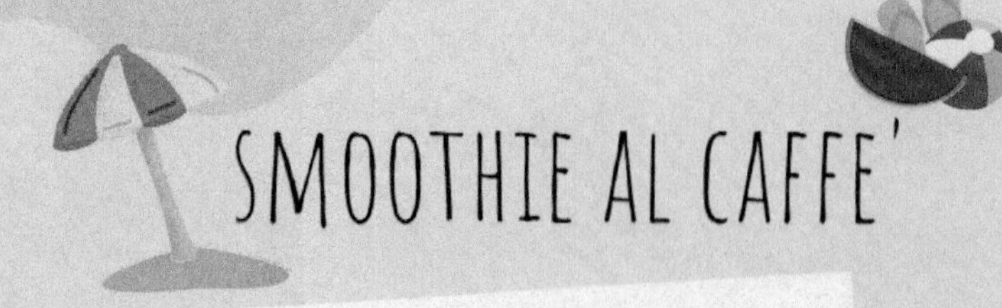

SMOOTHIE AL CAFFE'

INGREDIENTI X2

220g di yogurt greco

1 banana

2 caffè espresso

6 cubetti di ghiaccio

Acqua q.b. (se serve)

1 cucchiaino di granella di nocciole

PREPARAZIONE:

Prendere la banana, sbucciarla e tagliarla a rondelle avendo cura di eliminare prima i filamenti.

Raccogliere nel mixer il ghiaccio, la banana, il caffè e lo yogurt e frullare fino a ottenere un composto spumoso e cremoso aggiungendo dell'acqua se fosse necessario per ottenere la giusta consistenza.

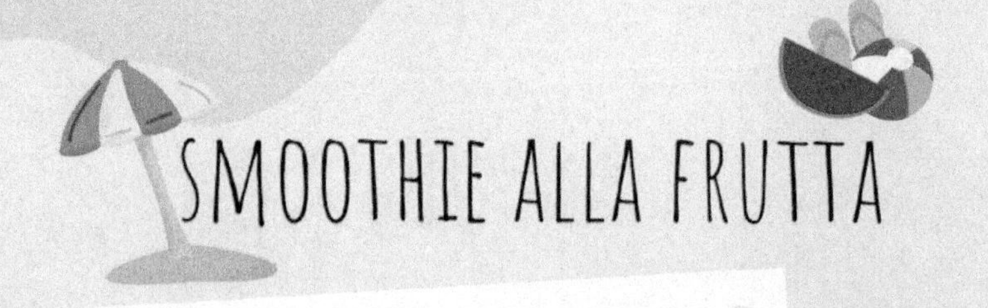

SMOOTHIE ALLA FRUTTA

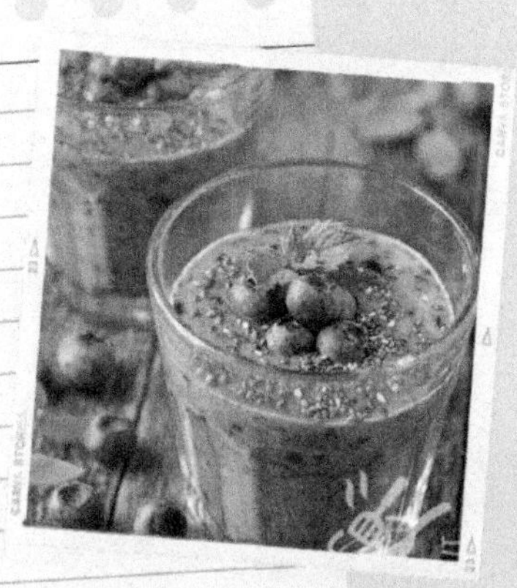

INGREDIENTI X2

100g di mirtilli

100g di more

1 banana

1 cucchiaino di granella di nocciole

PREPARAZIONE:

Congela la banana e il resto della frutta per una notte e la mattina successiva tirala fuori dal freezer qualche minuto prima di frullarla. Metti la frutta congelata nel frullatore e inizia a frullare. Se dovesse risultare difficile, puoi aggiungere un goccio di acqua o del latte vegetale che preferisci.

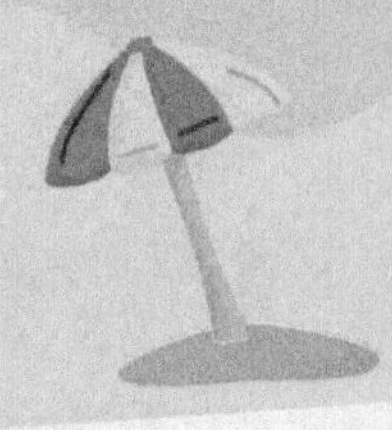

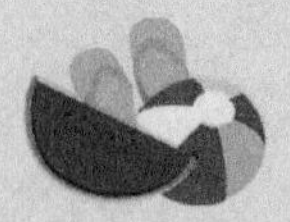

CHIA PUDDING

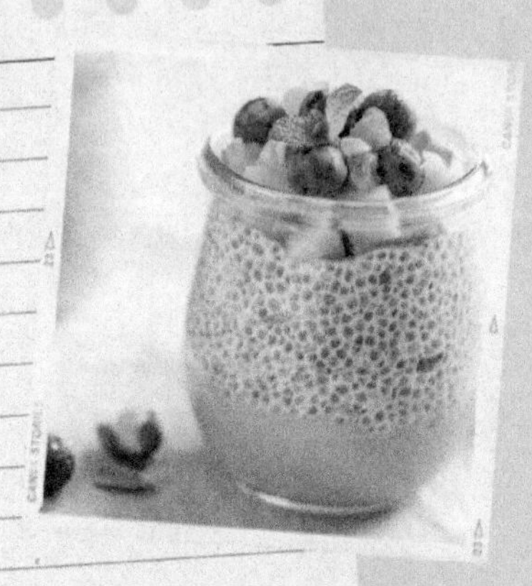

INGREDIENTI:

30 g di semi di chia

30 ml di bevanda vegetale

30 ml di acqua

1 pesca

Qualche mirtillo

PREPARAZIONE:

Tutto quello che dovrai fare è versare all'interno di una ciotolina i semi di chia, l'acqua e il latte. Mescola poi lascia che il composto si raffreddi nel frigorifero. Al mattino tiralo fuori e completa la tua colazione con un piccolo strato di pesca schiacciata e pesca a dadini, qualche mirtillo per decorare.

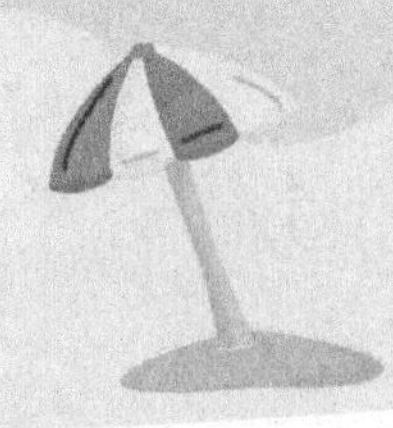

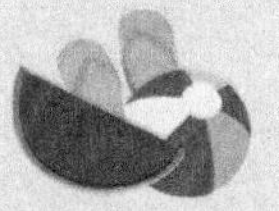

AVOCADO TOAST

INGREDIENTI:

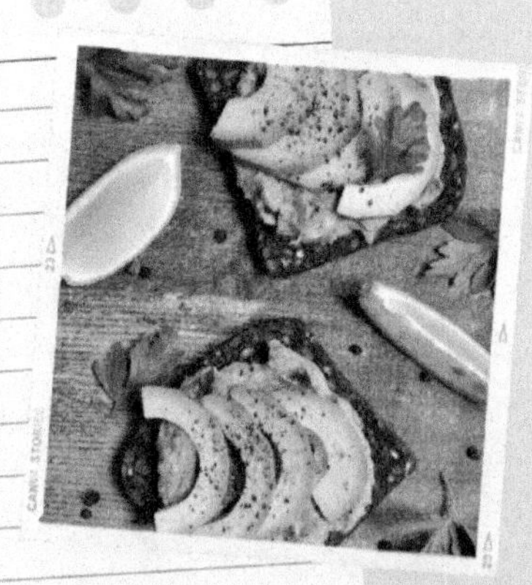

Pane integrale.

1/4 di avocado.

1 cucchiaio di guacamole

Gocce di succo di limone

PREPARAZIONE:

Prendi il pane, mettici sopra qualche goccia di limone, dopo spalma un cucchiaio di guacamole della mia ricetta e metti qualche fettina di avocado sopra.

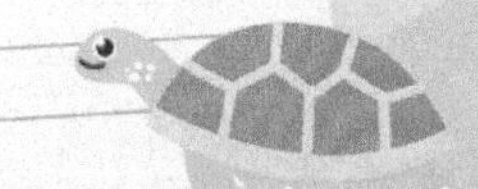

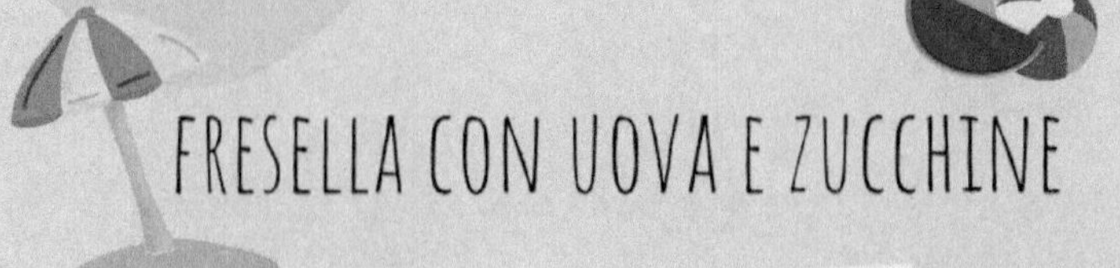

FRESELLA CON UOVA E ZUCCHINE

INGREDIENTI

Fresella integrale di Altamura!

Zucchine romanesche

1 uovo

1/2 scalogno

Sale e pepe q.b.

1 cucchiaio di Olio EVO

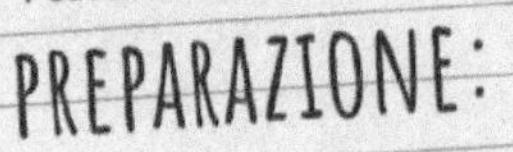

PREPARAZIONE:

Bagna la fresella (ricordati che devi pesare lo stesso peso della pasta non del pane) e adagiala sul piatto. Cuoci le zucchine in vasocottura con lo scalogno, 1 cucchiaio di olio EVO, sale e pepe.

Cuoci un uovo in acqua, toglilo dopo 7 minuti dal bollore. Taglialo a cubetti e mettilo sulla fresella insieme alle zucchine.

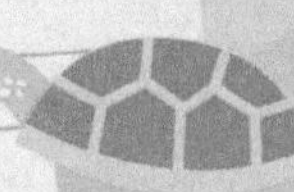

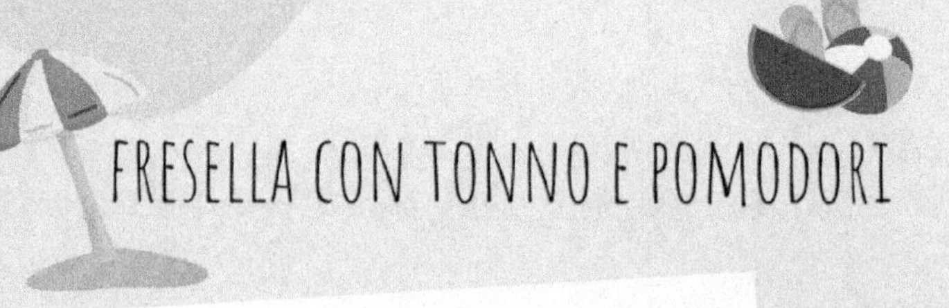

FRESELLA CON TONNO E POMODORI

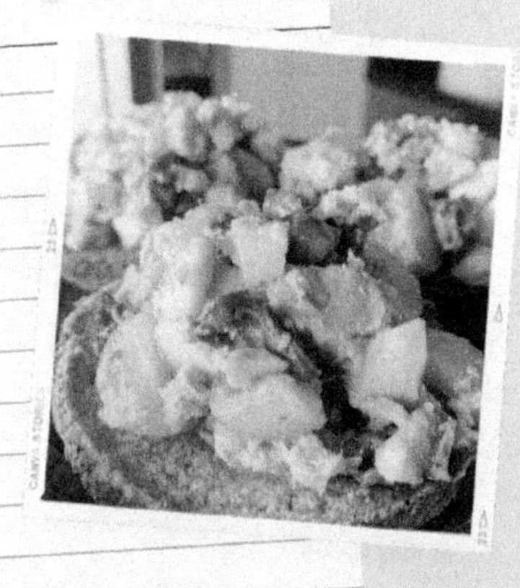

INGREDIENTI

Fresella integrale di Altamura!

La tua porzione di tonno

5-6 pomodorini datterini gialli

1/4 di avocado

1 pomodoro secco reidratato

Foglie di basilico

1 cucchiaio di Olio EVO

PREPARAZIONE:

Bagna la fresella (ricordati che devi pesare lo stesso peso della pasta non del pane) e adagiala sul piatto. Taglia tutte le verdure e l'avocado a cubetti, aggiungi il basilico e il tonno. Mescola in una ciotola e metti il tutto sulla tua fresella! Il pranzo è pronto!

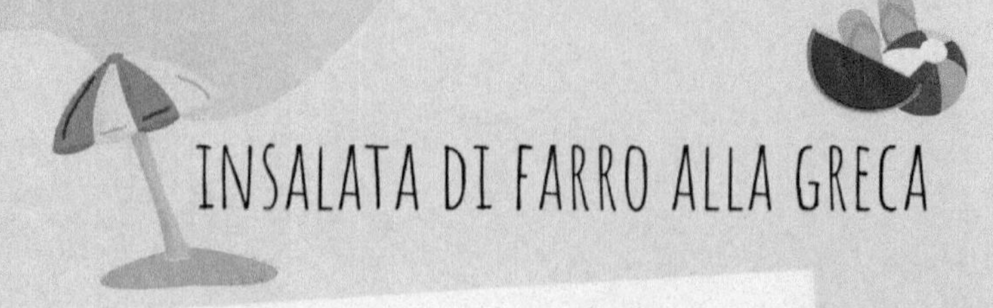

INSALATA DI FARRO ALLA GRECA

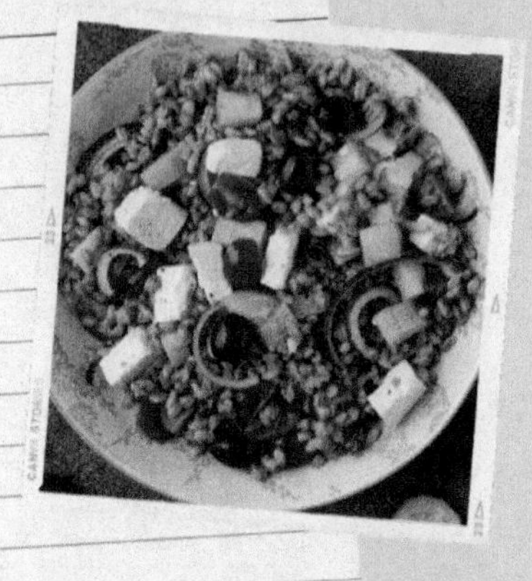

INGREDIENTI

La tua porzione di farro

1/2 cetriolo

70g di feta greca

4-5 olive nere denocciolate

6 pomodorini datterini

Cipolla rossa a listarelle (se ti piace)

1 cucchiaio di Olio EVO

PREPARAZIONE:

Cuoci il farro e lascialo freddare.

Taglia a dadini il cetriolo, la feta, e i pomodorini.

Aggiungi le olive e la cipolla rossa se la gradisci.

Condisci il tutto con olio EVO e servi.

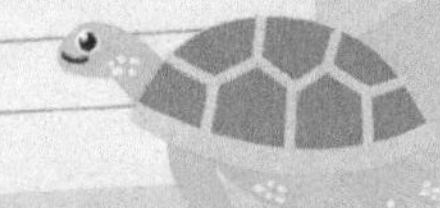

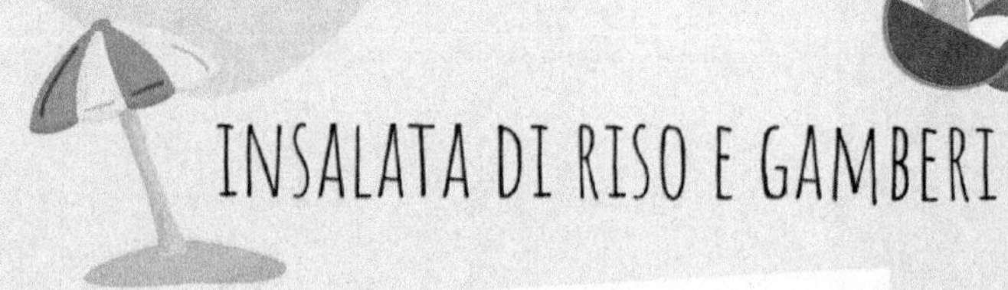

INSALATA DI RISO E GAMBERI

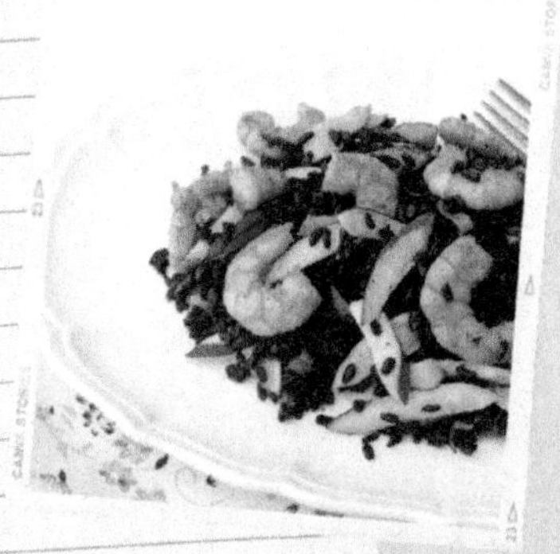

INGREDIENTI

La tua porzione di riso
130g di gamberi sgusciati
1/2 zucchina romana
1 cucchiaio di aceto di mele
1/2 spicchio di aglio
Sale e pepe q.b.
1 cucchiaio di Olio EVO + 1 cucchiaino

PREPARAZIONE:

Cuoci il riso e lascialo freddare.
Taglia la zucchina e grigliala in padella.
Sguscia i gamberi e lasciali cuocere con un cucchiaino di olio e un pò di acqua poi metti il pepe. Riunisci il tutto in una ciotola e poi condisci con l'aceto di mele e l'olio EVO.

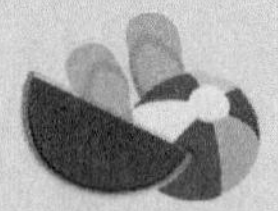

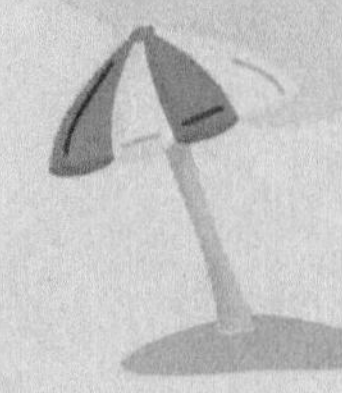

INSALATA DI RISO E CECI

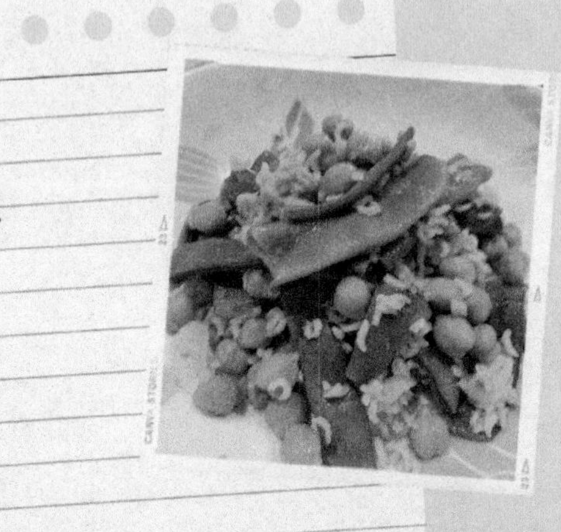

INGREDIENTI

La tua porzione di riso

4-5 cucchiai di ceci cotti

4-5 taccole

1/2 scalogno

1-2 pomodorini datteri

Sale e pepe q.b.

1 cucchiaio di Olio EVO + 1 cucchiaino

PREPARAZIONE:

Cuoci il riso e lascialo freddare.

Cuoci le taccole in vasocottura insieme ai pomodorini, lo scalogno 1 cucchiaio di olio, sale e pepe. Una volta cotti, metti tutto in una ciotola insieme ai ceci cotti e poi condisci con l'olio EVO.

328

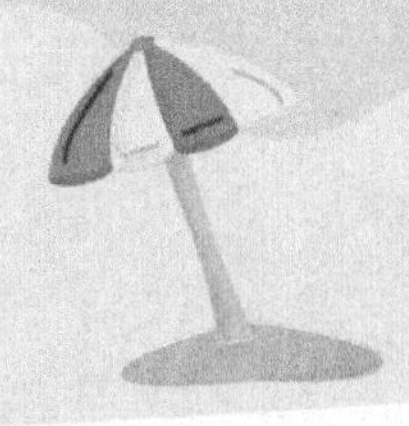

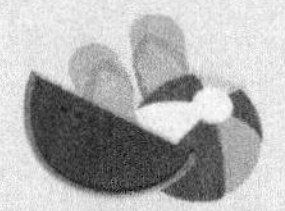

CRACKERS AI SEMI

INGREDIENTI

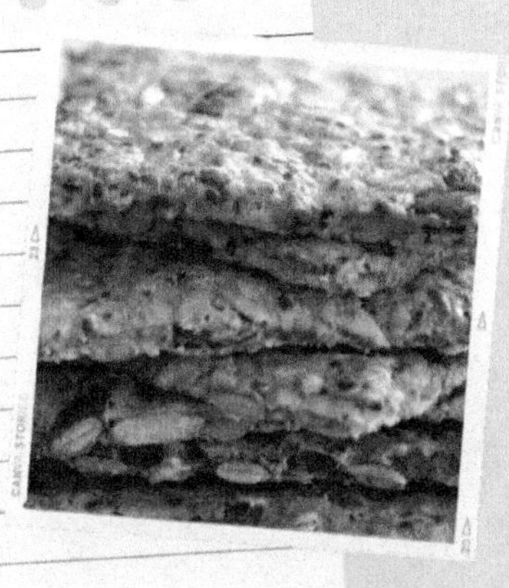

150g di farina integrale

150g di farina di farro

250g di acqua

100g di fiocchi di avena

50g di semi di girasole

50g di semi di sesamo

50g di semi di lino

50g di olio EVO

Sale q.b.

PREPARAZIONE:

Versa tutti gli ingredienti in una ciotola, in ultimo versa l'olio EVO e impasta bene.

Stendi l'impasto su una teglia coperta di carta da forno dando una forma rettangolare. Spennella la superficie con un pò di olio EVO, senza esagerare.

Con una rotella dai la forma dei cracker.

15 minuti in forno statico a 200°C.

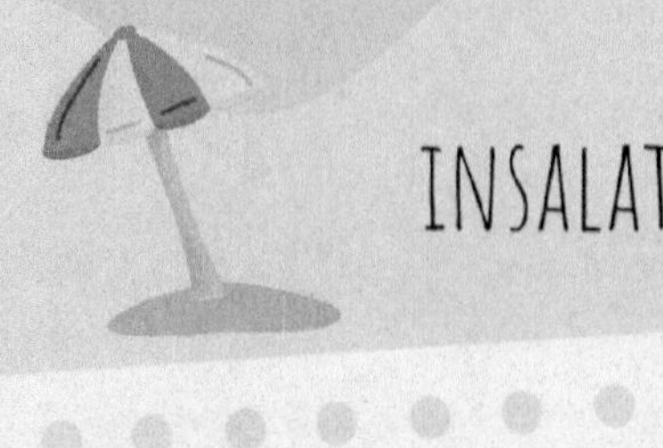

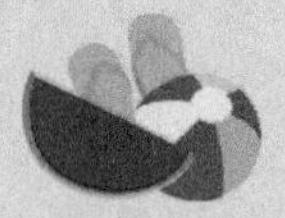

INSALATA DI MARE

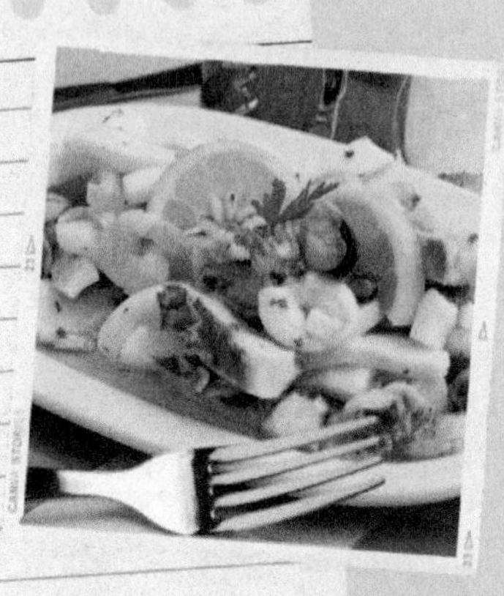

INGREDIENTI

La tua porzione di molluschi o crostacei, puoi anche mixarli.

1/2 carota

1/2 costa di sedano

1/2 spicchio di aglio

Qualche foglia di prezzemolo

Sale e pepe q.b.

Olio EVO

Succo di limone

PREPARAZIONE:

Taglia il sedano a rondelle e le carote alla julienne, schiaccia lo spicchio di aglio e trita il prezzemolo. Versa in una ciotola i molluschi-crostacei già cotti e raffreddati, poi metti le verdure, regola di sale e pepe, condisci con dell'olio extravergine d'oliva e del succo di limone, poi mescola bene.

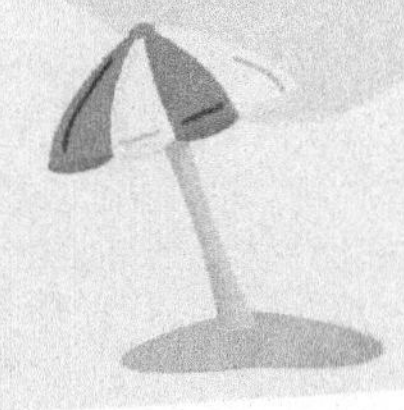

PESTO DI FAGIOLINI

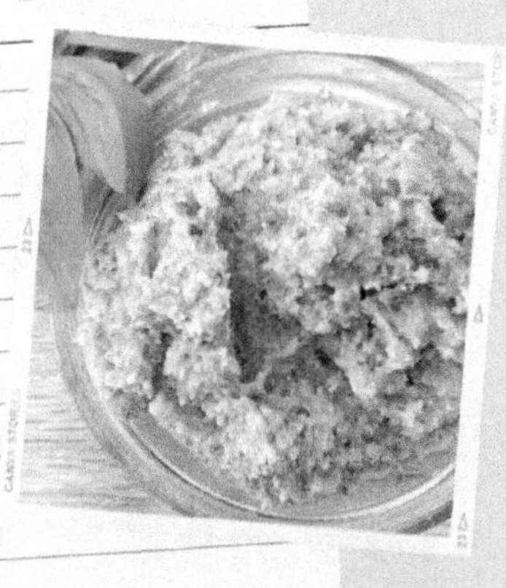

INGREDIENTI

250g di fagiolini

12 foglie di basilico

30g di mandorle pelate

40g di Parmigiano Reggiano

Sale q.b.

1 bicchierino da caffè di Olio EVO

Acqua q.b.

PREPARAZIONE:

Cuoci i fagiolini in acqua o in vasocottura.

Mettili in un contenitore poi aggiungi l'olio EVO, il basilico, il parmigiano, le mandorle e frulla tutto con il minipimer.

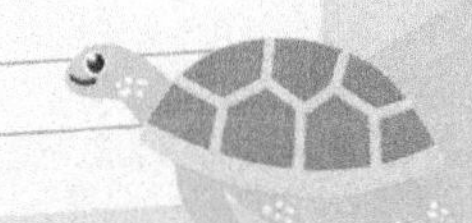

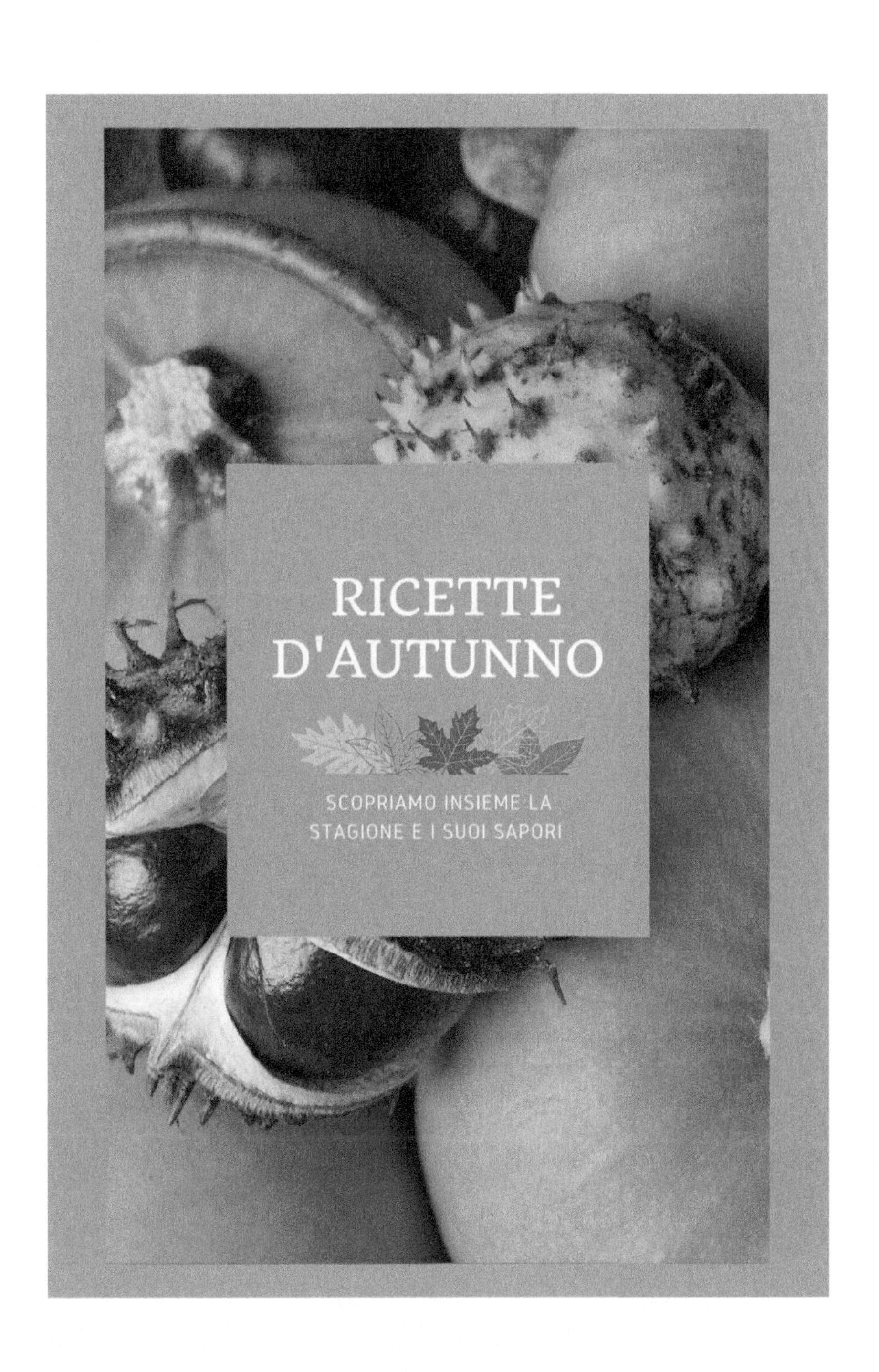
RICETTE
D'AUTUNNO
SCOPRIAMO INSIEME LA
STAGIONE E I SUOI SAPORI

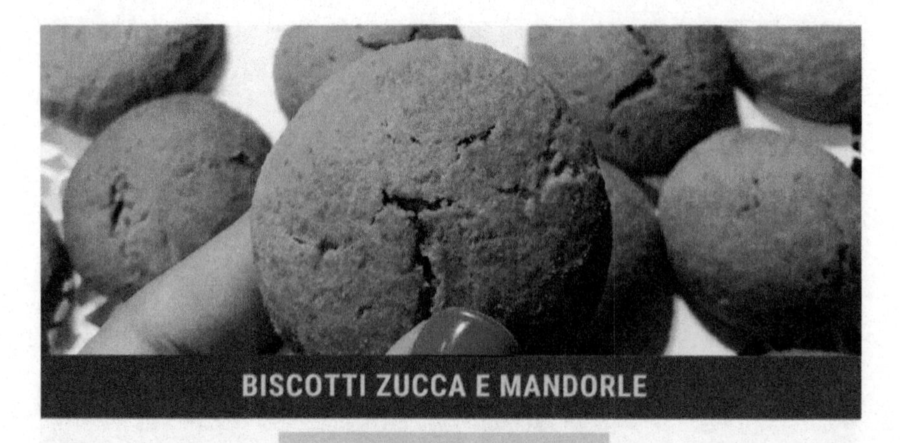

BISCOTTI ZUCCA E MANDORLE

ingredienti

- 250g di farina di farro integrale
- 150g di polpa di zucca butternut
- 100g di farina di mandorle
- 70g di burro chiarificato
- 1 uovo medio bio
- 50g di zucchero di canna integrale
- 8g di lievito per dolci
- 1 cucchiaino di zenzero macinato

procedimento

Taglia la zucca a fette e cuocerla a 200°C in forno per 15-20 minuti fino a quando non si è ammorbidita, sfornare e lasciare raffreddare.
Sciogli il burro a bagnomaria e lavoralo con delle fruste insieme allo zucchero. In un'altra ciotola sbatti la zucca insieme all'uovo e successivamente uniscila al burro e zucchero.
Mixa insieme i componenti secchi, setacciando la farina di farro e il lievito, dopo versa il tutto lentamente nei liquidi e incorpora bene fino ad ottenere un impasto appiccicoso.

Con l'aiuto della farina forma delle palline un pò schiacciate e adagiale sulla carta da forno.

Cuoci in forno preriscaldato a 180°C per 20-25 minuti.

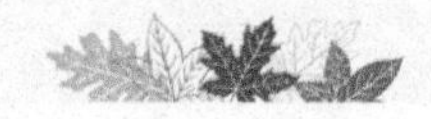

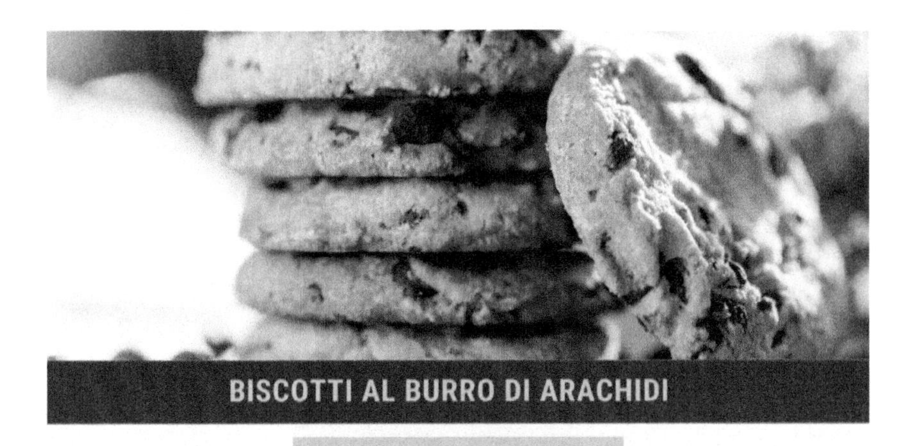

BISCOTTI AL BURRO DI ARACHIDI

ingredienti

- 50 g di cioccolato fondente all'85%
- 120 g di burro di arachidi 100% puro
- 50 g di zucchero integrale (moscovado)
- 100g di farina di riso integrale
- 1 uovo bio
- sale q.b.

procedimento

In una ciotola, unisci il burro di arachidi con lo zucchero, la farina di riso e un pizzico di sale. Mescola il tutto e unisci un uovo intero, facendo amalgamare per bene tutti gli ingredienti con un cucchiaio di legno o una spatola da cucina.

Quando avrai ottenuto un composto omogeneo, spezzetta la tua tavoletta di cioccolato e aggiungi i pezzetti al composto. Quando l'impasto avrà ottenuto la consistenza desiderata, trasferiscilo su un piano di lavoro infarinato e stendilo con le mani.

Dai la forma desiderata ai tuoi biscotti e falli cuocere su una teglia da forno foderata per circa 15 minuti a 180 °C.

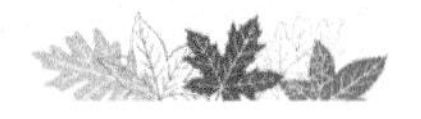

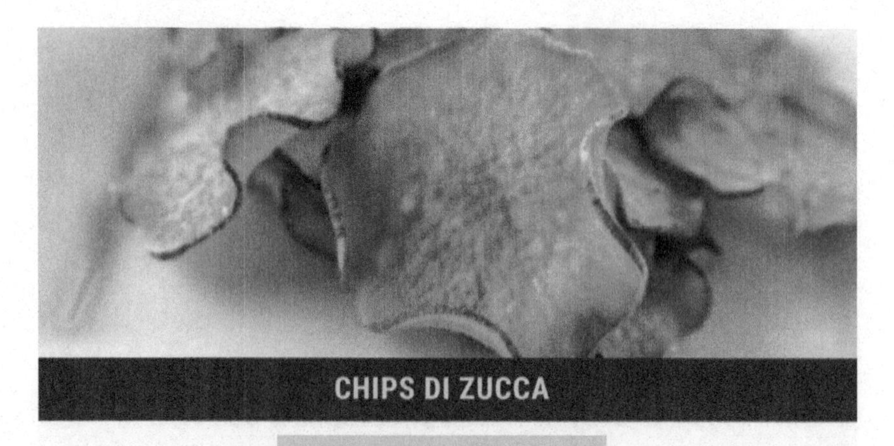

CHIPS DI ZUCCA

ingredienti

- 600g di zucca pulita
- 3 rametti di rosmarino
- olio evo q.b.
- sale e pepe q.b.

procedimento

Taglia la zucca a fette con una mandolina, poi metti le fettine sulla carta da forno e spruzza sopra dell'olio evo aiutandoti con un vaporizzatore, se metti troppo olio le fette restano molli e non si asciugano.

Aggiungi rosmarino sale e pepe.

Cuoci in forno ventilato a 200°C per 15 minuti o non appena diventano croccanti.

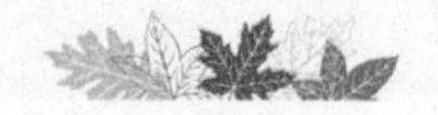

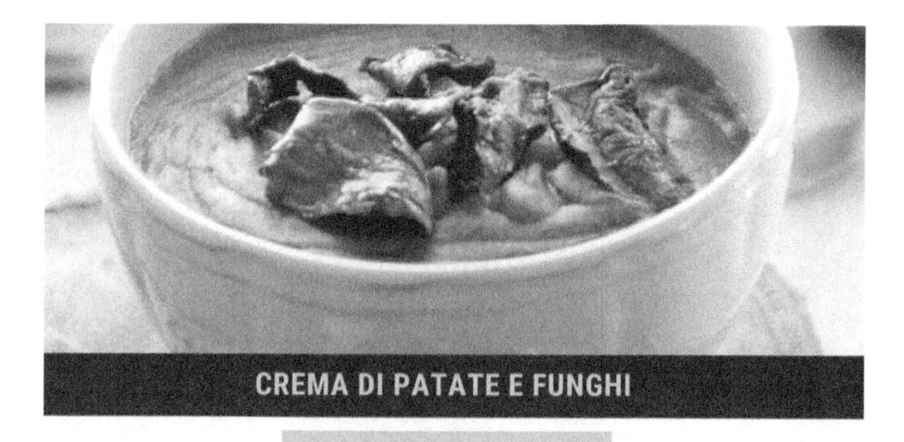

CREMA DI PATATE E FUNGHI

ingredienti x2

- 400 g di patate
- 20 g di funghi secchi
- 500 ml di brodo vegetale fatto in casa
- 1 spicchio di aglio
- rosmarino, alloro o salvia a piacere
- Olio EVO q.b.

procedimento

Sbuccia, lava e taglia le patate a dadini di circa 1 cm.

Metti a mollo i funghi in acqua tiepida per circa 10 minuti poi filtra l'acqua senza gettarla via e uniscila al brodo vegetale. In un tegame fai scaldare un cucchiaio di olio EVO e uno spicchio d'aglio. Quando l'aglio si sarà imbiondito toglilo e metti i funghi con 3-4 cucchiai di brodo vegetale. Tienine da parte qualcuno per la decorazione. Unisci le patate e poi copri tutto con il brodo. Aggiungi le erbe e regola di sale. Cuoci a fiamma dolce per circa 30 minuti con il coperchio socchiuso aggiungi brodo solo se si asciuga troppo.
Quando le patate saranno morbide frulla tutto con un frullatore classico o a immersione.
Aggiungi ancora un filo di olio a crudo.

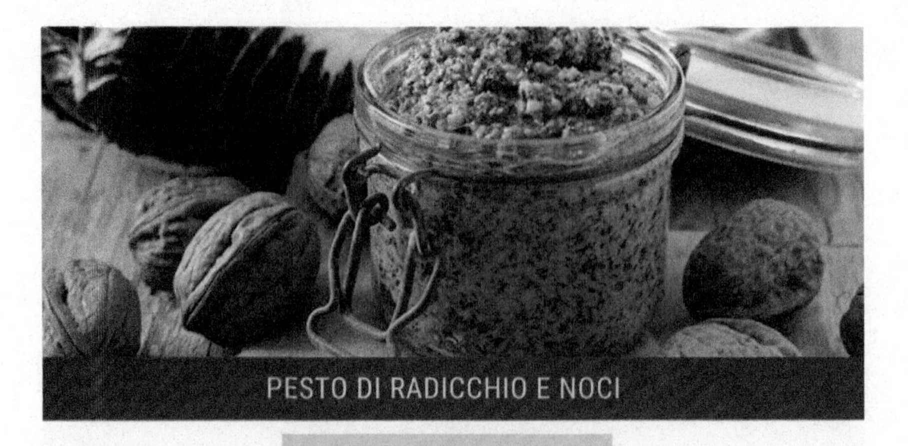

PESTO DI RADICCHIO E NOCI

ingredienti

- 200 g radicchio trevigiano
- 30 g di di noci sgusciate
- 50 ml olio EVO
- 30 g Parmigiano Reggiano/Grana grattugiato
- 1 pizzico di sale

procedimento

Elimina le foglie rovinate del radicchio, aprile bene e sciacquale sotto l'acqua corrente, quindi asciugale bene tamponandole con carta assorbente o un canovaccio pulito.

Metti le noci insieme al radicchio in un mixer, unisci il formaggio, il sale e versa a filo l'olio extra vergine di oliva. Aziona e riduci in una poltiglia abbastanza uniforme.

Il pesto di radicchio rosso e noci è pronto per condire la tua pasta!

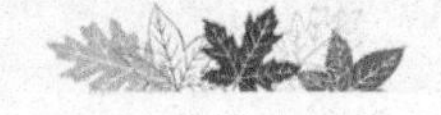

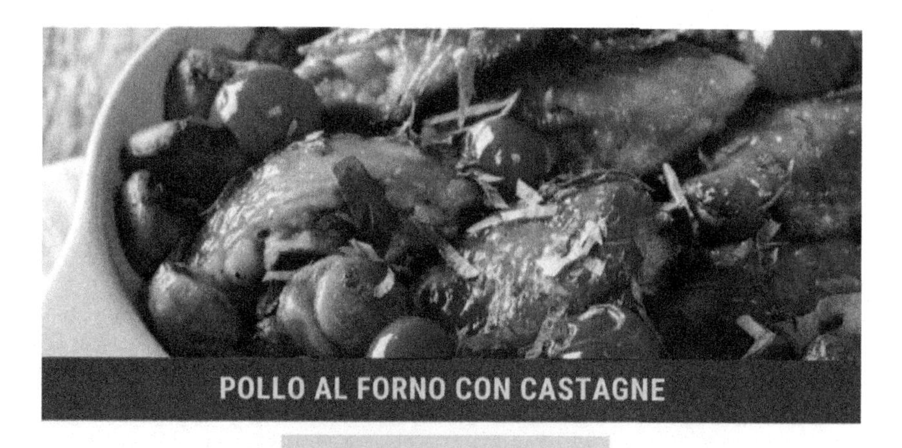

POLLO AL FORNO CON CASTAGNE

ingredienti

- 400g di pollo a pezzi
- 200 g di castagne lesse e pulite
- 100 g di Pomodorini
- 1 rametto di rosmarino
- 1 spicchio di aglio
- olio EVO
- sale q.b.
- pepe q.b.

procedimento

Disponi tutti gli ingredienti tranne il pollo in una ciotola, aggiungi le spezie e amalgama bene il tutto.

In una teglia da forno adagia il pollo a pezzi e versa sopra le castagne e i pomodorini conditi con le spezie indicate.

Cuoci in forno statico a 180° per 50 minuti.

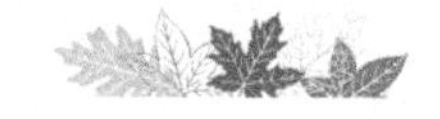

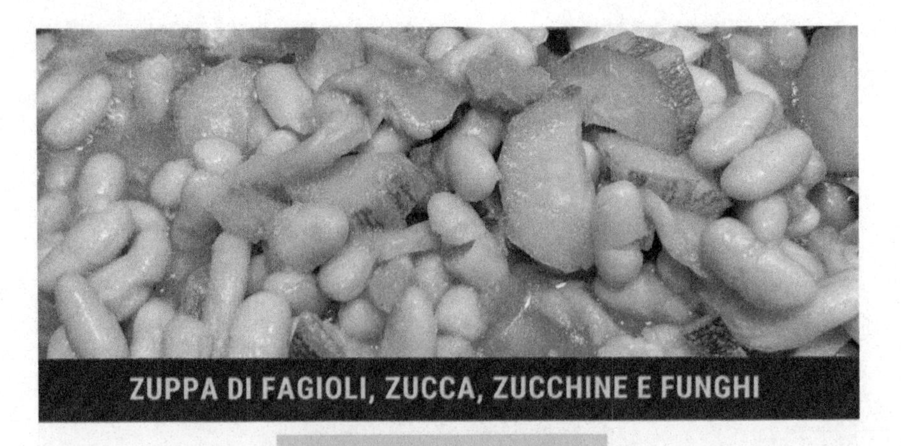

ZUPPA DI FAGIOLI, ZUCCA, ZUCCHINE E FUNGHI

ingredienti x2

- 300-400 g di fagioli cannellini già cotti
- 300g di zucca
- 200g di funghi pleurotus
- 2 zucchine medie
- 3 bicchieri di brodo vegetale fatto in casa
- 1 spicchio di aglio
- 1/2 carota
- Olio EVO q.b.

procedimento

Soffriggi delicatamente con un cucchiaio di olio e due cucchiai di acqua l'aglio e la carota tagliata a pezzetti.
Dopo metti le verdure pulite e tagliate a dadini con 1 bicchiere e mezzo di brodo e del sale.

Lascia cuocerle per 15 minuti, o fino a quando le zucchine non si ammorbidiscono.

Dopo metti i fagioli cannellini già cotti, 1 bicchiere e mezzo di brodo (puoi usarne di pù se la preferisci più brodosa) e lascia cuocere per altri 5 minuti, metti altro olio EVO a crudo, e le spezie a piacere.

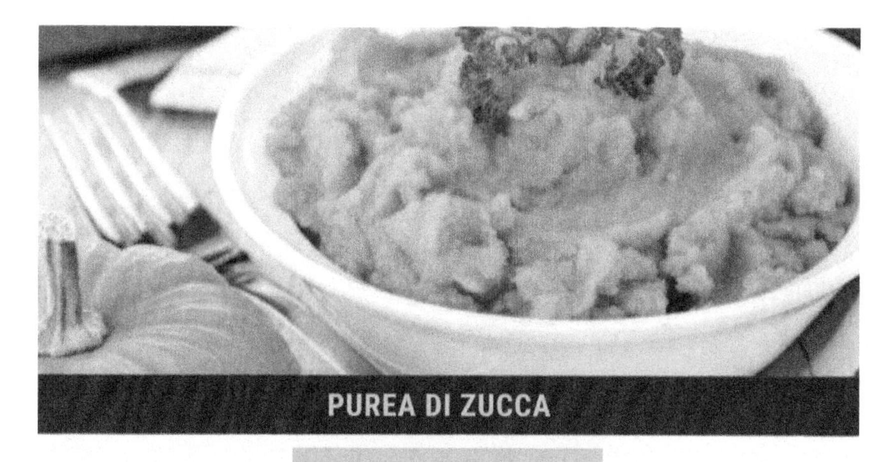

PUREA DI ZUCCA

ingredienti

- 500 g di polpa di zucca
- 100 ml di latte scremato
- 30 g di olio EVO
- un ciuffo di prezzemolo riccio per guarnire
- noce moscata grattugiata q.b.
- sale q.b.
- pepe q.b.

procedimento

Taglia a fettine non troppo sottili e disponile su una teglia da forno foderata di carta da forno. Coprila con un foglio di alluminio e mettila a cuocere in forno per 25-30 minuti, o comunque fino a quando sarà ben cotta e morbida.
A cottura ultimata, passa la zucca nel mixer. Mettere la zucca frullata in una casseruola e inizia a versare a poco a poco 100 ml di latte. La purea deve risultare morbida, consistente ma non liquida, quindi potrebbe non essere necessario aggiungere tutto il latte (dipende molto dal tipo di zucca).
Fai cuocere per 5 minuti, mescolando bene per evitare che si formino grumi. Più o meno a metà cottura aggiungi una grattugiata di noce moscata, un pizzico di sale e pepe e poi a fine cottura aggiungi l'olio e guarnisci con il ciuffo di prezzemolo.

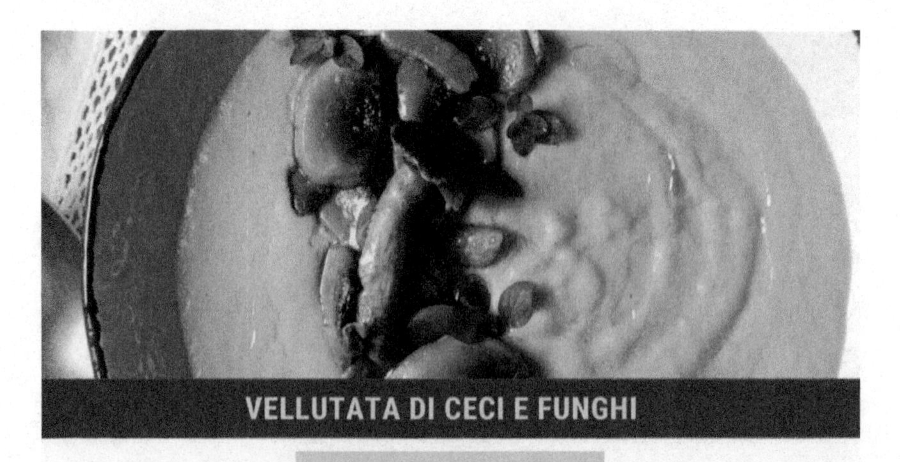

VELLUTATA DI CECI E FUNGHI

ingredienti

- 200 gr di ceci cotti
- 100gr di funghi a piacere
- 1 spicchio di aglio
- 1 scalogno piccolo
- 1/2 rametto di rosmarino
- 2 cucchiai di olio EVO
- brodo vegetale (o acqua) q.b.
- sale e pepe q.b.

procedimento

In una pentola riscalda un cucchiaio di l'olio e due di acqua, metti lo scalogno e l'aglio tritati insieme, fai attenzione che non si brucino.
Aggiungi i funghi affettati alla pentola e cuoci per circa 5-7 minuti, o fino a quando iniziano a rilasciare il loro liquido. Metti da parte qualche fungo.
Aggiungi i ceci e il rosmarino secco, una tazza di acqua o di brodo vegetale (250ml).
Riduci il fuoco e lascia cuocere a fuoco lento per circa 10 minuti.
Usa un frullatore a immersione per frullare la zuppa fino a ottenere una consistenza vellutata. Regolati con l'acqua per la consistenza.
Impiatta la vellutata e poi decora con i funghi messi da parte e del prezzemol

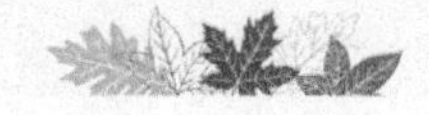

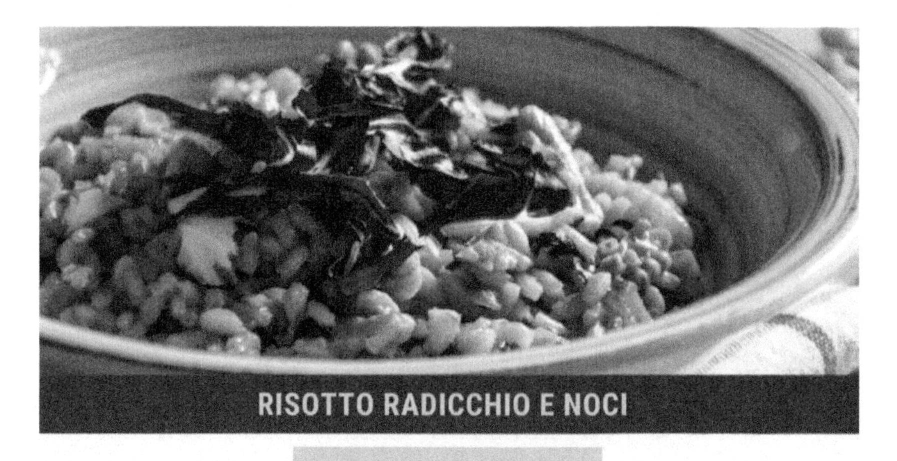

RISOTTO RADICCHIO E NOCI

ingredienti x 2

- 150g di riso integrale
- 1 cespo di radicchio fresco,
- 1/2 tazza di noci tostate
- 1/2 cipolla media
- 1 spicchio d'aglio
- 2 cucchiai di olio EVO
- Brodo vegetale o acqua q.b.
- Sale e pepe nero macinato fresco, q.b.
- 2 cucchiai di Grana
- Prezzemolo fresco tritato per guarnire

procedimento

In una padella grande antiaderente, riscalda l'olio d'oliva insieme a 4 cucchiai di acqua. Aggiungi la cipolla tritata e l'aglio e soffriggi fino a quando diventano traslucidi, ma evita di farli dorare. Aggiungi il riso integrale nella padella con la cipolla e l'aglio. Tosta il riso per 1-2 minuti, mescolando costantemente. Inizia ad aggiungere il brodo vegetale un mestolo alla volta al riso. Continua a mescolare e attendi che il liquido venga assorbito prima di aggiungere altro brodo. Prosegui questo processo, mescolando frequentemente, fino a quando il riso è cotto al dente e ha assorbito la maggior parte del brodo (questo dovrebbe richiedere circa 30-40 minuti per il riso integrale). Aggiungi il radicchio tagliato a strisce al risotto e cuoci per altri 5-7 minuti, o fino a quando il radicchio si è ammorbidito ma ancora croccante. Aggiungi le noci tritate al risotto e mescola bene. Lascia cuocere per altri 2-3 minuti. Servi ben caldo con una spolverata di Grana.

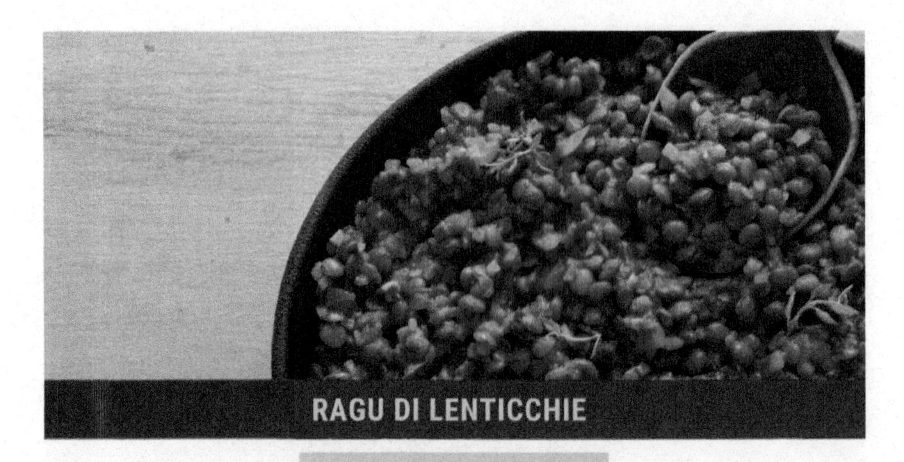

ingredienti x 2

- 300g di lenticchie cotte
- 2 cucchiai di olio EVO
- 1/2 cipolla media
- 1 carota media
- 1 costa di sedano
- 1 spicchio d'aglio
- 200g di polpa di pomodoro
- Acqua per la cottura q.b.
- Sale e pepe nero macinato fresco, q.b.
- Peperoncino se gradisci
- Prezzemolo fresco tritato per guarnire

procedimento

Sciacqua le lenticchie e scolale. In una pentola, riscalda l'olio d'oliva insieme all'acqua (il doppio dell'olio) cuoci cipolla, carote e sedano fino a che siano morbidi. Aggiungi l'aglio tritato e cuoci finché diventa aromatico. Incorpora la polpa di pomodoro, e peperoncino (opzionale). Aggiungi le lenticchie e assicurati che siano ben ricoperte dalla miscela di pomodoro.Versa acqua per coprire le lenticchie e porta a ebollizione.

Riduci il fuoco, copri e lascia cuocere a fuoco lento per 15 minuti. Regola il sale e il pepe secondo i gusti.

Servi il ragù caldo, guarnendo con basilico fresco!

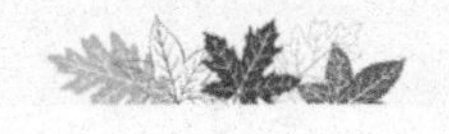

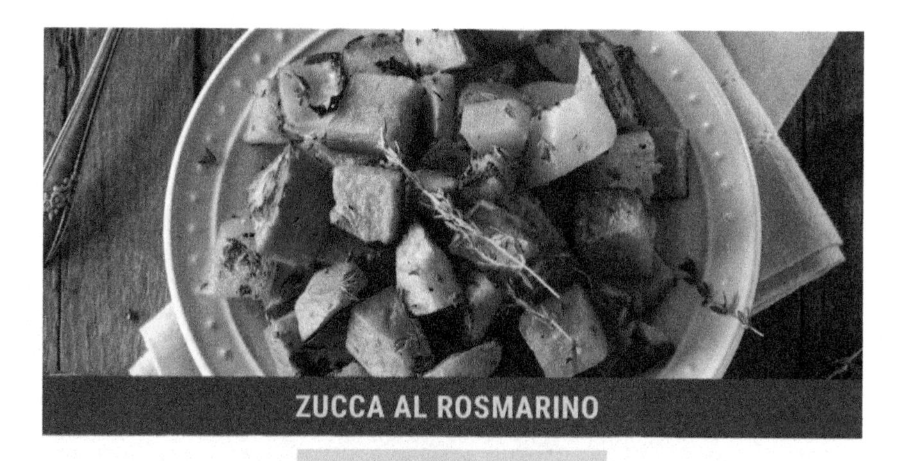

ingredienti

- 800g di zucca
- 1 rametto di rosmarino
- 1/2 cipolla media
- 1 spicchio di aglio
- Olio EVO
- Sale e pepe nero macinato fresco, q.b.
- Peperoncino se gradisci
- Prezzemolo fresco tritato per guarnire

procedimento

Pulisci la zucca, elimina la scorza, semi e filamenti, quindi tagliala a cubetti oppure a fettine.
Rosola l'aglio in padella con olio extravergine di oliva e acqua, nel doppio dell'olio (es. 1 cucchiaio di olio + 2 cucchiai di acqua). Aggiungi anche la zucca e il rametto di rosmarino, cuoci a fiamma alta per qualche minuto e mescola di tanto in tanto, fino a quando la zucca non sarà ben rosolata. Sfuma con il vino bianco BIOLOGICO (non contene solfiti) e, non appena sarà evaporato, aggiungi un po' di sale e pepe e un altro po' di rosmarino tritato.

Aggiungi anche del prezzemolo e peperoncino se gradisci!

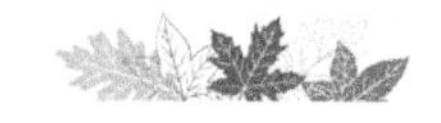

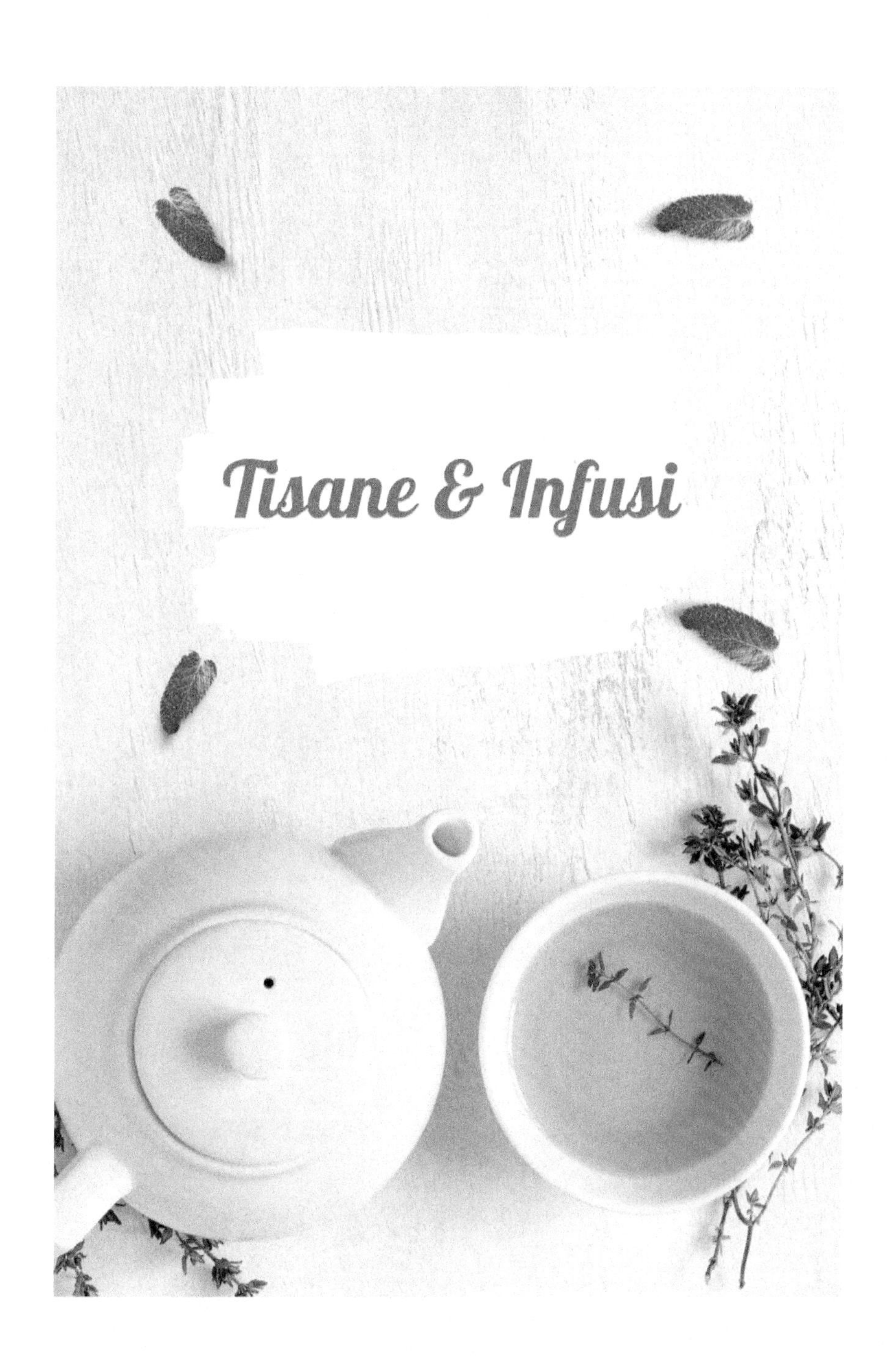
Tisane & Infusi

Tisana
Dormi bene

- 60 gr di Camomilla (fiori)
- 40 gr di Biancospino (fiori e foglie)
- 40 gr di Melissa (foglie)
- 40 gr di Tiglio (fiori e foglie)
- 20 gr di Fiori d'arancio

Versa un cucchiaio di questo composto in un pentolino con 250 ml di acqua bollente e spegni il fuoco.

Attendi 10 minuti, filtra e rilassati.

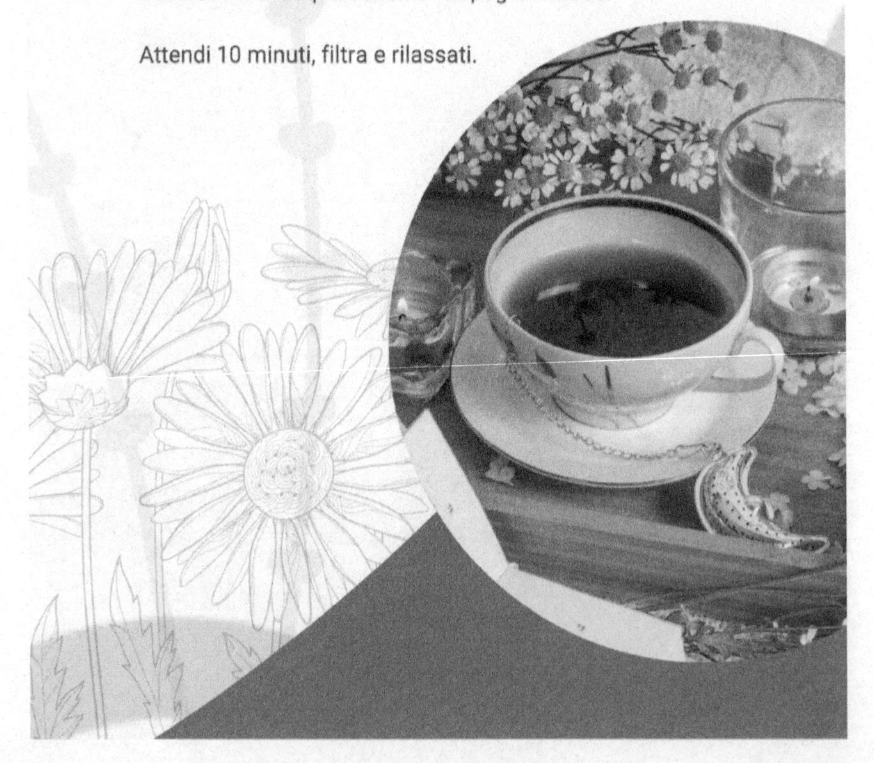

Tisana Sorriso

- 40 gr di Lavanda (fiori)
- 40gr di Melissa (foglie)
- 25 gr di Menta (foglie)
- 15 gr di Iperico (sommità fiorite)

Versa un cucchiaio di questo composto in un pentolino con 250 ml di acqua bollente e spegni il fuoco.

Attendi 10 minuti filtra e rilassati.

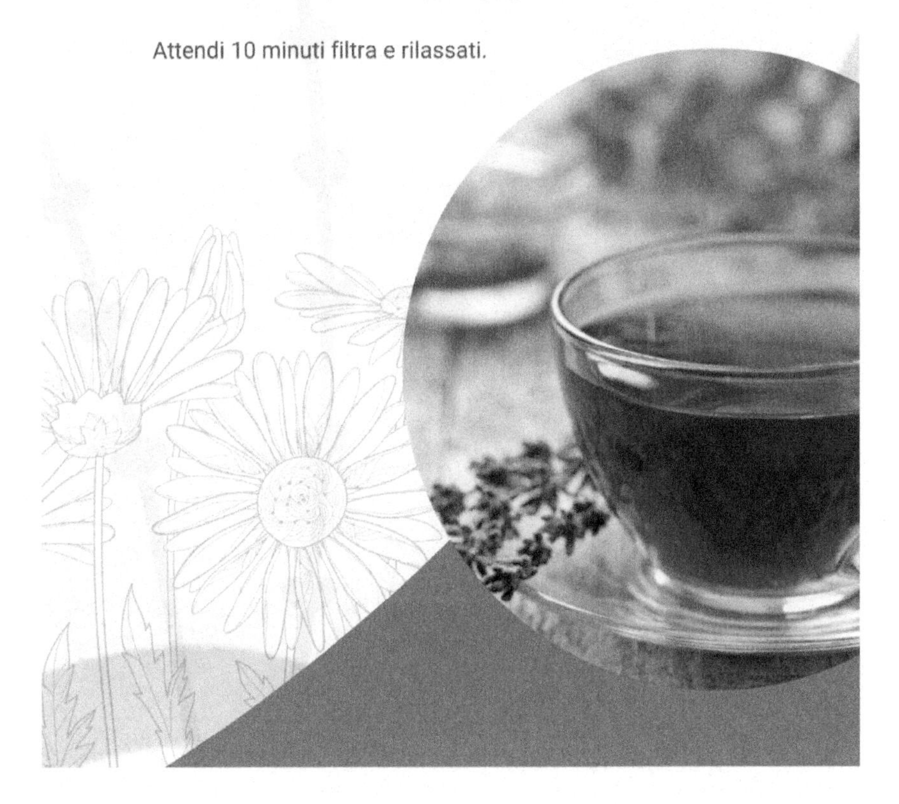

Tisana Serenità

- 4 stecche di Cannella (corteccia)
- 40 gr di Melissa (foglie)
- 30 gr di Scorza d'arancia
- 15 gr di Camomilla (fiori)
- 15 gr di Passiflora (sommità fiorite)

Spezza una stecca di cannella e fanne bollire un pezzo in un pentolino pieno d'acqua per 5 minuti.
Spegni il fuoco, versa un cucchiaio del mix dei restanti ingredienti, copri e fai riposare per 10 minuti.

Filtra e rilassati.

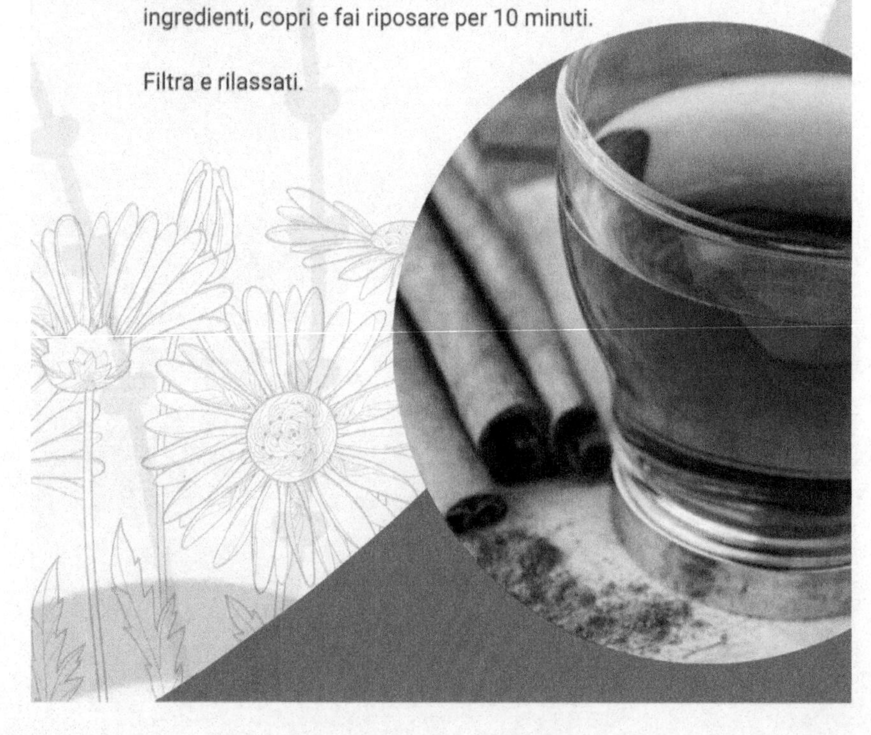

Tisana
Stop stress

- 30 gr di Lavanda (fiori)
- 30 gr di Passiflora (sommità fiorite)
- 20 gr di Escolzia (fiori e foglie)
- 20 gr di Menta (foglie)

Metti un cucchiaio di mix di erbe in un pentolino di acqua bollente, copri e fai riposare per 5 minuti.

Filtra e rilassati.

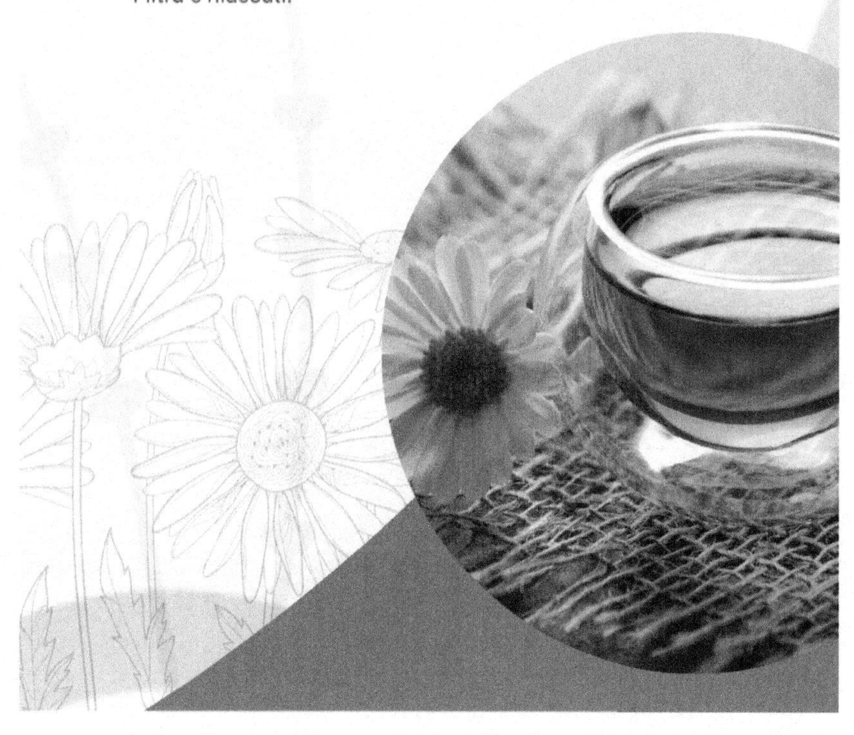

Tisana
Stop nausea

- radice di zenzero, un pezzo da 4 cm
- scorza di limone (edibile)
- succo di 1/2 limone

In questo caso si fa bollire in mezzo litro di acqua un pezzo di radice di zenzero di 4 centimetri e la buccia del limone per dieci minuti, poi si lascia intiepidire e solo a questo punto si aggiunge il succo di mezzo limone.

Filtra e rilassati.

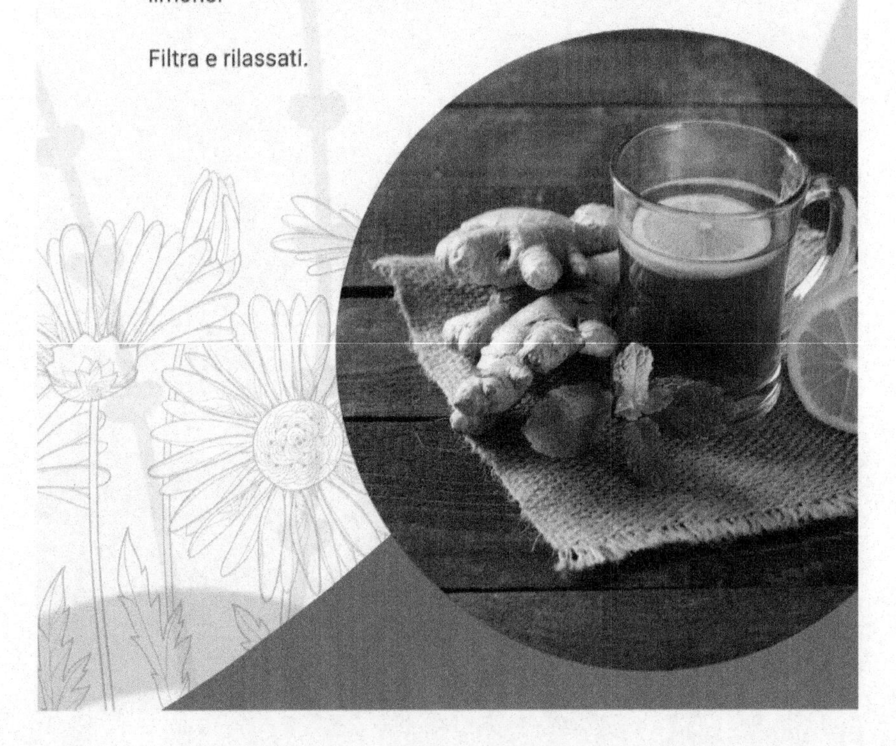

Tisana Digestiva

- 30 gr di Anice verde (semi)
- 20 gr di Camomilla (fiori)
- 30 gr di Finocchio (semi)
- 15 gr di Malva (fiori e foglie)

Metti un cucchiaio di mix di erbe in un pentolino di acqua bollente (300 ml), copri e fai riposare per 10 minuti.

Filtra e rilassati.

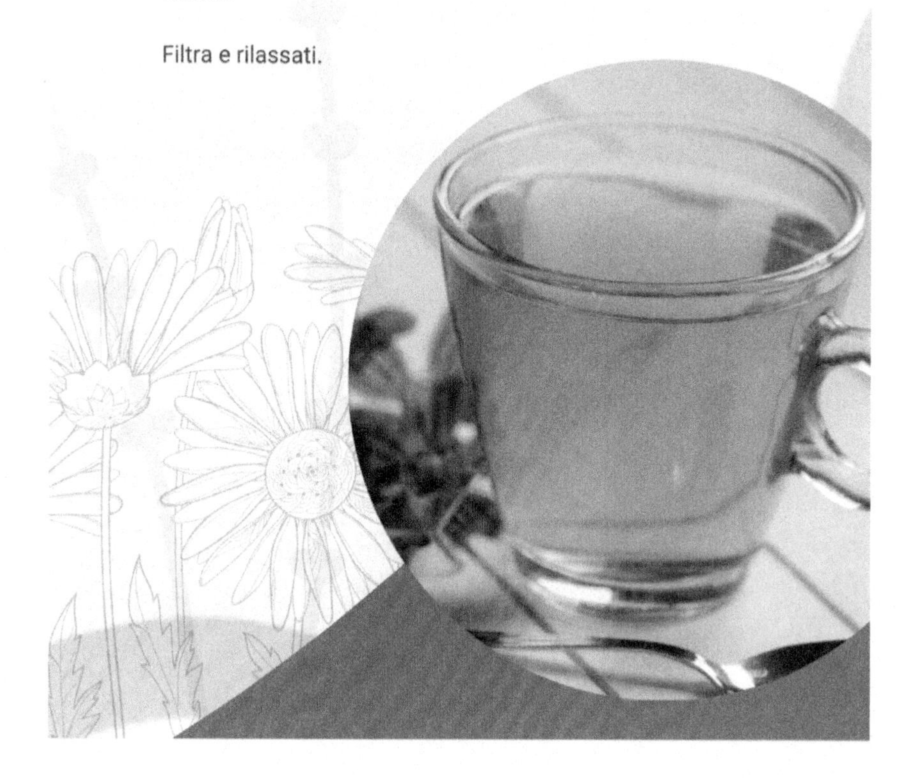

Tisana

Riscaldante

- 1 cm di Zenzero fresco (radice)
- 1 pezzetto di Arancia (scorza)
- 1 cm di Cannella (stecca)
- 1 bacca di Anice stellato

Fai bollire dell'acqua (300 ml), a questo punto aggiungi la cannella, l'anice stellato e la radice di zenzero privata della pellicina esterna. Lascia riposare per 10 minuti, aggiungi poi la scorza di arancia e gusta.

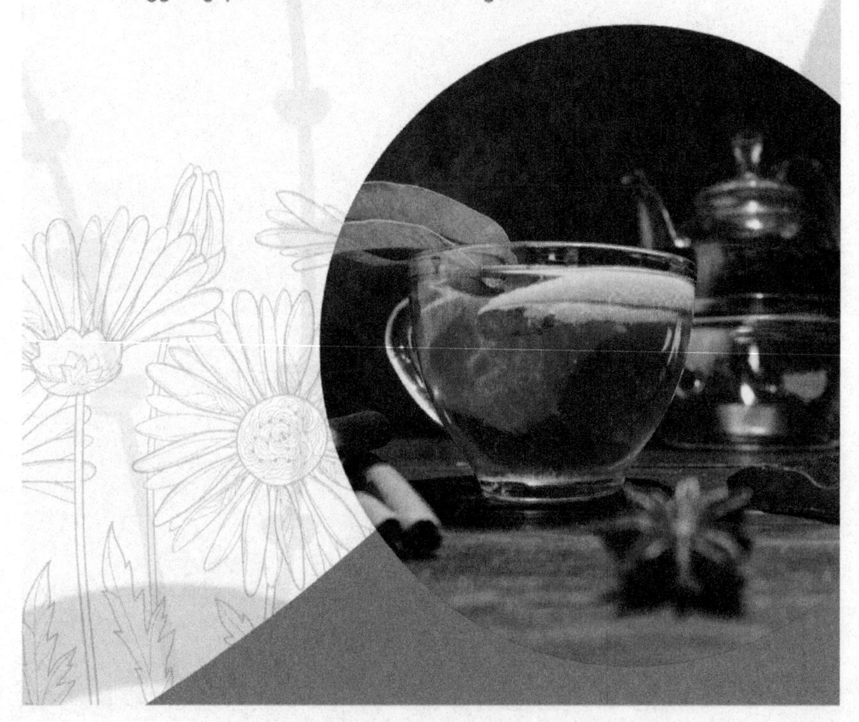

TI VA UN DRINK?

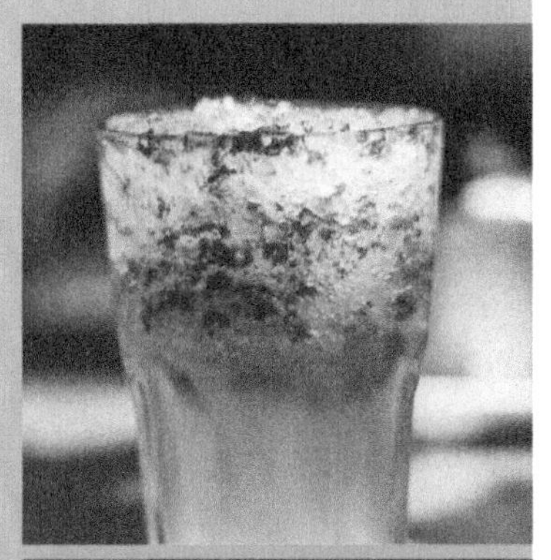

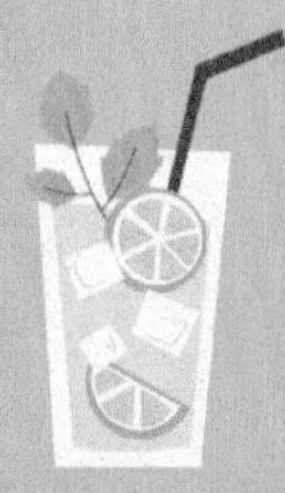

SI HAI CAPITO BENE, HO DETTO DRINK!

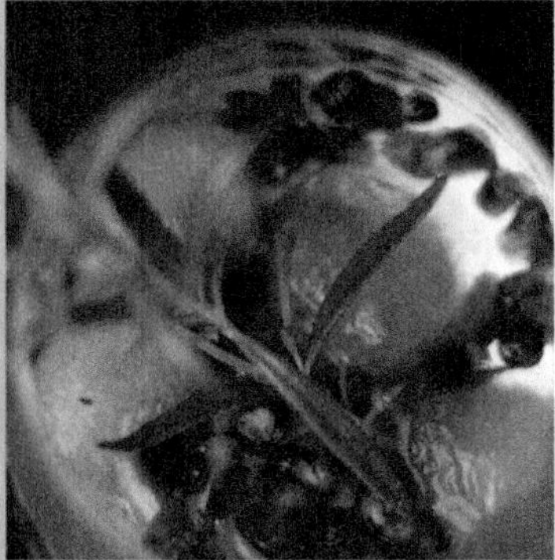

Ti sto dicendo che anche tu puoi fare aperitivo!

Perché il mio obiettivo non è privarti di tutto, non voglio assolutamente stressarti! Quindi eccoti delle ricette per preparare dei cocktail da bere in compagnia!

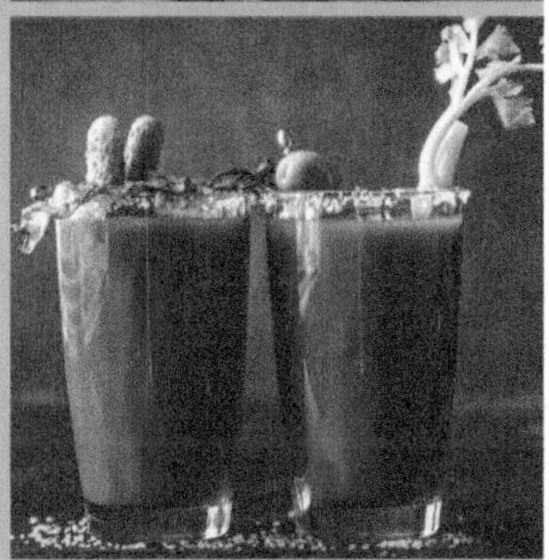

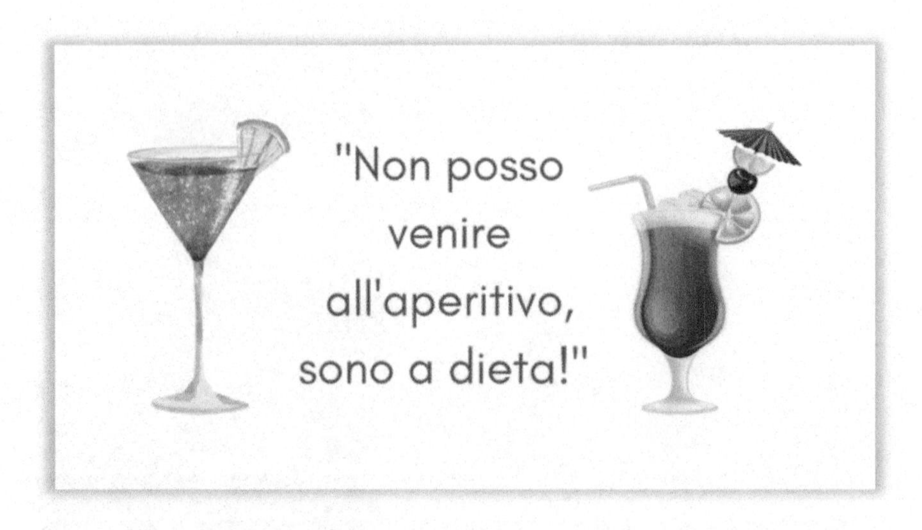

È dura dir sempre di no, lo so... perdere tutte le occasioni sociali, non condividere il piacere di stare insieme, spesso è questo il problema della dieta.

Anche se vuoi raggiungere i tuoi obiettivi senti questa insoddisfazione, questo dispiacere di non essere partecipe ai momenti di relax insieme agli altri.

Una paziente mi ha detto che era in difficoltà, perché in estate spesso va al mare e con gli amici e tutti insieme portano qualcosa per fare aperitivo, e lei non sapeva che cosa fare, cosa scegliere e che le sarebbe piaciuto bere un qualcosa di sfizioso e dissetante per state in compagnia.

E sai che penso? Che ha ragione!

Ecco perché ho elaborato questi cocktail e drink! Per farti stare bene in serenità durante il percorso e i vari step condivisi!

Spero sia di tuo gradimento!

Alla fine hai anche qualche idea di cosa sgranocchiare insieme a questi aperitivi!

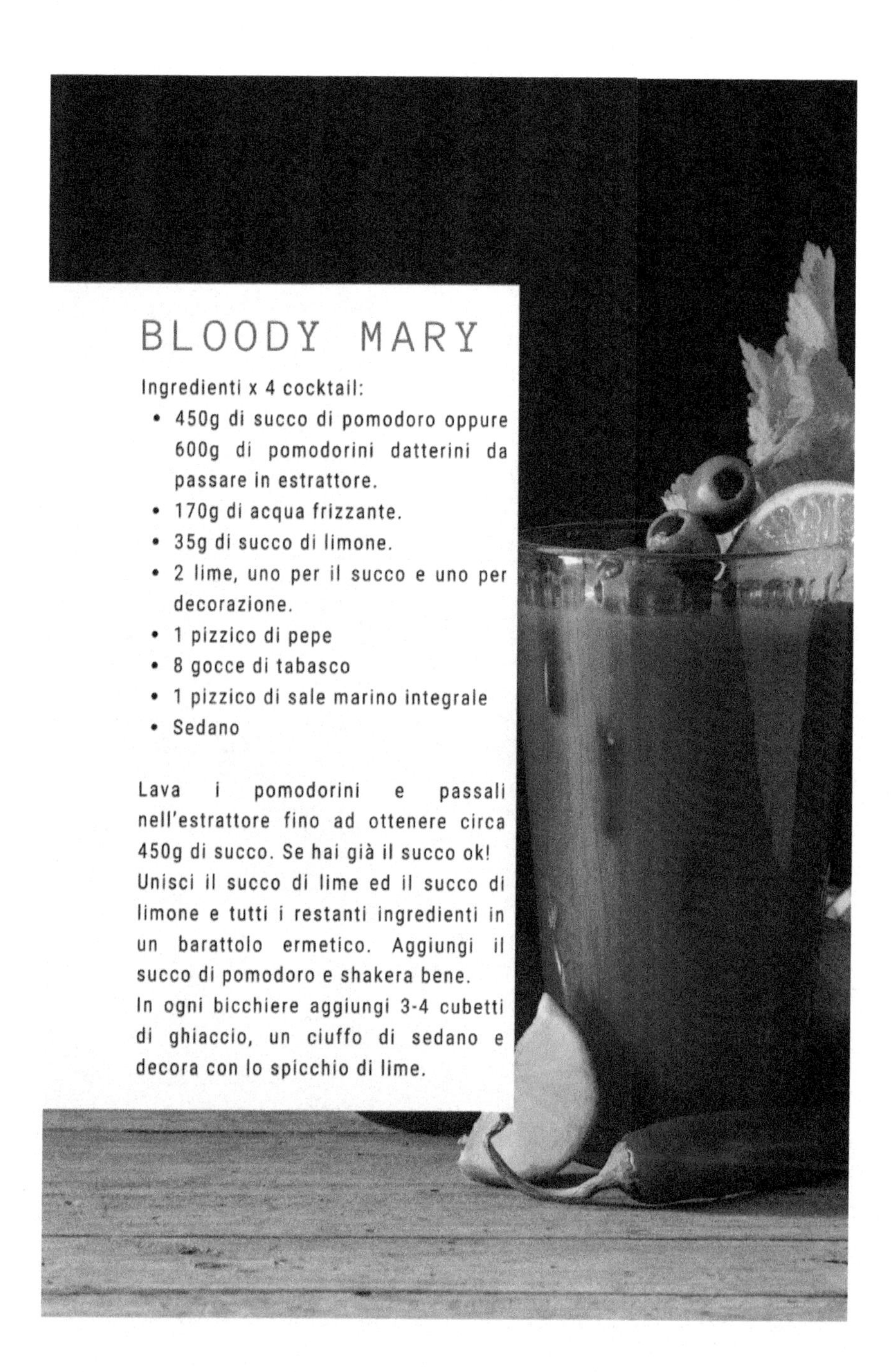

BLOODY MARY

Ingredienti x 4 cocktail:

- 450g di succo di pomodoro oppure 600g di pomodorini datterini da passare in estrattore.
- 170g di acqua frizzante.
- 35g di succo di limone.
- 2 lime, uno per il succo e uno per decorazione.
- 1 pizzico di pepe
- 8 gocce di tabasco
- 1 pizzico di sale marino integrale
- Sedano

Lava i pomodorini e passali nell'estrattore fino ad ottenere circa 450g di succo. Se hai già il succo ok! Unisci il succo di lime ed il succo di limone e tutti i restanti ingredienti in un barattolo ermetico. Aggiungi il succo di pomodoro e shakera bene.
In ogni bicchiere aggiungi 3-4 cubetti di ghiaccio, un ciuffo di sedano e decora con lo spicchio di lime.

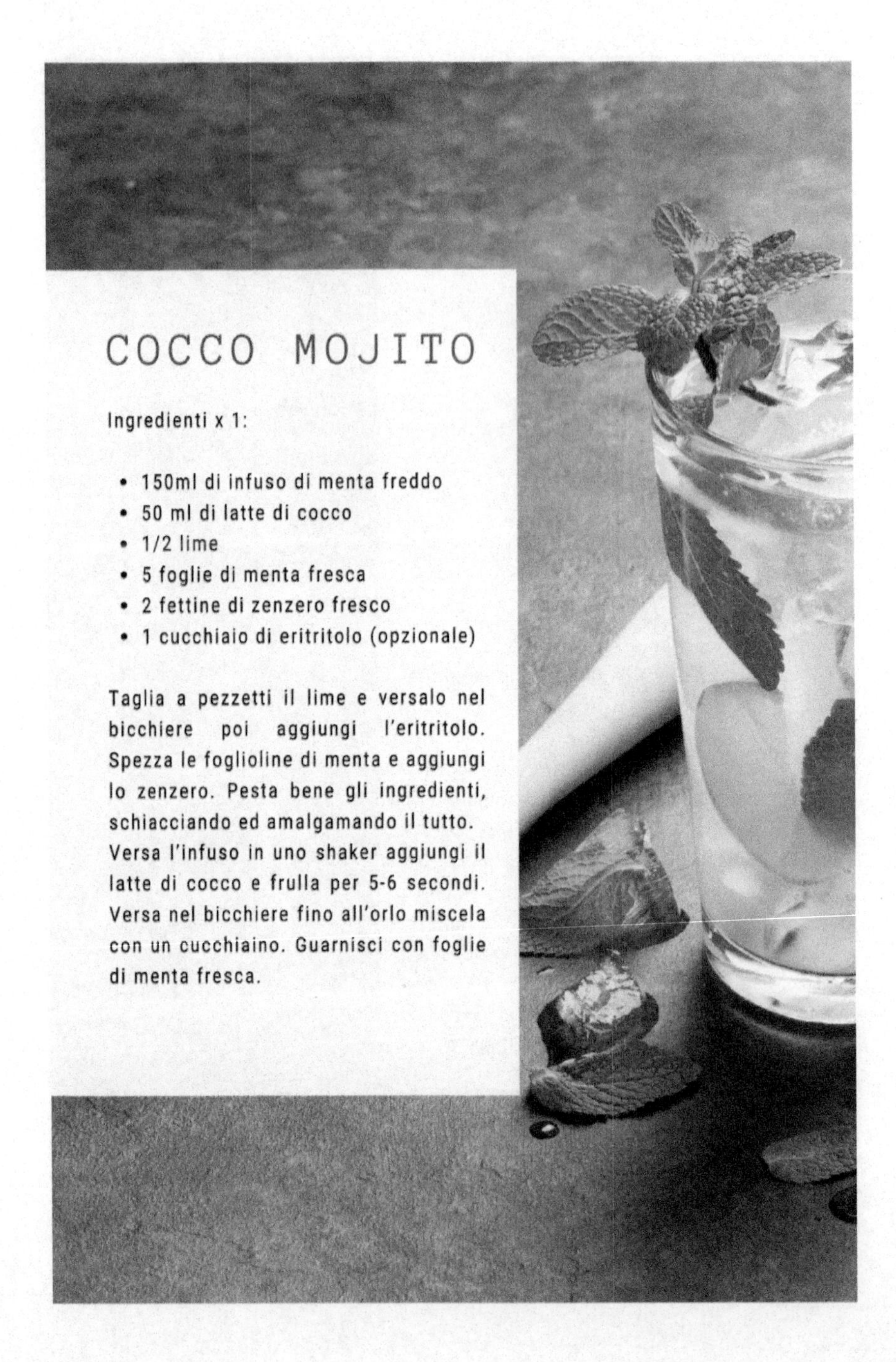

COCCO MOJITO

Ingredienti x 1:

- 150ml di infuso di menta freddo
- 50 ml di latte di cocco
- 1/2 lime
- 5 foglie di menta fresca
- 2 fettine di zenzero fresco
- 1 cucchiaio di eritritolo (opzionale)

Taglia a pezzetti il lime e versalo nel bicchiere poi aggiungi l'eritritolo. Spezza le fogliolinе di menta e aggiungi lo zenzero. Pesta bene gli ingredienti, schiacciando ed amalgamando il tutto. Versa l'infuso in uno shaker aggiungi il latte di cocco e frulla per 5-6 secondi. Versa nel bicchiere fino all'orlo miscela con un cucchiaino. Guarnisci con foglie di menta fresca.

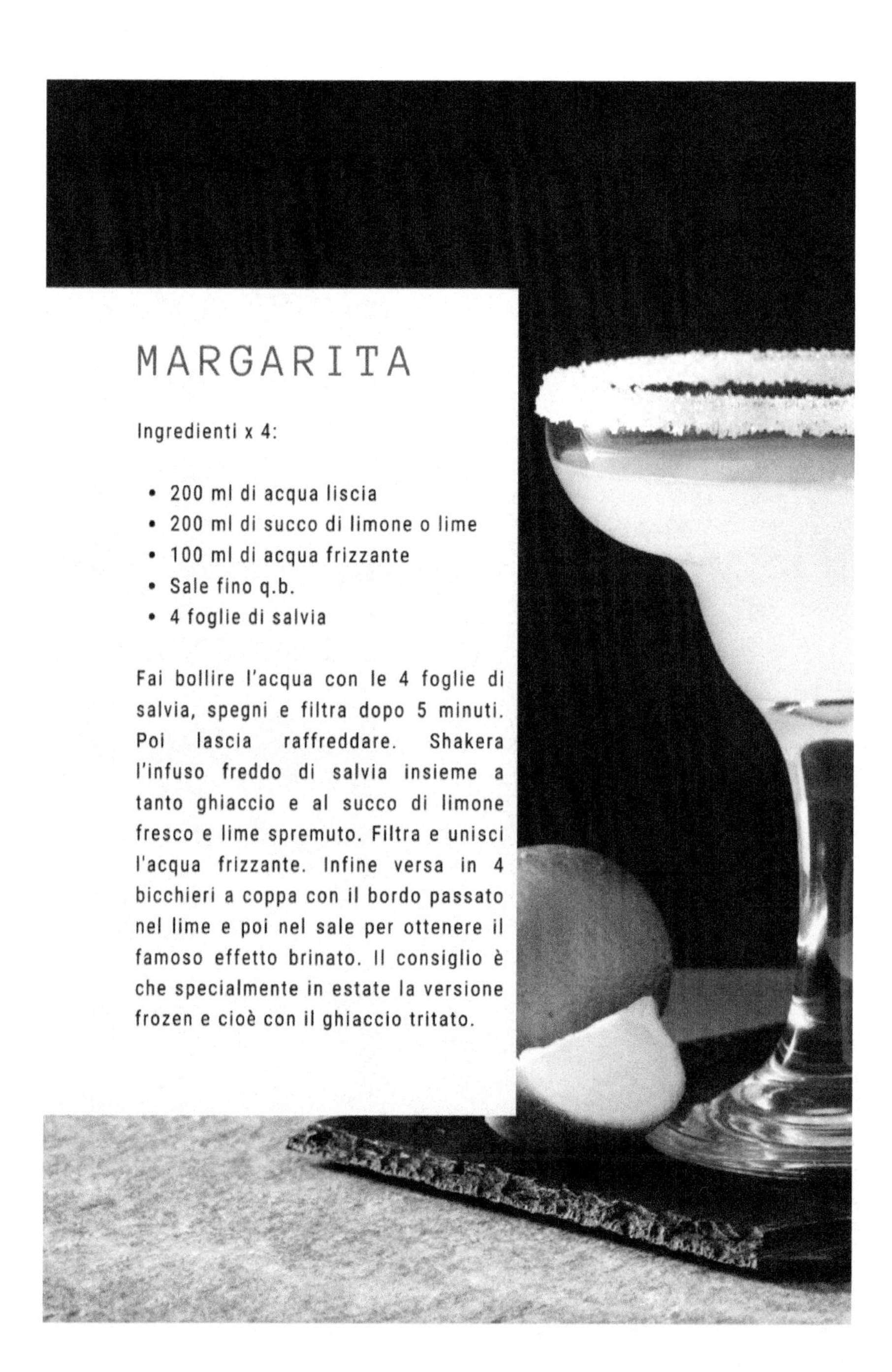

MARGARITA

Ingredienti x 4:

- 200 ml di acqua liscia
- 200 ml di succo di limone o lime
- 100 ml di acqua frizzante
- Sale fino q.b.
- 4 foglie di salvia

Fai bollire l'acqua con le 4 foglie di salvia, spegni e filtra dopo 5 minuti. Poi lascia raffreddare. Shakera l'infuso freddo di salvia insieme a tanto ghiaccio e al succo di limone fresco e lime spremuto. Filtra e unisci l'acqua frizzante. Infine versa in 4 bicchieri a coppa con il bordo passato nel lime e poi nel sale per ottenere il famoso effetto brinato. Il consiglio è che specialmente in estate la versione frozen e cioè con il ghiaccio tritato.

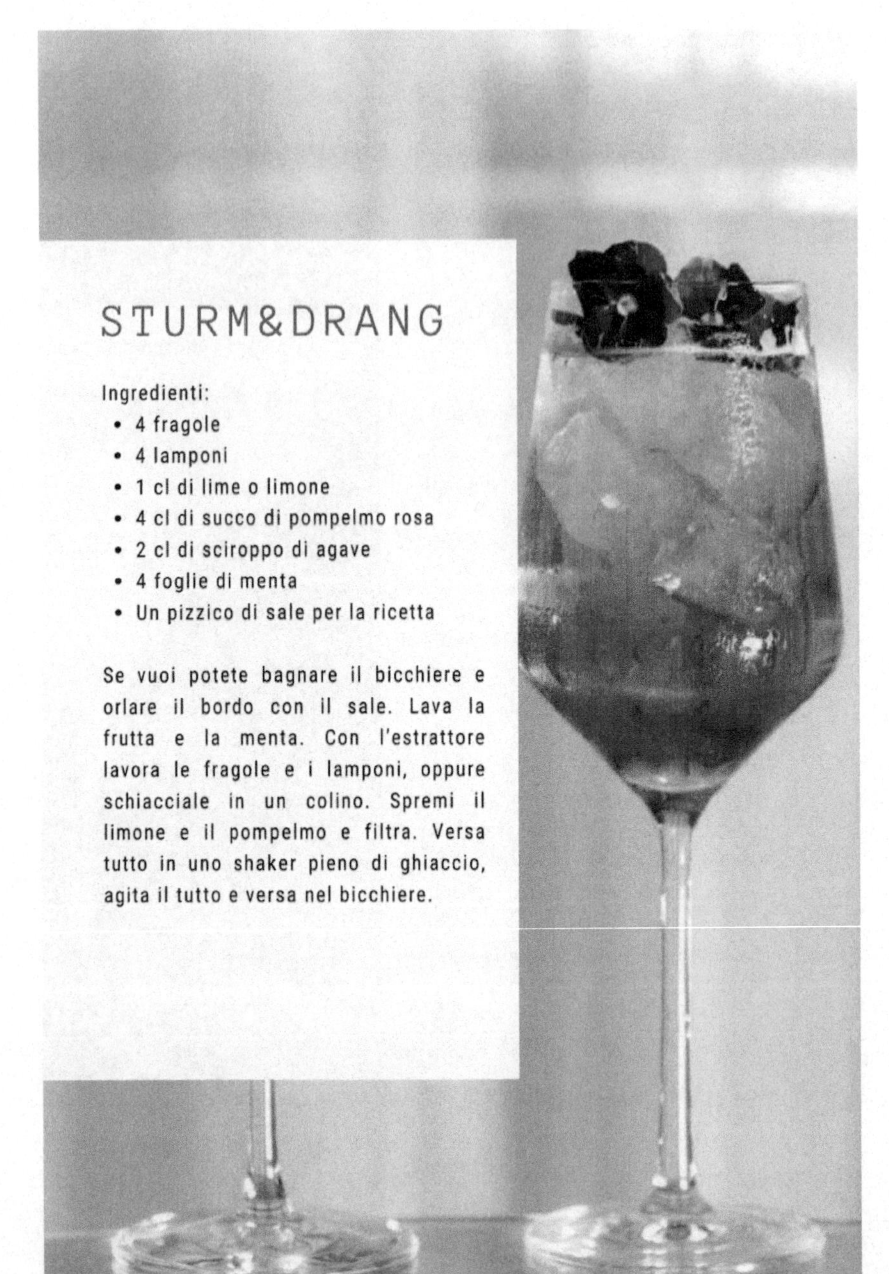

STURM&DRANG

Ingredienti:

- 4 fragole
- 4 lamponi
- 1 cl di lime o limone
- 4 cl di succo di pompelmo rosa
- 2 cl di sciroppo di agave
- 4 foglie di menta
- Un pizzico di sale per la ricetta

Se vuoi potete bagnare il bicchiere e orlare il bordo con il sale. Lava la frutta e la menta. Con l'estrattore lavora le fragole e i lamponi, oppure schiacciale in un colino. Spremi il limone e il pompelmo e filtra. Versa tutto in uno shaker pieno di ghiaccio, agita il tutto e versa nel bicchiere.

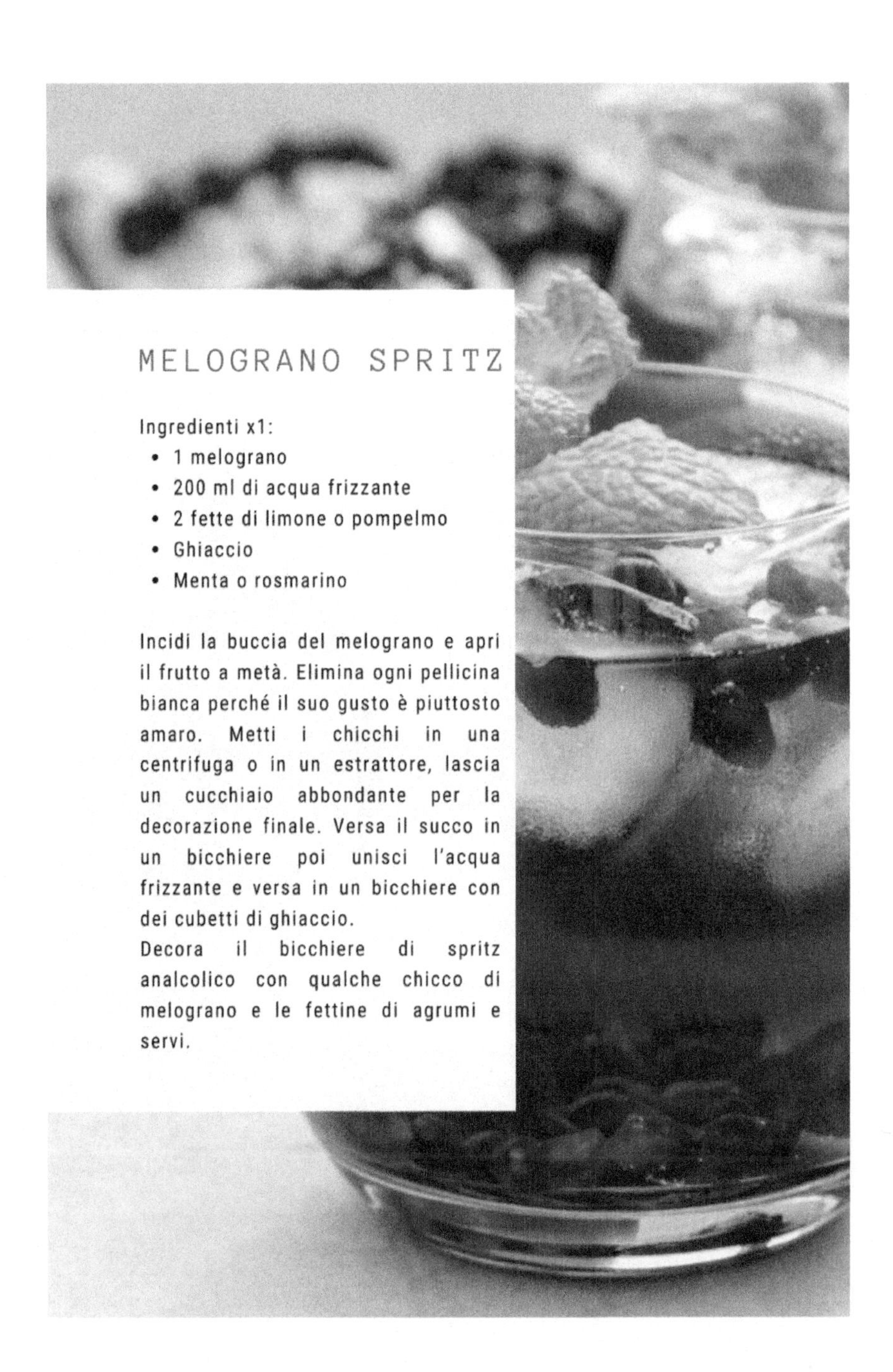

MELOGRANO SPRITZ

Ingredienti x1:

- 1 melograno
- 200 ml di acqua frizzante
- 2 fette di limone o pompelmo
- Ghiaccio
- Menta o rosmarino

Incidi la buccia del melograno e apri il frutto a metà. Elimina ogni pellicina bianca perché il suo gusto è piuttosto amaro. Metti i chicchi in una centrifuga o in un estrattore, lascia un cucchiaio abbondante per la decorazione finale. Versa il succo in un bicchiere poi unisci l'acqua frizzante e versa in un bicchiere con dei cubetti di ghiaccio.
Decora il bicchiere di spritz analcolico con qualche chicco di melograno e le fettine di agrumi e servi.

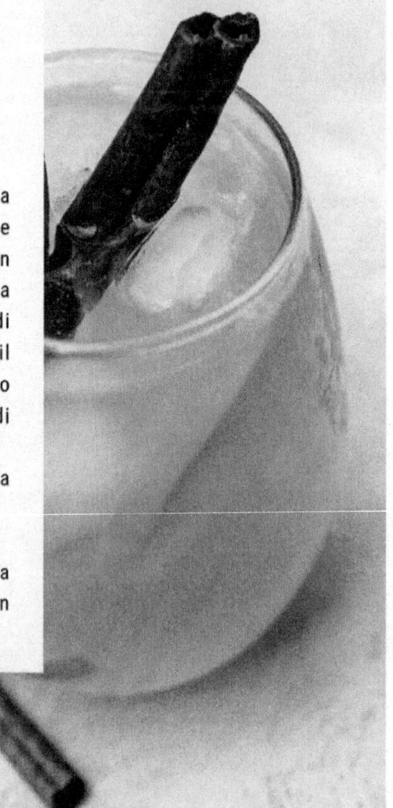

SIDRO DI MELE

Ingredienti x 4:

- 4 mele
- 100 ml di acqua
- 1 arancia
- 1 limone
- 1 stecca di cannella
- Zenzero fresco
- Chiodi di garofano

Lava le mele, sbucciale e tagliale a pezzetti. Frulla le mele fino ad ottenere una purea. Filtra il composto con l'aiuto di un colino in modo da ricavarne il succo. Metti il succo di mele in un pentolino, quindi aggiungi il succo di arancia e di limone e le loro bucce, la cannella, lo zenzero e i chiodi di garofano

Fai bollire il tutto e lascia cuocere a fiamma bassa per circa 10 minuti

Filtra nuovamente il composto

Servi a piacere il sidro di mele sia caldo che freddo con ghiaccio con fettine di mele, arancia e cannella.

DRINK POMPELMO

Ingredienti x 4:

- 4 pompelmi
- 2 arance
- 100g di zenzero fresco
- 500 ml di acqua frizzante
- Rametti di rosmarino

Sbuccia lo zenzero e tritalo, sbuccia le arance e il pompelmo.
Versate il tutto in un mixer e frulla, oppure metti tutto in un estrattore, poi aggiungi l'acqua, e filtra tutto (se hai usato il mixer, se invece hai usato l'estrattore non serve).

Aggiungi del ghiaccio e servi subito con dei rametti di rosmarino per decorare.

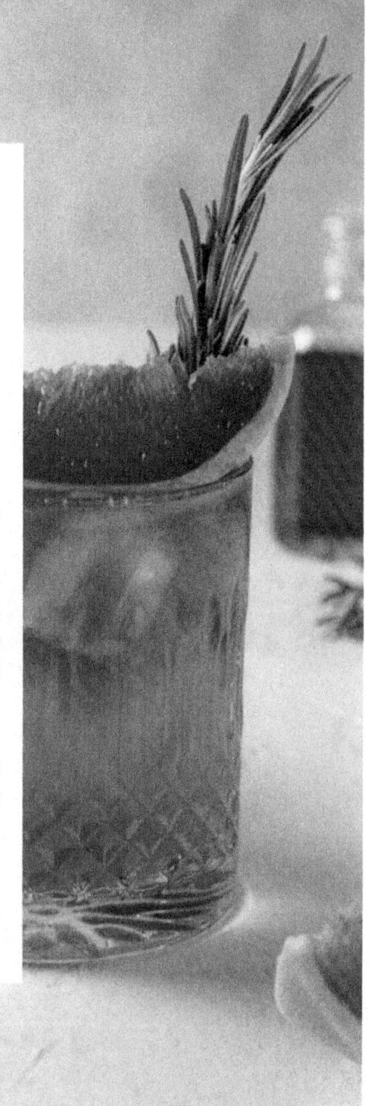

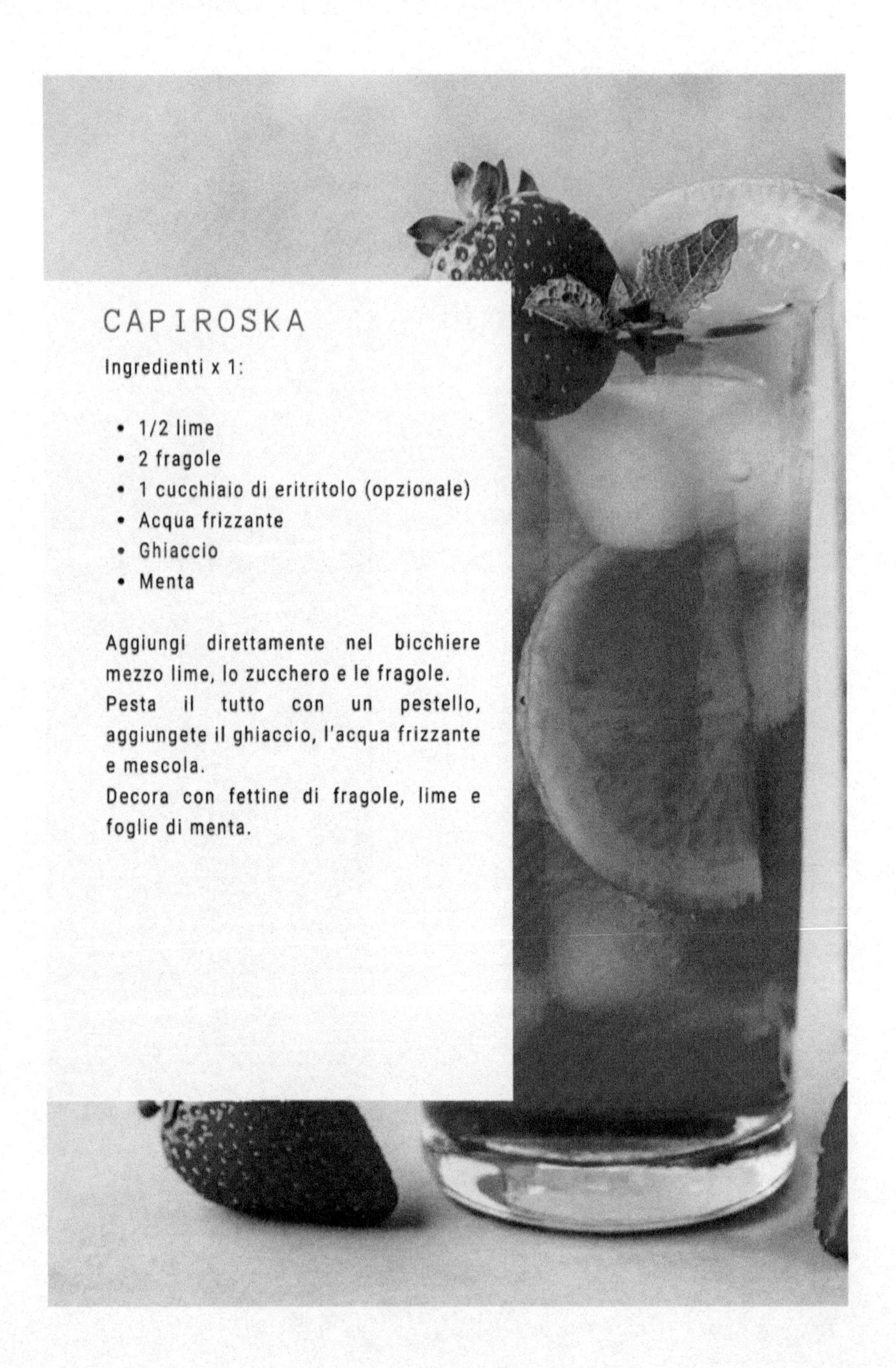

CAPIROSKA

Ingredienti x 1:

- 1/2 lime
- 2 fragole
- 1 cucchiaio di eritritolo (opzionale)
- Acqua frizzante
- Ghiaccio
- Menta

Aggiungi direttamente nel bicchiere mezzo lime, lo zucchero e le fragole.
Pesta il tutto con un pestello, aggiungete il ghiaccio, l'acqua frizzante e mescola.
Decora con fettine di fragole, lime e foglie di menta.

E per sgranocchiare?

Poi mangiare verdure in pinzimonio con olio EVO sale e pepe, oppure i cracker ai semi, ma anche delle olive verdi e dei lupini o pezzi di Grana o Parmigiano Reggiano!

Ricorda sempre che le alternative sane anti stress esistono!

E che non è scritto da nessuna parte che dobbiamo privarci di tutto!

Buon aperitivo!

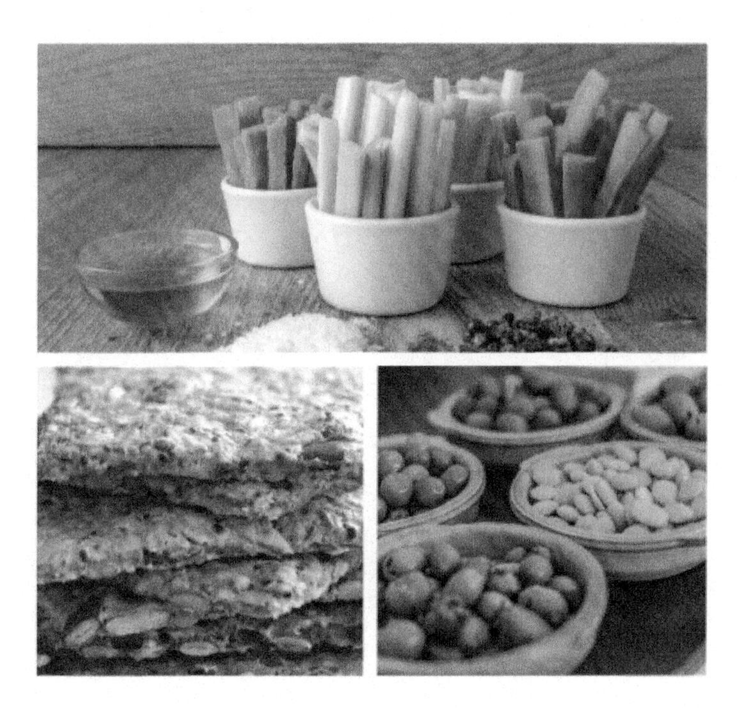

SUCCHI DI FRUTTA ED ESTRATTI DI FRUTTA E VERDURA

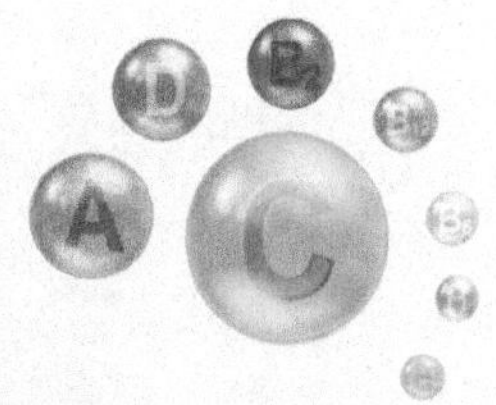

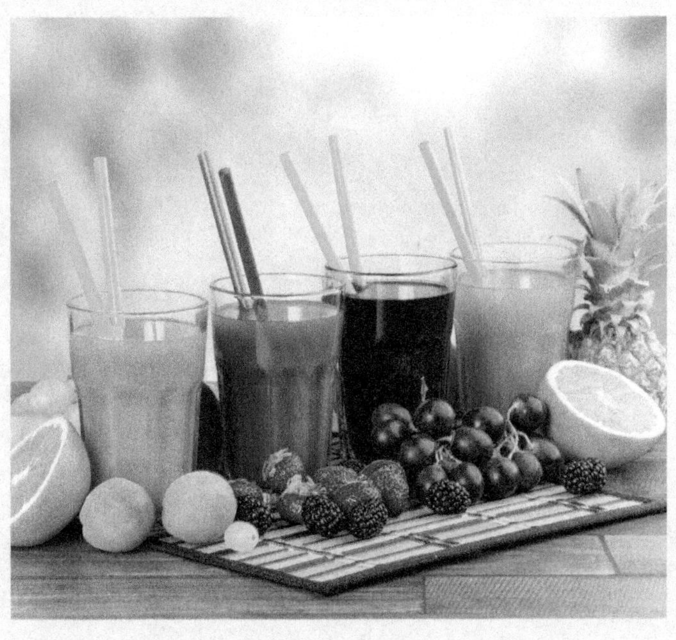

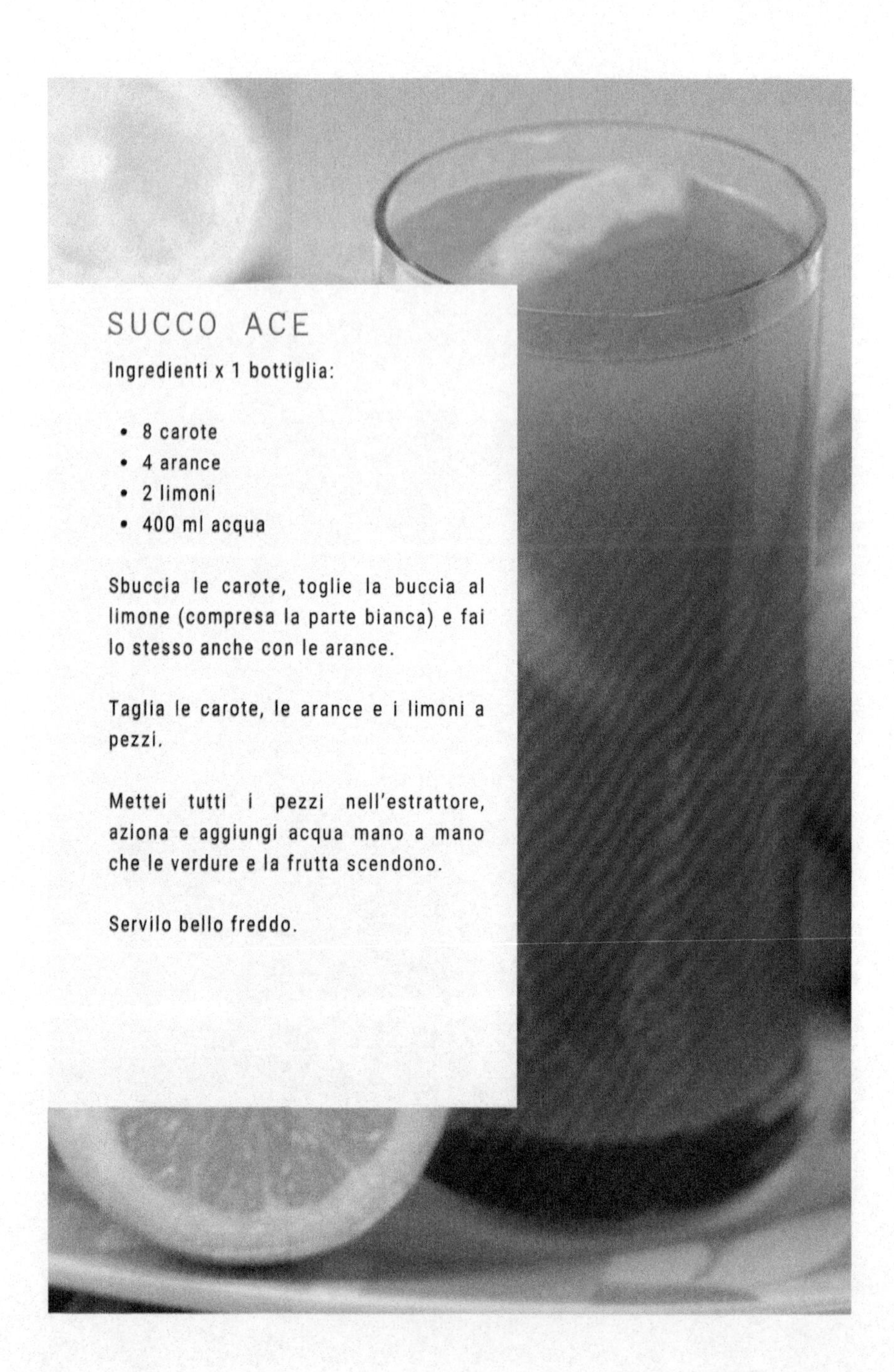

SUCCO ACE

Ingredienti x 1 bottiglia:

- 8 carote
- 4 arance
- 2 limoni
- 400 ml acqua

Sbuccia le carote, toglie la buccia al limone (compresa la parte bianca) e fai lo stesso anche con le arance.

Taglia le carote, le arance e i limoni a pezzi.

Mettei tutti i pezzi nell'estrattore, aziona e aggiungi acqua mano a mano che le verdure e la frutta scendono.

Servilo bello freddo.

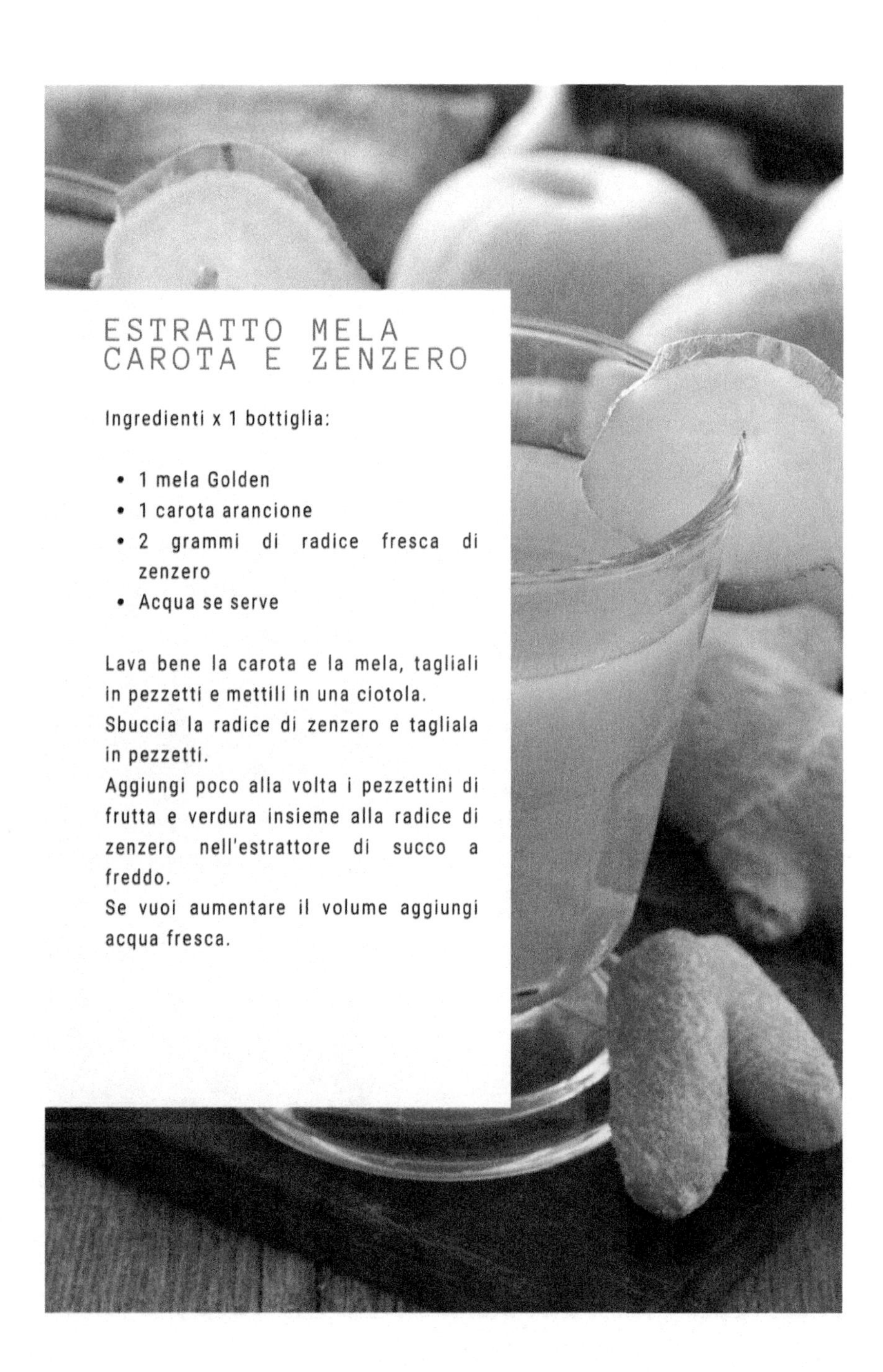

ESTRATTO MELA CAROTA E ZENZERO

Ingredienti x 1 bottiglia:

- 1 mela Golden
- 1 carota arancione
- 2 grammi di radice fresca di zenzero
- Acqua se serve

Lava bene la carota e la mela, tagliali in pezzetti e mettili in una ciotola.
Sbuccia la radice di zenzero e tagliala in pezzetti.
Aggiungi poco alla volta i pezzettini di frutta e verdura insieme alla radice di zenzero nell'estrattore di succo a freddo.
Se vuoi aumentare il volume aggiungi acqua fresca.

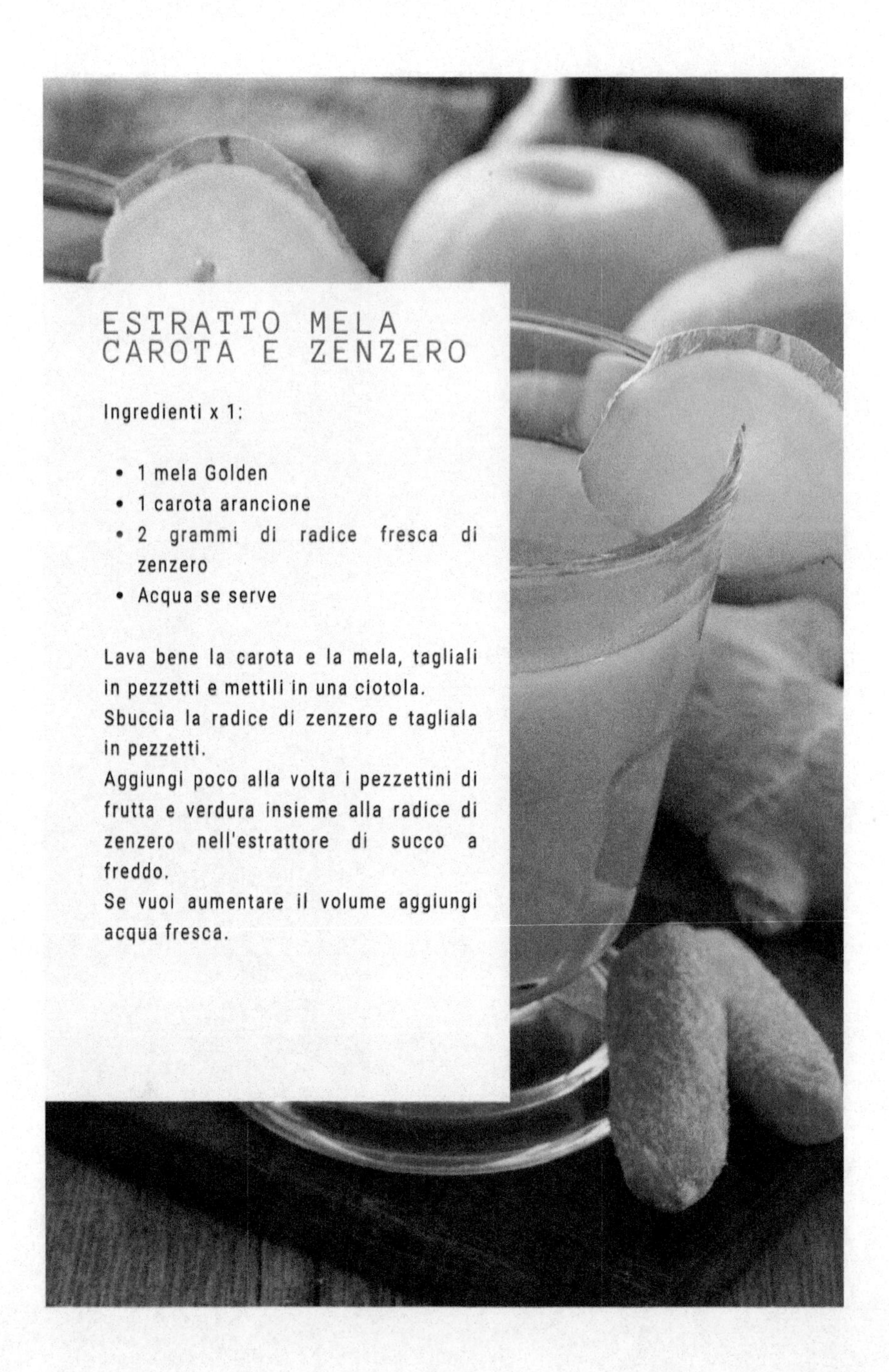

ESTRATTO MELA CAROTA E ZENZERO

Ingredienti x 1:

- 1 mela Golden
- 1 carota arancione
- 2 grammi di radice fresca di zenzero
- Acqua se serve

Lava bene la carota e la mela, tagliali in pezzetti e mettili in una ciotola.
Sbuccia la radice di zenzero e tagliala in pezzetti.
Aggiungi poco alla volta i pezzettini di frutta e verdura insieme alla radice di zenzero nell'estrattore di succo a freddo.
Se vuoi aumentare il volume aggiungi acqua fresca.

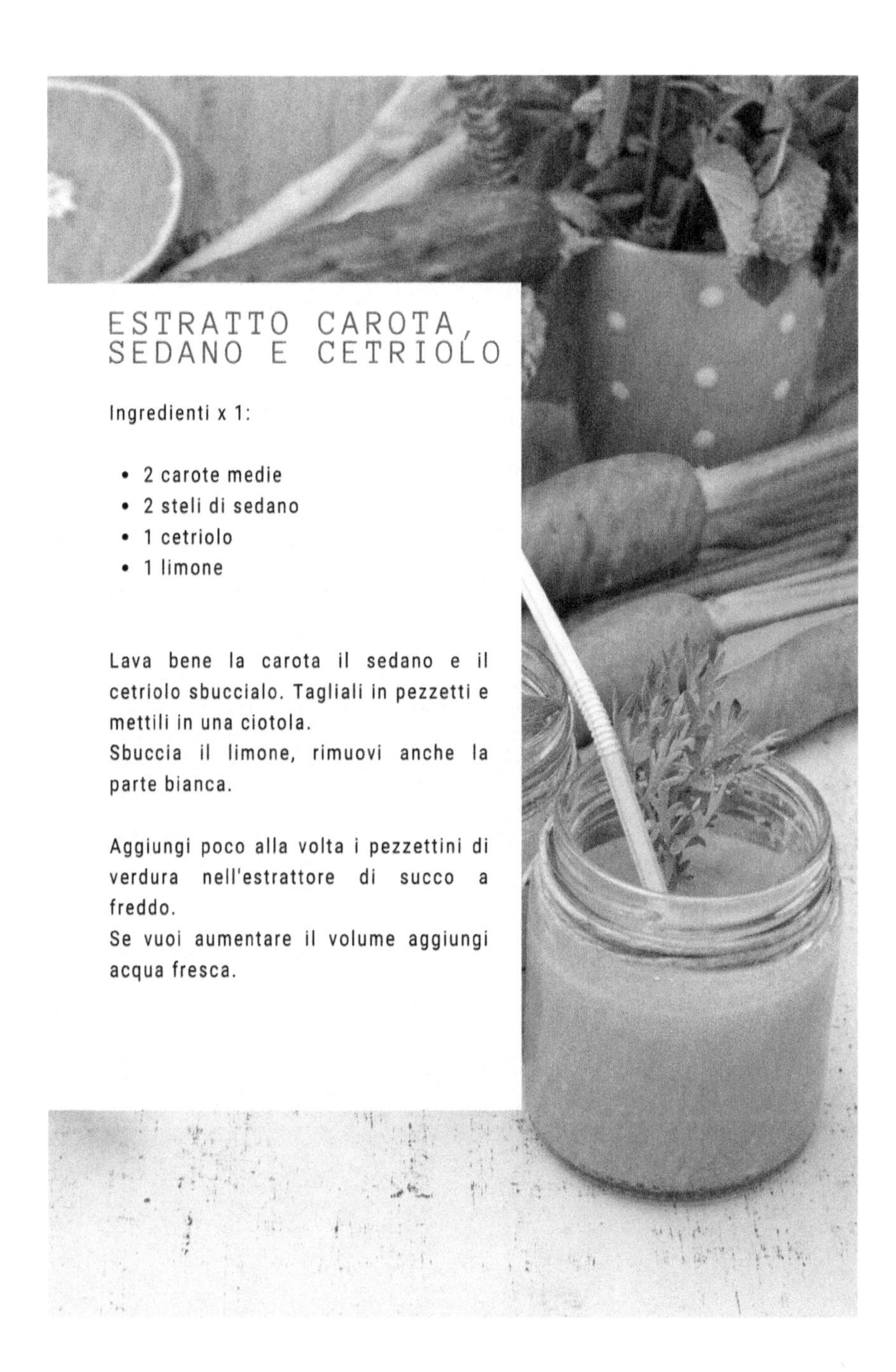

ESTRATTO CAROTA, SEDANO E CETRIOLO

Ingredienti x 1:

- 2 carote medie
- 2 steli di sedano
- 1 cetriolo
- 1 limone

Lava bene la carota il sedano e il cetriolo sbuccialo. Tagliali in pezzetti e mettili in una ciotola.
Sbuccia il limone, rimuovi anche la parte bianca.

Aggiungi poco alla volta i pezzettini di verdura nell'estrattore di succo a freddo.
Se vuoi aumentare il volume aggiungi acqua fresca.

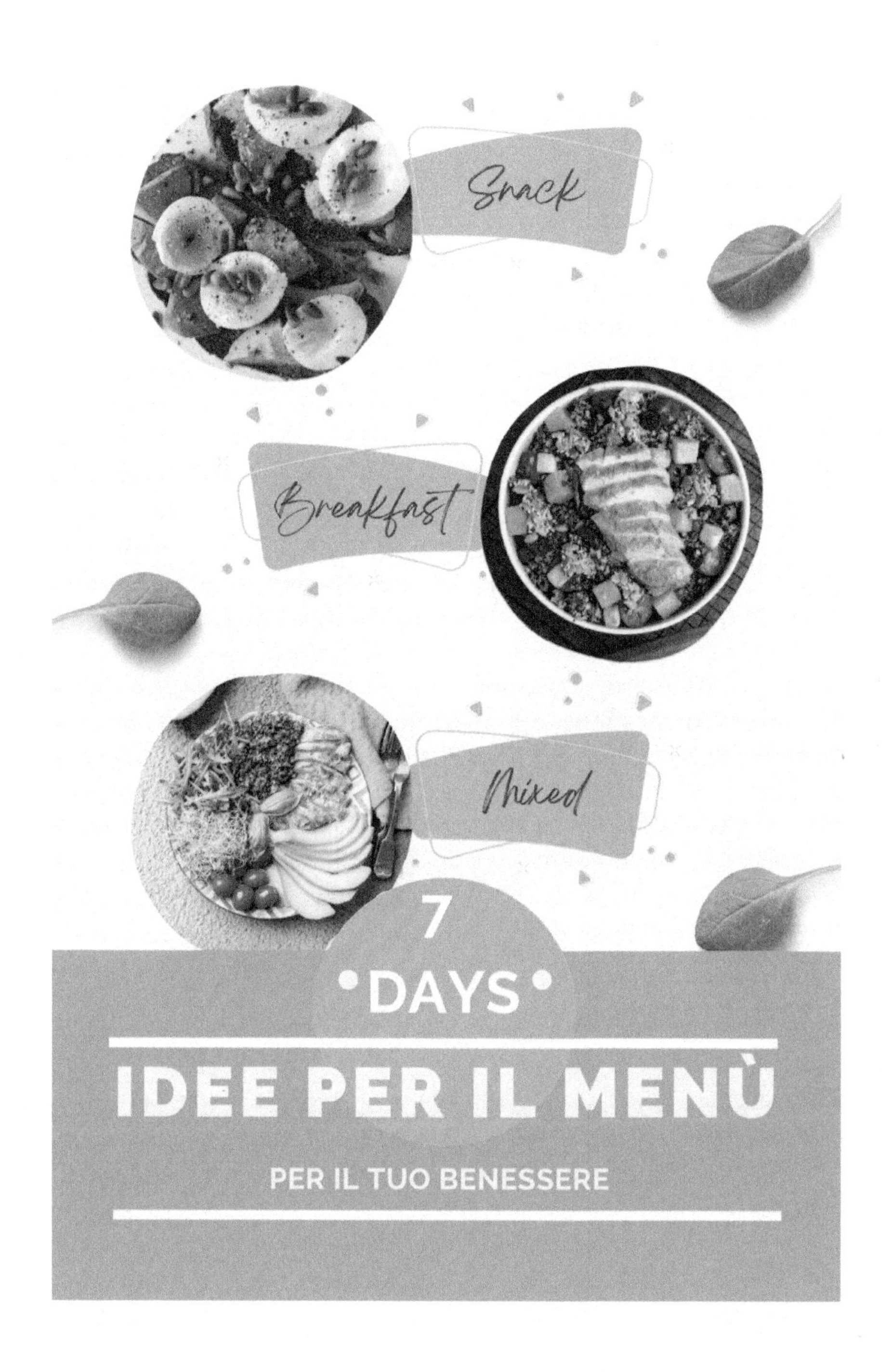
Snack
Breakfast
Mixed
7
DAYS
IDEE PER IL MENÙ
PER IL TUO BENESSERE

SCOPRI IL BENESSERE CON IL MENU DI 7 GIORNI

Ti presento, nelle prossime pagine, un menu di sette giorni strutturato direttamente da me, un menù che non solo ti aiuterà a mangiare sano, ma anche a godere di ogni morso.

Perché per me la dieta può essere fatta anche senza fare enormi sacrifici in termini di gusto, quantità e varietà.

Come avrai ormai compreso, non è nella mia filosofia promuovere un concetto tossico e privativo di dieta e alimentazione equilibrata.

Credo fermamente che questo non può aiutare le persone nel lungo termine, soprattutto non può aiutare chi soffre di fame emotiva.

Questo menù è progettato per aiutarti a iniziare il viaggio verso una sana alimentazione, ormai avrai chiaro come essa può offrire una serie di benefici e migliorare la tua salute.

Il mio intento è darti una maggiore consapevolezza alimentare e l'acquisizione di abitudini più salutari da portare nella tua vita.

Il tuo viaggio inizia proprio da qui!

Giorno 1

Colazione: con 40-50g della crostata della mia ricetta e 1 bicchiere di bevanda vegetale che puoi aromatizzare con il caffè, orzo o polvere di cacao, oppure con una buona spremuta di arancia fresca o centrifuga di frutta. Anche Tea o tisane vanno bene.
Puoi anche bere il caffè a parte.

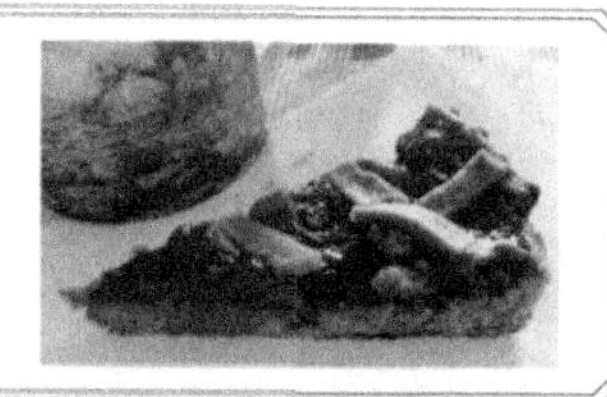

Spuntino e Merenda: a base di frutta di stagione, 150g unita a noci o mandorle, nocciole. Oppure con lo yogurt e il cioccolato fondente. Puoi anche dividere lo yogurt e la frutta a metà per fare un mix di yogurt più frutta. Hai provato la mela in vasocottura con cannella e pinoli?

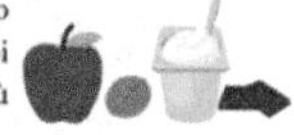

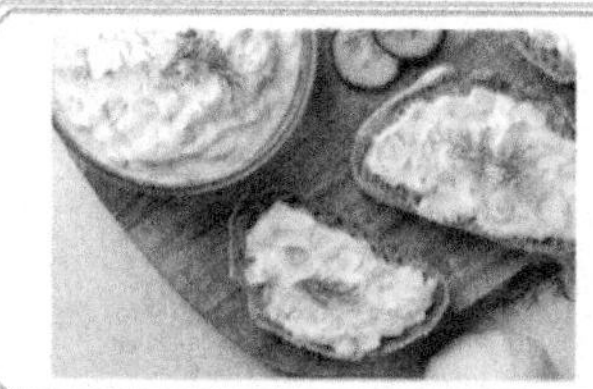

Pranzo: Pane con salsa tzatziki!
La ricetta è quella del mio ricettario e puoi spalmarla su del pane integrale o su delle freselle integrali, ma in questo caso occhio agli ingredienti! Devono essere fatte con farina, lievito, acqua e sale, se ci sono olii vegetali che non sono l'extra vergine di oliva non mangiarle! Accompagna il piatto ad una bella insalata!

Cena: merluzzo in guazzetto con pomodoro, capperi, qualche oliva taggiasca , puoi anche usare la vasocottura per questa ricetta, e non dimenticare pepe, sale e aglio!

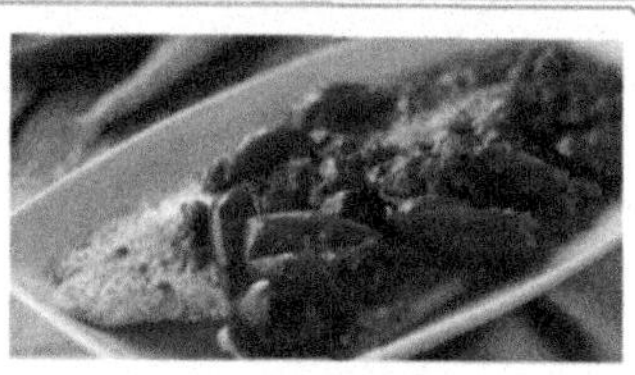

Informazioni aggiuntive: ricorda che ogni pasto può essere presentato nel modo che più ti piace.

Giorno 2

Colazione: con 2 pezzi del brownie della mia ricetta e 1 bicchiere di bevanda vegetale che puoi aromatizzare con il caffè, orzo o polvere di cacao, oppure con una buona spremuta di arancia fresca o centrifuga di frutta. Anche Tea o tisane vanno bene.
Puoi anche bere il caffè a parte.

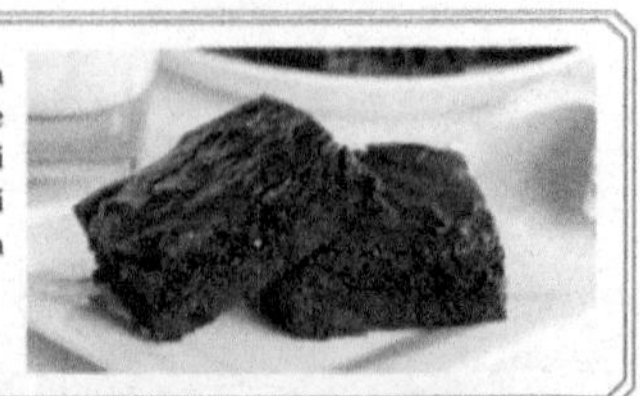

Spuntino e Merenda: a base di frutta di stagione, 150g unita a noci o mandorle, nocciole. Oppure con lo yogurt e il cioccolato fondente. Puoi anche dividere lo yogurt e la frutta a metà per fare un mix di yogurt più frutta. Hai provato la mela in vasocottura con cannella e pinoli?

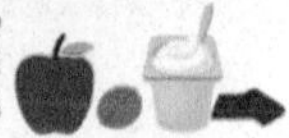

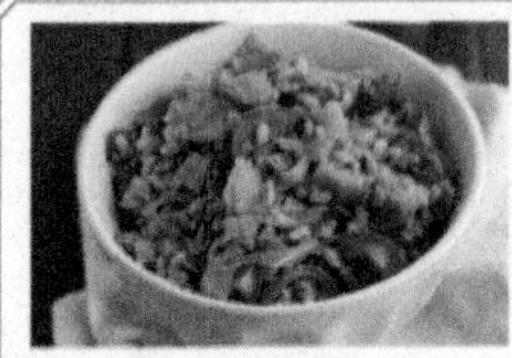

Pranzo: farro con salmone affumicato scozzese o selvaggio, oppure con salmone fresco da cuocere, pomodorini e rucola. Puoi rendere il piatto invernale preparando un sughetto con il salmone, il pomodorino, l'aglio e la rucola, oppure estivo usando tutto freddo. Olio extra vergine di oliva a crudo e spezie a piacere! Puoi accompagnare questo piatto ad altra verdura stagionale preparata a tuo piacimento.

Cena: peperoni ripieni di carne, vitella o manzo a tua scelta.
Preparali con un trito di carne della tua porzione, 1 cucchiaio di parmigiano reggiano, sale, prezzemolo o basilico, pepe, qualche pomodoro datterino e pezzetti di peperone.
180° per 30 minuti in forno.
Le spezie sono a piacere!

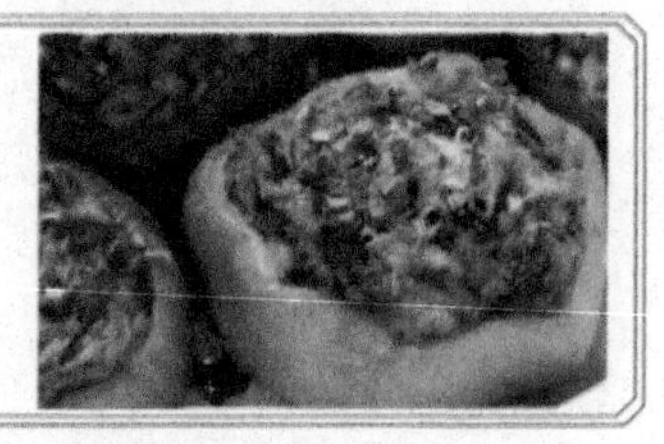

Informazioni aggiuntive: ricorda che ogni pasto può essere presentato nel modo che più ti piace, ad esempio se invece delle farro vuoi usare altro cereale puoi farlo, come anche altra verdura.
Stessa cosa per la scelta della carne, puoi usare altra carne bianca, e se non ti piacciono i peperoni non temere, usa una verdura diversa.

Giorno 3

Colazione: con i pancakes della mia ricetta e 1 bicchiere di bevanda vegetale che puoi aromatizzare con il caffè, orzo o polvere di cacao, oppure con una buona spremuta di arancia fresca o centrifuga di frutta. Anche Tea o tisane vanno bene.
Puoi anche bere il caffè a parte.

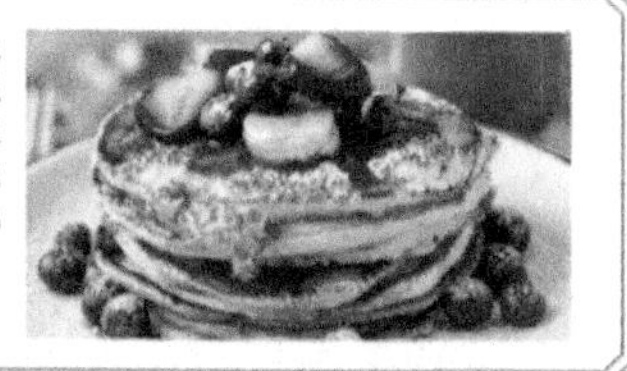

Spuntino e Merenda: a base di frutta di stagione, 150g unita a noci o mandorle, nocciole. Oppure con lo yogurt e il cioccolato fondente. Puoi anche dividere lo yogurt e la frutta a metà per fare un mix di yogurt più frutta. Hai provato la mela in vasocottura con cannella e pinoli?

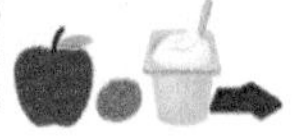

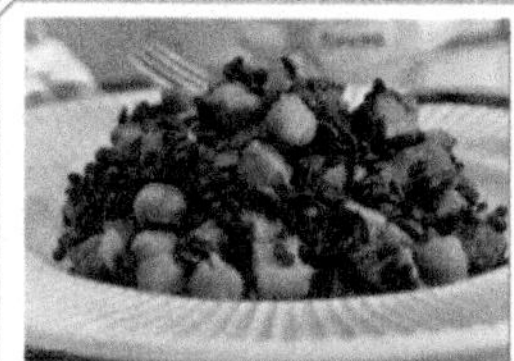

Pranzo: riso venere con ceci, zucchine e avocado.

Prepara questo piatto fresco con le verdure di stagione, condisci con olio extra vergine di oliva e spezie a piacere!

Cena: trancio di tonno con mix di semi scottato in padella. Preparalo marinandolo per una mezz'ora con del limone, pepe e finocchietto selvatico, e 1 cucchiaio di Olio Extra Vergine di Oliva.
Dopo la marinatura coprilo con un mix di semi. 3 minuti per lato sulla piastra a fiamma vivace ed è pronto!

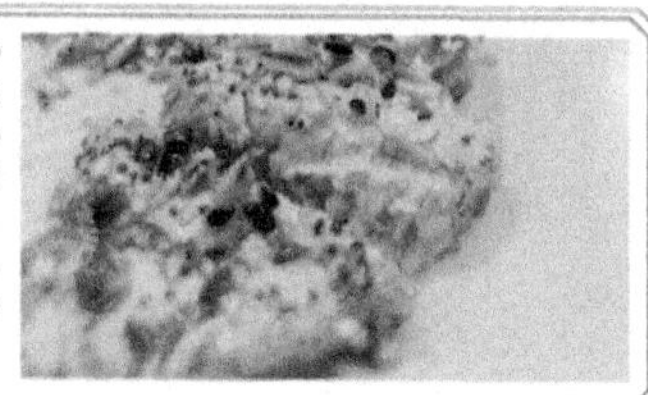

Informazioni aggiuntive: ricorda che ogni pasto può essere presentato nel modo che più ti piace, ad esempio se invece dei ceci vuoi usare le lenticchie va bene lo stesso.
Stessa cosa per la scelta del tonno, puoi usare altro pesce a piacere, anche le verdure puoi sceglierle tu.

Giorno 4

Colazione: con il banana bread della mia ricetta e 1 bicchiere di bevanda vegetale che puoi aromatizzare con il caffè, orzo o polvere di cacao, oppure con una buona spremuta di arancia fresca o centrifuga di frutta. Anche Tea o tisane vanno bene.
Puoi anche bere il caffè a parte.

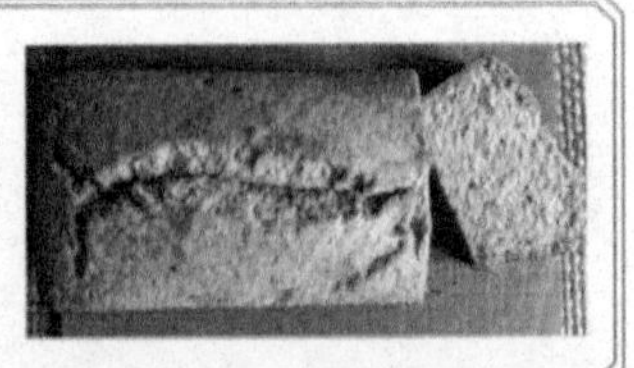

Spuntino e Merenda: a base di frutta di stagione, 150g unita a noci o mandorle, nocciole. Oppure con lo yogurt e il cioccolato fondente. Puoi anche dividere lo yogurt e la frutta a metà per fare un mix di yogurt più frutta. Hai provato la mela in vasocottura con cannella e pinoli?

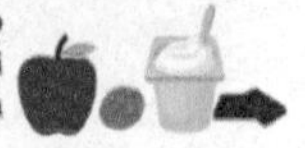

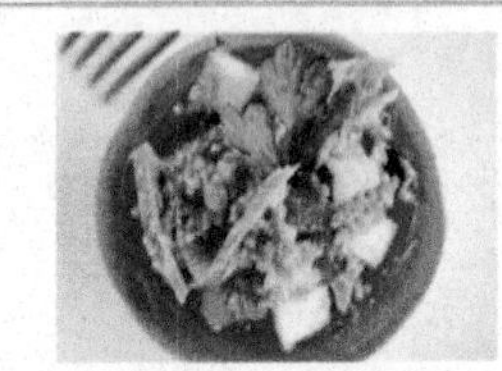

Pranzo: pomodoro ripieno di cous cous verdure e filetti di sgombro. Svuota i pomodori e conserva la polpa. Le verdure a piacere puoi cuocerle anche in vasocottura, il cous cous a parte sencondo le istruzioni riportate sulla scatola.
Crea un impasto con la polpa, il cous cous, le verdure e i filetti di sgombri, condisci con olio e poi riempi il pomodoro svuotato! Piatto fresco e buono!

Cena: filetti di sgombro e verdure in accompagno, in questo caso miste.
Puoi usare le spezie di tuo gradimento, limone o aceto di mele. Quache gheriglio di noce.
Olio a crudo, sale.

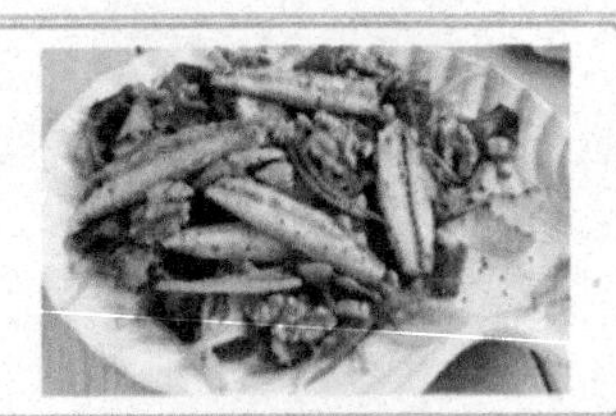

Informazioni aggiuntive: ricorda che ogni pasto può essere presentato nel modo che più ti piace, ad esempio se invece del cous cous vuoi usare del riso integrale o venere puoi farlo.
Stessa cosa per la scelta del pesce, puoi usare lo sgombro o altro, anche le verdure puoi sceglierle tu.

Giorno 5

Colazione: con il porridge della mia ricetta e 1 bicchiere di bevanda vegetale che puoi aromatizzare con il caffè, orzo o polvere di cacao, oppure con una buona spremuta di arancia fresca o centrifuga di frutta. Anche Tea o tisane vanno bene.
Puoi anche bere il caffè a parte.

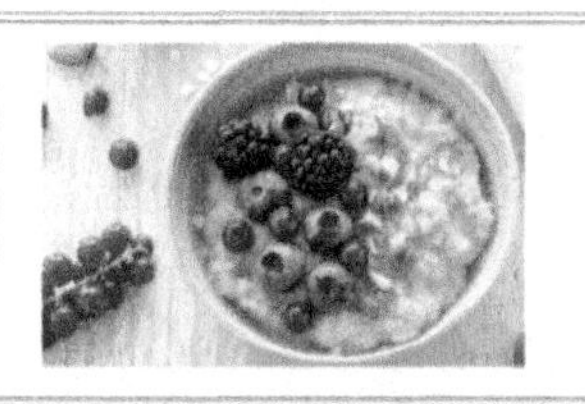

Spuntino e Merenda: a base di frutta di stagione, 150g unita a noci o mandorle, nocciole. Oppure con lo yogurt e il cioccolato fondente. Puoi anche dividere lo yogurt e la frutta a metà per fare un mix di yogurt più frutta. Hai provato la mela in vasocottura con cannella e pinoli?

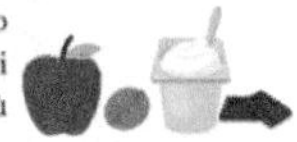

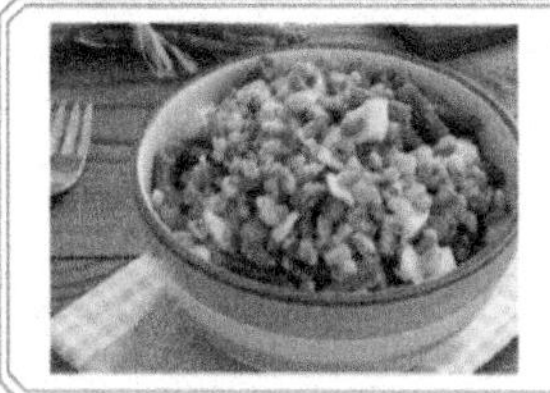

Pranzo: farro , uova e fagiolini.
In una versione estiva! Olio extra vergine di oliva a crudo e spezie a piacere!

Puoi usareil vapore o la classica pentola d'acqua.

Cena: spiedini di pollo e verdure di stagione alle erbe.
Da cuocere in padella oppure al forno!
Dopo la cottura condisci con una salsina di olio extra vergine di oliva e basilico tritato.

Accompagna questo piatto con delle verdure!

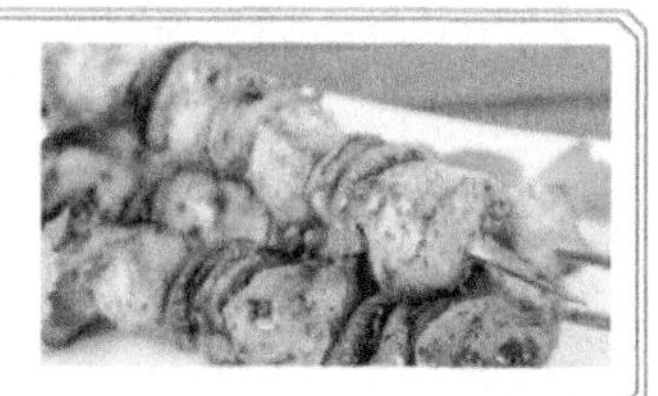

Informazioni aggiuntive: ricorda che ogni pasto può essere presentato nel modo che più ti piace.

Giorno 6

Colazione: con dello yogurt greco bianco, o dello yogurt bianco normale, mixato alla frutta tagliata a pezzetti e della frutta secca per bilanciare bene il tutto.
Anche Tea o tisane vanno bene.
Puoi anche bere il caffè a parte.

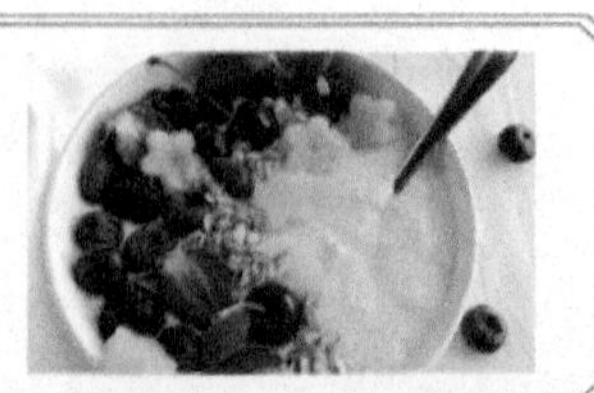

Spuntino e Merenda: a base di frutta di stagione, 150g unita a noci o mandorle, nocciole. Oppure con lo yogurt e il cioccolato fondente. Puoi anche dividere lo yogurt e la frutta a metà per fare un mix di yogurt più frutta. Hai provato la mela in vasocottura con cannella e pinoli?

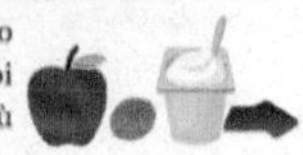

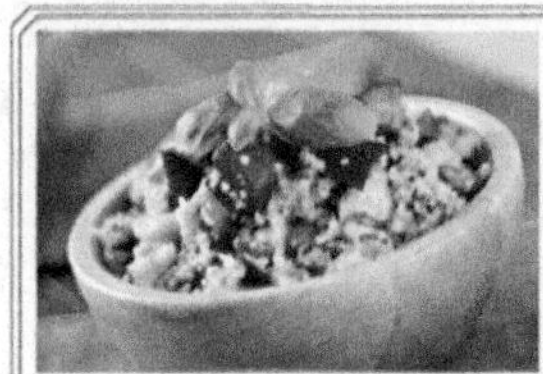

Pranzo: Peperoni, pomodorini, zucchine, carote e pollo sono gli ingredienti che vi occorreranno per condire il cous cous.

Puoi usare la vasocottura per cuocere tutti gli ingredienti, con sale, olio, pepe e altre spezie di tuo gradimento e successivamente condire il cous cous reidratato in acqua bollente.

Cena: gamberi in vasocottura!

La tua porzione di gamberi con aglio, prezzemolo, olio extra vergine di oliva, pepe rosa.

La tua potenza testata e delle verdure in accompagno!

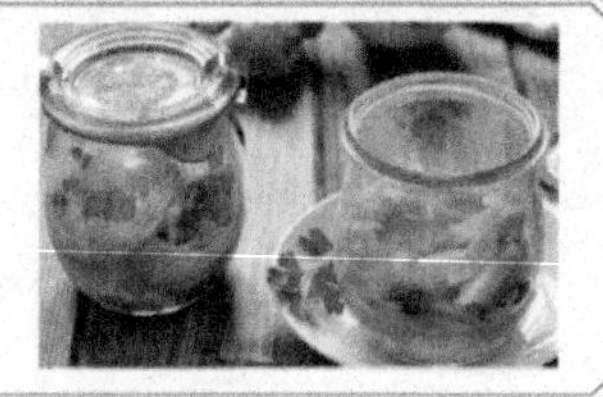

Informazioni aggiuntive: ricorda che ogni pasto può essere presentato nel modo che più ti piace.

Giorno 7

Colazione: mai provato la colazione salata?
Pane integrale, uova e avocado! Puoi accompagnarla ad una spremuta di arancia fresca o a una centrifuga.
Anche Tea o tisane vanno bene.
Puoi anche bere il caffè a parte.

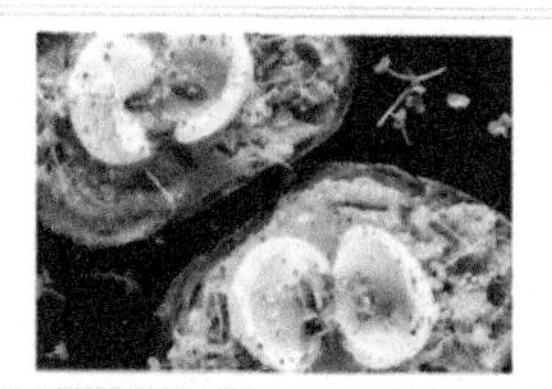

Spuntino e Merenda: a base di frutta di stagione, 150g unita a noci o mandorle, nocciole. Oppure con lo yogurt e il cioccolato fondente. Puoi anche dividere lo yogurt e la frutta a metà per fare un mix di yogurt più frutta. Hai provato la mela in vasocottura con cannella e pinoli?

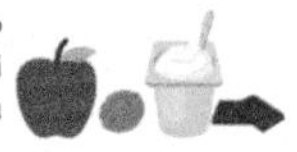

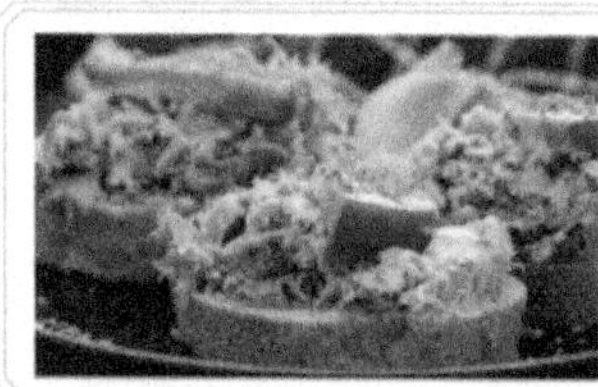

Pranzo: pane integrale con insalata lattuga, o di altro tipo, tonno e pomodoro.
Tonno in vetro al naturale!
Condisci con olio EVO!
Accompagna il tutto a verdure di stagione preparate come preferisci.

Cena: frittatine al forno con verdure miste! Semplicissime, da preparare ad esempio negli stampi dei muffin.
Trita la verdura e usa le spezie che vuoi, sbatti le uova, mixa tutto e metti nello stampo antiaderente. Forno ventilato a 160°. Accompagnale ad una verdura preparata come vuoi!

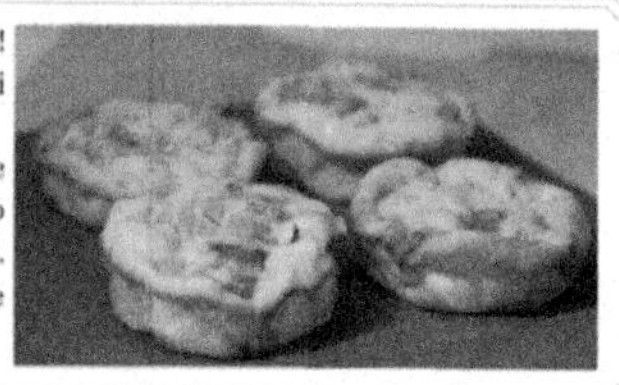

Informazioni aggiuntive: ricorda che ogni pasto può essere presentato nel modo che più ti piace.
Applica le modifiche che vuoi rispettando sempre le tue quantità e i tuoi condimenti!

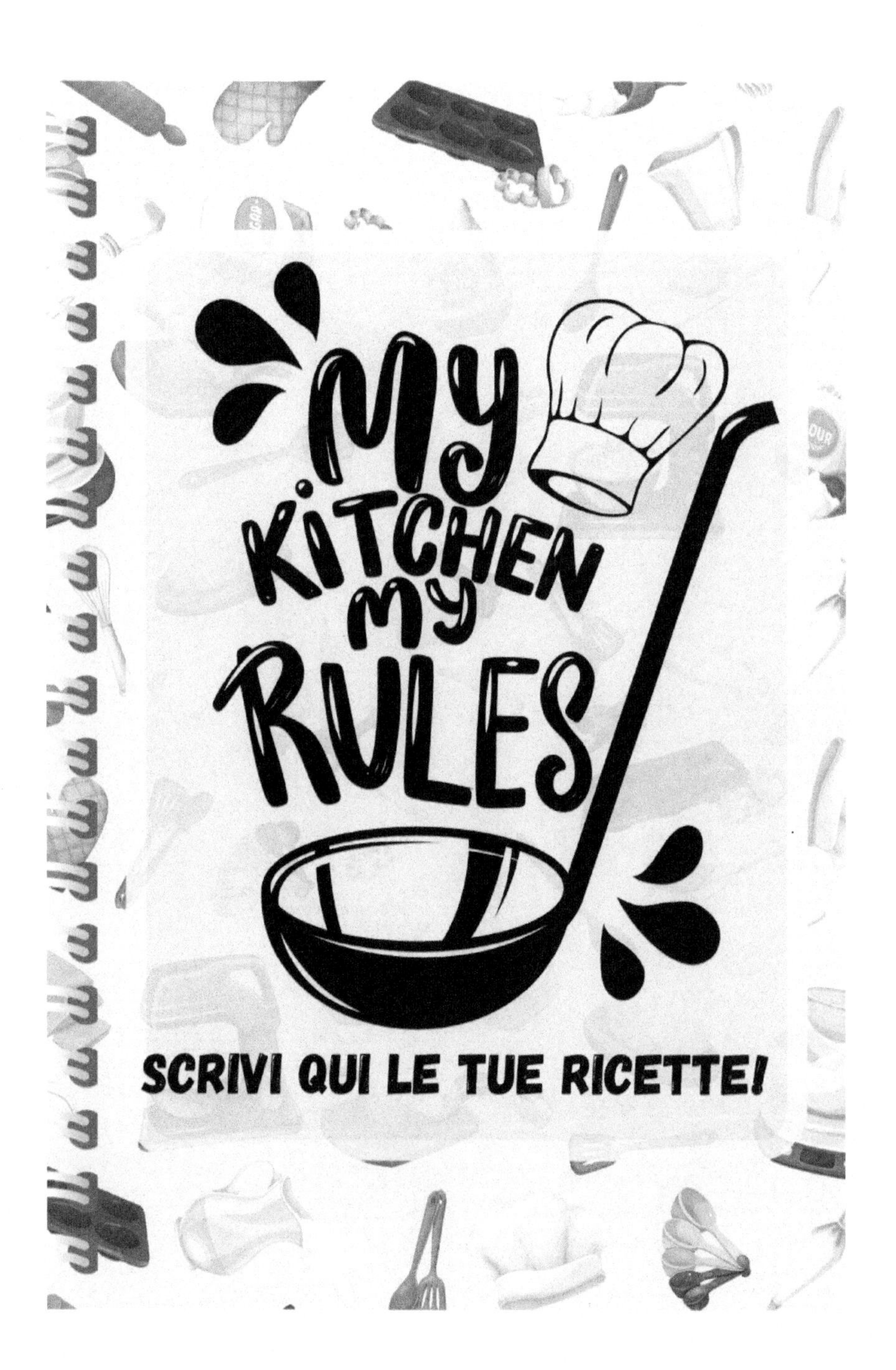
My
Kitchen
my
Rules
SCRIVI QUI LE TUE RICETTE!

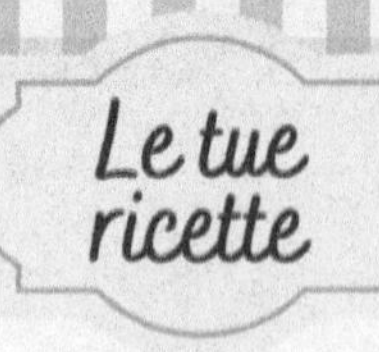

Che prepari?

____

Ingredienti:

- ○ ______________
- ○ ______________
- ○ ______________
- ○ ______________
- ○ ______________
- ○ ______________
- ○ ______________
- ○ ______________

Procedimento:

____
____
____
____
____
____
____
____
____
____
____

Che prepari?

____

Ingredienti:

- ○ ______________
- ○ ______________
- ○ ______________
- ○ ______________
- ○ ______________
- ○ ______________
- ○ ______________
- ○ ______________

Procedimento:

____
____
____
____
____
____
____
____
____
____
____

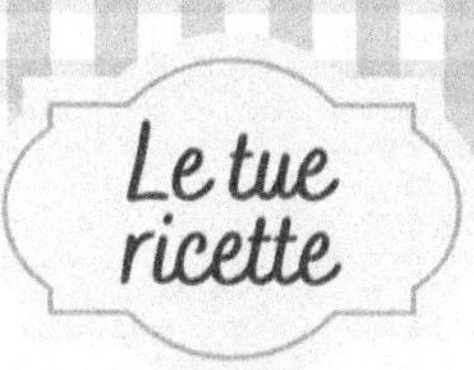

Che prepari?

Ingredienti:

Procedimento:

Che prepari?

Ingredienti:

Procedimento:

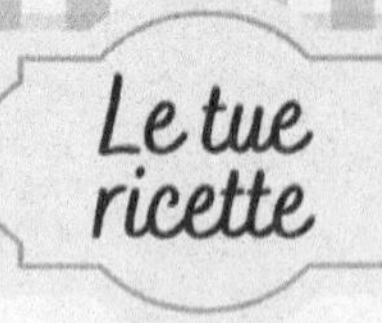

Che prepari?

____

Ingredienti:

- ○ ____________________
- ○ ____________________
- ○ ____________________
- ○ ____________________
- ○ ____________________
- ○ ____________________
- ○ ____________________
- ○ ____________________

Procedimento:

____
____
____
____
____
____
____
____
____
____
____

Che prepari?

____

Ingredienti:

- ○ ____________________
- ○ ____________________
- ○ ____________________
- ○ ____________________
- ○ ____________________
- ○ ____________________
- ○ ____________________
- ○ ____________________

Procedimento:

____
____
____
____
____
____
____
____
____
____
____

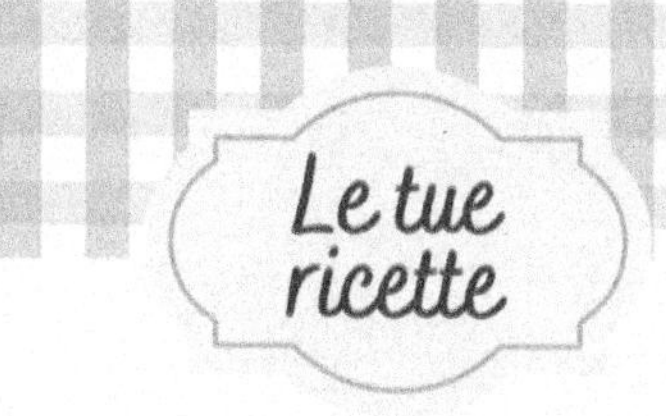

Che prepari?

Ingredienti:

Procedimento:

Che prepari?

Ingredienti:

Procedimento:

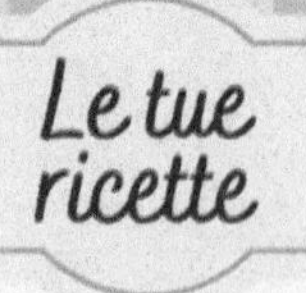

Che prepari?

____

Ingredienti:

- ○ ____________
- ○ ____________
- ○ ____________
- ○ ____________
- ○ ____________
- ○ ____________
- ○ ____________
- ○ ____________

Procedimento:

____

Che prepari?

____

Ingredienti:

- ○ ____________
- ○ ____________
- ○ ____________
- ○ ____________
- ○ ____________
- ○ ____________
- ○ ____________
- ○ ____________

Procedimento:

____

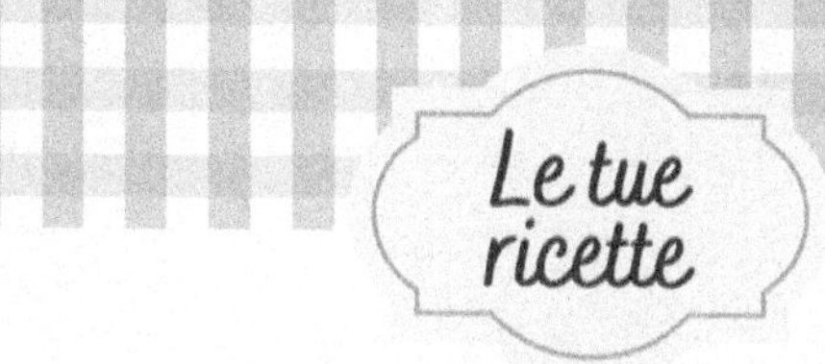

Che prepari?

Ingredienti:

Procedimento:

Che prepari?

Ingredienti:

Procedimento:

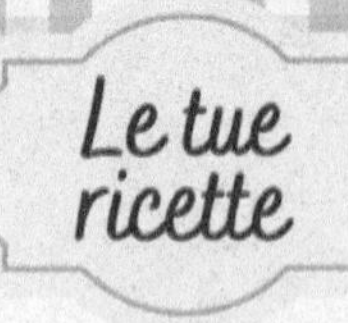

Che prepari?

___

Ingredienti:

- ○ ___
- ○ ___
- ○ ___
- ○ ___
- ○ ___
- ○ ___
- ○ ___
- ○ ___

Procedimento:

___

Che prepari?

___

Ingredienti:

- ○ ___
- ○ ___
- ○ ___
- ○ ___
- ○ ___
- ○ ___
- ○ ___
- ○ ___

Procedimento:

___

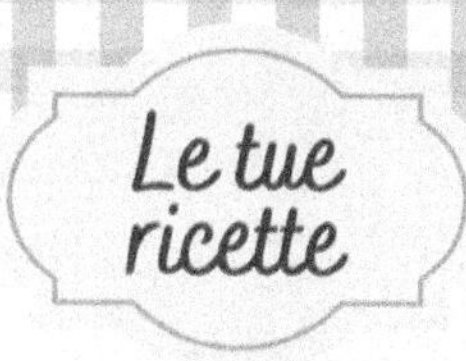

Che prepari?

Ingredienti:

Procedimento:

Che prepari?

Ingredienti:

Procedimento:

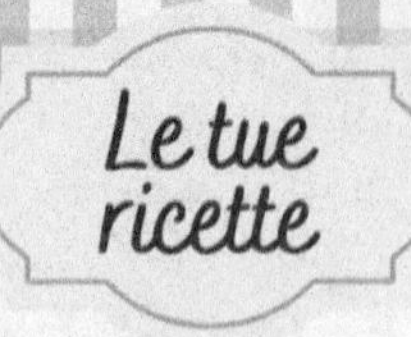

Che prepari?

Ingredienti:

Procedimento:

Che prepari?

Ingredienti:

Procedimento:

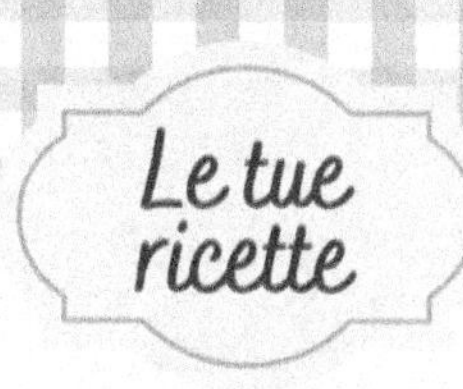

Che prepari?

Ingredienti:

Procedimento:

Che prepari?

Ingredienti:

Procedimento:

Dish ____ Serving Time ____ Cost ____ Serving Size ____

Ingredients:

- ○ ____
- ○ ____
- ○ ____
- ○ ____
- ○ ____
- ○ ____

Instructions:

____
____
____
____
____
____
____
____

Dish ____ Serving Time ____ Cost ____ Serving Size ____

Ingredients:

- ○ ____
- ○ ____
- ○ ____
- ○ ____
- ○ ____
- ○ ____

Instructions:

____
____
____
____
____
____
____
____

Dish | Serving Time | Cost | Serving Size

Ingredients:

Instructions:

Dish | Serving Time | Cost | Serving Size

Ingredients:

Instructions:

Dish	Serving Time	Cost	Serving Size

Ingredients:

Instructions:

Dish	Serving Time	Cost	Serving Size

Ingredients:

Instructions:

Dish | Serving Time | Cost | Serving Size

Ingredients:

Instructions:

Dish | Serving Time | Cost | Serving Size

Ingredients:

Instructions:

Dish ______ Serving Time ______ Cost ______ Serving Size ______

Ingredients:

- ○ ______
- ○ ______
- ○ ______
- ○ ______
- ○ ______
- ○ ______

Instructions:

______
______
______
______
______
______
______
______

Dish ______ Serving Time ______ Cost ______ Serving Size ______

Ingredients:

- ○ ______
- ○ ______
- ○ ______
- ○ ______
- ○ ______
- ○ ______

Instructions:

______
______
______
______
______
______
______
______

Dish | Serving Time | Cost | Serving Size

Ingredients:

Instructions:

Dish | Serving Time | Cost | Serving Size

Ingredients:

Instructions:

Dish	Serving Time	Cost	Serving Size

Ingredients:

- ○
- ○
- ○
- ○
- ○
- ○

Instructions:

Dish	Serving Time	Cost	Serving Size

Ingredients:

- ○
- ○
- ○
- ○
- ○
- ○

Instructions:

Conclusioni

Siamo alla fine di questa mia guida, una vera e propria **dispensa di emozioni** completa, spero davvero che sarà uno strumento di aiuto per te!

Soprattutto per farti comprendere che l'alimentazione corretta non è privazione, non è sofferenza e soprattutto non deve rappresentare per te un'ulteriore fatica emotiva.

Il cibo non è un nemico e non deve essere la causa della tua sofferenza, al contrario deve essere il varco verso una vita in salute fisica ed emotiva.

Il cibo però non è nemmeno un amico al quale confidare le tue sofferenze, perché esso non è in grado di ascoltarti, non è in grado di sostenerti e non può consigliarti quando sei triste, stanca o stressata, il cibo non può in alcun modo risolvere un problema o alleviare un disagio.

Ricolloca il cibo nella tua vita, togliendogli parte del potere attrattivo che ha su di te, perché molto probabilmente ti sta già limitando...

Ma questi aspetti potrai capirli meglio con il mio altro libro:

Distese di emozioni

Riconoscere e combattere il bisogno di consolazione e compensazione attraverso il cibo.

Lo trovi qui:

www.nutrizionistailariaiannetti.com/il-mio-libro

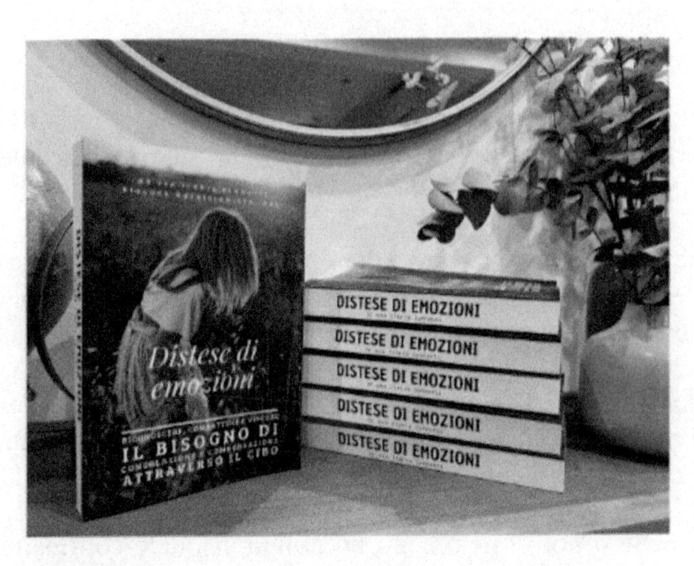

 Cliente Amazon1

★★★★★

Nuovi orizzonti

Recensito in Italia il 23 novembre 2022

Questo libro è senza dubbio la scelta migliore che una persona, che sta attraversando un/a periodo/fase di questo tipo, possa prendere: ogni pagina è Scoperta, Conforto, Aiuto e Motivazione. Empatia e appoggio non sono scontati in professionisti in questo settore ed è proprio ciò che fa apprezzare maggiormente il lavoro della dott.ssa Iannetti. "Spronare" è la parola chiave in queste pagine ricche di racconti personali e consigli. Il libro è stato per me un autentico viaggio in me stessa, un viaggio che non facevo da un po': mi sono commossa, sentita capita nel profondo e ritrovata in molte situazioni descritte dalla dott.ssa. Ho letteralmente visto per iscritto moltissimi dei miei pensieri, attuali e degli ultimi anni: è come se il libro avesse "letto" dentro di me e questo mi ha dato un'ulteriore forza per affrontare il mio percorso insieme a Lei. Concludo consigliando queste pagine, ricche di pensieri ed emozioni, a chiunque abbia bisogno di aprire delle porte, quelle che tiene chiuse da molto tempo e che ha bisogno di aprire per ritrovare sé stesso/a.

 cliente amazon

★★★★★ Acquisto verificato

RICONOSCI COMBATTI E VINCI

Recensito in Italia il 22 novembre 2022

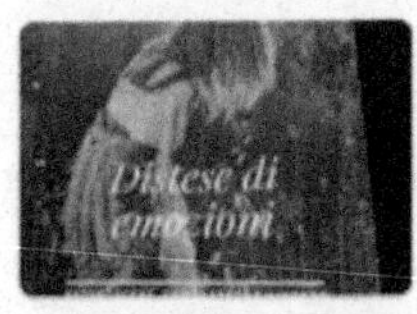

Questo è un bel libro, un libro che ti legge dentro, o almeno per me è stato così. Leggendolo mi sono sentita capita, confortata, e anche spronata ad andare avanti sempre più convinta nel percorso della dottoressa Iannetti. Man mano che ci si inoltra nella lettura capisci che non sei la sola ad affrontare certe problematiche . Il capitolo cinque mi ha emozionata, per il semplice motivo che il libro ti entra dentro, e non sei più tu a leggere lui, ma lui che legge te. Che dire grazie dott.Ilaria Iannetti.

Recensito 5 stelle e best sellers di AMAZON.

 donatella di martino

★★★★★ Acquisto verificato

Viaggio interiore

Recensito in Italia il 13 dicembre 2022

Leggendo questo libro mi è sembrato di ripercorrere le mie esperienze……la fame emotiva è un problema che attanaglia parecchie persone e solo con una grande consapevolezza si riesce a combattere,ancora ho alti e bassi ma con l'aiuto della doc nei momenti di smarrimento riesco a riprendere la giusta via…..e il libro aiuta a capire come se ne può uscire… consigliatissimo

Utile Report

 maria imperato

★★★★★

Un libro che fa bene all'anima

Recensito in Italia il 8 dicembre 2022

Questo è un libro che aiuta a leggere e capire le proprie emozioni, che aiuta ad alzare la testa.
L'autrice si racconta e condivide il suo sapere e le sue strategie per aiutare chi, per tanto tempo si è sentito sopraffatto.
Il linguaggio è semplice ed è veramente alla portata di tutti. Consiglio vivamente l'acquisto!

★★★★★ Acquisto verificato

Avere il coraggio, la forza di trovare noi stessi

Recensito in Italia il 4 dicembre 2022

Questo libro è fantastico, è ricco di consigli x aiutare chi ha problemi di fame emotiva, che anche se non tutti lo credono esiste. Tutto quello che l'autrice racconta io l'ho vissuto, ho capito di non essere più sola ad affrontare questo cammino e spero davvero di riuscire cosi come ci stanno riuscendo in tanti a non avere paura del cambiamento perché può portarmi a trovare me stessa. L'autrice è stata coraggiosa nel raccontarsi nel tirare fuori tutto cio che l'aveva portata a stare male .... Un libro bellissimo, scritto con semplicità cosi tutti possono capirlo. Alla doc Ilaria Iannetti mando i miei complimenti e le dico grazie doc.

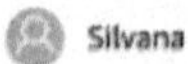

Silvana

★★★★★ Acquisto verificato

Non ho mai letto un libro così sconvolgente

Recensito in Italia il 6 dicembre 2022

Si, un libro che non solo aiuta a riflettere sui proprio errori alimentari, aiuta anche a perdonare tali errori e da lì ripartire verso il benessere.
Ho compiuto in viaggio dentro di me, nelle mia vita e nelle mie abitudini, non pensavo di avere così tanti paradigmi, mi sono rivista nella sua storia e ho sentito tutto... non conosco ancora la dottoressa ma credo che lo farò a breve, ho perso 1 kg solo lasciando andare alcune abitudini che ho capito non erano vere necessità, ma bisogni irreali creati dalla mente e dalle emozioni.
Grazie dottoressa Ilaria... questo libro aiuterà tante persone come ha aiutato me!

Fernando

★★★★★

Verso la consapevolezza

Recensito in Italia il 14 dicembre 2022

È un percorso introspettivo molto utile a capire le dinamiche che appartengono alla fame emotiva e soprattutto utile a conoscere il modo più corretto per affrontarla.
Grazie all'autrice di questo libro,la Dott. ssa Ilaria Iannetti, oggi percepisco di avere un'apertura mentale ed emotiva più consapevole nel mio approccio con il cibo.
Sicuramente un libro che consiglierei..

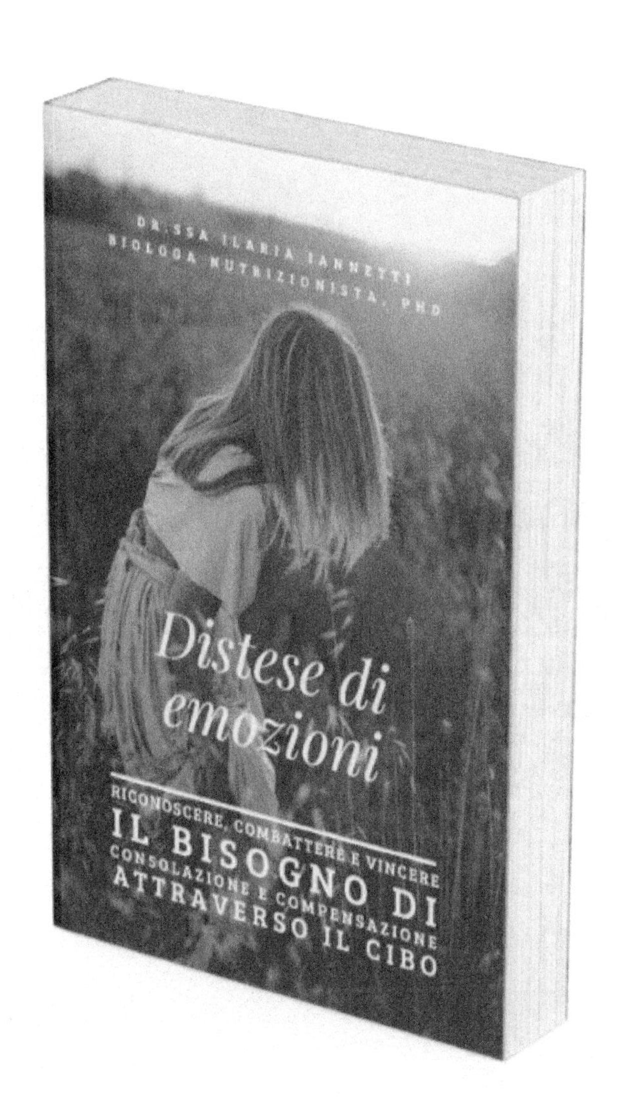
DR.SSA ILARIA IANNETTI
BIOLOGA NUTRIZIONISTA, PHD
Distese di emozioni
RICONOSCERE, COMBATTERE E VINCERE
IL BISOGNO DI
CONSOLAZIONE E COMPENSAZIONE
ATTRAVERSO IL CIBO

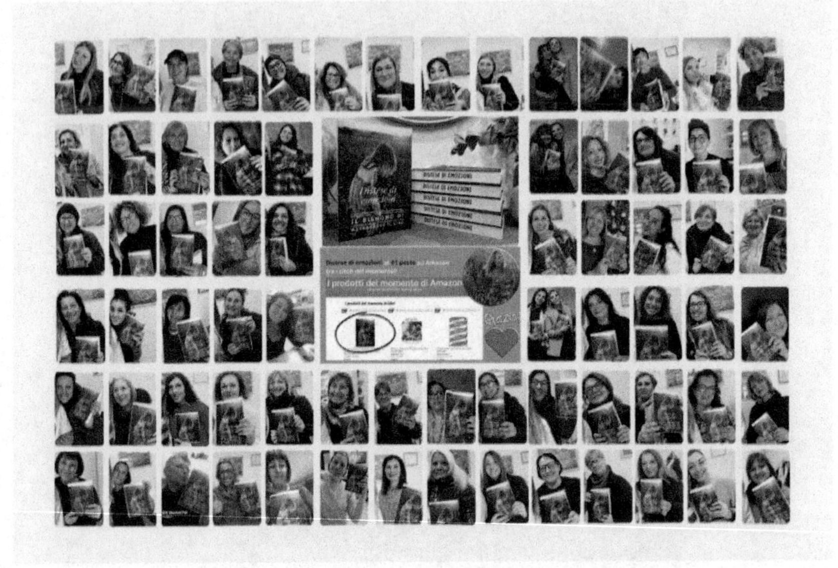
I prodotti del momento di Amazon

Distese di emozioni al #1 posto su Amazon
tra i titoli del momento!!
I prodotti del momento di Amazon
I prodotti del momento in Libri
DELON
Grazie!

★★★★★

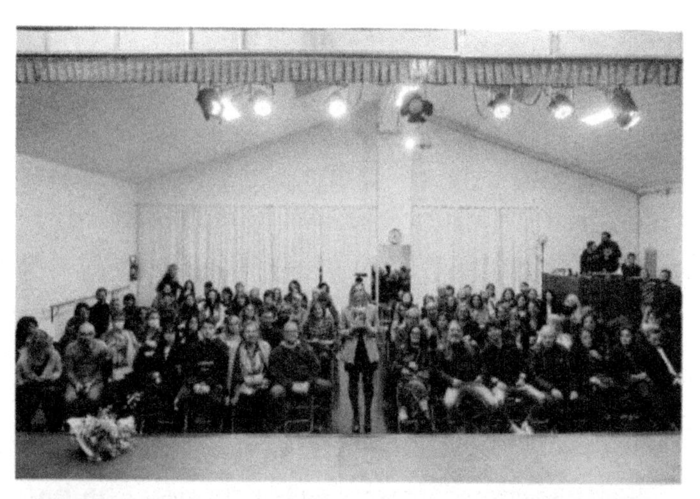

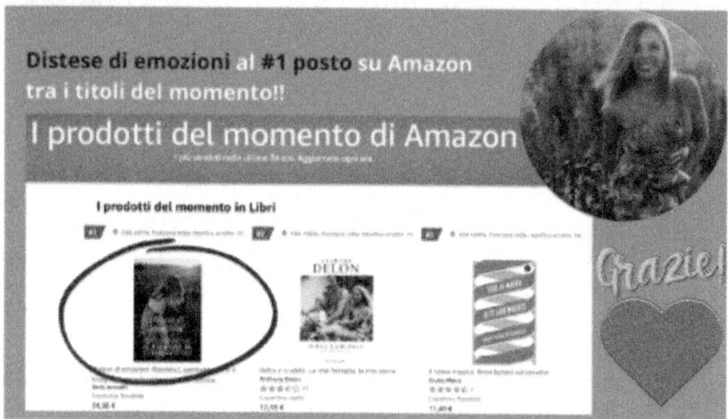

Da leggere tutto di un fiato!!!

Recensito in Italia il 21 novembre 2022

Un libro stupendo che va oltre le sole nozioni "tecniche", un libro che fa pensare e ti cambia, un vero viaggio nelle emozioni. Stupendo!

Ricordati di iscriverti al mio gruppo privato di Facebook! Anzi questo è proprio un invito ufficiale a partecipare alla mia community.

Al suo interno troverai tantissime informazioni, tra cui video, ricette e rubriche, ma soprattutto troverai le esperienze di tutti coloro che hanno affrontato, o stanno affrontando, il percorso con me, le loro parole ti aiuteranno nel tuo percorso di rinasci.

Ti basta scrivere il nome del gruppo nella barra di ricerca di Facebook.

Il gruppo si chiama:

Riconosci, combatti e vinci la fame emotiva – Dott.ssa Ilaria Iannetti

Se invece vuoi metterti in contatto con me allora vai sul mio sito internet:

www.nutrizionistailariaiannetti.com

Troverai tutte le istruzioni per farlo!

Seguimi sui miei canali social!

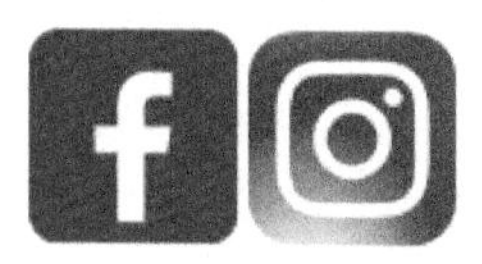

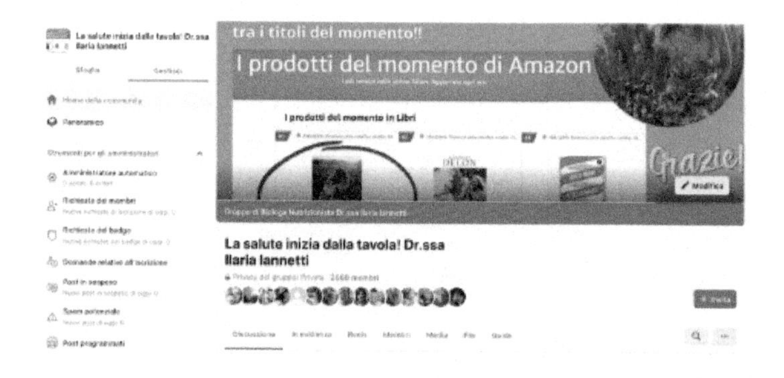

Desideri metterti in contatto con me?
Allora vai sul mio sito internet:

www.nutrizionistailariaiannetti.com

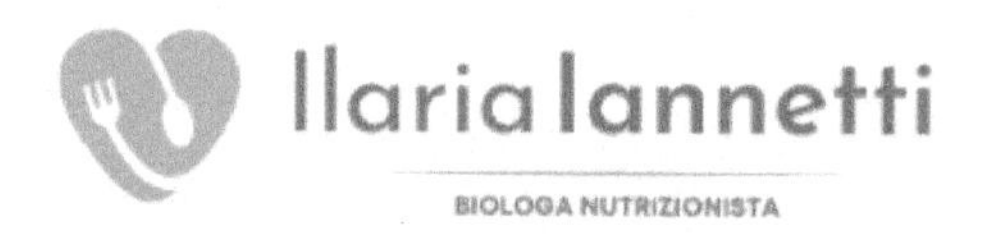

Ringraziamenti

Vorrei dedicare questa pagina finale a tutte le persone che hanno reso possibile la realizzazione di questo libro. Senza il loro supporto, passione e contributo, questo progetto non sarebbe stato possibile.

Ringrazio come sempre mio marito Stefano, per il sostegno incondizionato, la comprensione e l'amore che mi ha dato durante questo viaggio. Sei la mia roccia.

Ringrazio i miei lettori-pazienti, per l'affetto e il sostegno che avete dimostrato nei confronti del mio lavoro. Le vostre parole di incoraggiamento sono state una fonte di motivazione continua.

Ringrazio i miei insegnanti e mentori, per avermi ispirato a scrivere e per avermi guidato nel mio percorso di crescita come professionista e in fin dei conti anche autrice.

Ringrazio coloro che hanno condiviso le loro storie con me, per avermi aperto le porte delle vostre vite e condiviso esperienze preziose. Siete fonte di ispirazione continua.

Ringrazio tutti coloro che hanno contribuito in qualsiasi modo, perché ogni contributo, grande o piccolo, ha fatto la differenza.

Infine, un ringraziamento speciale va a chiunque abbia preso in mano questo libro. Il tuo interesse e il tu tempo dedicato alla lettura sono un dono prezioso. Spero che questo libro possa ispirarti, informarti e intrattenerti, ma soprattutto aiutarti a vincere la tua battaglia contro la fame emotiva e il sovrappeso, o qualunque altra forma di sofferenza che il cibo ti ha causato o sta causando.

Con gratitudine infinita,

Ilaria.

Printed in Great Britain
by Amazon